强直性脊柱炎
中西医诊疗概要

主编 郝慧琴 刘 杨

U0243419

科学出版社

北京

内 容 简 介

强直性脊柱炎作为一种发病机制尚未完全阐明的风湿免疫性疾病,目前仍难以治愈,治疗原则以药物治疗配合功能锻炼为主。本书是一部关于强直性脊柱炎临床诊疗的学术专著,首先从分子生物学和实验动物学的角度就本病的发病机制、研究新进展进行了介绍。同时,鉴于强直性脊柱炎的中医优势病种地位,本书在系统地介绍西医治疗的基础上,重点对强直性脊柱炎的中医病因病机及中医药治疗(含针灸推拿治疗)的研究进展进行了较为全面的总结,对常用中药方剂进行了汇编,并突出了中西医结合在治疗强直性脊柱炎中的巨大优势以及中西医结合治疗的现代化研究趋势。

本书内容实用、新颖,适合临床医学、中医学及中西医结合专业的临床医师、科研工作者及研究生阅读参考。

图书在版编目(CIP)数据

强直性脊柱炎中西医诊疗概要 / 郝慧琴,刘杨主编. —北京:科学出版社,2020.8

ISBN 978-7-03-065780-0

Ⅰ. ①强… Ⅱ. ①郝… ②刘… Ⅲ. ①脊柱炎-中西医结合-诊疗 Ⅳ. ①R593.23

中国版本图书馆 CIP 数据核字(2020)第 140360 号

责任编辑:陈深圣 国晶晶 / 责任校对:王晓茜
责任印制:徐晓晨 / 封面设计:北京图阅盛世文化传媒有限公司

科学出版社 出版
北京东黄城根北街 16 号
邮政编码: 100717
http://www.sciencep.com
北京中科印刷有限公司 印刷
科学出版社发行 各地新华书店经销

*

2020 年 8 月第 一 版 开本:787×1092 1/16
2020 年 8 月第一次印刷 印张:26 3/4 插页:2
字数:634 000

定价: 158.00 元
(如有印装质量问题,我社负责调换)

本书编委会名单

主　编　郝慧琴　刘　杨
副主编　张改连　李　振　高玉亭　胡丽丽
编　委　（按姓氏笔画排序）

王　泽　刘　进　刘　杨　芦文静
李　振　杨　格　杨和霖　张改连
张哲楠　陈　浩　郑　慧　赵彩虹
郝健亨　郝慧琴　胡丽丽　徐慧超
高　艳　高玉亭

目　录

第一章　强直性脊柱炎的概述

强直性脊柱炎（ankylosing spondylitis，AS）是一种慢性自身免疫性疾病，主要侵犯骶髂关节、脊柱骨突、脊柱旁软组织及外周关节，并可伴发关节外表现，如虹膜炎，急性葡萄膜炎，心脏、肺、肾等脏器受累及神经系统受累或肾淀粉样变。强直性脊柱炎是脊柱关节炎的原型或称原发性强直性脊柱炎；其他脊柱关节炎并发的骶髂关节炎为继发性强直性脊柱炎。强直性脊柱炎可引起脊柱与关节明显疼痛的症状，严重者可发生脊柱畸形和关节强直，最终导致患者残疾，加重患者及家属的经济负担。

强直性脊柱炎的经典临床描述最早是在 19 世纪 30 年代。第二次世界大战后，有研究发现强直性脊柱炎的遗传性质，通过大型患者队列的描述制订了 20 世纪 60 年代的诊断标准。这些标准强调了射线照相术对中晚期骶髂关节炎的检测，以及腰椎和胸椎的疼痛、僵硬和运动受限。血清阴性脊柱关节病（seronegative spondyloanthro-pathy）是一组具有相似特征的疾病，包括强直性脊柱炎、赖特综合征、银屑病关节炎、肠病性关节炎、反应性关节炎、幼年型强直性脊柱炎及未分化脊柱关节病。血清阴性脊柱关节病的共同特征包括：①血清类风湿因子阴性；②可累及脊柱，有骶髂关节炎，也可有下肢外周关节炎；③病理改变是肌腱、韧带、筋膜与骨连接的附着点炎，而非滑膜炎；④有家族聚集发病的倾向；⑤与人类白细胞抗原-B27（HLA-B27）有密切关联，可有 50%乃至 95%以上的阳性率。

1974 年，Wright 提出了脊柱关节炎的概念，强调强直性脊柱炎与之前单独描述的其他几种疾病的相互关系。脊柱关节炎是一种炎性的关节型疾病，主要影响脊柱、骨盆、胸廓、外周和四肢关节。1973 年，有研究鉴定出脊柱关节炎与 HLA-B27 的强烈关联，之后人们对这种疾病的认识逐渐提高。研究发现受影响的男性患者与女性患者的比例（之前被认为是 10∶1）要低得多。人们逐渐认识到症状通常在晚期骶髂关节炎之前已存在多年，并且需要进行适当的诊断。20 世纪 90 年代初医学界提出了两个诊断脊柱关节炎（spondyloarthritis，SpA）的标准，即欧洲脊柱关节病研究组（European Spondyloarthropathy Study Group，ESSG）标准和 Amor 标准。这两个标准有助于医生对强直性脊柱炎的认识和早期诊断。之后，随着磁共振技术的发展，磁共振技术被引入到脊柱关节炎的诊断中。直到 2005 年在奥地利维也纳召开的欧洲抗风湿病联盟（EULAR）会议正式明确了脊柱关节炎的概念，强调其病变部位在脊柱和外周关节，包括中轴关节在内，是一类炎症性疾病，主要病理特征是附着点炎。

一、强直性脊柱炎的分类标准

（一）纽约分类标准

首个强直性脊柱炎分类标准是 1961 年提出的罗马标准，该标准主要包括临床标准和放射学标准两部分，其中，临床标准：①下腰疼痛、晨僵 3 个月以上，休息不能缓解；②胸部疼痛及僵硬；③腰椎活动受限；④胸廓扩张受限；⑤虹膜炎病史及其后遗症。放射学标准：①双侧骶髂关节典型改变（应排除双侧骨性关节炎）；②符合双侧骶髂关节炎 3～4 级和至少 1 项临床标准，至少符合 4 项临床标准。1966 年，纽约会议提出了罗马标准的修订版本，针对强直性脊柱炎的敏感性和特异性进行了改进，在临床标准中添加了第 4 肋间隙水平测量胸廓扩张度≤2.5cm，并对放射学标准进行了详细分级。分级如下：①0 级，正常。②1 级，可疑变化。③2 级，轻度异常，可见局限性侵蚀、硬化，但关节间隙无变化。④3 级，明显异常，为中度或进展性骶髂关节炎；伴有以下任意一项：侵蚀、硬化、关节间隙变窄或部分强直。⑤4 级，严重异常，骶髂关节完全强直。1984 年，纽约标准被继续优化，添加了胸廓扩张度小于同年龄、同性别健康人的正常参考值。强调必须具备骶髂关节炎的 X 线表现，加上以下任意一项：炎症性下背痛/晨僵>3 个月、腰椎活动受限、胸廓受限。但是该项分类标准特异性高，敏感性较低。

（二）Amor 分类标准

1990 年，Bernard 提出 SpA 的 Amor 分类标准，在症状、X 线、遗传学背景、对非甾体抗炎药（nonsteroidal anti-inflammatory drug，NSAID）反应这 4 个方面 12 分项共 23 分中获得 6 分以上，提示患有 SpA。该标准的敏感性为 90%，特异性为 86.6%。具体包括：夜间腰背痛、腰背部晨僵、非对称性关节炎、臀部疼痛（单侧 1 分，双侧 2 分）、腊肠趾（指）、足跟痛、其他部位肯定的起止点炎、急性虹膜炎；在关节炎起病前 1 个月内有非淋球菌性尿道炎或宫颈炎史；在关节炎起病前 1 个月内有急性腹泻史；放射学骶髂关节炎。遗传学背景包括 HLA-B27 阳性和（或）有强直性脊柱炎、赖特综合征、虹膜炎、银屑病、炎性肠病家族史。NSAID 治疗 48 小时内症状好转，停药后疼痛迅速复发。

（三）ESSG 分类标准

1991 年，欧洲脊柱关节病研究组（ESSG）提出 SpA 的 ESSG 分类标准，强调必须具备炎症性背痛或滑膜炎，加上以下任意一项：起止点炎、家族史、银屑病、克罗恩病或溃疡性结肠炎、前驱感染、臀痛、骶髂关节炎（X 线）。主要条件：炎性脊柱痛，满足 45 岁前发病、隐匿性发病、活动后症状改善、伴有晨僵、至少持续 3 个月的条件；滑膜炎以非对称性滑膜炎或以下肢关节受累为主。次要条件：阳性家族史，银屑病，炎性肠病，在关节炎起病前 1 个月有尿道炎、宫颈炎或急性腹泻史，交替性臀部疼痛，起止点炎，X 线证实的放射学骶髂关节炎。

（四）ASAS 分类标准

2009 年，脊柱关节炎国际评价协会（ASAS）提出强直性脊柱炎中轴 SpA 分类标准，满足腰背痛时间大于 3 个月，起病年龄小于 45 岁，影像学骶髂关节炎证据加至少 1 条 SpA 特征或 HLA-B27 阳性加至少 2 条其他 SpA 特征条件的患者可考虑 SpA。其中 SpA 特征包括：①炎性腰背痛；②关节炎；③肌腱炎（足跟）；④葡萄膜炎；⑤指/趾炎；⑥银屑病皮疹；⑦克罗恩病；⑧溃疡性结肠炎；⑨对 NSAID 反应好；⑩SpA 家族史；⑪HLA-B27 阳性；⑫C 反应蛋白（CRP）水平增高。骶髂磁共振（MRI）提示活动性炎症，高度提示与 SpA 相关的骶髂关节炎或符合修订纽约标准定义的肯定 X 线骶髂关节炎。新的强直性脊柱炎指南将脊柱关节炎分为两大类：以中轴型 SpA 为主和以外周型 SpA 为主。中轴型 SpA 包括强直性脊柱炎和放射学阴性中轴 SpA（nr-axSpA），外周型 SpA 包括反应性关节炎、银屑病关节炎、炎性肠病性关节炎、未分化 SpA。

二、强直性脊柱炎的疾病负担

强直性脊柱炎给患者个人和社会都带来了相当大的负担。除了中轴和外周关节症状外，关节外表现（如附着点炎和急性前葡萄膜炎）和合并症（如炎性肠病和银屑病等）均增加了本病的负担。此外，大部分患者合并脊柱骨质疏松症，导致椎骨骨折，甚至引起患者驼背，严重影响了患者的生活质量。有研究表明，反映功能和疾病活动度的评分与反映焦虑和抑郁的心理学评分是显著相关的。疾病给患者的就业带来负面影响，如工作需要辅助，甚至劳动力丧失。除了影响劳动力外，强直性脊柱炎给卫生保健及非卫生保健资源的利用也带来了很大的影响，按照人类资本方法计算劳动力成本，每位患者平均总的费用为每年每人 6700～9500 美元。疾病所造成的负担随着病程的延长而增加。由于疾病负担导致的生活质量下降，与强直性脊柱炎相关的各种类型的经济损失，都是因为功能丧失和疾病活动而引起的，因此，早期诊断和早期治疗对防止和减少功能下降，改善患者预后十分必要。

三、强直性脊柱炎的病因和遗传特征

目前关于强直性脊柱炎的病因研究较多，但是强直性脊柱炎发病的确切病因仍不明确。首先，遗传因素在强直性脊柱炎的发病中发挥重要作用。虽然目前研究已发现 HLA-B27 与本病的发病有直接关系，但是病理生理作用还不明了，主要组织相容性复合体（major histocompatibility complex，*MHC*）基因与本病的发病风险相关。软骨可能是异常免疫反应的重要靶组织，伴有肿瘤坏死因子（tumor necrosis factor，TNF）过度表达的细胞因子失调及炎性肠病是本病的突出特点。有证据表明，骨形成蛋白在强直性脊柱炎的发病机制中发挥着一定作用。在同卵双生子中，强直性脊柱炎的患病率为 75%，非同卵双生子强直性脊柱炎的患病率为 13%。有关家族聚集性及证实 HLA-B27 与本病相关的人群研究资料高度提示，遗传因素在强直性脊柱炎的发病机制中起着重要作用。有资料表明，97%的人群变异可以用遗传累加效应来解释，环境触发因素是广泛存在的，除了 HLA-B27 外，还有 3～9 个基因与本病有关，很多基因对强直性脊柱炎的严重程度和表型造成了影响。

四、强直性脊柱炎与 HLA-B27

尽管有大量研究已证实 HLA-B27 与强直性脊柱炎有强相关性，但是 HLA-B27 在强直性脊柱炎发病中的作用可能只占遗传总危险性的 16%。黎巴嫩人、泰国人及西非黑种人中，HLA-B27 与本病的相关性不明显。同时合并银屑病及炎性肠病的患者，HLA-B27 的阳性率为 60%～80%。根据核苷酸序列的同一性，目前人们已命名了 45 个基因亚型，这些亚型编码 20 多种产物。中国人和日本人最常见的亚型为 B^*2704，其他亚洲人最常见的亚型是 B^*2706，与强直性脊柱炎不相关或弱相关。有报道发现 B^*2709 与外周关节炎相关，但与中轴关节病无关。其他亚型与强直性脊柱炎的相关性，目前缺乏充分的流行病学资料。

五、强直性脊柱炎的动物模型

通过建立 HLA-B27 转基因鼠关节炎模型，提高人们对 HLA-B27 在强直性脊柱炎发病机制中直接作用的认识。HLA-B27 在这些大鼠中过表达，从而使大鼠在 16 周时就发生了与克罗恩病相似的慢性肠道炎症，70%的动物在 20 周时出现外周关节炎，个别大鼠出现了尾椎脊柱炎。本病多见于雄性，并且与 HLA-B27 的过度表达程度相关。这些大鼠在无菌环境下并不发生结肠炎或关节炎，只有将其置于正常实验室环境中才会发病。因为 HLA-B27 转基因鼠关节炎模型并没有发生脊柱炎，所以其作为人类研究强直性脊柱炎的模型，遭到了质疑。在最近更新的 HLA-B27 转基因大鼠模型中，HLA-B27 和 β2 微球蛋白都是过度表达的。虽然该模型并未并发结肠炎，但是脊柱炎的发病率高，与人类的疾病更相似。目前研究还发现了多种诱导，针对软骨和纤维组织抗原的自身免疫动物模型。过度表达 TNF-α 的转基因模型提示了 TNF-α 在强直性脊柱炎发病中的重要性。这些动物均发生了以破骨细胞和纤维组织形成为特点的骶髂关节炎。

六、强直性脊柱炎与细菌

HLA-B27 转基因鼠在无菌环境下可不发生关节炎。暴露于细菌中，尤其是类杆菌属细菌，即可发生肠炎和关节炎。在人类的强直性脊柱炎患者中，60%存在肠道炎症；幼年外周关节炎患者，如果合并肠道炎症，发生中轴关节病的风险会增加。有研究发现，肠源性强直性脊柱炎患者结肠黏膜和滑液中有寡克隆 T 细胞扩增，提示存在共同抗原的刺激。通过检测强直性脊柱炎患者的外周血和结肠黏膜固有层的 T 细胞发现，与 HLA-B27 阳性的健康对照组相比，干扰素（interferon，IFN）、TNF-α 及白细胞介素-2（interleukin-2，IL-2）产生明显减少。此外，小肠通透性增加，由此可说明机体对细菌的免疫反应受损。研究发现，血清中针对多种细菌的 IgA 抗体滴度升高（如肺炎克雷伯菌和大肠杆菌），但是在骶髂关节活检标本中，并未检测到细菌的产物。另一项关于肠道细菌的研究中发现了肠黏膜和滑液中存在抗原呈递细胞，该细胞可表达巨噬细胞的标志物（CD163）清道夫受体，并针对细菌脂多糖分泌 TNF-α 和 IL-1。

七、强直性脊柱炎的病理学特征

病理学研究显示，强直性脊柱炎好发于富含软骨、纤维软骨的部位，如关节（骶髂关节）、椎间盘和关节突关节及某些附着点（如跟腱）。这些部位的纤维软骨可分担骨骼的压力。免疫组化研究证实纤维软骨附着部位有大量聚集蛋白聚糖和 Ⅱ 型胶原。骨骼外部位（如前葡萄膜和主动脉根部及壁层）也有纤维软骨存在，这表明软骨可能是本病免疫反应的初始靶点。目前研究发现，在强直性脊柱炎和其他炎症性关节炎中有针对聚集蛋白聚糖 G1 区的细胞免疫，表明细胞免疫存在非特异性反应，可以对关节造成损害。

强直性脊柱炎的特征性病理表现包括中轴关节炎、外周大关节炎及伴有软骨下骨髓炎的附着点炎。骨修复即骨样转化、软骨钙化和骨形成，是本病的病理特点之一，在中轴关节更明显。

1. 骶髂关节　典型病变由骶髂关节开始，MRI 可见骶髂关节后下部分关节囊区和滑膜部软骨下骨板炎症。由于活检标本获取不易，详细组织病理研究并不多。针对早期病变不同时期强直性脊柱炎患者和正常对照组的骶髂关节活检标本显示，早期强直性脊柱炎的病理表现为滑膜和软骨下骨髓淋巴细胞、巨噬细胞及浆细胞浸润。后期表现包括血管翳形成，从滑膜和软骨下骨髓扩展，伴关节软骨侵蚀，直至被肉芽组织替代。破骨细胞形成和软骨下骨板侵蚀，在 X 线片下可表现为典型的关节间隙增宽。修复性变化包括活动性炎症部位软骨转化、钙化，随后被软骨内生骨代替，导致关节间隙强直闭塞。关节旁改变包括骨硬化和骨髓被脂肪代替。免疫组化研究可见密集的 T 淋巴细胞和表达 TNF-α 的巨噬细胞浸润。新骨形成部位可见明显的转化生长因子（transforming growth factor，TGF）表达。

2. 脊柱　虽然早期病例的病理组织学表现仅限于个案报道，但清楚地证明了脊柱可多部位受累。炎症沿脊柱呈典型的上行性侵犯，但可能首先累及颈椎，也可能呈跳跃性累及。在纤维环外层、脊椎终板边缘的插入部，可见淋巴细胞、浆细胞和巨噬细胞浸润的慢性炎症。慢性炎症导致骨吸收，接着为相邻小梁骨的修复性改变，以及炎症后骨重建过程中椎体腰段的骨沉积，X 线片表现为椎体方形变、椎体角闪烁样表现。肉芽组织软骨化生，继以钙化，然后椎体边缘和纤维环外层被骨质代替。此过程扩展到整个椎间盘，最终导致相邻椎体完全融合，X 线片表现为韧带骨赘。整个脊柱广泛受累，在 X 线片中呈竹节样改变。炎症还可累及椎间盘中心部位，在 MRI 中可见椎间盘炎。寰枢椎受累时，尤其是寰椎弓的横韧带附着点、寰枢关节外侧关节囊附着点受累，可导致寰枢椎脱位和脊髓压迫症状。

慢性炎症还可见于骨突关节的关节囊附着部，可见血管翳形成、软骨下炎症、关节软骨和关节囊插入部位侵蚀、软骨化生及滑膜下和纤维囊骨化等特征性变化。这个过程首先导致关节边缘硬化，然后整个关节完全骨性强直。有研究表明，骨突关节强直在先，而且是引起邻近椎间盘硬化的一个因素。免疫组化分析表明，软骨下存在 CD4$^+$和 CD8$^+$ T 淋巴细胞浸润、血管增生及 CD68$^+$破骨细胞聚集。

肋横突和肋椎关节的病理变化与上述表现相似，MRI 提示这些关节受累较常见。附着点炎伴骨侵蚀及骨化可见于棘上和棘间韧带插入部。骨质疏松伴脊柱后突畸形是后期的典型表现。

3. 脊柱后　广义的脊柱后损伤可分为关节性和非关节性炎症性损伤。前者包括软骨联结（如胸骨柄关节、耻骨联合）、大滑膜关节（如髋关节和膝关节）以及附着点的损伤。软骨联结的病理改变过程与典型的脊柱病变相同。髋部受累的特征性表现为股骨头、髋臼软骨下肉芽组织和破骨细胞形成，伴表层关节软骨退行性变。

参 考 文 献

Hanson A，Brown M A，2017. Genetics and the causes of ankylosing spondylitis[J]. Rheumatic Diseases Clinics of North America，43（3）：401-414.

Ranganathan V，Gracey E，Brown M A，et al，2017. Pathogenesis of ankylosing spondylitis -recent advances and future directions[J]. Nature Reviews Rheumatology，13（6）：359-367.

Sieper J，Poddubnyy D，2017. Axial spondyloarthritis[J]. The Lancet，390（10089）：73-84.

（郝慧琴　郑　慧）

第二章　强直性脊柱炎的流行病学及病因学

第一节　强直性脊柱炎的流行病学

一、患病率和发病率

强直性脊柱炎在全球范围内分布广泛，不同种族、国家、地区间的患病率存在较大差异。患病率指一个群体中患某种疾病个体的比例。2014 年之前报道在全球范围内强直性脊柱炎的患病率为 0.1%～1.4%，具体的数值很难确定。我国为人口数量大的多民族国家，对汉族人口强直性脊柱炎患病率的研究较多。总体上我国强直性脊柱炎的患病率约为 0.3%。

强直性脊柱炎具有进展缓慢、病程长等特点，近年来虽然治疗方法不断改进和提高，但根治的方法却尚未出现，患者可带病生存多年，这就造成了强直性脊柱炎发病率低而患病率较高的特点。疾病的发病率是指一定时间内特定人群中某种疾病新病例出现的频率，是测量新发病例的频率指标。据报道，强直性脊柱炎的发病率为每年（0.5～14）/100 000，且发病率基本稳定。研究人员对希腊西北部一个总人口约为 50 万的特定区域进行持续调查后发现，在 1983～2002 年期间，该地区共诊断出 113 例患者。

（一）强直性脊柱炎的患病率

强直性脊柱炎的患病率与 HLA-B27 的阳性率相关。该特征适用于与本病相关的 B27 亚型，但不适用于 B27 携带者和 B27 阴性的强直性脊柱炎患者，如印度尼西亚人群。按照修订的纽约标准，强直性脊柱炎白种人患病率为 68/100 000（荷兰 20 岁以上人群）至 197/100 000（美国）。临床上成年人强直性脊柱炎的患病率，法国为 150/100 000，挪威为 210/100 000，芬兰为 150/100 000。据报道中欧国家强直性脊柱炎的患病率较高，柏林的一项流行病学研究报道该地区患病率为 860/100000。一般人群中，携带与强直性脊柱炎相关的 B27 亚型的 HLA-B27 阳性成人强直性脊柱炎患病率为 1%～2%，其中可能存在地域性差异或地理上的差异。如挪威北部，HLA-B27 阳性的人群中有 6.7%患有强直性脊柱炎。强直性脊柱炎的一个特征是 HLA-B27 阳性的患者，其 HLA-B27 阳性的一级亲属患有强直性脊柱炎的现象也很常见，10%～30%有强直性脊柱炎的临床症状和体征。由此，HLA-B27 阳性的家族史是本病的高危因素。

（二）强直性脊柱炎的发病率

目前没有足够的证据说明近年来强直性脊柱炎的发病率有任何变化，其临床特点、发病年龄及生存时间均保持较稳定的状态。美国有一项研究显示，在校正年龄和性别后，强直性脊柱炎的发病率为 7.3/100 000。该研究的发病率与芬兰的研究结果相近，发病率稳定在 8.7/100 000（16 岁及以上人群）。

二、年龄、性别及地区差异

强直性脊柱炎在各个年龄阶段均可发病，发病高峰为 15～35 岁，平均发病年龄为 25 岁左右，8 岁以前和 40 岁以后发病少见。最近几年获得的数据表明强直性脊柱炎对男性和女性的影响不同。有研究显示在平均发病年龄方面，男性平均发病年龄小于女性。有学者对 2261 例强直性脊柱炎患者进行回顾性调查分析，患者总体平均发病年龄为 23.6±8.7 岁，男性患者平均发病年龄为 23.3±8.9 岁，女性患者平均发病年龄为 25.2±7.6 岁，男性患者的平均发病年龄明显低于女性患者，性别间年龄差异有统计学意义。Landi 等分析了 2044 例强直性脊柱炎患者的样本，并报告该病在男性中发病较早但通常诊断比女性晚很多。男性患者由 Bath 强直性脊柱炎疾病活动指数（Bath ankylosing spondylitis disease activity index，BASDAI）和国际脊椎关节炎协会认可的疾病活动评分[spondyloarthritis international society（ASAS）-endorsed disease activity score，ASDAS]评估后发现其疾病活动指数较低，经强直性脊柱炎生活质量问卷（ankylosing spondylitis quality of life questionnaire，ASQOL）调查显示其生活质量较好，但有较差的脊柱活动性（Bath 强直性脊柱炎计量指数，Bath ankylosing spondylitis metrology index，BASMI）、严重的放射学进程（Bath 强直性脊柱炎放射学指数，Bath ankylosing spondylitis radiology index，BASRI）。相比之下，女性通常有更多的周围性关节炎，且关节炎、趾炎、起止点炎患病率增加，生活质量较差。对抗 TNF 治疗具有不良反应等。

强直性脊柱炎的患病率存在性别差异，2007 年、2009 年的两项研究显示强直性脊柱炎患病率性别比约为 2∶1（男性∶女性）。2014 年 Linda E.Dean 通过对 13 项研究进行横断面研究后，报告了男性与女性患者的比例为（1.2～7.0）∶1（平均值为 3.4∶1）。各国之间估计的性别比例存在明显的差异，但值得注意的是若按照洲进行分析，那性别比的平均估计值之间具有一致性。例如，欧洲平均性别比为 3.8∶1，亚洲为 2.3∶1。国内研究报道，我国强直性脊柱炎男女发病比例为（3.09～4.39）∶1。有学者对 2261 例强直性脊柱炎患者进行回顾性调查分析，结果显示男性患者共 1873 例，女性患者共 388 例，患者的性别比为 4.83∶1（男∶女）。2018 年对 111 例川东北地区强直性脊柱炎患者的调查显示患者男女性别比为 2.58∶1。

2014 年，Linda E.Dean 等通过分析 14 项关于欧洲人强直性脊柱炎患病率的研究，研究规模约为 154 374～849 253 人，提出了强直性脊柱炎在欧洲每 10 000 人中有 2.9～26.3 人患病，即患病率是 0.029%～0.263%。对另外两项总人数为 60 595 人的研究的横断面研究显示，欧洲每 10 000 人中有 9.4～49.0 人患病，即患病率为 0.094%～0.49%。综合以上两部分分析，研究人员提出在整个欧洲强直性脊柱炎的平均患病率为每 10 000

人中有 23.8 人患病，即 0.238%。20 世纪 90 年代的两项研究显示欧洲各国的患病率也不尽相同，根据纽约标准，挪威北部强直性脊柱炎的患病率为 1.8%，德国为 0.86%。亚洲的患病率为 0.167%，北美洲为 0.319%，拉丁美洲为 0.102%，非洲为 0.074%。由于亚洲和欧洲的研究人数较多，对这两个洲患病率的估算较为准确。此外，强直性脊柱炎患病率也存在人种差异。

三、强直性脊柱炎的种族分布

强直性脊柱炎见于全世界各地，但患病率存在种族差异。这可能提示了 HLA-B27 在种群中的分布是不尽相同的。白种人强直性脊柱炎患者中 HLA-B27 的阳性率可达到 90%，而非洲黑种人和日本人的强直性脊柱炎与 HLA-B27 几乎没有相关性。非裔美国人与白种人混血后，其 HLA-B27 的阳性率仅为 2% 左右，但黑种人强直性脊柱炎患者的 HLA-B27 阳性率只有 50% 左右，非裔美国人强直性脊柱炎的患病率也远低于白种人。

同时，强直性脊柱炎的患病率还受到地区经济水平的影响。强直性脊柱炎被认为在社会经济欠发达地区表现出更高的患病率。

第二节　强直性脊柱炎的病因学

强直性脊柱炎是一种自身免疫性疾病，目前关于强直性脊柱炎的病因学研究已经取得了很大的进展。但病因学由于比较复杂，尚不能完全明确。本节从压力、环境、感染等方面做简单论述。

一、压　　力

2019 年有学者报道了紧张生活事件和接种疫苗可能引发疾病发作。对成人脊柱关节炎患者进行了为期 2 年的前瞻性队列研究。在此期间患者每个月登录安全网站，并要完成标准化的自动问卷调查。他们要填写自己是否暴露于紧张的生活事件（压力）和其他环境因素中，是否接种疫苗。患者被问到因暴露于生命事件而导致的痛苦，将这种痛苦或压力对应于数字评定量表（numerical rating scale，NRS：0～10）上评估。272 名登记的脊柱关节炎患者共返回了 3388 份问卷。BASDAI 显著增加 0.57 与几个月突然出乎意料地发生创伤事件（压力事件）相关（$P<0.001$）。遇到事件的危险等级越高，对 BASDAI 的影响越大，这样就达到了临床意义上的增加。压力事件对 BASDAI 的影响持续中位时间为 3 个月。那么就得出了一个结论，在紧张的生活事件中，突发和意外事件与脊柱关节炎疾病活动短暂恶化相关，最高评分可以达到临床意义上痛苦的等级。

二、环　　境

环境因素对强直性脊柱炎病程的影响仍不明确。广义的环境因素包括微生物菌群、机械性压力、感染、药物、毒素暴露等，这些因素可能在强直性脊柱炎中起到重要作用。肠道炎症和强直性脊柱炎在临床上存在相关性，高达 60% 的强直性脊柱炎患者有一定程度的肠道微炎症，高达 30% 的原发性炎性肠病患者会发展出周边关节或轴向症状。肠道微环境在强直性脊柱炎发病机制中的重要性在小鼠中已有研究。观察肠道微生物菌群在脊柱关节炎中的重要作用之后，人们发现 HLA-B27 转基因模型大鼠在无菌条件下不会发展成强直性脊柱炎。有研究人员提出 HLA-B27 对微生物菌群形成的影响，HLA-B27 和人 β2 微球蛋白转基因的 Lewis 大鼠，与野生型大鼠在盲肠微生物菌群的特定细菌种类方面存在差异。

另外的研究显示，70% 的强直性脊柱炎患者肠道黏膜都有炎症，5% 患者的肠道炎症会发展为临床炎性肠病。克罗恩病和溃疡性结肠炎的共同特点是肠道生态（微生物的数量和种类）不平衡，这种不平衡同样也出现在强直性脊柱炎患者中。炎性关节炎和脊柱关节炎队列研究明确显示，肠道炎症和强直性脊柱炎的发病机制之间存在密切的相关性。这个理论显示，恒定的抗原刺激可以激活 T 细胞，这可能是慢性肠道炎症的原因。其他研究表明，强直性脊柱炎患者和他们的一级亲属具有很高的肠道渗透性，高渗透性增加了他们和肠道微生物的接触机会。动物研究进一步证明，仅 HLA-B27 对强直性脊柱炎的发生是不够的，因为转基因大鼠在无菌环境中未出现脊柱关节炎的特征。过去几年研究人员一直致力于寻找能引起强直性脊柱炎的致病菌。肺炎克雷伯菌是第一个被报道的细菌，这种细菌被认为携带一种抗原，这种抗原类似于由 *HLA-B27* 基因编码的分子。细菌引起强直性脊柱炎的机制尚未被完全阐明，其他研究则认为，肺炎克雷伯菌不可能参与强直性脊柱炎形成过程。其他参与强直性脊柱炎发展过程的细菌分属于毛螺菌科、普雷沃菌科、理研菌科、紫单胞菌科和拟杆菌科。非肠道细菌也被认为与强直性脊柱炎发生发展相关。在脊柱关节炎患者中，抗牙龈卟啉单胞菌和抗中间普雷沃菌抗体的滴度明显升高，所以与牙周病相关的细菌可能是今后研究的靶点。甚至一些研究表明，慢性牙周炎与强直性脊柱炎患者脊柱活动障碍的严重程度有关。

最近的一项研究，使用 16S 微生物测序的方法来比较 9 例强直性脊柱炎患者和健康志愿者回肠末端活检中的微生物菌群。研究人员发现，一些细菌群（如毛螺菌科、瘤胃球菌科、理研菌科、紫单胞菌科、拟杆菌科）的数量在强直性脊柱炎患者中显著增加，另外两个菌群（韦荣菌科和普雷沃菌科）的数量明显减少。现有的研究显示似乎存在一个肠道关节的免疫轴，这种提法似乎是合理的。例如，克罗恩病患者和强直性脊柱炎患者的回肠末端 IL-23p19 的 mRNA 上调，肠道也发生了局部改变（如生态失调），可能通过改变的屏障功能或微生物代谢物直接或间接改变免疫反应。这些因素可能会导致易感个体耐受性丧失和（或）IL-23 等促炎性细胞因子的增加，从而在易感个体中引发脊柱关节炎。

三、感　　染

关于感染与强直性脊柱炎的一项研究的内容是确定儿童感染是否与强直性脊柱炎的后期发展有关。2016 年的一项研究，通过瑞典国家门诊专业护理登记册，确定在 2001～2010 年强直性脊柱炎病例中，每 5 个感染病例至少有 1 个诊断为强直性脊柱炎，根据病例第一次脊柱关节炎的时间点、性别、出生年份和所在地进行匹配。结果显示，2453 例强直性脊柱炎患者和 10 257 例对照病例中，17.4% 的强直性脊柱炎病例和 16.3% 的对照病例为在 17 岁之前住院感染。阑尾炎、呼吸道感染，特别是扁桃体炎与强直性脊柱炎有关，强直性脊柱炎与任何其他类型的感染之间没有关联，与几项敏感性分析的估计相似。结论是儿童阑尾炎与强直性脊柱炎风险降低有关，而呼吸道感染与强直性脊柱炎的风险增加有关。尽管该研究仅限于由感染所致的住院治疗患者，但是这些发现支持了儿童感染与强直性脊柱炎后期发展有关的观点。

四、其　　他

强直性脊柱炎的发病机制不够清晰。自噬在酵母到高等哺乳动物中普遍存在，可以消化细胞内受损细胞器，是细胞内一种高度保守的机制。自噬有助于维持细胞内环境的稳态，在维持内环境稳态的过程中自噬需要形成隔离膜，双层隔离膜吞噬一部分细胞质形成"自噬体"。自噬也会影响免疫系统，并且与几种风湿性疾病过程有关。自噬在强直性脊柱炎发病中的潜在作用被研究人员关注。

自噬根据机制和功能的不同，可以分为三种不同类型：第一种是大自噬（依赖溶酶体途径对胞质蛋白和细胞器进行降解的一种过程）；第二种是微噬菌体（由溶酶体细胞质直接介导的吞噬）；第三种是伴侣介导的自噬（即专门用于降解可溶性蛋白质的自噬）。大自噬是最普遍的自噬机制，通常讲的自噬为大自噬。自噬在强直性脊柱炎患者中受到不同方面的调节，同一组织细胞内有不同自噬途径的调控，不同组织间的表达也存在差异。在发炎的肠道中，自噬是显著上调的。位于肠道底部的特殊上皮细胞及渗透单核细胞表现得尤为明显。Sequestosome 1（SQSTM1）是一种泛素结合蛋白，当自噬发生时减少。在存在慢性肠道炎症的强直性脊柱炎患者的肠道中无法检测到这种蛋白。与肠道组织不同的是，最近的一份研究显示，脊柱关节炎患者的滑膜组织中自噬相关基因表达与正常组相比无差异。从强直性脊柱炎患者中分离出的外周血单核细胞与健康对照者相比，ATG16L1、IRGM 和 HSP90AA1 表达降低，MAP1LC3A、ATG5 和 HSPA8 表达无明显变化。这些发现提示强直性脊柱炎患者的自噬激活存在组织特异性现象，在肠道中的重要作用是保守的。从这个角度分析可知自噬已经被证明在应对肠道细菌先天免疫应答中发挥着重要作用，自噬表达似乎受到了特定肠道微生物菌群的调节，强直性脊柱炎患者的肠道内生态失衡已被证实。肠道发育不良可能会导致强直性脊柱炎患者先天免疫系统的积极刺激，通过激活肠道底部的特殊上皮细胞产生抗菌物质（溶菌酶、磷脂酶 A2 和防御素）。

自噬的另一个功能与作用于不正确折叠蛋白质的能力有关，以便使其在紧密连接中降解，被称为未折叠蛋白反应（UPR）的内质网应激反应。HLA-B27 的错误折叠，可以定义为 HLA-B27 的倾向分子寡聚化，HLA-B27 在内质网结构（ER）中与伴侣蛋白 BiP（HSPA5/GRP78）形成复合物，此种情况发生于强直性脊柱炎患者中。但是在转基因大鼠中，HLA-B27 过表达、UPR 活化突出，错误折叠的重链累积不会激活 UPR。在体外研究中，自噬抑制会引起游离重链表达的显著增加，与此显著增加相平行的是 UPR 标记的显著增加。在强直性脊柱炎患者的体内研究中，可能由于补偿存在过度自噬，而不能检测到 UPR 增加。自噬和 UPR 相互调节，这种微量平衡的波动可以影响强直性脊柱炎的发病。

自噬作为细胞的一种保护机制，与炎症小体相互作用。首先，自噬抑制炎症小体的激活和分泌。自噬调节器 ATG16L1 缺乏使脂多糖依赖性炎症小体激活，其与自噬相关复合物可以抑制炎症小体的形成。因此，在葡萄膜炎和肝损伤中适当的自噬有助于抑制 IL-1β 分泌和免疫激活。此外，在外周血单核细胞中肿瘤细胞来源的自噬体诱导 IL-1β 的释放，这个过程需要 NLRP3 炎症小体的激活。

内质网氨肽酶 1（ERAP-1）也与强直性脊柱炎相关。ERAP-1 涉及修剪肽链至最佳长度，以便与 HLA 1 类分子（包括 HLA-B27）结合。在 HLA-B27 的背景下，与疾病相关的 ERAP-1 的变异增加了强直性脊柱炎的患病风险。

由于脊柱关节炎的发展不能完全通过遗传因素解释，有研究人员提出许多环境成分，包括吸烟、创伤、感染和微生物菌群，在参与遗传易感性的因素中至关重要，在诱导个体疾病的过程中起到重要的作用。基因活性的表观遗传调控是细胞与其内部和（或）外部之间联系的一个重要操作，因为这种调控允许细胞适应（生理）变化。分子表观遗传调控发生在三个大分子水平，即 DNA、RNA 和组蛋白。它们的共同作用实现在转录和转录后水平对基因表达的调控上。研究最多的表观遗传机制包括 DNA 胞嘧啶（羟基）甲基化和许多生物化学上不同的组合对组蛋白的翻译后修饰（即甲基化、乙酰基化、磷酸化、泛素化、类泛素化和瓜氨酸化等），组蛋白是真核生物染色质基本单位核小体的组成部分。各种类型的非编码 RNA、DNA 和组蛋白修饰结合在一起构成细胞核表观基因组，控制着核小体定位和各种复合物与染色质的可接近性，从而调控转录、复制、重组和修复等过程。

虽然免疫（障碍）调节明显与环境有关，但是环境因素究竟如何影响表观遗传调控，从而引起疾病的发生，还未明确。营养、代谢状态和基因表观遗传转录调控之间的联系说明了基因与其微环境之间相互作用，尤其是在免疫功能方面。

人们普遍认为吸烟是强直性脊柱炎发病的一个因素，同时也与强直性脊柱炎的严重程度相关。吸烟也可能影响银屑病脊柱炎发展过程。最近的一份报告显示，儿童时期接触过烟草与牛皮癣显著相关。此外，有 5 年以上吸烟史的吸烟者，患银屑病的风险更高。有实验研究表明，牛皮癣在吸烟单卵双胞胎（monozygotic twins，MZ）中的风险比同性双卵双胞胎（dizygotic twins，DZ）中的风险高 1.23 倍。这种基因和环境相互作用背后的确切机制尚不清楚，但可能与促炎因子（如 CRP、IL-6、基质金属蛋白酶等）的过量产生有关。

人类观察研究评估了脊柱关节炎患者和正常对照人群的粪便微生物菌群组成是否存在不同。对 16S 核糖体 RNA 基因的序列、整个微生物基因组和代谢组学的分析表明，银屑病脊柱炎患者的微生物多样性与对照组相比降低，阿克曼菌、瘤胃球菌和假丁酸病毒种类显著减少。已经证明脊柱关节炎中的生态失调是疾病特异性的，如与对照组和类风湿关节炎相比，脊柱关节炎患者体内存在大量的瘤胃球菌。母乳喂养可能对生态失衡有所影响，因为母乳喂养的受试者中，强直性脊柱炎的患病风险有所降低，这与疾病发病时肠道微生物菌群的存在有一定的相关性。

　　强直性脊柱炎病因学尚未统一，多从以下几方面进行阐述。首先是基因水平（约有 60 个相关基因），与强直性脊柱炎密切相关的 HLA-27（在后面的章节中有具体论述，此处不再赘述）报道最多；其次是免疫细胞（树突状细胞、巨噬细胞、T 淋巴细胞、B 淋巴细胞）、细胞因子水平（TNF、IFN、IL-1、IL-2、IL-6、IL-17、IL-23 等）；最后是其他因素（如本节所述的外界压力、感染、环境、自噬和吸烟等）。

参 考 文 献

冯方，孙永强，2015. 强直性脊柱炎的研究进展[J]. 风湿病与关节炎，4（5）：77-80.

韩仁芳，陈梦雅，刘瑞，等，2017. 强直性脊柱炎 2261 例流行特征及功能状态现状分析[J]. 安徽医药，21（1）：73-77.

易婷，王霞，王聘，等，2018. 111 例川东北地区强直性脊柱炎患者流行病学特征及诊断延误分析[J]. 成都医学院学报，13（4）：417-421.

Ciccia F，Haroon N，2016. Autophagy in the pathogenesis of ankylosing spondylitis[J]. Clinical Rheumatology，35（6）：1433-1436.

Costello M E，Ciccia F，Willner D，et al，2015. Brief report：intestinal dysbiosis in ankylosing spondylitis[J].Arthritis Rheumatol，67：686-691.

Dean L E，Jones G T，MacDonald A G，et al，2014. Global prevalence of ankylosing spondylitis[J]. Rheumatology，53（4）：650-657.

Garcia-Montoya L，Gul H，Emery P，2018. Recent advances in ankylosing spondylitis：understanding the disease and management[J]. F1000Research，7：1-11.

Lin P，Bach M，Asquith M，et al，2014. HLA-B27 and human β2-microglobulin affect the gut microbiota of transgenic rats[J]. PLoS One，9（8）：e105684.

López-Medina C，Moltó A，2018. Update on the epidemiology，risk factors，and disease outcomes of axial spondyloarthritis[J]. Best Practice & Research. Clinical Rheumatology，32（2）：241-253.

Luo G，Boelle P Y，Turbelin C，et al，2019. Abrupt and unexpected stressful life events are followed with increased disease activity in spondyloarthritis：a two years web-based cohort study[J]. Joint Bone Spine，86（2）：203-209.

Lindström U，Exarchou S，Lie E，et al，2016. Childhood hospitalisation with infections and later development of ankylosing spondylitis：a national case-control study[J]. Arthritis Research & Therapy，18（1）：240.

Villaverde-Garcia V，Cobo-lbánez T，Candelas-Rodriguez G，et al，2017. The effect of smoking on clinical and structural damage in patients with axial spondyloarthritis：a systematic literature review[J]. Seminars in Arthritis and Rheumatism，46（5）：569-583.

Wang R，Ward M M，2018. Epidemiology of axial spondyloarthritis：an update[J]. Current Opinion in Rheumatology，30（2）：137-143.

Zhai Y，Lin P，Feng Z，et al，2018. TNFAIP3-DEPTOR complex regulates inflammasome secretion through autophagy in ankylosing spondylitis monocytes[J]. Autophagy，14：1629-1643.

（胡丽丽）

第三章 强直性脊柱炎发病机制的免疫学研究进展

第一节 免疫细胞与强直性脊柱炎

先天免疫细胞依赖于一组种系特异性的受体结构来实现区分自我和非自我的能力。在适应性免疫反应中受体需要识别特异性抗原，这些受体被称为模式识别受体（pattern recognition receptors，PRR），能够感知病原体或受损细胞的一般模式。到目前为止，人们已经认识到PRR几个亚家族，包括Toll样受体（TLR）、NOD样受体（NLR）和其他亚型。PRR的激活导致炎症反应，目的是为了帮助机体恢复到体内平衡状态，但是如果监管方面存在缺陷机制，则可能导致异常信号级联和自身炎症反应。

TLR首先在果蝇中发现，是PRR家族中最具特色的成员。迄今为止，在人类中已经发现了10种亚型，每种亚型都具有其自身的特异性配体和细胞定位。细胞表面TLR（如TLR1、TLR2、TLR4、TLR5、TLR6和TLR10亚型）可以识别细菌衍生的基于脂质的蛋白质结构，但迄今为止尚未鉴定出与TLR10相结合的配体。细胞内亚型包括TLR3、TLR7、TLR8和TLR9，参与核酸组分的识别。每个TLR具有3个结构域，即用于配体识别的富含亮氨酸的结构域、跨膜结构域和称为TIR的Toll/IL-1受体同源结构域。髓样分化因子88（MyD88）、包含TIR结构域的接头蛋白（TIRAP）、诱导IFN-β的包含TIR结构域的接头分子（TIRF）、TRIF相关接头分子（TRAM）等，作为TLR下游存在的不同衔接分子，能与TLR的TIR结构域相互作用。除TLR3之外，所有TLR作用于MyD88，MyD88募集TRIF，以启动信号转导。然而在TLR4激活后，MyD88和TRIF都通过与TIR的相互作用被募集到受体上。这些相互作用可以激活不同的转录因子，最终导致促炎或抗病毒细胞因子的产生。

异常TLR信号转导涉及众多疾病的发展过程（如自身免疫性疾病、动脉粥样硬化和免疫缺陷综合征等）。全基因组表达谱的分析表明，强直性脊柱炎患者的外周血和间充质干细胞中，TLR途径存在失调。间充质干细胞首先分化成软骨细胞，软骨内骨化被认为是强直性脊柱炎中骨形成的关键机制。TLR2和TLR4的激动剂可以增加人脂肪组织基质细胞向成骨细胞的分化，而TLR9配体可以减缓或减少此进程。

鉴于革兰氏阴性菌在强直性脊柱炎中的重要性，研究重点集中在那些可以特异性识别它们的受体上。TLR4是第一个被鉴定出来，可以识别来自革兰氏阴性菌脂多糖（LPS）的TLR。分化簇14（CD14）分子作为共受体，促进TLR4与LPS的相互作用。另一个受体是TLR5，它能识别存在于有鞭毛的细菌中的鞭毛蛋白。

对 *TLR* 基因的首次表达分析显示，强直性脊柱炎患者滑膜中 TLR4 水平升高。为了阐明相关机制，进一步对血液 TLR4 水平进行了研究，发现结果与以前的报道一致。对全血基因表达谱进行了分析后同样发现，在强直性脊柱炎患者中 TLR4 的表达较高。此外，这些强直性脊柱炎患者的 TLR5 表达也被上调。在克罗恩病中，鞭毛蛋白被认为是共生菌群抗原中最具反应性的。有研究人员认为，特殊细胞亚群的增加导致全血出现变化。但是之后研究证实了强直性脊柱炎患者外周血单个核细胞（PBMC）中 TLR5 的表达增加，可能是在 mRNA 水平上调节的结果。由于很少有研究涉及这种过度表达，该内容需要进一步研究，以阐明 TLR5 在强直性脊柱炎中的作用机制，其可能通过表观遗传机制参与到强直性脊柱炎发病过程中。

PRR 家族的另一个成员是位于免疫细胞细胞质中的 NLR。该家族的所有成员共享共同的结构区域，包括作为识别配体的 C 端富含亮氨酸重复序列（LRR）、寡聚化中心域、效应域（如半胱天冬酶募集）、与细胞内信号介质相互作用的激活域。对细菌有效免疫应答反应的能力取决于这个家族中 NOD1 和 NOD2 两个成员。对细菌的这种识别后应答最终是通过与激活域的相互作用和促炎性细胞因子、凋亡分子的转录来激活信号级联反应的。现有的研究成果显示，PRR 在促进强直性脊柱炎的炎症反应中具有很重要的作用。而这些可致病的变化可能与遗传变异无关，而与信号级联反应中转录因子和表观遗传变异有关。

T 淋巴细胞被认为是调节免疫系统的关键细胞。根据 T 淋巴细胞膜上的受体，T 淋巴细胞可分为若干亚型，包括 CD4$^+$ T 和 CD8$^+$ T 细胞。CD4$^+$ T 细胞也被称为辅助性 T 细胞（Th 细胞）。Th 细胞可以聚集和活化 CD8$^+$ T 细胞、B 淋巴细胞、巨噬细胞、中性粒细胞和肥大细胞等其他免疫细胞。CD4$^+$ T 细胞进一步分为 Th1、Th2、Th17 和调节性 T 细胞（Tr）亚群，CD8$^+$ T 细胞分为细胞毒性 T 细胞 1（Tc1）、Tc2 和 Tc17 亚群。此外，Th1 和 Tc1 细胞分泌 1 型细胞因子，包括 IL-2、TNF-α、IFN-γ；Th2 和 Tc2 细胞分泌 2 型细胞因子，包括 IL-4、IL-5 和 IL-13。其他细胞因子 IL-10 和 TGF-β 是由 Tr 细胞分泌的，而 IL-17 是由 Th17 和 Tc17 细胞分泌的。在健康个体中不同 T 淋巴细胞的特异性分泌物是处于平衡状态的。

本节根据免疫系统的分类，首先介绍先天免疫细胞（树突状细胞、巨噬细胞和自然杀伤细胞）在强直性脊柱炎的发生、发展和调节中的重要作用。随后继续关注适应性免疫细胞（Th1 细胞、Th2 细胞、Th17 细胞、Th22 细胞、Tr 细胞、B 淋巴细胞等）在强直性脊柱炎中的重要作用。

一、树突状细胞

树突状细胞（dendritic cell，DC）是免疫系统的保护者，在免疫应答的启动和管理中具有关键的作用。树突状细胞根据所处的位置、表面标志和功能的不同，分为不同的亚群。位于淋巴器官和非淋巴器官中的人树突状细胞，细分为 CD1c$^+$（常规 DC1）和 CD141$^+$（常规 DC2）亚群。CD1c$^+$细胞表达髓系抗原 CD11b、CD11c、CD13、CD33、CD172（SIRPa）和 CD45RO 标志物。而另一种 CD141$^+$树突状细胞表达较少的 CD11b

和 CD11c 标志物。其他类型的树突状细胞是指单核细胞来源的树突状细胞（Mo-DC 或 MD-DC）。因为它们能够刺激 CD4$^+$T 细胞和 CD8$^+$T 细胞反应，并且参与 B 细胞的免疫球蛋白生成，所以认为这些细胞在先天性和适应性免疫中起着关键作用。另一个亚群是表达 CD56 的浆细胞样树突状细胞（pDC），具有浆细胞形态并表达 CD4、衍生的树突状细胞抗原-2（BDCA-2）、HLA-DR、CD123、TLR7 和 TLR9。浆细胞样树突状细胞不表达 CD14 和 CD11c，依据此特征可将浆细胞样树突状细胞分别与单核细胞和常规树突状细胞区分开。树突状细胞的其他亚群还包括朗格汉斯细胞和炎症性树突状细胞。这些细胞中的一部分参与了对非分泌性抗原的免疫，另一部分则促进了对自身抗原的耐受。朗格汉斯细胞缺乏一些重要的 TLR，但它们可以诱导产生 Tr 细胞和 IL-22。CD14$^+$单核细胞很可能是炎症性树突状细胞的前体。

如前所述，树突状细胞在强直性脊柱炎中起着关键作用。强直性脊柱炎可以通过骨髓移植转移，树突状细胞是主要的参与细胞。人 CD1c$^+$树突状细胞可诱导 Th1、Th2 应答。正如先前研究中所报道的，强直性脊柱炎患者中循环的 CD1c$^+$树突状细胞数量减少，伴随着 CD14$^-$CD16$^+$单核细胞数量增加，以及 IL-1B 和 IL-6 的产生。这些事件可能有助于 Th17 的免疫应答反应，其与强直性脊柱炎的临床表现相关。

其他研究表明 HLA-B27 阳性的轴性脊柱关节炎患者单核细胞来源的树突状细胞的基因表达和功能发生改变。此外，单核细胞来源的树突状细胞中的一些信号通路在脊柱关节炎中明显失调，可引起与 Th17 细胞相关的炎症反应。强直性脊柱炎患者的单核细胞来源的树突状细胞表现出 MHC Ⅱ 类分子水平降低，这可能与其活动性受损的相关。

二、巨 噬 细 胞

巨噬细胞（macrophage）作为一种吞噬细胞和抗原呈递细胞，在先天性免疫和宿主保护中起着至关重要的作用。巨噬细胞在通过细胞外基质的转换调节进行伤口修复的过程中起着关键作用。根据对各种外界信号和环境的反应，巨噬细胞可分为两大类：经典型（M1）或替代型（M2），这两类发挥着不同的功能。若巨噬细胞暴露于微生物配体或细胞因子（如 IFN-γ 和 TNF-α）中会促进其经典活化或 M1 型巨噬细胞的分化。M1 型巨噬细胞的特征在于分泌细胞因子（如 IL-1β、TNF、IL-12 和 IL-18）的能力强。在表型上，M1 型巨噬细胞表达高水平的 MHC-Ⅱ、CD68 标志和 CD80、CD86 共刺激分子。另外，免疫复合物、补体、细胞因子或生长因子[如巨噬细胞集落刺激因子（M-CSF）、IL-4、IL-13 和 IL-33]的存在诱导了 M2 型巨噬细胞的活化或巨噬细胞向 M2 型分化。炎症开始后，M1 型巨噬细胞分泌 TNF-α、IL-1 和 IL-23，以直接杀伤病原体。相反，在识别阶段，M2 型巨噬细胞分泌免疫调节细胞因子（如 IL-10），以终止炎症反应。

组织学观察发现在慢性炎症组织中存在先天免疫细胞的浸润，尤其是巨噬细胞的浸润。由于异质性和功能的重叠性，使得对这些细胞的研究较为困难。巨噬细胞在炎症部位具有改变自身表型的能力。这些细胞同时表达 M1 型巨噬细胞的标志物，以及产生 M2 型巨噬细胞相关细胞因子（如 IL-10）。

大多数强直性脊柱炎相关研究都集中在对一种特异性受体的研究上，这种受体是 M2 型巨噬细胞最显著的标志物。CD163 是清道夫超家族的成员，为触珠蛋白受体，一种保留血红蛋白释放的铁的蛋白质。脊柱关节炎患者发炎的滑膜和结肠活检 CD163+巨噬细胞数量均增加。滑膜中 CD163 的过度表达被证明与这些患者的疾病活动和淋巴细胞功能受损有关。与 CD163 的过度表达一致，受影响关节中 M1 型巨噬细胞相关细胞因子水平的降低表明，M1 型巨噬细胞不是脊柱关节炎炎症的主要驱动因素。此外，最近对强直性脊柱炎患者炎症性回肠的分析表明，由于肠道细菌的暴露，M1 型巨噬细胞数量表现出少量增加，这种增加被 M2 型巨噬细胞更高程度的增加所掩盖。这些数据表明，M2 型巨噬细胞是强直性脊柱炎发病的主要因素。此外，作为 M2 型巨噬细胞和抗炎细胞因子的强诱导剂的 IL-4，可以降低强直性脊柱炎小鼠关节炎的发生率和严重程度。研究人员还发现，IL-4 能降低破骨细胞的活化和分化，有利于减少骨质流失和破坏。

强直性脊柱炎患者巨噬细胞表达的 IFN-γ 减少，这将导致由 IFN-γ 抑制的细胞因子的基因表达上调，反之亦然。由于 IFN-γ 是 Th17 细胞极化的负调节因子，因此较低水平的该细胞因子可能有利于 Th17 细胞在强直性脊柱炎疾病中的作用。

在类风湿关节炎和脊柱关节炎中，滑膜的炎症具有相同的表现。据报道在两种疾病中炎症水平和滑膜炎症细胞的浸润频率也相似。一些研究表明，CD163+巨噬细胞是脊柱关节炎患者外周关节炎症的主要细胞。实验数据显示，巨噬细胞在滑膜炎症中起重要作用，其出现的频率与疾病活动度相关。此外，降低巨噬细胞的数量是治疗脊柱关节炎的有效手段。强直性脊柱炎患者的骶髂关节组织样本中检测出大量的 CD68+巨噬细胞和破骨细胞。

关节炎动物模型降低巨噬细胞的数量后表现出抗炎作用。在小鼠强直性脊柱炎模型中，用 IL-4 可抑制关节炎的严重程度和发病率。此外在体内和体外实验中，小鼠巨噬细胞从 M1 亚型极化为 M2 亚型。IL-4 还可使巨噬细胞中 NF-κB 受体活化因子配体（RANKL）的活化减弱。

对 HLA-B27/人 β2 微球蛋白转基因大鼠的研究表明，HLA-B27 阳性巨噬细胞在神经末梢炎症中起着关键作用。巨噬细胞产生促炎性细胞因子 IL-23，强直性脊柱炎患者血清和组织中 IL-23 的表达明显升高，IL-23 可以激活与强直性脊柱炎发病有关的 IL-23/IL-17 轴。

三、自然杀伤细胞

自然杀伤细胞（natural killer cell，NK）是先天免疫系统的重要组成部分，在免疫防御的前线实现对细胞内细菌、病毒和癌细胞等的监视。NK 细胞占外周血单核细胞的 5%～15%，存在于脾、扁桃体和淋巴结等继发性淋巴组织，以及皮肤、肝脏、肺和肠等其他器官中。NK 细胞具有激活受体和抑制受体的功能，NK 细胞的功能是由这种激活和抑制之间的平衡决定的。NK 细胞的主要受体参与 HLA Ⅰ 类识别，这些受体是由一个名为杀伤免疫球蛋白样受体（kill immunoglobulin-like receptor，*KIR*）的基因家族所编码的。NK 细胞的激活和抑制功能一部分是由 KIR 的结构组成决定的。KIR 具有短细胞质尾部（S），可以使激活信号通过，而长细胞质尾部（L）的存在则允许转导抑制信号。KIR2DL4 分子是一个例外，其传递激活信号。根据细胞外结构域的数量，KIR 分为 2 个（2D）或 3 个（3D）组。KIR2D 分子的最佳配体是 HLA-C，其在 α 链的第 80 位具有二态性（αAsn-80/Lys-80）。相反，KIR3D 受体结合 HLA-A 和 HLA-B 位点。

KIR 和 *HLA* 基因表达的改变决定了对某些自身免疫性疾病的易感性。KIR 在强直性脊柱炎中的重要性已经在很多方面得到了关注。首先，惟一具有识别 HLA-B 位点能力的 KIR 是 KIR3DL1。*KIR3DL1* 及其激活对应物（*KIR3DS1*）是同一基因座位上的等位基因。KIR3DL1 的最著名的配体是血清学上定义的 Bw4 表位，其存在于除 B2708 之外的所有 *HLA-B27* 亚型中。尽管存在同源细胞外结构域，但没有关于 KIR3DS1 与 Bw4 相互作用的直接证据。与健康个体相比在脊柱关节炎患者中，大多数循环 NK 细胞具有细胞毒性表型，其主要表达 KIR3DL1 另外现在的研究一致认为，强直性脊柱炎患者的激活受体多于健康人。激活受体使 NK 细胞能够发出更多的激活信号，可以招募其他免疫细胞，这种情况会导致强直性脊柱炎的过度免疫状态。

基于 *KIR3DL1/KIR3DS1* 在强直性脊柱炎中的重要性，研究人员在不同的人群中进行了平行研究。在来自高加索和亚洲的强直性脊柱炎患者中，*KIR3DL1* 出现的次数较少，*KIR3DS1* 出现的次数较多。在英国强直性脊柱炎患者中却没有发现存在任何这样的关联。最近的两项研究分析了 *KIR3DL1* 和 *KIR3DS1* 等位基因对强直性脊柱炎易感性的贡献。

研究表明，KIR2D 受体和 *HLA-C* 等位基因与自身免疫性疾病和自身炎症性疾病密切有关。KIR2DL5 是 KIR 中独特的抑制性受体，在先天免疫中起着特殊的作用。强直性脊柱炎中的 KIR2DL5 存在状态表现出相互矛盾的结果。两个不同研究表明，东亚强直性脊柱炎患者的 *KIR2DL5* 出现频率增加，另外的研究则显示，在伊朗强直性脊柱炎患者中 KIR 起到了保护作用。关于 KIR 与临床表现的关系方面，葡萄膜炎患者的 *KIR2DL5* 较高。诊断中发现，年龄低于 17 岁的患者 KIR2DL5 水平升高。KIR2DL5 对应的激活物 KIR2DS5 在强直性脊柱炎患者中也有增加。

KIR 重要性还表现在具有使 HLA-B27 形成重链同型二聚体的能力。脊柱关节炎患者的细胞表面表达 HLA-B27 二聚体。游离 β2 微球蛋白二硫键结构的受体是 KIR3DL2。已经在脊柱关节炎患者的血液和滑膜单核细胞中的 NK 细胞和 CD4$^+$ T 细胞上观察到 KIR3DL2 表达增加。这些携带 KIR3DL2 的 NK 细胞和 CD4$^+$ T 细胞表达表型标志物，提示之前胃肠道的激活。此外，KIR3DL2$^+$ T 细胞在与表达 HLA-B27 二聚体的细胞相互作用后可以存活、增殖，并产生 IL-17。使用针对 KIR3DL2 的特异性抗体可以抑制这些作用。*KIR3DL2* 具有独特的启动子区域，允许在激活时瞬时上调其 mRNA。随后与 HLA-B27 二聚体相互作用，促进抗凋亡分子和 Th17 相关标志物的表达。由于 HLA-B27 二聚体是 KIR3DL2 更强的配体，所以它可以比其他 HLA I 类分子发挥更大的刺激作用。

除上述树突状细胞、巨噬细胞和 NK 细胞外，许多其他先天免疫细胞也可能参与强直性脊柱炎的发病过程。其他先天性免疫细胞在强直性脊柱炎病理学中的重要性与它们产生炎症细胞因子（如 IL-17）的能力有关。类风湿关节炎患者滑膜组织中肥大细胞的高度浸润，促使研究人员在脊柱关节炎患者中也发现了类似现象，肥大细胞占滑膜组织中产生 IL-17 细胞总量的 70%。IL-17 的另一个先天来源是一种特殊类型的先天性淋巴细胞 3（innate lymphoid cell，ILC3），它表达 ILC1 特异性转录因子，而不是自身的 RORγt。血液和滑液中这些异常细胞的存在，以及由肠道迁移的明显迹象，支持了这些细胞可能将肠道炎症转移到肠外组织的假设。长期暴露于 TNF-α（如慢性炎症中所见的情况）可诱导炎症树突状细胞上 CD1d 的上调，并随后激活恒定自然杀伤 T（invariant natural kill T，iNKT）细胞，所以 iNKT 细胞可以减轻脊柱关节炎小鼠的炎症。最近的研究显示，在强直性脊柱炎患者外周血中黏膜相关恒定 T（mucosal associated invariant T，MAIT）细胞的出现的频率较低。MAIT 活性标志物与疾病活动的关系表明，这些细胞可能参与了强直性脊柱炎的发病。

　　NK 细胞可以通过 CD56 和 CD16 的表达，以及 CD3 缺失这样的复合物来被识别到。根据 CD56 的表达情况，可以将 NK 细胞分为两个亚群，CD56 dim NK 细胞和 CD56 bright NK 细胞。CD56 dim NK 细胞大约包含了 90% 外周循环系统中的 NK 细胞，表达穿孔素、抑制 KIR。CD56 bright NK 细胞更多地存在于淋巴结和扁桃体等次级淋巴组织中。

　　在自身免疫性疾病（如银屑病、系统性红斑狼疮、类风湿关节炎和多发性硬化症）中 NK 细胞表现出功能受损或数量减少。强直性脊柱炎患者中 NK 细胞亚群之一的 CD56 dim CD16+ 细胞比例明显升高，其表达的癌胚抗原相关细胞黏附分子 1（CEACAM1）显著增加。此外，NK 细胞数量的增加与强直性脊柱炎患者 BASDAI 评分相关。

　　HLA 分子可以与 NK 细胞受体发生相互作用。在 KIR 基因中，KIR3DL1/3DS1 基因座可以识别 HLA-B27。由于 HLA-B27 在强直性脊柱炎发病机制中的重要性，上述基因座在强直性脊柱炎患者中备受关注。NK 细胞的抑制性受体与靶细胞上的 Ⅰ 类 HLA 分子相互作用时，其溶菌作用受到抑制。B*2701、B*2703、B*2704、B*2705 和 B*2706 5 个 HLA-B27 亚型对 NK 细胞具有明显的抑制作用，而 B*2702 亚型对 NK 细胞没有抑制作用。

　　一些研究观察到在 HLA-B27+ 强直性脊柱炎患者中 KIR3DS1 富集，KIR3DL1 的频率为 79%。与 HLA-B27+ 健康对照相比，KIR3DL1 在强直性脊柱炎患者中不具有代表性。考虑到 KIR3DS1 配体的特异性，进行功能研究时需要在强直性脊柱炎整体水平上考虑 KIR3DS1 和 HLA-B27 的相互作用。

　　多细胞生物产生具有抗菌活性的肽作为机械屏障完成了早期防御的功能。在人体内主要存在两类抗菌肽分别是防御素和组织蛋白酶。除了先天免疫细胞外，肠道腺体底部的特殊分泌细胞（名为 Paneth 细胞）负责产生体内的 α-防御素 HD-5 和 HD-6 亚型。α-防御素和 β-防御素分子具有趋化和抗菌活性。这种趋化活性招募和激活抗原呈递细胞，抗原呈递细胞可以诱导幼稚 T 细胞的增殖。这样就将先天免疫系统和适应性免疫联系起来了。

　　Paneth 细胞可以通过产生 HD-5、HD-6 及其他抗菌蛋白来提供肠道保护作用。强直性脊柱炎患者和克罗恩病患者的炎症性回肠活检中 HD-5 的表达改变。尽管 NOD2 的突变增加了强直性脊柱炎患者回肠中克罗恩病的风险，但并非所有的突变都会影响防御素的产生。炎症急性期 HD-5 缺乏是上皮细胞丢失的结果，这似乎是后天获得的。

　　迄今为止，对强直性脊柱炎中防御素的研究很少。对防御素的研究都局限于拷贝数目变异（copy number variation，CNV）。β-防御素基因是人类基因组中最大的区域之一。已有关于 β-防御素基因拷贝数目变异与一些自身免疫性疾病关联的研究，其中两项是关于强直性脊柱炎与拷贝数目变异关系类似的研究。一项研究表明，超过两个拷贝的 DEFB4 片段（人类 β-Defensin-2 编码基因）在强直性脊柱炎的发展过程中具有保护作用。另一项研究表明，*DEFB103* 基因拷贝数目缺乏变异将参与强直性脊柱炎易感性的变化。这些基因拷贝数目变异分析为进一步研究强直性脊柱炎提供了依据。

补体蛋白是先天免疫系统的另一类可溶成分。这些蛋白包括 C1～C5 和攻膜复合物（membrane attack complex，MAC）蛋白，它们可以被不同的方式激活；这种激活导致趋化、炎症或 MAC 依赖性溶解等过程，这些过程的目标是清除入侵者。

在强直性脊柱炎和其他一些自身免疫性风湿疾病中，补体蛋白被激活。两个不同的研究均阐述了补体片段的遗传变异与葡萄膜炎之间的联系。在第一项研究中，同时研究了强直性脊柱炎和另一种葡萄膜炎相关疾病贝赫切特综合征，发现强直性脊柱炎和 *C4* 基因拷贝数目变异之间没有关联。然而，那些携带 2 个以上 *C4* 基因拷贝的个体对贝赫切特综合征的易感性更高，因为贝赫切特综合征是一种血管炎性疾病，其发病机制与免疫复合物有关。第二项研究为了发现与葡萄膜炎的相关性，分析了 *C3* 和 *C5* 单核苷酸的多态性。*C5* 单核苷酸多态性中的基因型 *GG*（rs2269067）被认为是葡萄膜炎的危险因素，这种基因型一定情况下将导致 IL-17 水平升高。

最近研究发现，在小鼠强直性脊柱炎模型中，抑制补体可以延缓强直性脊柱炎的进展。然而研究人员认为，由于他们使用的抑制剂药理特性较差，这种抑制作用是不完全的。他们通过给小鼠注射蛋白聚糖诱导，产生了类风湿关节炎和骨融合症状。进行补体抑制剂治疗后在组织学、细胞学和体外分析中均没有骨融合或炎症反应存在。尽管小鼠体内的补体系统作用不如人类的效果明显，但依然可能是治疗强直性脊柱炎潜在的有效靶点。

四、Th1 细胞

Th1 细胞是 CD4$^+$ T 细胞的亚群。Th1 细胞可以释放 IFN-γ、IL-2 和 TNF-α 等细胞因子以激活其他免疫细胞并促进细胞免疫应答。Th1 细胞驱动细胞免疫，即 type-1 通路；Th2 细胞驱动体液免疫，即 type-2 通路。Th1 细胞在疾病的发病过程中起着至关重要的作用，可以导致肿瘤细胞的死亡，而 Th2 细胞已经被证明可以提高抗体的产生水平。Th1/Th2 值的变化可能会改变免疫平衡，导致免疫性疾病等的发生。T 细胞亚群的数量及其在强直性脊柱炎发病机制中的作用仍然是未知的，备受研究人员关注。Szanto 等研究发现，Th1 细胞百分比和 Th1/Th2 值在受观察的 42 名匈牙利强直性脊柱炎患者和 52 名健康受试者之间无显著差异。另外还发现，患者血清中 IFN-γ 的表达水平与对照组相比同样没有显著变化。

2012 年，墨西哥科学家的另一项研究表明，与健康个体相比强直性脊柱炎患者的 PBMC 中产生 IFN-γ 的 CD4$^+$ T 细胞（Th1）升高。在施加 TNF-α 阻断剂后 Th1 细胞的频率及其主要的细胞因子 IFN-γ 显著减少。

2015 年的一项研究显示，在轻度和重度强直性脊柱炎患者中 Th1 细胞频率和 Th1/Th2 值显著增加。这种 T 细胞亚群中的不平衡引起 IFN-γ 增强，这可能导致持续的炎症并使强直性脊柱炎更进一步发展。趋化因子是 T 细胞募集到炎症部位必需的介质，2016 年，我国研究人员检测了强直性脊柱炎患者血清中吸引 Th1 细胞的 IP-10（IFN-γ 诱导蛋白-10/CXCL10）的水平，发现 IP-10 水平显著增加。IP-10 含量的增加可能导致更多的 IFN-γ 和 TNF-α 产生，这样将加重这些患者的炎症。

五、Th2 细胞

前期的研究表明在强直性脊柱炎、类风湿关节炎、系统性红斑狼疮患者中 CD4$^+$/CCR4$^+$ T 细胞的百分比显著增加。作为 Th2 细胞的趋化因子受体，CCR4 在 CD4$^+$ T 细胞上的过表达证明了在强直性脊柱炎中可以增强 Th2 应答，尽管 Th2 细胞增强了 Th1 应答而造成免疫调节功能可能未完成。在强直性脊柱炎患者中，CD4$^+$/CCR4$^+$ T 细胞数量与 BASDAI 呈正相关。在 Th2 细胞的迁移中，胸腺激活调节趋化因子（TARC/CCL17）和巨噬细胞源性趋化因子（MDC/CCL22）发挥着特殊的作用。

已经证实强直性脊柱炎患者血清中 TARC 和 MDC 的含量显著升高。强直性脊柱炎患者血清 IL-4 水平没有显著变化。这些趋化因子的高水平表达可能是为了吸引更多的 Th2 细胞以恢复 Th1/Th2 的平衡。一些研究表明，强直性脊柱炎与类风湿关节炎患者相比特应性疾病略有增加。此外对这种遗传病进行全基因组关联研究（GWAS），发现涉及特异性免疫途径，包括 IL-23/IL-17 途径、NF-κB 活化的调节、MHC 抗原表达氨基酸修饰的调节和控制 CD8$^+$ 和 CD4$^+$ T 细胞群的其他基因。以上研究提示 Th2 细胞和趋化因子可能参与了强直性脊柱炎的进展。

六、Th17 细胞

1. Th17 细胞的分化　经过在胸腺中选择后，幼稚型 CD4$^+$ T 细胞被释放进入外围，在那里它们分化为不同类型的效应 T 细胞（Th1、Th2、Th17、Tr）。第一批被描述的 T 细胞亚型分别是 Th1 和 Th2，其分泌不同的细胞因子、关键的转录因子。随后被研究清楚的是 Tr 细胞。而 Th17 细胞大约在 2005 年被报道，是第四个被描述的 Th 家族的新成员。这些细胞关键的生理效应功能被认为是对细胞外的细菌和真菌感染的免疫。最近的研究表明，来自幼稚 T 细胞的 Th17 细胞可通过低氧及饮食和环境因素调节。现在很明显的是 Th17 细胞显示出相当大的可塑性及异质性，比另一些细胞更具致病性，部分原因可能是能产生额外的炎性细胞因子。因此，与 IL-17A 同时被同一细胞分泌的细胞因子还包括 IL-17F、IL-22、IFN-γ 等。另外，已发现一些基因使小鼠 Th17 细胞具有致病性。然而关于人类的这种亚型的资料很少见。Th17 细胞在免疫介导的炎症性疾病中的重要性是在小鼠模型中首次被证实的。在此模型中发现敲除 IL-23 而不是 IL-12（与 IL-23 共享亚单位 p40）使小鼠对实验性自身免疫脑脊髓炎（人类脱髓鞘疾病模型）有抵抗力。Th17 细胞的效应功能主要是通过释放细胞因子[如 IL-17A（细胞系的标志性细胞因子）、IL-17F 和 IL-22]介导的。Th17 细胞的分化受到包括 IL-1B、IL-6、TGF-β、IL-23 等细胞因子共同影响。IL-23 被认为是 Th17 细胞致病潜能的重要诱导者，促进关键转录因子 RORγt 的表达。

Th17 谱系是众所周知的 CD4$^+$ T 细胞谱系，其特征在于分泌炎性细胞因子（如 IL-17A、IL-17F、IL-22、IL-21、IL-6、IL-26 和 IFN-γ），并且还表达谱系特异性转录因子 RORC。

Th17 细胞是 IL-17 细胞因子的主要来源。诱导调节性 T（induced-regulatory T，iTr）细胞谱系是另一种抗炎 CD4+ T 细胞谱系，也是从 CD4+ T 细胞分化而来的。iTr 谱系通过抑制其他 CD4+ T 细胞（如 Th17 细胞）的分化和功能，而参与免疫应答的调节。另外，iTr 细胞在诱导自身抗原耐受中起重要作用。iTr 细胞的特征在于表达主要的转录因子 FOXP3 和分泌抗炎细胞因子 IL-10 和 TGF-β。

通过研究现今已确认了参与 Th17 细胞分化的大多数正向调控和负向调控的机制。Th17 分化的信号通路主要分为两个代谢途径和非代谢途径。非代谢途径包括：①T 细胞受体（TCR）信号通路；②视黄酸受体（RAR）信号转导途径；③细胞因子信号转导途径；④芳基烃受体信号转导途径。代谢途径包括缺氧诱导因子-1α（HIF-1α）途径和 AKT/PI3K/mTORC1 途径。其中 STAT3 和 STAT5 在 Th17 的分化过程中起到重要作用。Th17 的分化可由信号转导和转录激活因子 STAT3 和 STAT5 共同调控。用 IL-6 和 TGF-β 共同刺激 Th17 细胞，诱导产生 STAT3，然后 STAT3 引起 IL-17 启动子活化。相反 IL-2 上调 STAT5，并抑制 Th17 细胞分化。IL-23 是维持 Th17 细胞分化状态和扩增过程所必需的。值得注意的是，Th17 细胞分化的负调节因子可被认为是其他 Th 细胞亚型的正向诱导物，尤其是 iTr 谱系。

2. 自身免疫性疾病模型中的 Th17 细胞　Th17 细胞的主要功能是对抗葡萄球菌、分枝杆菌、克雷伯菌和真菌病原体等病原菌，但如果活化 T 细胞分泌过量的 IL-17，则可引起自身免疫性疾病。

强直性脊柱炎遗传易感性由 MHC I 类分子控制，MHC I 类分子能被 CD8+ Tc 细胞识别，为适应性免疫反应的组成部分。多年来，在脊柱关节炎中，HLA-B27 被认定是 CD8+ T 细胞自身反应性靶向的自身肽，但是从 20 世纪 90 年代开始的一系列观察中发现，HLA-B27 转基因大鼠发展为脊柱关节炎样疾病是由 CD4+ T 细胞介导的，而不是 CD8+ T 细胞。其中敲除了 *CD8a* 基因，消除 CD8+ T 细胞表达，但在脊柱关节炎中没有显著影响，这样就证明了是 CD8+ T 细胞参与了 HLA-B27 转基因大鼠脊柱关节炎的形成。

3. Th17 细胞与强直性脊柱炎　由 Th17 细胞分泌产生的大量 IL-17，会诱导成纤维细胞、内皮细胞、树突状细胞和巨噬细胞分泌炎症介质。这些介质将是导致类风湿关节炎和强直性脊柱炎出现炎症状态和关节破坏等的原因。强直性脊柱炎患者的血清 Th17 细胞的百分比有所增加。

除了 *HLA-B27* 等基因参与强直性脊柱炎的形成外，其他重要的相关因子也参与其中，如 IL-17A/IL-23 免疫炎症轴。两种细胞因子在生理上是相关的，因为 IL-23 通过 CD4+ Th 细胞上的 IL-23 受体（IL-23R）发出信号，CD4+ Th 细胞是 Th17 细胞分化和扩增所必需的，Th17 细胞也是促炎性细胞因子 IL-17A 的主要产生者。*IL-23R* 基因的多态性，以及周围调控序列的多态性，与强直性脊柱炎、炎性肠病和牛皮癣发病风险密切相关。这一发现使 IL-17A/IL-23 轴的激活是这些疾病中共同的发病机制的论证得到了进一步加强。IL-23R 通过下游发出信号级联，包括信号传感器、转录激活因子 3（STAT3）和酪氨酸激酶 2（TYK2）。这些分子中的多态性也与强直性脊柱炎的疾病易感性相关。其他在强直性脊柱炎中发现的与强直性脊柱炎相关的基因多态性包括对 IL-6 途径（*IL-17A* 的上游）有影响的，参与 T 细胞增殖和存活的（*EOMES*、*RUNX3* 和 *TBX21*）和参与先天免疫反应（*CARD9*）的基因。

Th17 的细胞因子和转录谱细胞现在也存在于其他淋巴细胞亚群中,强直性脊柱炎的发病机制涉及这些细胞亚群。已被证明能表达 CD161 的 CD8$^+$ T 细胞、黏膜相关恒定 T 细胞、γδ 细胞、GD T 细胞和先天性淋巴细胞均能产生 IL-17A。这些细胞亚群除了生产 IL-17A 外,最近也被发现对强直性脊柱炎的发病有影响。

七、Th22 细胞

Th22 是一类新的 CD4$^+$ T 细胞亚群,一种新的人类 Th 细胞亚群,不同于其他 Th 细胞亚群。Th22 细胞是一种独立的、终末分化的 T 细胞亚型。Th22 是由 Trifari 等在 2009 年定义的,作为一个 T 细胞亚群,Th22 分泌 IL-22、IL-13 和 TNF-α 等细胞因子。Th22 细胞不产生 IL-17、IFN-γ 和 IL-4 细胞因子。IL-17 是 Th17 细胞的标记,IFN-γ 是 Th1 细胞的标记,IL-4 是 Th2 细胞的标记。Th22 细胞表达趋化因子受体 CCR4、CCR6 和 CCR10。IL-6 和 TNF-α 可诱导幼稚 CD4$^+$ T 细胞分化为 Th22 细胞。Th22 细胞分化中涉及的转录因子尚未完全阐明,但似乎芳基烃受体(AHR)是调节 Th22 细胞扩增的关键转录因子。

Th22 细胞产生的主要细胞因子是 IL-22。IL-22 属于 IL-10 细胞因子家族的成员,在感染和炎症反应中具有重要作用。IL-22 已被证实在几种炎症性疾病包括牛皮癣、克罗恩病、类风湿关节炎、强直性脊柱炎和系统性红斑狼疮中表达水平显著升高。在 2012 年的一项研究中显示,强直性脊柱炎患者外周血 Th22 细胞的绝对数和血清 IL-22 水平均升高,但 Th22 细胞数与疾病活跃度无关。在 El-Zayadi 等的研究中显示,IL-22 被证实参与人间充质干细胞(MSC)成骨,证明了这种细胞因子在脊柱关节炎新骨形成机制中的另一个关键作用。在炎症被消除后,新骨形成仍然受到这种细胞因子的影响,并且新骨形成对这类疾病是不利影响。这种状况提示,Th22 细胞是强直性脊柱炎研究中的一个新方向。

八、Tr 细胞

Tr 细胞是 T 细胞群里的一类免疫抑制细胞,是一种能够控制机体内自身免疫反应的 T 细胞亚群。日本学者于 1995 年首次分离出 CD4$^+$ Tr 细胞、CD25$^+$ Tr 细胞。Tr 细胞可分为自然 Tr 细胞和适应性 Tr 细胞。自然 Tr 细胞是天然产生的,主要为 CD4$^+$ Tr 细胞、CD25$^+$ Tr 细胞;适应性 Tr 细胞是在小剂量抗原或免疫抑制性细胞因子诱导下产生的,由外周幼稚 T 细胞发育而来,适应性 Tr 细胞主要包括 Tr1、Th3 等细胞,分泌 IL-10 和 TGF-β 等细胞因子,发挥免疫负调控作用。

Sakaguchi 等将 CD4$^+$ Tr 细胞、CD25$^+$ Tr 细胞缺陷的小鼠的 T 细胞注射到裸鼠体中,引起多种自身免疫性疾病,而如果预先输入 CD4$^+$ Tr 细胞、CD25$^+$ Tr 细胞则可以预防此类疾病的发生,表明 CD4$^+$ Tr 细胞、CD25$^+$ Tr 细胞与自身免疫性疾病之间存在着密切的联系。为确定强直性脊柱炎患者外周血中幼稚 Tr 细胞和活性 Tr 细胞的出现频率和作用,学者已经进行了多项研究。另一些研究侧重于检测抑制分子的多态性,包括细胞毒性 T 淋巴细胞抗原 4(CTLA-4)和 Tr 细胞相关的细胞因子 IL-2、TGF-β 等。Th 细胞与 Tr 细胞在机体内构成一个动态平衡系统，这种动态平衡对维持人体正常的免疫反应具有重要的作用。

　　大约 75.7% 的强直性脊柱炎患者对抗 TNF-α 治疗是有反应的，而 24.3% 的强直性脊柱炎患者对抗 TNF-α 治疗却无应答。研究显示，在强直性脊柱炎患者中，Th1/Th2 和 Th17/Tr 的值显著高于正常人。此外进一步的研究发现，在外周血单核细胞中，Tr 细胞百分比同样显著上调，特别是在疾病功能指数较差，红细胞沉降率（ESR）较高，CRP 水平较高，HLA-B27 阳性水平较高、与 BASDAI 评分呈负相关的强直性脊柱炎患者中。另一些发现显示，强直性脊柱炎患者中 CD4$^+$、CD25 高活性 CD127 低活性 Tr 细胞含量显著低于健康对照人群，并且与血清 IgA 水平呈负相关。其他研究显示，CD4$^+$、CD25 高活性 CD127 低活性 Tr 细胞含量与 BASDAI 评分之间无显著相关性。

　　与健康人群相比，强直性脊柱炎患者肠道活性 Tr 细胞中，IL-2、TGF-β、FoxP3、STAT5 和 IL-10 的表达增加了 5 倍，这主要是由 IL-10 产生支配的。这可能是强直性脊柱炎患者回肠中无明显 Th17 极化的原因。此外，抗 TNF-α 治疗强直性脊柱炎的有利作用不仅可以中和 TNF-α 的作用，还可以下调 Th17 和 Th17 相关细胞因子，同时上调 Tr/TGF-β 轴。

九、B 淋巴细胞

　　B 淋巴细胞在免疫系统中发挥各种作用。B 淋巴细胞不仅参与抗体生产，还与 Th 细胞、巨噬细胞和树突状细胞等抗原呈递细胞相互作用产生多种细胞因子。最近的研究表明，强直性脊柱炎的发病机制涉及先天性和适应性免疫细胞的失衡。许多研究都关注于强直性脊柱炎患者免疫系统中的 T 细胞亚群，而疏忽了对 B 淋巴细胞的研究。已有一些研究显示，在系统性红斑狼疮和类风湿关节炎中，B 淋巴细胞及其亚型的出现频率和功能均失衡。最近的研究为强直性脊柱炎患者的 B 淋巴细胞病理学提供了许多重要的支持。这些研究发现强直性脊柱炎患者 CD27$^+$ B 淋巴细胞数量减少，而 CD86$^+$ 和 CD27$^-$CD95$^+$ B 淋巴细胞增加。此外，研究已显示，CD38$^+$ 和 CD95$^+$ B 淋巴细胞的数量与 BASDAI 呈正相关。因此，CD27$^-$CD95$^+$、CD19$^+$ 和 CD86$^+$、CD19$^+$ B 淋巴细胞可能是强直性脊柱炎干预治疗的可接受靶点。另外其他研究数据表明，抗体可以作为改善强直性脊柱炎的诊断和预后的合适生物标志物。总之，B 淋巴细胞存在的普遍性，以及将抗原呈递给活跃的 T 细胞的作用、免疫调节细胞因子和 NF-κB 配体受体激活剂的产生、异位淋巴结构的形成及自身抗体的存在，均表明 B 淋巴细胞在强直性脊柱炎中的作用。

第二节　免疫因子与强直性脊柱炎

一、肿瘤坏死因子

　　肿瘤坏死因子（TNF）是同源三聚体，最初表达为跨膜蛋白。TNF 可以在 TNF 转化酶（TACE）的作用下，从其跨膜构象中释放出来，其结构成为可溶性结构。TNF 的可溶性结构和跨膜结构都具有生物学活性，通过两种不同的 TNF 受体（TNFR1 和 TNFR2）发挥其功能。但 TNFR1 由可溶性 TNF 和跨膜 TNF 激活，而 TNFR2 主要由跨膜 TNF 激活。TNFR1 在大多数细胞类型中是组成型表达，主要在炎症和自生免疫反应中发挥功能，TNFR2 是诱导型表达，主要在免疫、神经元和内皮细胞中表达，介导功能稳态和调节作用。两种 TNF 受体 TNFR1 和 TNFR2 在强直性脊柱炎骨侵蚀和新骨形成过程中具有不同的作用。总体上 TNFR1 是促炎性的，并且介导组织分解代谢过程，而 TNFR2 是抗炎性的，介导组织合成代谢。

TNF 作为促炎性细胞因子和系统免疫反应的主要调节者，早已被研究人员认识到。TNF 主要由活化的巨噬细胞和对损伤、细胞外病原体和其他炎症反应的单核细胞产生。TNF 在疾病状态时过量产生，被认为是急性和慢性炎症、组织破坏，以及恶病质的主要调节者。

TNF 可能在脊柱关节炎中发挥作用，初步证据来源于对强直性脊柱炎患者骶髂关节的组织活检，此类患者血清 TNF 水平可能升高。由于骶髂关节的侵蚀是强直性脊柱炎的标志，骶髂关节活检的分析表明，这些患者中表达 TNF 的巨噬细胞数量增加。在小鼠体内过表达膜结合的 TNF，会使小鼠出现强直性脊柱炎样脊柱异常，如脊柱新骨形成。在 TNFdARE 小鼠模型中进一步证实了 TNF 在此类疾病中的重要作用。在这些转基因小鼠中，*TNF* 基因内 AU 丰富元件（ARE）被删除。ARE 元件在 TNF 中起着重要的生物学作用，因为它使 TNF 这种细胞因子的 mRNA 不稳定。TNF 作为在防御感染方面具有关键作用的促炎性细胞因子，可迅速上调，并高表达，但是在炎症反应中细胞因子的存在可能对自身组织有破坏作用，强烈的炎症反应可能会造成破坏，而不是防御。因此，ARE 元件通过限制 TNF mRNA 寿命的这种机制来达到限制的目的。如果没有这个 ARE 元件，TNF mRNA 稳定，这会导致表达细胞因子 TNF 的基因功能性过表达，从而实现细胞因子 TNF 的内源性上调。在小鼠中，这种独特的功能性过度表达将导致关节炎、附着点炎、骶髂关节炎和炎性肠病，这些炎症特点均与人类脊柱关节炎有关。

21 世纪初对抗 TNF 药物的研制极大地提高了强直性脊柱炎等炎症性疾病的治疗水平，对常规治疗反应不足的患者通过减轻症状来治疗疾病，减少骶髂关节和脊柱的炎症活动。诸多临床试验证明了 TNF 抑制剂能有效改善强直性脊柱炎患者的疾病活动度和衰弱症状。

二、白细胞介素

1. IL-1　先天免疫系统的细胞可以通过释放被称为细胞因子的效应蛋白，如 IL-1、TNF-α、IL-23 及此家族中的其他相关成员来激活或调节免疫应答过程。IL-1 基因簇包含 9 个彼此具有序列同源性的基因。该家族中研究最多的成员是炎性细胞因子 IL-1α、IL-1β 和天然存在的 IL-1 受体拮抗剂（IL-1Ra）。所有有核细胞特别是巨噬细胞均可主动分泌 IL-1β，其募集其他免疫细胞以产生炎症。IL-1α 是一种倾向于膜结合或存在于细胞内的细胞因子。上述细胞因子的生物学功能通过与两种类型的受体，即 1 型（IL-1R1）和 2 型（IL-1R2）结合而发挥作用。IL-1R1 是 IL-1 信号转导的主要功能性受体，IL-1R2 作为诱饵阻断 IL-1R1 的功能。为了防止这些受体不受控制地激活，IL-1Ra 与 IL-1β 竞争性结合后自然阻断其信号转导。由编码 IL-1Ra 的基因（称为 IL-1RN）重复后编码的 IL-1F5 到 IL-1F10，也具有拮抗作用。然而，最近的一些研究表明其中一些具有促炎作用。

在关节炎的动物模型中，IL-1α 和 IL-1β 可以激活骨吸收破骨细胞并诱导参与关节破坏其他酶的产生。此外，有证据表明在银屑病关节炎患者的滑膜组织中，这些细胞因子的表达增加。关于 IL-1 在强直性脊柱炎中的作用的大部分研究是关于细胞因子基因中的多态性等位基因的研究。这些多态性位点可能影响相关细胞因子的产生，以及随后机体对感染和炎症性疾病的易感性。

在自身免疫性疾病中，IL-1 家族的其他成员（如 IL-37）表达异常。现在很明显，IL-37（以前称为 IL-1F7）是先天免疫的天然抑制因子。用 IL-37 处理细胞后观察到促炎性细胞因子的表达明显减少，但是这种减少仅见于炎症和疾病的活跃期。最近的研究显示，强直性脊柱炎患者的单核细胞中 IL-37 的含量在分子和细胞水平均明显升高。而且基于与疾病活动和炎症标志的相关性提示，在强直性脊柱炎的发病机制中，IL-37 将作为一个新的研究对象。已知的 IL-37 抑制活性可以解释其在各种炎症性疾病（如强直性脊柱炎）中过度表达的原因，可能是炎症反应中的负反馈调节。IL-37 在强直性脊柱炎的发病机制中的研究尚处于初级阶段，可以为揭示疾病机制提供线索。

2. IL-2　是由 Th1 细胞分泌的，具有促进 T 淋巴细胞和 NK 细胞进行性下降作用，在细胞免疫和体液免疫中均起着重要的作用。强直性脊柱炎患者 IL-2 分泌功能上调，IL-2R 在患者血清中升高，与红细胞沉降率相关，与 BASDAI 评分相关，可作为强直性脊柱炎疾病活动的参考指标。

3. IL-4　是属于趋化因子家族的一种细胞因子。IL-4 是一种多效性细胞因子，在 T 淋巴细胞和 B 淋巴细胞分化启动 2 型免疫应答中起着重要作用。体内施加 IL-4 对包括胶原诱导的关节炎、蛋白聚糖诱导的关节炎（PGIA）和强直性脊柱炎小鼠模型等各种自身免疫模型均有效。事实上，IL-4 作为一种抗炎细胞因子，通过抑制 Th1 介导的促炎效应及增强 Th2 介导的抗炎作用、调节组蛋白去乙酰化等方式调节巨噬细胞的极化和活性发挥作用。因为驱动 IL-4 的 Th2 细胞是 M2 巨噬细胞极化的强诱导物。然而，IL-4 治疗强直性脊柱炎的分子机制尚未明确。此外，在强直性脊柱炎中 IL-4 引起的细胞极化机制尚未清晰。

4. IL-6　细胞因子家族由 IL-6、IL-11、白血病抑制因子（LIF）和制瘤素 M 组成。细胞因子通过受体起作用。IL-6 是由内皮细胞、单核细胞、巨噬细胞、间充质细胞和成纤维细胞等不同类型细胞分泌的。过去的研究表明 IL-6 表达水平升高与幼年特发性关节炎儿童的生长发育呈负相关。IL-6 作为炎性细胞因子，作用于儿童的关节和生长板。后发现 IL-6 和 TNF 作为促炎性细胞因子，在强直性脊柱炎的发病机制中起着重要作用。普遍认为在强直性脊柱炎患者中，血清 IL-6 水平升高，且 IL-6 的平均浓度与 BASMI 呈现正相关。

在众多细胞因子的研究中，IL-6 是研究最广泛的一种。IL-6 是由多种免疫细胞产生的一种典型的促炎性细胞因子，其诱导产生许多阳性急性期蛋白（如血清淀粉样蛋白 A 和 CRP）。IL-6 通过促进中性粒细胞运动至炎症部位，并调节 T 淋巴细胞活化和分化，而参与炎症的起始和维持过程。一些研究表明，IL-6 水平与疾病活动或其他炎症标志物有关。IL-6 通过作用于滑膜细胞、T 淋巴细胞和中性粒细胞，在强直性脊柱炎的发病过程中起作用。IL-6 可能通过上调 Annexin A2 促进强直性脊柱炎患者的韧带骨化。托珠单抗是第一种靶向抗 IL-6 的单克隆抗体。

5. IL-12　是一种主要由单核巨噬细胞、成熟树突状细胞分泌的细胞因子。IL-12 是由 *IL-12A* 基因编码的 p35 亚单位和 *IL-12B* 基因编码 p40 亚单位组成的异二聚体。IL-12 受体（IL-12R）是由一条 β1 和一条 β2 多肽链组成 I 型跨膜糖蛋白，其中 β1 链可与 p40 亚单位结合，而 β2 链可与 p35 亚单位或与 IL-12 异二聚体中的结构结合，任何一个亚单位单独与其配体结合都表现为低亲和力，只有两个亚单位共同表达后才会形成对 IL-12 具有高亲和力的结合位点。

IL-12 在机体的先天免疫系统和细胞免疫系统中具有重要的作用。IL-12 作为一种促炎性细胞因子在免疫性疾病如强直性脊柱炎的发生发展过程中发挥着关键性作用。IL-12 作为激活 NK 细胞最强的细胞因子，激活自然杀伤前体细胞变成具有细胞溶解性的杀伤细胞，并且能够促进 NK 细胞的增殖，诱导 NK 细胞的活化。对强直性脊柱炎患者体内血清中 Th1 和 Th2 相关细胞因子表达水平进行了研究后发现，强直性脊柱炎患者体内存在着 Th1 和 Th2 细胞平衡状态失调，而且发现 IL-12 在维持 Th1 和 Th2 平衡中起着重要的作用。IL-12 是促进 Th1 细胞分化的主要细胞因子，具有诱导 T 细胞向 Th1 细胞分化抑制向 Th2 细胞分化的能力。同时还可以促进 IFN-α、TNF-β 和 IL-2 这三种 Th1 细胞因子的分泌，抑制 IL-4、IL-5 和 IL-10 三种 Th2 细胞因子的合成。IL-12 除了参与 Th1 和 Th2 平衡状态的调控外，还可能参与对包括强直性脊柱炎在内的多种自身免疫病发病有重要作用的 Th17 细胞与 Tr 细胞平衡的调节。IL-12 可以通过作用于 IL-23R$^+$ 细胞、CD4$^+$ T 细胞，促使其分泌大量的 IL-17，从而诱发自身免疫性疾病。

6. IL-17　作为一种促炎性细胞因子，在强直性脊柱炎中高表达，与成熟成骨细胞的分化相关。IL-17 是一类重要的细胞炎性因子，具有多来源性，可由 Th17 细胞、树突状细胞和其他免疫细胞分泌。具体可以分泌 IL-17 的细胞分别属于适应性免疫反应的主要调节系统和先天免疫系统两大类，其中适应性免疫反应的主要调节系统包括 CD4$^+$ Th 细胞和 CD8$^+$ Tc 细胞，先天免疫系统包括中性粒细胞、肥大细胞、巨噬细胞、γδT 细胞、III 型淋巴细胞、NK 细胞和 iNKT 细胞，这些细胞群中的多数属于所谓的组织驻留免疫细胞，此类细胞不会在体内循环但是参与调节脊柱关节炎相关组织（肌腱末端、滑膜）内的炎症反应。在脊柱关节炎动物模型 HLA-B27 转基因大鼠模型和轴性脊柱关节炎患者受影响的小关节中，中性粒细胞和骨髓前体细胞已经被证明会产生 IL-17。

MAIT 细胞是一类进化上保守的固有样 T 淋巴细胞，处于先天免疫和适应性免疫系统的交叉点，可以通过 T 细胞受体依赖性或非依赖性方式产生 IL-17 和 TNF-α。大部分 MAIT 细胞都是 CD8$^+$ T 细胞，可分泌 IL-17，且高表达 CD161。MAIT 细胞在感染等情况下可以通过迅速分泌大量促炎性细胞因子（IL-17、IFN-γ、TNF-α）和颗粒酶，发挥其独特的抗炎作用。Gracey 团队通过对关节液分析发现，与正常的捐献者和类风湿关节炎患者相比，产生 IL-17 的 MAIT 细胞在强直性脊柱炎患者的循环系统及关节中含量丰富。

IL-17 激活后可以进一步促进炎症和组织重塑反应。IL-17 作用的下游可能包括大量的靶细胞，如巨噬细胞、中性粒细胞、角质形成细胞、内皮细胞、成纤维细胞、软骨细胞、成骨细胞和破骨细胞。IL-17 刺激巨噬细胞和中性粒细胞可能引发其他促炎性细胞因子，包括 IL-1、IL-6、IL-8 和 TNF 的进一步分泌。

IL-17 家族是于 1993 年被鉴定出来的一组结构相关的细胞因子,此家族中包含 IL-17A、IL-17B、IL-17C、IL-17D、IL-17E、IL-17F 六种。已经显示具有促炎作用的 IL-17 参与多种自身免疫性疾病的病理生理学过程。针对 IL-17A 的抗体也已经进入了临床,用于治疗脊柱关节炎包括银屑病关节炎,同时更多选择和替代方案可能即将出现。IL-17 家族成员以二聚体(同源或异源)的形式发挥作用,不仅包括 IL-17A(由两条 IL-17A 链组成),还有 IL-17F(2 条 IL-17F 链)和一个二聚体 IL-17AF 形式(一条 IL1-7A 链和一条 IL-17F 链)。所以除了抗 IL-17A 的阻断外,IL-17A 联合 IL-17F 靶向的效果目前正在临床试验中。阻断 IL-17 受体也是治疗的一个可选择策略,但这种选择与潜在的严重不良事件(如自杀)等有关。同时 TNF 和 IL-17 双重抑制剂也在临床开发中。

7. IL-22 是 IL-10 家族的成员之一。通过由 IL-10R2 和 IL-22R1 组成的异二聚体跨膜受体复合物发挥其作用。IL-22 被认为参与调节许多炎症性疾病相关的炎症反应。在银屑病损伤的皮肤中观察到 IL-22 mRNA 高表达,并且血清 IL-22 水平也升高。另外,IL-22 还参与其他炎症性疾病(如炎性肠病)的发病过程,并且也证明了其有促炎作用。但是也有实验得到了 IL-22 相反作用的结论,如在溃疡性结肠炎小鼠模型中 IL-22 减轻肠道炎症,在急性肝脏炎症期间为肝细胞提供保护,这些均表明其具有抗炎特性。以上的研究结果表明,IL-22 在自身免疫性疾病中的作用并非完全一致。在类风湿关节炎和克罗恩病患者的血清样品中也发现 IL-22 增加,与其在牛皮癣患者中的表现一致。与此相反,在系统性红斑狼疮患者中发现血浆 IL-22 水平降低,所以多样化致病机制和组织微环境可能导致 IL-22 在自身免疫性疾病发展中的不同作用。IL-22 明确的病理生理功能仍然不清楚,在强直性脊柱炎中的作用尚不明确。

2012 年 Lei Zhang 等的研究结果显示,强直性脊柱炎患者血浆中 IL-22 的含量明显高于健康对照人群。

8. IL-23 是免疫应答的主要调节因子、促炎性细胞因子。IL-23 是 2000 年被鉴定出的异二聚体,属于 IL-12 家族成员。IL-23 主要由抗原呈递细胞分泌(如活化的树突状细胞、单核细胞和巨噬细胞)。IL-23 由 p19 和 p40 亚基组成。除了与 IL-12 共享的 p40 亚基外,IL-23 还有另一个被命名为 p19 的独特链。IL-23 的生物活性是通过与特异性 IL-23 受体(IL-23R)的结合来实现的,IL-23R 是受体信号转导复合物组成部分。在人体免疫细胞中,IL-23R 在活化或记忆 T 细胞、NK 细胞上表达,少数在树突状细胞和巨噬细胞上表达。Th17 细胞除了表达特定模式的趋化因子受体(如 CCR6 和 CCR4)外,有几篇报道证明 IL-23R 是 Th17 群体的特异性标志物。人类 *IL23R* 基因,位于 1 号染色体短臂 3 区 1 带上,被认为是一个与强直性脊柱炎相关的候选基因。IL-23R 在与 IL-23 结合后,IL-23R 下游的信号级联参与与 Janus 激酶 2(JAK2)特定激酶的相互作用,此激酶可以募集并磷酸化转录信号转导因子和转录激活因子(STAT3)。与其他转录因子一样,活化的 STAT3 转移至细胞核,以使促炎性细胞因子发生转录。IL-23 诱导人类 CD45RO$^+$(记忆)T 细胞分泌 IFN-γ,激活记忆 T 细胞表达几种炎性细胞因子,包括 IL-17 和 IFN-γ。重组人 IL-23 在人体活化的幼稚 T 细胞中增加 IFN-γ、IL-10 和 IL-17 的产生。在人 Th1 细胞分化的模型中,IL-23 在 IL-12 之后起作用,通过对记忆 T 细胞的优先作用维持 Th1 细胞状态。初步报告表明,IL-23

足以活化特殊炎症 T 细胞亚群 Th17 细胞。Th17 细胞的特征是产生 IL-17、IL-21 和其他细胞因子以保护宿主免受真菌和细胞外感染。T 细胞上表达的 IL-23R，使其能与 IL-23 相互作用，并产生细胞因子。人们认为早期 Th17 细胞发育不需要 IL-23，因为 IL-23R 在幼稚 Th 细胞上不表达。然而 IL-23 不是 Th17 细胞发育所必需的，却为这些细胞提供了高致病性特征。这可能导致不受控制的免疫反应和严重的自身免疫反应。

临床和实验研究的数据表明，在各种慢性炎症性疾病中 IL-23 信号通路存在异常调节。在小鼠体内注射 mini-circle DNA 以使全身过表达 IL-23，能够诱导小鼠出现脊柱关节炎的临床症状。但是由于存在种间差异，仅仅依靠动物实验的结果我们可能被误导。在强直性脊柱炎患者中，用免疫组织化学法对受影响关节进行分析发现在骨形成部位 IL-23 阳性细胞出现的频率更高。有人提出巨噬细胞和髓过氧化物酶阳性细胞是骨形成部位 IL-23 的主要来源细胞。迄今为止，关于 IL-23 产生起源的机制大多数基于 HLA-B27 的不正确折叠作为强直性脊柱炎发病机制的假说。错误折叠的蛋白质在内质网（ER）中诱导特异性应激反应，称为未折叠蛋白反应（UPR）。这种反应有助于恢复细胞的稳态和维持细胞存活，另一个涉及的机制是自噬是先天免疫防御的一部分。自噬除了在宿主防御中的作用外，还可以靶向错误折叠的蛋白质，并对其进行降解。有证据表明，是自噬而不是 UPR 参与调节 IL-23 的产生。此外，在受到刺激后强直性脊柱炎巨噬细胞可以产生大量的 IL-23，而没有出现明显的 UPR。这些结果与转基因大鼠的实验结果存在明显不同。另一项研究表明，在大鼠中，IL-23 的过量产生似乎依赖于 UPR 的激活，这与转基因大鼠的实验结果一致。

尽管关注基因组水平上由单个核苷酸的变异所引起的 DNA 序列多态性（SNP）位点的研究发现，在 *IL-23R* 基因上 SNP 位点具有不同的位置，但结果都会造成 T 细胞信号受损和 IL-23 反应降低。此外，观察高加索人和非高加索人患者中 *STAT3* 基因的相关性，结果表明强直性脊柱炎发展中存在不同的机制，但可以产生相同的效果。进一步研究需要揭示，*IL-23/IL-23R* 基因变体在强直性脊柱炎发病机制中的确切功能。

O'Shea 及其同事发现 IL-23 显著上调 IL-23R 在记忆 T 细胞中的表达是 IL-17 产生的重要诱导因素。IL-23 可促进产生 IL-17 的 Th17 细胞的分化。IL-23/IL-17 轴在强直性脊柱炎免疫发病机制中的关键作用已被大多数研究所证实。此外，佐藤等观察到 IL-23 可以诱导 IL-17 和 NF-κB 受体活化因子配体（RANKL）在小鼠 CD4$^+$ T 细胞中的表达。最近研究报道由 IL-23 诱导的转录因子 Blimp-1 会促进 Th17 细胞的致病性。

IL-23/Th17 通路与包括强直性脊柱炎、银屑病关节炎在内的脊柱关节炎密切相关。据报道，强直性脊柱炎的敏感性与 4 个基因座的多态性相关，包括 *IL-23R*、*ERAP1*、*IL-1R2* 以及 *antxr2*，这为 IL-23 在强直性脊柱炎发病机制中的主要作用奠定了理论基础。此外，*STAT3* 的多态性与强直性脊柱炎也具有相关性。研究显示，与健康对照者比较，IL-17 和 IL-23 的浓度在强直性脊柱炎患者血清中明显升高。关节面损伤是强直性脊柱炎患者的特征性变化，损伤部位分泌 IL-17 的细胞数量增加。Sherlock 等报道在关节炎动物模型中，IL-23 作用于表达 IL-23R 和 RORγt 的末位 T 细胞，诱导炎症细胞因子包括 IL-17 和 IL-22 的产生。他们还发现 IL-23 刺激生成的 IL-22 诱导肌腱-骨附着处的成骨细胞形成新骨，这个结果提示，即使在滑膜炎不存在的情况下，IL-23 调节失调也会导致附着体炎和新骨形成。

IL-23/IL-17 轴也参与了银屑病关节炎的发病。*IL-23R* 多态性既是强直性脊柱炎的危险因素，也是银屑病关节炎的危险因素。银屑病关节炎滑膜中 Th17 细胞的数量显著增加。Celis 等发现，IL-23A mRNA 表达增高与滑膜淋巴血管生成具有相关性，银屑病关节炎患者的关节肿胀和 CRP 与 IL-23A mRNA 表达显著相关。此外，Raychaudhuri 等的研究表明在银屑病关节炎患者来源的成纤维样滑膜细胞（fibroblast-like synoviocytes，FLS）中，IL-17 诱导基质金属蛋白酶-3（MMP-3）和促炎性细胞因子（如 IL-6）的生成。IL-23 在强直性脊柱炎中的作用可以通过炎症和骨破坏来解释。

9. IL-37　以前认为是 IL-1 家族成员 7（IL-1F7），简称为 FIL-1ζ/IL-1H4/IL-1H/IL-1RP1，是 IL-1 家族一个新成员。IL-1 家族的 11 个结构相关成员共享 β-基序。IL-37 转录物中存在 5 个剪接变异体（IL-37A 到 IL-37E），其中 IL-37B 是最大的细胞因子成员，由 *IL-37* 基因 6 个外显子中的 5 个编码。不同亚型的 IL-37 都不含有典型的信号肽，但 IL-37A 亚型具有由外显子 3 编码的独特 N 端。分子质量较小的亚型 IL-37C、IL-37D 和 IL-37E，分别缺少外显子 4、外显子 2 或两个外显子。IL-37 已在多种人体组织包括皮肤、扁桃体、食管、胎盘、黑色素瘤、乳腺、前列腺和结肠中被鉴定出来。在外周血中的单个核细胞和树突状细胞中，几种 TLR 激动剂和促炎性细胞因子（如 IL-1β、TNF-α 和 IFN-γ）可诱导 IL-37 表达。据报道成熟的 IL-37B 可以依赖半胱天冬酶-1 转运到细胞核中。因此 IL-37B 可能是同时具有细胞内和细胞外功能的细胞因子。最近的研究表明，IL-37 在系统性红斑狼疮、类风湿关节炎、炎性肠病、强直性脊柱炎、银屑病、格雷夫斯病（Graves disease，GD）等自身免疫性疾病中表达异常。此外，功能分析表明，IL-37 可能在这些疾病的发展中起着重要的副作用，细胞因子与自身免疫性疾病在多个水平上具有强相关性。

类风湿关节炎患者血浆/外周血单核细胞中 IL-37 的水平与健康对照组相比明显升高。此外与健康对照组相比，强直性脊柱炎患者血清 IL-37 蛋白水平也显著增高。血清 IL-37 与血清 IL-17、TNF-α 和 IL-6 水平呈显著正相关。在强直性脊柱炎患者中升高的血清 IL-37 与 BASDAI、CRP、红细胞沉降率呈正相关。活跃期的强直性脊柱炎、格雷夫斯病、系统性红斑狼疮患者与不活跃患者、健康对照组相比，IL-37 的 mRNA 和蛋白质水平明显较高。不活跃患者和健康对照组相比，IL-37 的 mRNA 和蛋白质水平无差异。以上结果提示 IL-37 与强直性脊柱炎、格雷夫斯病、系统性红斑狼疮疾病的活动性相对应，与程度相关。

10. IL-38　是近期发现的属于 IL-1 家族（IL-1F）的细胞因子。IL-38 是由两个独立的研究组于 2001 年发现的，这两个研究组分别将其命名为 IL-1HY2 和 IL-1F10。编码 IL-38 的基因位于 2 号染色体上，与拮抗剂 IL-1RA、IL-36RA 的基因相邻。这两个拮抗剂基因与编码 IL-38 的基因的序列同源性分别为 37% 和 43%。因此，IL-38 被归类为 IL-1F 抑制剂，与 IL-1RA、IL-36RA 及 IL-37 一起使用。IL-38 是一种 17～18kDa 的蛋白质，由 152 个氨基酸组成。它缺少 N 和 O 糖基化共识位点。与大多数的 IL-1 家族的细胞因子一样，IL-38 需要通过 N 端的切割来形成生物活性状态。目前关于具体的切割位点还没有确定的统一报道，但是重组蛋白仍然可根据预测的切割位点产生活性。尽管没有信号肽，IL-38 仍然可从多种细胞中释放。IL-38 在皮肤基底上皮和增殖的 B 细胞中被发现有表达。在扁桃体、脾、心脏、胎盘、胎儿肝脏和胸腺中也发现有表达。

IL-1 家族的细胞因子对炎症和自身免疫具有至关重要的作用。在 IL-1 家族的基因簇中，发现在韩国患者中 *IL-1F10* 基因的多态性，即编码 IL-38 的基因，与类风湿关节炎有关。在法国患者中发现 *IL-1F10* 基因的多态性与除强直性脊柱炎外的所有脊柱关节炎相关，而在中国汉族中发现其与强直性脊柱炎相关。然而，一项荟萃分析发现 *IL-1F10* 基因的多态性在欧洲与强直性脊柱炎有关，但在亚洲却不存在相关性。*IL-1F10* 基因的多态性也与银屑病关节炎和全身性青少年关节炎风险增加相关。除了风湿性疾病外，全基因组关联研究显示 *IL-1F10* 基因的多态性与 CRP 水平相关。此外，*IL-1F10* 基因的多态性在墨西哥患者中与高桥动脉炎有关。

三、干　扰　素

干扰素（IFN）是一类糖蛋白，它具有高度的种属特异性，故动物的 IFN 对人无效。IFN 具有抗病毒、抑制细胞增殖、调节免疫及抗肿瘤作用。IFN 分为自分泌的 I 型（IFN-α、IFN-β）和由巨噬细胞分泌的 II 型（IFN-γ），Th1 细胞的扩增依赖于 IFN-γ 和 IL-12，相反 Th2 细胞的扩增则是依赖 IL-4。

IFN-γ 是一种 Th1 细胞因子，是惟一的一种 II 型干扰素。在人体中，IFN-γ 是由位于染色体 12q14 上的 IFN-γ 基因（*IFNG*）编码的，该基因包括 4 个外显子和 3 个内含子。IFN-γ 主要由 NK 细胞和 $CD8^+$ T 细胞分泌。IFN-γ 不仅具有广谱的抗病毒感染能力，而且具有免疫调节功能。IFN-γ 还增加巨噬细胞对脂多糖刺激的敏感性，然后通过加速促炎性细胞因子的分泌刺激巨噬细胞杀死微生物。众所周知，强直性脊柱炎是一种常见的慢性免疫炎症性疾病，与多种促炎性细胞因子有关。基于上述事实，可以推测 IFN-γ 可能参与了强直性脊柱炎的形成。而且近年来有报道称，IFN-γ 的异常表达与多种自身炎症和免疫疾病有关。IFN-γ 能激活非活性 $CD4^+$ 细胞分化为 Th1 细胞，抑制 Th2 细胞的增殖。人们普遍认为，强直性脊柱炎可能是由于大量活化的 Th1 细胞以及 Th2 细胞活性减弱引起的。强直性脊柱炎患者血清 IFN-γ 水平比健康对照组高，而且这种差异已达到极显著水平。Wang 等的研究报道了外周单核细胞 IFN-γ 的表达升高可能导致强直性脊柱炎的进展。近年来，在 IFN-γ 中发现了多个单核苷酸多态性。这些单核苷酸多态性通过改变 IFN-γ 转录和表达水平，来影响强直性脊柱炎的发生。然而探讨 IFN-γ 在强直性脊柱炎中的确切作用的研究很少。

Judith A.Smith 等研究人员发现强直性脊柱炎患者巨噬细胞中 *IFN* 基因的表达明显下降。因为 IFN-β 的 mRNA 水平在强直性脊柱炎患者中和对照组中不存在差异性，所以 *IFN* 基因表达下降仅仅是指 IFN-γ 的降低。对这一结果的进一步证明源于脂多糖诱导实验，强直性脊柱炎患者细胞中 IFN 的表达几乎不存在或没有被诱导。由培养的巨噬细胞产生低水平的 IFN-γ 来维持 IFN 反应基因的表达。由强直性脊柱炎患者的巨噬细胞产生的低水平的 IFN 会导致 IFN 诱导基因的下调和 IFN 抑制基因的上调。

四、基质金属蛋白酶

基质金属蛋白酶（matrix metalloproteinase，MMP）是一类含有金属离子锌、钙，结构上具有相似性，活性依赖于钙离子并能够降解包括骨在内的机体内各种组织细胞外基质（ECM）的蛋白水解酶，基质金属蛋白酶是包括多种水解酶的 MMP 超家族，至今已经发现约 26 种 MMP。MMP-1 是 1962 年由 Gross 和 Lapierel 首先发现的，根据发现的顺序将 MMP 命名为 MMP-1～MMP-26。编码 MMP 的基因大多数集中于 11q22.2—q22.3 区域，少数存在于染色体 8q、12q、14q、16q 和 20q 上。数量众多的 MMP 可以根据不同的分类标准进行归类。MMP 依据自身的结构特点可分为两种类型：分泌型 MMP 和膜结合型 MMP。大多数 MMP 属于分泌型，少数属于膜结合型。膜结合型 MMP 可以不受 MMP 抑制剂的抑制且能激活其他种类的 MMP。另一种分类方法是根据结构和底物特异性主要分为 5 类：第一类，胶原酶类，包括 MMP-1、MMP-8、MMP-13，主要降解 Ⅰ、Ⅱ、Ⅲ 型胶原和蛋白聚糖，作用机制是胶原酶类可以通过与血红素结合蛋白主要区域结合来识别目标基质，从而达到优先降解纤维蛋白的效果。第二类，明胶酶类，包括 MMP-2、MMP-9，分别可称作明胶酶 A、明胶酶 B，可作用于细胞外基质上不同的底物并与之发生酶促反应。第三类，间充质溶解素类，包括 MMP-3（基质溶解素-1）、MMP-10（基质溶解素-2）、MMP-7 和 MMP-11（基质溶解素-3），可与Ⅳ和Ⅸ型胶原发生酶促反应，但无法实现对 Ⅰ 型胶原纤维的降解，此外还可以广泛地与层粘连蛋白、纤连蛋白、弹性蛋白和组成糖蛋白的蛋白核心等发生作用。第四类，膜型金属蛋白类，包括 MMP-14、MMP-15、MMP-16、MMP-17、MMP-24 和 MMP-25，由于表达于细胞膜而得名，此类酶具有共同的结构特征，其 C 端有一个额外区域，N 端有一个较短的胞质尾。第五类，其他，MMP-4、MMP-5、MMP-6、MMP-20 等，这些酶具有较为特殊的作用。在结构上 MMP 通常包括四部分，即前肽结构域、催化结构域、血红素结合蛋白样结构域、信号肽结构域。前肽结构域由大约 80 个氨基酸（含有保守的氨基酸序列 PRCGVPDV）组成的长链和一个半胱氨酸转化基序组成，使酶以无活性的酶原形式存在，需要外界的酶对其切割后才能产生有活性的形式。催化结构域具有保守性，此结构域中含有 2 个 Zn^{2+} 结合区和至少 1 个 Ca^{2+} 结合区，作为酶的活性中心，对酶完成催化活性具有重要的作用。血色素结合蛋白样结构域，在对底物、内源性抑制剂的识别及相互作用方面具有重要作用。信号肽结构域，信号肽是一段保守的氨基酸序列，能被特异性的蛋白质识别，从而完成引导翻译后的新生肽链进入胞浆的任务。

编码 MMP-1 的基因位于染色体 11q22.3。pro-MMP-1 蛋白质由 469 个氨基酸组成，分子质量是 54 007Da，并且由前肽结构域、信号肽结构域、催化结构域、连接区及血红素结合蛋白样结构域组成。滑膜炎的研究结果表明，在滑膜炎发展过程中，MMP-1 被一种机制激活。这种机制涉及纤溶酶原激活物、纤溶酶原、前溶基质素、类胰蛋白酶、pro-MMP-1 级联过程。因此，在滑膜炎的发生过程中，MMP-1 被激活。MMP-1 的活化形式在螺旋结构域的单个位点上切割 Ⅰ 型胶原，产生 1/4：3/4 的裂解产物，这是典型的哺乳动物胶原酶。然后这个降解产物可以被其他基质蛋白（最显著的是明胶酶）进一步处理。

MMP-2 也被称为 72 000Da 明胶酶、明胶酶 A 和Ⅳ型胶原酶。编码 MMP-2 的基因位于染色体 16q12.2，产生一个由 660 个氨基酸（分子质量是 73 882Da）组成的 pro-MMP-2 蛋白。在结构上，MMP-2 在其催化部位有 3 个纤连蛋白Ⅱ的重复序列，这是允许酶结合变性Ⅳ型胶原、V 型胶原和弹性蛋白的分子基础。值得注意的是，据报道 MMP-9 和 MMP-2 的 PEX 结构域同时具有抗血管生成和抗肿瘤的特性。

编码 MMP-3 的基因属于聚集在染色体 11q22.3 上的 MMP 基因簇中的一种。pro-MMP-3 蛋白（也被称为前基质溶解素-1；分子质量估计为 54 000Da）是多种类型细胞的产物。通过纤溶酶原/纤溶酶级联反应，pro-MMP-3 肽的顺序蛋白水解可转化为其活性形式，可以避免活性位点断裂。pro-MMP-3 的激活也可以通过 MT-MMP 的作用发生，而活化的 MMP-3 也可以切割 pro-MMP-1、pro-MMP-7 和 pro-MMP-9。MMP-3 降解几种 ECM，其中包括弹性蛋白、纤连蛋白、层粘连蛋白、Ⅲ 型胶原蛋白、Ⅳ 型胶原蛋白、Ⅸ 型胶原蛋白和 X 型胶原蛋白，在细胞水平上证明和鉴定的主要靶底物是软骨蛋白聚糖。

编码 MMP-7 的基因定位于染色体 11q21—q22。pro-MMP-7 蛋白（也称为前基质溶解素和 PUMP-1 蛋白酶）分子质量是 28 000Da，pro-MMP-7 前导肽被切割后转化为分子质量是 19 000Da 的形式。pro-MMP-7 通常通过内切蛋白酶的作用或通过纤溶酶原/纤溶酶级联反应被激活。然而，MMP-7 与 MMP 蛋白家族的大多数成员的不同之处在于它缺乏保守的 C 端蛋白区域。MMP-7 还可以激活其他类型的 MMP，如活化形式的 MMP-7 或氨基醋酸苯汞激活的 pro-MMP-7，可增加胶原酶-1 的活性，活化的 MMP-7 可将 pro-MMP-2 转化为其活性形式。ECM 中 MMP-7 的主要靶向底物包括蛋白多糖、纤连蛋白和弹性蛋白。而且 MMP-7 在正常胚胎发育和繁殖期间，在组织的修复和重塑期间及在伤口愈合过程中均参与 ECM 蛋白的加工。

与编码其他 MMP 的基因一样，编码 MMP-8 的基因也位于染色体 11q22.3。pro-MMP-8 蛋白，也称为中性粒细胞胶原酶和胶原酶-2，分子质量是 58 000Da。虽然大多数 MMP 蛋白以前蛋白形式分泌，然后通常由细胞外蛋白酶进行切割后激活，但是 MMP-8 存储在继发性中性颗粒细胞中，通过自溶裂解活化。MMP-8 的主要功能是降解软骨蛋白聚糖、聚蛋白多糖、Ⅰ 型胶原蛋白、Ⅱ 型胶原蛋白及 Ⅲ 型胶原蛋白，此外 MMP-8 与胚胎发育、繁殖和组织重塑及肿瘤细胞黏附和侵袭调节有关。MMP-8 在肿瘤的发病过程中作为潜在的肿瘤抑制剂发挥作用。

MMP-9 是分子质量为 92 000Da 的 Ⅳ 型胶原酶或明胶酶。在人类基因组中，*MMP-9* 基因编码由 707 个氨基酸组成的前酶原。MMP-9 的前体 pro-MMP-9 由 4 个进化上保守的结构域组成：信号肽结构域、N 端前肽结构域、含有 3 个纤连蛋白 Ⅱ 型重复序列的锌结合催化结构域和 C 端含有血红素结合蛋白基序的结构域。pro-MMP-9 的活化通常是通过纤溶酶原/纤溶酶级联的作用，但也可以由活化的 MMP-3 激活，MMP-3 本身是通过纤溶酶由 pro-MMP-3 活化产生的。在此条途径中，正常状态下活化的 MMP-3 可切割 pro-MMP-9，产生活性形式的 MMP-9（分子质量为 82 000Da）。活化的 MMP-9 参与涉及胚胎发育和繁殖、细胞迁移、骨发育、软骨骨化、血管生成、中性粒细胞功能和伤口修复等过程中 ECM 蛋白降解的生理过程。病理状态下，MMP-9 可介导转移和脑出血相关的细胞事件。在滑膜关节炎中，MMP-9 与导致关节软骨蛋白聚糖和胶原丢失的最终降解步骤有关。

编码 MMP-13 的基因与编码其他 MMP 的基因相似，定位于染色体 11q22.3，MMP-13 也称为胶原酶-3。MMP-13 是以酶原形式存在的分泌型 MMP。MMP-13 的一级结构由 471 个氨基酸组成（分子质量为 53 820Da）。对 MMP-13 的切割导致其活化。活化形式的 MMP-13 由催化结构域和血红素结合蛋白样结构域组成。值得注意的是血红素结合蛋白样结构域决定了 MMP-13 的降解特性。虽然 MMP-13 的催化结构域本身也可以降解胶原蛋白，但降解的效率与血红素结合蛋白样结构域不同。在骨骼发育和长骨成熟过程中 MMP-13 是一种特别关键的 MMP，因为 MMP-13 介导的降解已经存在的 ECM 蛋白的过程被证明是新血管生成和矿化之前的必要步骤。值得关注的是在各种病理状态下，MMP-13 都是显著过表达的。在这样表达显著增加的情况下，MMP-13 可降解胶原、聚集蛋白聚糖、纤连蛋白和肌球蛋白及其他 ECM 蛋白，以至于 MMP-13 在人类肿瘤、风湿性关节炎和骨关节炎的发展过程中起到了至关重要的作用。

MMP-14 也称为 MT1-MMP 和 MT-MMP。*MMP-14* 基因定位于染色体 14q11.2。由 *MMP-14* 基因编码的蛋白质由 582 个氨基酸组成（分子质量为 65 894Da）。*MMP-14* 基因家族成员的结构中包括一个跨膜结构域，这表明这些 MMP 优先定位于细胞表面，而不是像其他 MMP 家族成员那样成为分泌性 MMP。这个 MMP-14 蛋白是 MMP 酶原的激活剂。例如，MMP-14 可以激活 pro-MMP-2，因此可能在活化 MMP-2 起关键作用的肿瘤侵袭和滑膜关节病理中发挥作用。MMP-14 通过其切割膜 PTK7 假激酶的能力对细胞骨架重建也起到重要的作用。对 *N*-乙基-*N*-亚硝基脲诱导的突变小鼠进行研究，该小鼠具有多种严重的出生缺陷，这些缺陷与较低水平 PTK7 相关。这一研究表明 PTK7 对胚胎发育过程中身体的形成具有至关重要的作用。MMP-14 除了作为 MMP 酶原激活剂的作用外，也被证明可有效降解 ECM 蛋白。对 ECM 蛋白的降解是促进细胞迁移和去除抑制迁移信号的细胞表面分子，以及激活细胞外信号调节蛋白激酶（ERK），从而促进细胞迁移的一种机制。

强直性脊柱炎和轴性脊柱关节病炎症相关的生物指标变化包括 CRP 升高、ESR 升高、MMP 升高（特别是 MMP-3 升高）。已有研究表明，强直性脊柱炎与高水平的 MMP-3 相关，高水平的血清 MMP-3 似乎可以预测这些患者的结构损伤程度。与退行性椎间盘患病个体相比，强直性脊柱炎患者的 MMP-1 也升高了。在同一研究中，强直性脊柱炎和退行性椎间盘病患者的 MMP-3 水平相似。多项研究也探讨了高水平的 TNF-α 和 MMP-3 之间的关系，Arendset 等确定了强直性脊柱炎患者在临床上用依那西普治疗的程度，以及临床反应是否与血清 MMP-3 的变化有关。这项研究的结果表明，依那西普的临床反应性与血清 MMP-3 的降低相关，尽管研究还得出结论，MMP-3 水平在评估强直性脊柱炎患者对 TNF 阻滞剂的反应的临床实践中几乎没有什么实用价值。另一项早期使用英夫利昔单抗治疗强直性脊柱炎的研究表明，MRI 测量的英夫利昔单抗的临床反应与 MMP-1 和 MMP-3 的降低无关，但英夫利昔单抗治疗与 BASDAI 之间存在显著相关性。BASDAI 与 ESR、CRP、和 MMP-3 共同作为强直性脊柱炎临床活动指标。Sun 等的研究显示强直性脊柱炎患者血清中活化 MMP-3 水平与 CRP 和 ESR 相关，再次提示血清 MMP-3 与炎症的这两个生物指标之间存在强关联性。Mattey 等的研究也显示了 BASDAI 的变化，基于 BASDAI 和 MMP-8、MMP-9、肝细胞生长因子、趋化因子 CXCL8 共同组成了强直性脊柱炎的生物标志物，但是 BASDAI 与 CRP 之间不存在关联性。然而分层聚类分析显示高水平的 MMP 与升高的 CRP、BASDAI 和 Bath 强直性脊柱炎功能指数相关。最近对用抗 IL-17 单克隆抗体苏金单抗治疗强直性脊柱炎进行了全面分析，结果显示具有临床疗效。强直性脊柱炎患者滑膜组织的体外研究显示 TNF-α、血管内皮生长因子和 MMP-3 mRNA 表达升高与滑膜组织样本来自高或低 BASDAI 患者呈正相关。虽然炎症生物标志物与强直性脊柱炎患者的各种临床研究结果之间存在一些差异，可以综合多种炎症标志物一起考虑，但血清 MMP 水平与 BASDAI 所测定的临床活性相关性最强。

金属蛋白酶组织抑制物（tissue inhibitor of metalloproteinase，TIMP）是 MMP 主要的内源性抑制剂。一系列抑制物（TIMP）蛋白 TIMP-1、TIMP-2、TIMP-3、TIMP-4 与各种 MMP、ADAMTS4 结合，以调节 MMP 和金属蛋白酶（ADAMTS）的活性。值得注意的是，2 域 TIMP 分子相对较小，可抑制活化的 MMP 及基质金属蛋白酶的前体（pro-MMP）转化为活化的 MMP，并可调节可能涉及或可能不直接涉及 MMP 的其他细胞的多种功能。但是在目前的研究背景下，有几项研究的结果（虽然不是所有研究）清楚地显示 TIMP 活性很低，即使在骨关节炎和类风湿关节炎中存在调节 MMP 活性的作用，其效率也低。在类风湿关节炎中，滑液中 TIMP-1 和 TIMP-2 的浓度高于血清中。Kane 等报道了在类风湿关节炎和银屑病关节炎中 TIMP-1 mRNA 的表达具有相似水平，尽管类风湿关节炎中的疾病侵蚀程度更高。然而对从类风湿关节炎和银屑病关节炎患者软骨-关节翳界面收集的滑膜组织与来自关节翳远端区域的滑膜进行比较时，发现 TIMP-1 水平没有差异。Laan 等先前发现 TIMP-3 在类风湿关节炎患者关节翳的侵入性"前方"中过度表达，因此使得 TIMP-3 成为治疗干预类风湿关节炎的一个意想不到的目标。在另一项研究中，对 TIMP-1 和 TIMP-2 的分析显示，类风湿关节炎患者血清中的这些 TIMP 与骨关节炎患者相比升高。通常发现，从治疗的角度来看，试图通过外源性 TIMP 改变骨关节炎中 MMP 活性，被证明几乎没有临床疗效。

无活性的前肽结构域被切割成为活性的酶是通过不同的机制发生的，这些机制即蛋白水解（Ser 蛋白酶或其他 MMP）、半胱氨酸残基的氧化（活性氧包括由多形核中性粒细胞释放的氧）、由变性剂或低 pH 值引起的结构变动。MMP 的活性可以通过与结构性 ECM 组分的黏附或与细胞受体如整合素和脂质的结合来控制，细胞内吞 MMP 后被溶酶体降解或者循环利用也有助于调节它们的活性。α2-巨球蛋白和 TIMP 是两种 MMP 的主要抑制剂，在生物体液如血液和细胞外空间中起着调节 MMP 活性的作用。

MMP 蛋白质水平和酶活性是由多种机制共同调节的，包括基因表达、酶原活性、活性酶的抑制和区室化。MMP 基因的表达调控大多数发生在转录水平，会受各种生长因子、激素、细胞因子、趋化因子、肿瘤启动子和细胞–细胞或细胞-ECM 相互作用等的调节。在转录后水平，MMP 的表达通过 mRNA 的稳定性来调节，并且表观遗传修饰的作用近期也被发现。

先天性和适应性免疫细胞通常渗入发炎的关节，并直接接触 ECM，ECM 是由胶原蛋白、层粘连蛋白、纤连蛋白、巢蛋白和硫酸乙酰肝素蛋白多糖等不溶性分子组成的复杂混合物。ECM 为细胞提供了坚实的物理支持，并且可以充当细胞因子和生长因子的储存库，它还是 ECM 分子网络的港湾。

对组成 ECM 的分子转换的调节对于单个细胞与周围环境的相互作用、生理功能的维持，以及多细胞生物的发育等具有重要的作用。存在于滑膜和软骨中的 ECM 是关节的重要组成部分。此结构不仅不是一个惰性结构，也是在一个稳态的情况下都进行连续更新，以保证关节的完整性的结构。在软骨中，ECM 主要由胶原（主要是 II 型胶原，但也有 IV

和XI型胶原）和蛋白聚糖组成。软骨细胞所占体积接近软骨总体积的 2%，主要参与重建过程。软骨基质的其他成分包括富含亮氨酸的蛋白多糖（如核心蛋白聚糖、纤维调节素和双糖链蛋白聚糖）。

软骨的重建过程完全由单一细胞类型即软骨细胞完成，而破骨细胞在骨的重建周期中起着重要作用。为研究类风湿关节炎或骨关节炎而制备的软骨模型系统已经表明了受到炎症刺激（如 IL-1 刺激）后，软骨细胞迅速诱导蛋白聚糖的释放，而蛋白聚糖会很快会被重新合成。在一个代表软骨被不可逆转破坏的过程中，胶原蛋白降解的速度比蛋白聚糖更快。类似的机制可能是脊柱关节炎中骶髂关节破坏演变的基础。MMP 是骨吸收和骨重建的关键酶。胶原蛋白和骨骼降解主要由 MMP 引起，这是一个依赖锌的内肽酶家族，可以切割大多数 ECM 组分。MMP 强调了它们对其金属离子活性的依赖性，及其降解 ECM 结构蛋白的能力。除了 ECM 的底物外，MMP 也会分解一些细胞表面分子和其他细胞周围蛋白。

MMP 可由各种类型的细胞包括炎症细胞、基质细胞、上皮细胞和内皮细胞等产生。最近有研究证明了 MMP 特别是 MMP-8 和 MMP-9 可由被钙卫蛋白 S100A8/S100A9 异二聚体刺激的外周血单核细胞产生。这个发现似乎提示 MMP 可能与关节炎的病理生理学相关，因为外周血单核细胞代表了可以渗入炎症组织的动态细胞群，在炎症组织中它们分化成炎性巨噬细胞，从而有助于炎症过程的维持。已经发现钙卫蛋白在轴性脊柱关节炎患者的血清中增加，特别是在射线显示严重程度恶化的患者血清中，而 S100A8/S100A9 已被证明在滑膜炎症、骨侵蚀和软骨损伤中起关键作用。

强直性脊柱炎是以慢性炎症为特征的，TNF-α 和 IL-6 等促炎性细胞因子在这些患者体内升高。这些可能会增加表达骨细胞和基质细胞 NF-κB 受体活化因子配体（RANKL），而造成骨质流失。可溶形式的 RANKL（sRANKL）也会由于这些因素的影响而增加。RANKL 和细胞因子导致破骨细胞和其他炎症细胞的激活，促使骨和软骨降解酶如组织蛋白酶 K 和 MMP 的释放。他们的天然拮抗剂，即护骨因子（针对 RANKL）和组织金属蛋白酶抑制剂 TIMP（针对 MMP）对抗骨和软骨降解。在 MMP 中，很多研究均表明 MMP-3 与疾病活动存在强关联性。MMP-3 和 TIMP-1 在印度患者体内均升高；但是 MMP-3/TIMP-1 在患者和健康对照人群中却没有明显差异。

MMP-3 导致 ECM 降解并可以激活其他 pro-MMP（其他 MMP 的酶原形式）。已被证明组织蛋白酶 K、MMP 在骨基质降解中均可发挥作用，导致骨质流失。确实在实验中来自强直性脊柱炎患者脊柱组织的免疫组织化学研究显示表达 MMP-1 和 MMP-3 的单核细胞明显增加，但是在此研究中没有发现与疾病活动度存在相关性。在之前的研究中也出现过 MMP-3 与疾病活动度关联之间关系不一致的情况。例如，一些研究发现 MMP-3 与 BASDAI 和急性期反应物存在相关性，有些研究认为 MMP-3 与急性期反应物存在相关性但与疾病活动度没有关系，而另一些研究认为 MMP-3 与 BASDAI 有相关性与急性期反应物不存在相关性，还有一些研究认为 MMP-3 与这两者都没有相关性。

在关节中细胞因子可以刺激 MMP 特别是 MMP-3 的产生。在脊柱关节炎患者的滑膜组织中 MMP 表达高于外周血液单核细胞。鉴于这些发现，对血清 MMP 水平检测是否可用作诊断脊柱关节炎的生物标志物、评估疾病严重程度并预测对 TNF 抑制剂治疗的反应已进行了相关研究。大多数研究一致发现，在两种脊柱关节炎（银屑病关节炎和强直性脊柱炎）血清水平中 MMP-3 含量与健康对照组相比明显较高。这些结果被最近的一项荟萃分析得出的血清 MMP-3 水平升高与强直性脊柱炎风险升高具有相关性的结论所佐证。血清 MMP-3 水平与强直性脊柱炎发生和发展有关的这一结论会受到不同地理和遗传因素的影响。事实上在种族层次上的分析显示，亚洲患者和白种人患者的 MMP-3 水平明显高于非洲强直性脊柱炎患者。虽然较高的 MMP-3 基线值似乎与脊柱关节炎的严重程度相关，严重程度是通过生物化学（CRP）评估或使用 BASDAI 或 BASFI 严重程度指数进行判定的。Ⅱ型胶原交联 C 端肽（CTX-Ⅱ）似乎对预测常规治疗强直性脊柱炎患者的影像学进展特别有用，优于通过基线 CRP 水平和 BASDAI 做出的判断。

MMP 和血小板反应蛋白解整合素金属肽酶（ADAMTS）这两类酶在骨关节炎、类风湿关节炎、脊柱关节炎、银屑病关节炎和强直性脊柱炎的滑膜关节病理最终的发展中起着至关重要的作用。观察了在这些关节病理中有活性的 MMP 类型后发现，在这些疾病条件下介导关节破坏的最终途径中存在相当大量的重叠或"共同"MMP。例如，由这些酶的作用产生的关节软骨中的蛋白多糖、胶原蛋白和 ECM 辅助蛋白的丧失会永久地改变生物力学特性，最终导致滑膜关节衰竭。研究人员继续寻找有效的化学 MMP 抑制剂，如 W0201215158 是一种基于异恶唑啉的实验性芳香支架，其可以抑制 MMP-13，但有可能是通过 SMI 抑制促炎性细胞因子在关节炎中激活的信号通路，进一步偶然地降低 MMP 和 ADAMTS 活性。

五、趋　化　因　子

趋化因子是一类分泌型炎性细胞因子，可以驱使白细胞定向移动到炎症部位。趋化因子是一种小分子碱性蛋白质，由 70~80 个氨基酸组成，是分子量为 8~10kDa 的细胞因子超家族成员。目前为止已经约有 50 种趋化因子被发现，所有的这些趋化因子均具有一些保守的结构。根据一级结构多肽链 N 端保守的半胱氨酸数目及排列方式的差异分为四种类型：CXC（α）、CC（β）、C（γ）和 CX3C（δ），大多数趋化因子属于前两种类型，其中 C 表示保守半胱氨酸，X 表示非保守任意氨基酸。CC 和 CXC 是研究最广泛的亚家族，CC 家族的趋化因子通常是 T 淋巴细胞、单核细胞和 NK 细胞的化学引诱物，而 CXC 趋化因子对中性粒细胞具有相同的作用，同时促进它们对内皮细胞的黏附。依据 CXC 型趋化因子第一个半胱氨酸前是否存在谷氨酸–亮氨酸–精氨酸（ELR）基序，可以将其分为两类，即 ELR 阳性 CXC 趋化因子家族（ELR^+ CXC）和 ELR 阴性 CXC 趋化因子家族（ELR^- CXC），ELR^+ CXC 具有促进血管生成的功能，ELR^+ CXC 和 ELR^- CXC 分别诱导中性粒细胞和淋巴细胞的趋化；CC 型趋化因子的 N 端有两个半胱氨酸残基紧密相连，包括了 28 个成员 CCL1~CCL28，其主要是作用于单核细胞和淋巴细胞，还促进其他类型细胞如树突状细胞、T 淋巴细胞、B 淋巴细胞、嗜酸性粒细胞、嗜碱性粒细胞、NK 细胞等的趋化；C 型趋化因子包括淋巴细胞趋化因子 α、β（XCL1、XCL2）两个成员，仅含有一个半胱氨酸残基，主要在胸腺中表达，可参与 T 细胞和骨髓细胞趋化；CX3C 型趋化因子只包括一个趋化因子 CX3CL1，此类趋化因子两个半胱氨酸之间存在 3 个氨基酸，也称为不规则趋化因子或者神经趋化蛋白，是目前为止仅知道的一种膜结合性趋化因子。

趋化因子具有非常广泛的生物学功能，如在肿瘤的发生、迁移，免疫调节，伤口愈合，早期发育，病原体感染等过程中具有重要的作用。当机体受到损伤发生炎症反应时，趋化因子可以招募炎症细胞朝着炎症组织聚集和运动，并能诱导炎症细胞浸润病灶周围组织。趋化因子是通过与相应的受体结合来发挥作用的。趋化因子与受体结合较为复杂，一种趋化因子能与多个趋化因子受体结合。趋化因子受体属于 G 蛋白偶联受体，包括 7 个跨膜结构域，其胞外区 N 端与配体结合，胞内区段 C 端与 G 蛋白相偶联，其中 C 端丝氨酸/苏氨酸可被磷酸化，通过 G 蛋白实现对胞外信号的转导，从而引发细胞一系列的生物学反应。现已知 20 多种趋化因子受体，根据与配体的结合和来源分为 CXC 受体（CXCR）、CC 受体（CCR）、C 受体（CR）和 CX3C 受体（CX3CR）四种。

趋化因子属于分泌型蛋白质，随着循环系统的循环而传播，可穿过组织的薄壁组织和细胞外基质，结合并激活存在于各个类型细胞上的同源受体的细胞外结构域。因此，在特定疾病状态下趋化因子表达的改变可用作诊断或判断预后的生物标志物。2016 年的研究显示，在强直性脊柱炎患者中检测到血清高水平的 IP-10（也称为 CXCL-10，是 CXC 家族的成员，与 Th1 型免疫反应有关）、TARC 和 MDC（也称为 CCL-17 和 CCL-22，是 CC 家族的成员，与 Th2 型免疫反应相关）。最近的报道显示在器官特异性自身免疫性疾病如自身免疫性甲状腺炎、格雷夫斯病，1 型糖尿病或全身性风湿病中血清和（或）组织 IP-10 的表达增加。在患有以 Th2 细胞活化为主要特征的疾病如特应性皮炎的患者血清中检测到高水平的 TARC 和 MDC 表达。

在强直性脊柱炎的研究中关于 Th1 和 Th2 应答反应类型仍然存在争议。据报道 Th1 型应答在强直性脊柱炎中普遍存在，而其他人则发现 Th2 细胞数量增加。之前的研究检查了 12 名强直性脊柱炎患者和 27 名健康对照者的血清 IP-10 和 TARC 水平，发现 IP-10 和 TARC 的水平在强直性脊柱炎患者中没有显著高于健康对照者，但在应用 TNF 阻滞剂后强直性脊柱炎患者 IP-10 和 TARC 的水平降低了。但在 2016 年的研究中，研究组招募了 42 名强直性脊柱炎患者和 25 名健康对照者，结果显示在强直性脊柱炎患者血清中 IP-10、TARC 和 MDC 水平显著增加。

目前的研究进一步揭示血清 IP-10 和 ASDAS 之间存在显著的相关性，提示血清 IP-10 水平可能反映强直性脊柱炎的疾病活动性。很明显 IP-10 的表达与 Th1 型免疫应答密切相关。在 TNF-α 和（或）IFN-γ 的影响下，IP-10 可由多种细胞包括 T 淋巴细胞、中性粒细胞、单核细胞、脾细胞、内皮细胞和成纤维细胞等分泌产生。在 Th1 型免疫反应中，Th1 细胞负责增加 TNF-α 和 IFN-γ 的产生，进而刺激多种细胞分泌 IP-10，从而形成一个扩增反馈回路，并使自身免疫过程持续下去。强直性脊柱炎患者与健康对照者相比血清 TNF-α 和 IFN-γ 水平升高。此外，血清 TNF-α 水平与血清 IP-10 水平呈正相关，TNF-α 阻断治疗可降低强直性脊柱炎患者血清 IP-10 水平。总之，TNF-α 和 IFN-γ 诱导的 IP-10 高表达参与了强直性脊柱炎的病理过程。

一方面，Th1 细胞因子（IFN-γ 和 TNF-α）可以促进自身免疫性疾病的发展，然而，Th2 细胞因子（IL-4 和 IL-10）可以缓解自身免疫性疾病。趋化因子在免疫和炎症反应过程中对特异性 T 细胞的迁移起着重要的调节作用。例如，IP-10 对 Th1 细胞具有很强的化学诱导活性，被认为是侵袭性 Th1 细胞介导的自身免疫性疾病的可靠标志物。另一方面，结合胸腺激活调节趋化因子（TARC/CCL17）和巨噬细胞衍生趋化因子（MDC/CCL22）在 Th2 细胞选择性迁移中起着重要作用。因此，揭示循环中 Th1 细胞和 Th2 细胞趋化因子在强直性脊柱炎中的可能作用，尤其有助于了解免疫病理机制。2016 年 Jianing Wang 等的研究显示在强直性脊柱炎患者血清中检测到高水平的 Th1 细胞趋化因子（IP-10）和 Th2 细胞趋化因子（TARC 和 MDC）。在这个研究中还发现血清 IP-10 水平与强直性脊柱炎的临床或实验室检查结果存在相关性，而与 TARC 和 MDC 的水平没有相关性。阻断 TNF-α 可以使升高的血清 Th1 细胞和 Th2 细胞趋化因子降低。

第三节　炎症小体与强直性脊柱炎

一、炎症小体的结构和激活

2002 年 Jürg Tschopp 等研究人员提出了炎症小体（inflammasome）的概念。其研究是基于以下背景提出的：IL-1β 是由活化的巨噬细胞和单核细胞产生的促炎性细胞因子。它是慢性和急性炎症的主要原因，在对感染、损伤和免疫学应对的系统和局部反应中起作用。IL-1β 作为一种内源性热原，是发热反应的关键参与者。IL-1β 是由无活性的细胞质前体产生的，无活性的细胞质前体必须被切割后才能产生成熟的活性形式。caspase-1 是被熟悉的在切割过程中起作用的 IL-1β 转换酶。caspase-1 是炎性胱天蛋白酶（caspase）家族（包括人 caspase-4 和 caspase-5，以及小鼠 caspase-11 和 caspase-12）的原型成员，它们都含有 N 端胱天蛋白酶募集结构域（CARD）。已知各种微生物制剂如脂多糖（LPS）可激活 caspase-1，但引发此反应的分子机制尚不清楚。胱天蛋白酶激活复合物被称为炎症小体的结构。炎症小体是由 caspase-1、caspase-5、凋亡相关斑点样蛋白（apoptosis-associated specklike protein，Pycard/ASC）和 NLR 组成的蛋白质复合体。在一个无细胞系统中，如果 ASC 在先前的免疫反应中耗竭，则促炎性胱天蛋白酶的激活和切割均不会出现。在 LPS 诱导炎性的细胞学实验中，若 ASC 的表达呈现阴性，则会阻断 pro-IL-1β 的成熟和胱天蛋白酶的促炎活性。因此，炎症小体是先天免疫中的一种重要力量。

到目前为止，已经确定了四种类型的炎症小体：NLRP1、NLRP3、NLRC4 和 AIM2（黑色素瘤 2 中不存在）。他们的具体成分和触发其活化的配体已被广泛了解。这些不同种类的炎症小体的特点是它们刺激胱天蛋白酶的能力，可以将这些酶从非活性前体形式转化为其活化的功能形式。然后这些活跃的胱天蛋白酶切割 pro-IL-1β 和 pro-IL-18，以产生成熟细胞因子 IL-1β 和 IL-18，从细胞分泌出而发挥其促炎作用。

炎症小体的经典形成过程为被激活的 NLR 招募 ASC 和 caspase-1 形成大分子量的炎症小体复合物，进而促进 caspase-1 活化，然后活化的 caspase-1 分别切割 pro-IL-1β 和 pro-IL-18 使其为成熟细胞因子 IL-1β 和 IL-18。炎症小体能够识别多种外源性或内源性信号包括病原体相关分子模式。炎症小体作为人体免疫反应的重要组成部分，能够识别来自病原微生物的病原相关分子模式（pathogen-associated molecular patterns，

PAMPs）和内源性的危险信号–危险相关分子模式（danger-associated molecular patterns，DAMPs）。

自从 Jürg Tschopp 等报道了炎症小体可以促进 pro-IL-1β 的成熟后，已经有大量的基础和临床研究证实这条途径在提升炎症反应中的重要作用。炎症是必不可少的过程，对任何来源损伤的反应，首先需要控制损害，其次启动修理过程。炎症小体与 TLR 和 RIG-Ⅰ 样解旋酶受体家族作为一个警报系统来警告来自细胞外的病原体、毒素或细胞损伤等危险信号。细胞受到攻击时，炎症小体、TLR 和 RIG-I 样解旋酶能够直接结合这些种危险信号或间接感知生化变化的发生。当这些受体被触发时，它们会启动和协调细胞对攻击的反应，如 IL-1α、IL-1β、TNF 和 IL-6 细胞因子的释放，进而进一步放大炎症响应。这些细胞因子也可能触发其他途径细胞活化（如 NF-κB 途径，以及调节细胞死亡的细胞凋亡和细胞坏死等过程）。

在炎症反应期间炎症小体的活动增强。这种增强的部分原因在于增加了 NLRP3 等成分的转录水平，也可能是由于一些因素改变或触发炎症小体寡聚化。不同分子组成的物质可以激活 NLRP3 炎症小体，表明中间途径可能参与这个复杂的激活过程。研究表明几个似乎至关重要的调节物在特定的激活途径中发挥作用，但到目前为止只有一个 RNA 激活蛋白激酶（PKR，也被称为 EIF2AK2）被确定在炎症小体激活的所有机制中均发挥作用。已经证明许多 TLR 配体在 NLRP3 炎症小体的激活中起作用。大多数 TLR 配体是细菌来源的（如细菌 RNA、双链 RNA、肽聚糖、脂多糖和鞭毛蛋白），但与损伤有关的分子类型（DAMPs），如尿酸单钠晶体、淀粉样蛋白 β、热激蛋白和线粒体 DNA 也具有激活 NLRP3 炎症小体的能力。被破坏的细胞或细胞活化期间释放的细胞外 ATP，能够刺激免疫细胞。ATP 与嘌呤受体的结合激活巨噬细胞和单核细胞中的 NLRP3 炎症小体，导致分泌型 IL-1β 和 IL-18 的分泌。

二、强直性脊柱炎中炎症小体的作用

炎症小体是对外源性和内源性刺激产生炎症反应的关键诱导物。事实上，NLRP3 炎症小体是近期研究较为关注的热点，在一些炎症性风湿性疾病中起到了作用。NLRP3 炎症小体是由 NLRP3、ASC 及 caspase-1 组成的高分子量蛋白复合物。炎症小体在宿主抵抗感染方面起着至关重要的作用，它们也可能参与炎症性疾病。

由于各种各样的"危险信号"，如病原微生物、细菌 DNA、脂多糖、尿酸、二氧化硅和明矾等，NLRP3 炎症小体通过与 TLR 或 NLR 作用而被刺激。因为炎症小体可调节促炎性细胞因子 IL-1β 和 IL-18 的加工和分泌。而有证据表明 IL-1β 和 IL-18 这两种炎性细胞因子与 IL-23 结合可诱导 Th17 和 γδT 细胞产生 IL-17，从而导致自身免疫和炎症反应的增加。包括 IL-1β、IL-23 和 IL-17 在内的促炎性细胞因子的异常表达与强直性脊柱炎的病理生理学特征相关。因此，NLRP3 炎症小体与强直性脊柱炎相关的促炎性细胞因子密切相关。此外，证据还表明 NLRP3 炎症小体的激活是调节与强直性脊柱炎密切相关的 Th17 细胞的关键步骤。

　　NLRP3 炎症小体可能参与自身炎症性疾病，有一些证据表明 NLRP3 炎症小体可能介导机体对强直性脊柱炎的易感性。Kastbom 等发现在具有等位基因 *CARD8*（单核苷酸多态性 rs2043211）的患者中，患强直性脊柱炎的风险降低。另一项研究显示在脊柱关节炎患者中滑膜 caspase-1 的水平明显高于其他炎症性关节炎（如痛风和骨关节炎）。在 2018 年 Seong-Kyu Kim 等的研究中观察到强直性脊柱炎患者中 *NLRP3* 和 *ASC* 的基因表达高于对照组。*caspase-1* 基因在强直性脊柱炎患者中的表达高于对照组，但统计学意义差异不显著。而且在强直性脊柱炎中 NLRP3、caspase-1 和 ASC 蛋白的表达量持续高于对照组。这些发现表明激活的 NLRP3 炎症小体，可能参与强直性脊柱炎中的免疫应答。

　　如前所述，炎症小体的激活导致巨噬细胞产生 IL-1β。有趣的是在强直性脊柱炎中发现 IL-1 被大量诱导。提示强直性脊柱炎患者炎症小体可能被激活，从而诱导 IL-1β 的产生。对抗 IL-1 单克隆抗体治疗剂对强直性脊柱炎患者的临床疗效已经进行了研究。Tan 等使用一种抗 IL-1 单克隆抗体药物 Anakinra 治疗强直性脊柱炎患者后，结果显示 67% 的患者的强直性脊柱炎症状得到有效改善。虽然这项研究表明炎症小体可能通过 IL-1β 的产生参与强直性脊柱炎的发病机制，但它没有提供直接证据。

　　caspase-1 的激活是炎症小体激活的标志。Son 等发现检测了几种类型的关节炎疾病包括痛风、炎症关节炎、骨关节炎和脊柱关节炎患者中 caspase-1 的水平，并报道了 caspase-1 在脊柱关节炎中的水平显著高于其他关节炎疾病。因此，caspase-1 可能是脊柱关节炎的生物标志物，有助于区别脊柱关节炎和其他类型的关节炎疾病。

参 考 文 献

陈付彩，2017. 强直性脊柱炎病因学的研究进展[J]. 临床医药文献电子杂志，4（55）：10887.

李夏，薛纯纯，王开强，2014. 基质金属蛋白酶 13 在骨关节炎中的研究进展[J]. 中国疼痛医学杂志，20（9）：661-664.

毛玉林，黄俊峰，诸杜明，2018. 黏膜相关恒定 T 细胞在感染性疾病中的研究进展[J]. 复旦学报（医学版），45（4）：567-572.

Danve A, O'Dell J, 2015. The ongoing quest for biomarkers in ankylosing spondylitis[J]. International Journal of Rheumatic Diseases, 18（8）：826-834.

Deng J, Yu X Q, Wang P H, 2019. Inflammasome activation and Th17 responses[J]. Molecular Immunology, 107（3）：142-164.

Elliott E I, Sutterwala F S, 2015. Initiation and perpetuation of NLRP3 inflammasome activation and assembly[J]. Immunological Reviews, 265（1）：35-52.

Garraud T, Harel M, Boutet M A, et al, 2018. The enigmatic role of IL-38 in inflammatory diseases[J]. Cytokine & Growth Factor Reviews, 39：26-35.

Jain R, Chen Y, Kanno Y, et al, 2016. Interleukin-23-induced transcription factor Blimp-1 promotes pathogenicity of T helper 17 cells[J]. Immunity, 44：131-142.

Jo E K, Kim J K, Shin D M, et al, 2016. Molecular mechanisms regulating NLRP3 inflammasome activation[J]. Cellular & Molecular Immunology, 13（2）：148-159.

Kim S K, Cho Y J, Choe J Y, 2018. NLRP3 inflammasomes and NLRP3 inflammasome-derived proinflammatory cytokines in peripheral blood mononuclear cells of patients with ankylosing spondylitis[J]. Clinica Chimica Acta, 486（11）：269-274.

Lai N S, Yu H C, Tung C H, et al, 2018. Aberrant expression of interleukin-23-regulated miRNAs in T cells from patients with ankylosing spondylitis[J]. Arthritis Research & Therapy, 20（1）：259.

Lata M, Hettinghouse A S, Liu C J, 2019. Targeting tumor necrosis factor receptors in ankylosing spondylitis[J]. Annals of the New York Academy of Sciences, 1442（1）：5-16.

Lin S, Qiu M, Chen J, 2015. IL-4 modulates macrophage polarization in ankylosing spondylitis[J]. Cellular Physiology and Biochemistry, 35（6）：2213-2222.

Lories R S, 2019. Advances in understanding the pathophysiology of spondyloarthritis[J]. Best Practice & Research Clinical Rheumatology, 32（3）: 331-341.

Malemud C J, 2017. Matrix metalloproteinases and synovial joint pathology[J]. Progress in Molecular Biology and Translational Science, 148: 305-325.

O'Keeffe M, Mok W H, Radford K J, 2015. Human dendritic cell subsets and function in health and disease[J]. Cellular and Molecular Life Sciences, 72（22）: 4309-4325.

Rabelo C F, Baptista T S A, Petersen L E, et al, 2018. Serum IL-6 correlates with axial mobility index（Bath Ankylosing Spondylitis Metrology Index）in Brazilian patients with ankylosing spondylitis[J]. Open Access Rheumatology: Research and Reviews, 10: 21-25.

Ranganathan V, Gracey E, Brown M A, et al, 2017. Pathogenesis of ankylosing spondylitis-recent advances and future directions[J]. Nature Reviews Rheumatology, 13（6）: 359-367.

Rezaiemanesh A, Abdolmaleki M, Abdolmohammadi K, et al, 2018. Immune cells involved in the pathogenesis of ankylosing spondylitis[J]. Biomedicine Pharmacotherapy, 100: 198-204.

Schulte-Wrede U, Sörensen T A, Grün J R, et al, 2016. A6.09 Nk cells as biosensors for responsiveness to etanercept in ankylosing spondylitis（Morbus Bechterew）[J]. Annals of the Rheumatic Diseases, 75（Suppl 1）: A50-A51.

Sieper J, Hu X H, Black C M, et al, 2017. Systematic review of clinical, humanistic, and economic outcome comparisons between radiographic and non-radiographic axial spondyloarthritis[J]. Seminars in Arthritis and Rheumatism, 46（6）: 746-753.

Stefania M, Ada A, Daniela B, et al, 2017. Spondyloarthritis: matrix metalloproteinasesas biomarkers of pathogenesis and response to tumor necrosis factor（TNF）inhibitors[J]. International Journal of Molecular Sciences, 18（4）: 830.

Takenaka S I, Kaieda S, Kawayama T, et al, 2015. IL-38: a new factor in rheumatoid arthritis[J]. Biochemistry & Biophysics Reports, 4: 386-391.

Vanaki N, Aslani S, Jamshidi A, et al, 2018. Role of innate immune system in the pathogenesis of ankylosing spondylitis[J]. Biomedicine & Pharmacotherapy, 105: 130-143.

Wang C, Liao Q, Hu Y, et al, 2015.T lymphocyte subset imbalances in patients contribute to ankylosing spondylitis[J]. Experimental and Therapeutic Medicine, 9: 250-256.

Wang H, Sun N, Li K, et al, 2016. Assay of peripheral regulatory Vδ T cells in ankylosing spondylitis and its significance[J]. Medical Science Monitor: International Medical Journal of Experimental and Clinical Research, 22: 3163-3168.

Xu H, Li B, 2017. Effect of interferon-γ polymorphisms on ankylosing spondylitis: a case-control study[J]. Medical Science Monitor: International Medical Journal of Experimental and Clinical Research, 23: 4126-4131.

Xu W D, Zhao Y, Liu Y, 2015. Insights into IL-37, the role in autoimmune diseases[J]. Autoimmunity Reviews, 14: 1170-1175.

Yago T, Nanke Y, Kawamoto M, et al, 2017. IL-23 and Th17 disease in inflammatory arthritis[J]. Journal of Clinical Medicine, 6: 81.

（胡丽丽）

第四章　强直性脊柱炎发病机制的分子生物学研究进展

第一节　强直性脊柱炎全基因组关系研究

一、强直性脊柱炎 HLA-B27 研究进展

了解强直性脊柱炎发病机制中 HLA-B27 如何促进其形成,是一个重要的研究目标。目前的研究主要有三个领域:多肽对 $CD8^+$ T 细胞的呈递作用,HLA-B27 重链的异常结构对免疫效应细胞中的白细胞免疫球蛋白样受体的识别,HLA-B27 重链错误折叠及其对细胞内在生物学效应的影响。尽管目前研究已取得了一些进展,但我们对强直性脊柱炎的发病机制,尤其是最上游分子机制中 HLA-B27 作用的清楚研究还远未完成。因此揭示 HLA-B27 的分子机制能够为强直性脊柱炎的早期干预和症状缓解提供最佳的干预和治疗时机。HLA 家族 1 的等位基因 *HLA-B27* 与脊柱关节炎的发展具有显著相关性,相关的疾病见表 4-1。1973 年,首次证实 *HLA-B27* 与强直性脊柱炎的关联性,并且 *HLA-B27* 是 *HLA* 基因座中关联性最强的一组基因。最近的一项研究发现,强直性脊柱炎患者 HLA-B27 的阳性率为 94%,而对照组为 9.4%,优势比为 161,95% 置信区间为 113~230。

表 4-1　HLA-B27 相关的疾病

疾病	HLA-B27 频率*/%
强直性脊柱炎	96
未分化的脊柱关节病	70
反应性关节炎	30~70
结肠炎相关的脊柱关节炎	33~75
银屑病性脊柱关节炎	40~50
青少年附着点炎相关性关节炎	70
虹膜炎	50
心脏传导缺陷伴主动脉瓣关闭不全	最高 88

注:*表中所列数值为近似值。

1. HLA-B27 的结构及功能特点

（1）HLA-B27 的分子结构特点：过去 20 年来，通过改进基于 DNA 序列的基因分型方法，已经加速了对 HLA-B27 亚型的研究。截至目前，Anthony Nolan 数据库报告了 46 种 B27 亚型，使 *HLA-B27* 成为 HLA-B 等位基因的多态性基因之一。

HLA-B27 基因是人类 MHC I 类分子 β 位点上的等位基因，位于人第 6 号染色体短臂上，由 8 个外显子和 7 个内含子组成。其表达产物是 HLA-B27 分子，属于 MHC I 类分子。HLA-B27 分子由 2 条多肽链组成，1 条 α 链或称重链，分子质量约 44kDa，包括 α1、α2 和 α3 3 条链。它们与另一条 β 链或称轻链即 β2 微球蛋白（分子质量约 12kDa）结合共同组成 HLA-B27 分子，其分子质量约 56kDa。

HLA-B27 具有血清特异性，它代表 1 个由 22 个以上不同的同种异型基因型（亚型）（B2701～B2722）组成的家族，这些等位基因编码的重链具有相同的分子结构（图 4-1），分为 3 部分：①胞外区，含 α1、α2 和 α3 3 个结构域，分别由 1～90、91～182、183～274 位氨基酸组成；②跨膜区，由 275～313 位氨基酸组成；③胞内区，由 314～338 位氨基酸组成。α1 和 α2 构成 1 个抗原结构凹槽；在凹槽中有 A、B、C、D、E、F 共 6 个袋状结构，其中 B 袋"狭窄"，在所有亚型中都保守。不同亚型核苷酸序列之间只存在个别位点上的差异。多数 B27 亚型相互之间可在多个位置上发生氨基酸残基的改变，且大多位于抗原短肽结合槽的底部和两边，其多态性位于 C/F 袋或其附近，并影响其与 C 端残基的结合，可在一定程度上影响其立体结构和功能。

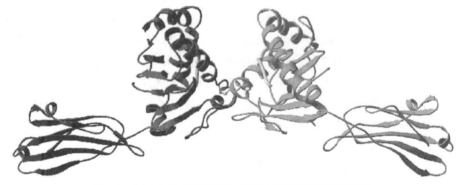

图 4-1   HLA-B27 重链同源二聚体结构的假设分子模型

注：两个 HLA-B27 分子的 α1、α2 和 α3 结构域以带状形式显示，显示结合的肽。方向：图片底部为细胞表面。

HLA-B27 的 α1 和 α2 结构域作用：①HLA-B27 在无 β2 微球蛋白的情况下仍然致病，使人们认识到 HLA-B27 单独重链即可致病。用于 HLA-B27 研究的有多种抗体：结构特异性抗体有 W6/32 抗体和 ME1 抗体，W6/32 抗体能识别 HLA-B27 异源三聚体和同源二聚体，而 ME1 抗体仅能识别 HLA-B27 异源三聚体，W6/32 抗体识别的部位是 HLA I 类分子复合物 α2 螺旋，ME1 抗体识别的部位是 HLA-B27 α1 螺旋上的表位，HC10 是重链特异性抗体，识别 HLA-B27 分子 α1 和 α2 肽结合区，无 β2 微球蛋白的 HLA-B27 同源二聚体可用该抗体识别。以上 3 个抗体可用于分辨 HLA-B27 处于何种形态，以及判断 HLA-B27 是否正确折叠。②Khare 等研究 MHC II 缺陷的 HLA-B27 转基因动物，应用 HC10 抗体预先处理动物后，再将动物从无特异病原体环境移至普通环境，动物的脊柱关节炎发生率明显下降，仅为 25%；而用 3F12 抗体和 ME1 抗体预处理的动物脊柱关节炎发生率分别为 60% 和 73%。考虑到 HC10 的作用位点，提示可能是封闭了 HLA-B27 的 α1 和 α2 与抗原结合区的缘故。③各亚型 HLA-B27 存在氨基酸多态性变化的区域主要在 α1 结构域的 α1 螺旋和 α2 结构域，而在 α1 结构域的 β 折叠区域，各亚型的氨基酸序列几乎完全一致。1999 年，Allen 等报道了 HLA-B27 游离重链能在无 β2 微球蛋白的情况下，通过细胞外 α1 结构域 B 袋的第 67 位半胱氨酸残基（Cys67）形成二硫键，进而形成同源二聚体。该研究将第 67 位氨基酸突变为丝氨酸，即 Cys67Ser，氨基酸突变后并不形成同源二聚体。同时发现，形成同源二聚体的 HLA-B27 能被 W6/32 识别，不能被 ME1 识别。这说明 HLA-B27 除了形成二聚体而使 α1 结构域被结合之外，仍留有部分结合表位。此外，Cys164 似乎也参与维持同源二聚体结构。

（2）HLA-B27 分子游离重链：HLA-B27 分子的主要功能是识别和处理抗原肽，然后再呈递给 T 淋巴细胞，许多学者认为，HLA-B27 限制性多肽是被 CD8$^+$ T 细胞识别的。有趣的是，科学家们用游离的 B27 重链转染小鼠也同样出现了类似关节炎的表现。这小鼠的实验模型启发了许多科学家，他们认为，HLA-B27 可能经不同于 CD8$^+$ T 细胞呈递抗原的经典模式而引起关节炎。研究发现，HLA-B27 分子与其他 HLA 分子相比，具有特殊的生物学效应，HLA-B27 在体外具有形成重链二聚体的能力，其主要是通过第 67 位的半胱氨酸残基的二硫键结合形成稳定的二聚体。这种二聚体能够被单克隆抗体 HC10 识别，HC10 主要识别游离重链，单克隆抗体 W6/32 只能识别折叠成熟完整的 HLA-B27 分子，但是同源二聚体却不能被单克隆抗体 ME1 识别。虽然研究者已经认识 HLA-B27 分子结构的特异性，但更重要的是，应深入研究 HLA-B27 游离重链的表达是否是导致强直性脊柱炎的发病原因之一，同时也应该认识 HLA-B27 游离重链所形成的二聚体处理抗原后，能否再呈递给 CD4$^+$ Th 细胞。这一结果，就打破了常规的 MHC 分子限制性，当 HLA-B27 分子适当地、正确地组装时，其呈递的抗原肽通常供 CD8$^+$ T 细胞识别，但是在强直性脊柱炎发生时，限制性 CIM Th 细胞却可以识别非折叠、空载或者有缺失的 HLA-B27 分子。因此在这种情况下，就是 HLA II 类分子呈递 HLA-B27。

HLA-B27 有 3 个特点：①存在依赖 Tapsin 的抗原处理路径；②HLA I 类分子生物合成早期能形成同源二聚体，并且表达在细胞表面的分子也能通过胞吞再循环；③HLA-B27 分子比其他 HLA I 类分子更容易折叠并与 β2 微球蛋白结合得更慢，这可能造成异常折叠和错误折叠。异常折叠和错误折叠的 HLA-B27 分子在内质网中积聚，引起未折叠蛋白反应，可能激活下游的炎症通路。现认为该结果可能与强直性脊柱炎的发病有关。

（3）HLA-B27 基因亚型构成：目前已发现的 HLA-B27 亚型共有 45 个，依次以 HLA-B2701～HLA-2745 命名，并已明确各自的特征。HLA-B2705 是目前所发现所有亚型中的原型，进一步可分为 HLA-B27052、HLA-B27053、HLA-B27054。其通过点突变可产生 HLA-B2703、HLA-B2704、HLA-B2709，通过基因转化生成 HLA-B2701、HLA-B2702、HLA-B2708。最常见的 HLA-B2705、HLA-B2702、HLA-B2704 和 HLA-B2707，明确与强直性脊柱炎相关，而 HLA-B2706 和 HLA-B2709 与强直性脊柱炎不相关。HLA-B2704 是大多数亚洲国家的主要亚型。各个亚型之间往往只有 1～7 个氨基酸的改变，且大多数的结合位置在 B 袋。对各个亚型的结构分析发现，抗原肽的末端残基存在差异，结合在 B2704 和 B2705 肽的 C 端的是酪氨酸，而 B2706 则没有。正是由于其结构特点，故现在也认为脊柱性关节病的发病与肠道的克雷伯菌、泌尿系统的衣原体感染有关，可能是因为克雷伯菌和衣原体有共同的抗原决定簇，产生了交叉反应，从而诱发疾病。

（4）基因亚型分布：HLA-B27 亚型分布与种族和人种有关。其中 B2705 分布最广，几乎见于所有人种。B2705 基因发生点突变、基因异位和其他的形成机制不同导致各种亚型分布频率不同，各基因型之间的差别仅是 1 个或数个氨基酸的不同，白种人 B2705 亚型约占 96%，其余约 4% 为 B2702，B2703 主要存在于黑种人尤其是西非人中，约占 61%；B2701 和 B2702 只在白种人中发现且频率极低；B2704、B2705、B2706 和 B2707 多见于亚洲人，其中 B2706 和 B2707 只在东方人种中发现，频率极低，B2704 约占 45%，且其只在东方人群中存在且分布频率有很大差异。在中国人群中主要有 B2704 和 B2705，分别占 50.85% 和 40.68%；B2709 主要分布在意大利；B2706 和 B2707 主要分布在泰国、新加坡和印尼，它们似乎与强直性脊柱炎无相关性。B2701、B2708、B2710、B2711、B2712 的分布频率很低。

（5）HLA-B27 同源二聚体的作用：HLA-B27 同源二聚体的形成有赖于其 Cys67，也可能与 Cys164 有关。HLA-B27 同源二聚体有多种：①HLA-B27 W6/32 反应性同二聚体，在 B-LCL 和 T5-1 细胞系中发现；②HC10 反应性同源二聚体，表达在脊柱关节炎患者单个核细胞表面和啮齿类动物疾病模型中，它们与特异性 NK 细胞受体结合；③ME1 反应性同源二聚体也表达在细胞表面，能够作为许多 NK 细胞，及多种细胞类型相关的免疫受体的配体。

NK 细胞是先天免疫系统的一部分，研究发现，包括强直性脊柱炎在内的脊柱关节炎患者，其 NK 细胞和 $CD4^+$ T 细胞表面的 KIR 3DL2 表达增高，表达 HLA-B27 同源二聚体的细胞与 KIR $3DL2^+$ 的 NK 细胞共培养，能防止 NK 细胞凋亡。HLA-B27 异源三聚体能否与 KIR 3DL1 结合取决于多肽序列，如多肽为 HLA-B27 衍生肽 RRKSSG-GKGGSY 和组蛋白衍生肽 RRYQKSTEL 则不能结合，而另一些多肽（如 KRWIILGLNK 与 RRRWRRL-TY 等）则可以结合。KIR 3DL2 与 β2 微球蛋白的 HLA-B27 结合后，能抑制 NK 细胞和 T 细胞分泌 IFN-γ。与 HLA-B27 异源三聚体不同的是，无 β2 微球蛋白的 HLA-B27 同源二聚体与 KIR 结合是非结合肽序列依赖性的。

Lopez-Larrea 等对两个 HLA-B27 阳性的白种人人群的研究认为，KIR 3DS1 与强直性脊柱炎相关，而 KIR 3DL1 可能具有保护作用。但另一项研究发现，KIR 2DL1 或 KIR 3DS1 或其等位基因与强直性脊柱炎无关。此前另一项研究也发现，KIR 基因或 KIR 单元型或 KIR 3DL2 与强直性脊柱炎无关。

（6）有关 HLA-B27 结合肽的研究：一种 HLA 分子可以与许多序列不同的肽结合，但是与同一种 HLA 分子结合的肽在特定位置上具有相同或相似的氨基酸残基，称为锚定基，参与肽与 HLA 抗原结合槽的结合，锚定基的组合称为基序。Jardetzky 等于 1991 年利用酸洗脱法得到 HLA-B*2705 分子表面结合的含 9 个氨基酸的多肽，并分析得出其第二位氨基酸为精氨酸。Fruci 等后来的研究又认为，HLA-B*2705 的抗原肽第 9 位氨基酸如果为赖氨酸，则其与 HLA-B27 的结合力会更大。

Atagunduz 等利用已知的多肽锚定基基序，通过改变 8～11 位氨基酸多肽中基序以外位点的氨基酸来排列组合，通过 HLA-B27 结合预测软件和蛋白酶酶切的预测软件来预测，并进行实验确认致病基因相关肽，发现针对软骨细胞的自身免疫对强直性脊柱炎关节特异的组织损伤可能十分重要，还发现这些肽能引起 HLA-B27 限制性的 CD8[+] T 细胞反应，初步确认Ⅵ型胶原 α2 链来源的 9 肽 DRASFIKNL 和Ⅱ型胶原来源的 9 肽 ARGQPGVMG 可能为致病抗原肽。Bendror 等用此方法筛选了许多来源于人软骨蛋白的 HLA-B27 结合肽，其中一些具有与常见细菌相同的序列。这两个研究都是基于 HLA-B*2705 进行的。

2. HLA-B27 的致病作用机制研究　　目前关于 HLA-B27 的致病作用研究主要遵循四个假设，每个假设基于不同的分子特征。为方便起见，我们将这些假设指定为：①致关节炎的肽假说；②错误折叠假设；③表面同源二聚体假设；④β2 微球蛋白沉积假说。

致关节炎的肽假说是基于 HLA-B27 作为 Tc 细胞的抗原呈递分子功能的假说，HLA-B27 普遍存在于强直性脊柱炎患者的各种免疫细胞和器官中，同时具有触发细胞内革兰氏阴性细菌的作用。在微生物肽表位 ReA 中，由 HLA-B27 将 ReA 表达，并引发针对其的 Tc 细胞应答。一些 Tc 细胞与该分子组成自配体交叉反应，显示出与微生物表位相关的分子模拟现象，导致自身免疫性组织损伤和炎症。该假设强调肽及其免疫识别在强直性脊柱炎发病机制中的作用。

基于 HLA-B27 的重链（HC）的缓慢折叠及其在 ER 23 中的错误折叠和积累的趋势进行错误折叠假设，HLA-B27 的重链以共价同源二聚体和多聚体的形式存在。这种积累将诱导 ER 应激并激活未折叠蛋白反应和过载反应，导致 NF-κB 的激活，并诱导促炎性细胞因子的形成。该假设基于 HLA-B27 的内在折叠特征，并且消除了强直性脊柱炎发病机制中特定肽呈递的要求。

表面同源二聚体假说基于在细胞表面表达共价 HLA-B27 HC 同源二聚体，由具有特异性重叠结构的白细胞受体确认，从而识别 HLA-B27 异源二聚体的不同。因此，有人提出同源二聚体介导的相互作用可能发挥免疫调节作用并扰乱 HLA Ⅰ类相容性复合物介导反应的正常发展。例如，张力部位的应激组织通过细胞因子介导的调节机制特异性识别。非经典形式的 HLA-B27 发出信号，导致促炎性细胞因子的过度释放。该假设还排除了在常规 HLA-B27 限制性应答中对特异性肽识别的要求，但须识别非经典 HLA-B27 通路中参与的免疫成分，进而解析经典 HLA-B27 通路中的 HLA-B27-β2 微球蛋白–肽复合物，才能在细胞表面表达。

β2 微球蛋白沉积假说主要基于炎症释放 β2 微球蛋白的潜力，在滑膜内，特别是考虑到强直性脊柱炎发病所需的大时间跨度，以及该疾病的临床和组织病理学特征，推测其与β2 微球蛋白淀粉样变性疾病有关。该假设进一步说明了引起 HLA-B27 异源二聚体在细胞表面解离的机制，但 β2 微球蛋白沉积假说不是免疫致病作用的机制。

二、强直性脊柱炎关联基因 *MHC* 研究进展

有关其他 MHC Ⅱ类和Ⅲ类基因与强直性脊柱炎相关的研究有强有力的证据，相关研究表明，存在其他的强直性脊柱炎易感基因 *MHC*。确定所涉及的特定基因是一项相当困

难的研究任务，因为 MHC 具有特定基因座极端多样性、必须极端严格控制性和连锁不平衡模式复杂的特征，避免由真正关联的连锁不平衡而导致的疾病发生。一些小的关联研究已经暗示，强直性脊柱炎中的其他 *MHC* 基因主要与其他基因座的连锁不平衡模式关联。

通过研究 HLA-B27-DRB1 单体型的 MHC 标记基因（SNP 和微卫星）得到了令人信服的证据，证实在 HLA-B27 阳性和 HLA-B27 阴性链上携带非 HLA-B27 *MHC* 基因。B27 单体型匹配的病例与对照组相比，无论单体型是否携带 HLA-B27（B10-阳性链，$P=4\times10^{-4}$；B27-阴性链，$P=5\times10^{-8}$），均观察到与 DRB1 的强关联性。这些关联对强直性脊柱炎的影响很大，这些单体型的可归因风险为 34%。这项研究虽然规模很大，但没有足够的能力来确定所涉及的特定基因变异。这一证据有力地表明，对 HLA-B27 以外的强直性脊柱炎易感基因 *MHC* 基因进一步研究，尽管区分连锁不平衡效应和真正关联所需的样本量相当大，但可能得到很大的成果。

目前可以明确，*HLA* 其他等位基因和潜在的 *MHC* 基因与强直性脊柱炎有关。在 HLA-B* 27 阳性患者中第一个被鉴定出与强直性脊柱炎相关的非 *HLA-B* 27 等位基因是 *HLA-B* 60，后来在 HLA-B* 27 阳性英国病例中被证实。在我国台湾强直性脊柱炎患者中鉴定出与 HLA-B* 27 负相关的 *HLA-B* 60 和 *HLA-B* 61。在日本 HLA-B* 27 阴性强直性脊柱炎数量相对较小的患者中也观察到了 *HLA-B* 39，但在欧洲血统病例中未发现该基因。

虽然确定了这些 *HLA-B* 等位基因与强直性脊柱炎的关联性，在新生物学技术未使用和大量病例数据样本未获取之前，由于 MHC 区域的复杂性，进一步研究 *MHC* 基因座与疾病之间的关联是极其困难的。免疫芯片（immunochip）是 Illumina 公司全基因组 SNP 检测芯片微阵列（infinium SNP），在阵列上具有 195 806 个 SNP 和 718 个小插入缺失。该芯片密集覆盖 *MHC* 和 *KIR* 基因座。在免疫芯片检测技术的帮助下，*MHC* 与疾病的关联研究得到了极大的改善。除了这些 *HLA-B* 等位基因，HLA-B* 51∶01、HLA-B* 47∶01、HLA-B* 40∶02、HLA-B* 13∶02 和 HLA-B* 40∶01 被证实与强直性脊柱炎风险增加相关。而在 9069 例美国强直性脊柱炎患者和 13 578 例欧洲强直性脊柱炎患者中，HLA-B* 07∶02 和 HLA-B* 57∶01 与研究队列中强直性脊柱炎风险降低相关。

此外，在本研究中控制相关的 HLA-B 单体型后，非 HLA*-B 等位基因，HLA-A（HLA-A*02∶01）、HLA-DPB1 和 HLA-DRB1 与强直性脊柱炎相关。HLA-B51 也是脊柱关节炎相关疾病贝赫切特综合征的已知危险因素，提示该病与强直性脊柱炎有一些共同的致病机制。已显示 HLA-B* 27 对强直性脊柱炎具有高度保护性（HLA-B* 27 对照组的比值 =0.15）。除 HLA-B* 27 外，对韩国强直性脊柱炎患者使用 Immunochip 检测技术的另一项研究报告称，HLA-C* 15∶02 等位基因与强直性脊柱炎相关。

如何建立此类研究的模型？最近有报道称，来自 1 型糖尿病 MHC 遗传学的研究病例得到了令人信服的证据，结果显示 HLA-A 和 HLA-B 与疾病易感性相关，1 型糖尿病被认为是 HLA II 类基因受限的疾病。为了获得该证据，该研究绘制了密集 SNP 图，研究了超过 13 000 个对照位点并控制分析，与已知的糖尿病 HLA II 类基因关联进行连锁不平衡分析。相比之下，大多数研究强直性脊柱炎的实验规模要么很小，仅涉及几百个样本，要么对该疾病的 HLA-B 关联（即 B27、B60 和可能的其他 HLA-B 等位基因）控制不足。虽然较少样本的研究可能提供与强直性脊柱炎相关特定 *MHC* 基因的诱人证据，实际上可能是正确的，但强直性脊柱炎和其他风湿性疾病如类风湿关节炎的研究结果很少被复制和重复。

三、强直性脊柱炎非 MHC 遗传关联基因研究进展

早在 2000 年代，通过开发基于高通量基因分型和计算遗传学的芯片，基因研究已经进入一个新的时代，从基因连锁研究到全基因组关联研究（GWAS）。我们不仅考虑使用 GWAS 芯片的关联研究，还考虑定制芯片，如 Illumina Immunochip。表 4-2 列出了自 2007 年以来发布的主要的强直性脊柱炎 GWAS。2007 年，第 1 个强直性脊柱炎 GWAS 由英国 Wellcome Trust 基金会病例控制协会（Wellcome Trust Case Control Consortium，WTCCC）和澳-英-美脊柱炎协会（Australo-Anglo-American Spondylitis Consortium，TASC）系统进行，分析了 1000 名强直性脊柱炎患者和 1500 名健康对照者 14 500 个非同义 SNP。该研究首次确定了强直性脊柱炎患者中非 MHC 易感基因位点，即内质网氨肽酶 1（ERAP1）和 IL-23R 中的 SNP。

表 4-2　2007 年以来发布的主要的强直性脊柱炎 GWAS

研究者	研究年份	发现队列（案例/控制）	覆盖范围/变体类型	种族或地区	达到全基因组显著性的非 MHC 变体数量
Burton, et al.（WTCCC & TASC）	2007	1000/1500	仅限非同义变体	欧洲	2
Reveille, et al.（TASC）	2010	2053/5140	GWAS	欧洲	4
Evans, et al.（TASC）	2011	3023/8779	GWAS	欧洲	8
Lin, et al.	2011	1965/4301	GWAS	汉族	3
Cortes, et al.（IGAS）	2013	10 619/15 145	全基因组 SNP 检测芯片微阵列 Illumina Immunochip	欧洲、东亚和拉丁美洲	24
Robinson, et al.	2016	5040/21 133	人类外显子组芯片 Illumina Exomechip	欧洲	2
Ellinghaus, et al.	2016	8726/34 213	全基因组 SNP 检测芯片微阵列 Illumina Immunochip	欧洲和东亚	113

2010 年，TASC 利用 GWAS 技术对较大数量的 2053 个强直性脊柱炎患者和 5140 个欧洲血统的人群作为对照组综合研究，进一步证实了以前的研究结果 ERAP1 和 IL-23R 对强直性脊柱炎具有调控作用。此外，又发现了调控强直性脊柱炎的其他基因座，包括炭疽热毒素受体 2（ANTXR2）、IL-1R2；在全基因组范围内还发现 2p15 和 21q22 上的两个基因间区域与强直性脊柱炎相关。与基因间区域的关联表明它们可能含有非编码功能元件或参与调节其他基因的表达。需要进一步的研究来探讨它们在强直性脊柱炎发病机制中的作用。

2011 年，TASC 发布了迄今为止最大的强直性脊柱炎 GWAS，涉及 3023 名强直性脊柱炎患者和 8779 名欧洲血统健康人群（作为对照组）。这项研究确定了几个更大群体的新基因座。据报道，首次在全基因组水平上发现 RUNX3、LTBR-TNFRSF1A 和 IL-12B 与强直性脊柱炎显著相关。同时发现了 HLA-B*27、ERAP1、IL-23R、2p15、21q22 和 KIF21B。

2013 年，国际强直性脊柱炎遗传协会（IGAS）进行了一项关于强直性脊柱炎免疫芯片的病例关联研究，该研究在免疫基因座和 MHC 区域具有密集的覆盖率。该队列包含 10 619 例强直性脊柱炎病例和 15 145 例健康人群对照，分别为欧洲、东亚和拉丁美洲人群。IGAS 确定了 13 个新的强直性脊柱炎基因座，复制了除 HLA-B* 27 以外的 11 个先前的研究结果。这些新关联基因与 IL-6R、FCGR2A、UBE2E3、GPR35、BACH2、ZMIZ1、NKX2-3、SH2B3、GPR65、SULT1A1、NOS2、TYK2 和 ICOSLG 内的 SNP 相关。

2016 年，对 5040 名强直性脊柱炎患者和 21 133 名欧洲血统的健康对照者使用 Illumina Exomechip 技术进行强直性脊柱炎关联研究，从技术上讲，这不是一个全基因组的研究，是一个外显子组范围内的研究。除了常见的编码变体外，Exomechip 还具有低频和稀有变体的密集覆盖率。由于检测稀有变体的能力有限及稀有变体的不完全覆盖，本研究仅鉴定了与强直性脊柱炎相关的两个新基因座（USP8 和 CDKAL1）的全基因组显著性，并确认了 11 个已知的强直性脊柱炎关联基因。

最近，关于免疫芯片最大的强直性脊柱炎病例对照关联研究，通过组合来自其他四种相关疾病（克罗恩病、牛皮癣、原发性硬化性胆管炎和溃疡性结肠炎）的病例群组，鉴定了 113 个强直性脊柱炎相关的全基因组显著变异。该研究共有 8726 例强直性脊柱炎病例和 34 213 例健康对照者，另有 43 536 例其他 4 种免疫芯片病例，这些变体中的 39 个仅在强直性脊柱炎患者队列 GWAS 中显著表达，而在多效性分析中鉴定了另外 74 个非 MHC GWAS 变体，其他 4 种疾病被确认为强直性脊柱炎相关。本研究的较大样本量增加了其在疾病特异性分析中检测基因座的能力，并且在更大程度上分析了多效性遗传效应。通过使用更多的对照，确定了原始 Immunochip 研究中缺失的 17 个新基因座。新的强直性脊柱炎相关基因座是 ITLN1、CTLA4、CMC1、NPM1P17、NFKB1、CDKAL1、FGFR10P、6p22、7p21、ACTA2、11q24、PPP2R3C、CORO1A、16p11、ERN1、PTPN2 和 FAM118A（在强直性脊柱炎 Exomechip 研究中已经确定了暗示性关联）。本研究中鉴定的 113 种非 MHC 变体对照中的优势比和次要等位基因频率如图 4-2 所示。该研究足以识别几种罕见的变体，包括小于 1% 的 MAF 4 种变体和 1%～5% 的 MAF 7 种变体。值得注意的是，所有罕见的变异都是通过多种疾病的多效性分析确定的。

到目前为止，大多数强直性脊柱炎 GWAS 或病例对照关联研究，已在欧洲白种人队列中进行。2011 年，报道的在中国汉族人群惟一的 GWAS，确定了 3 个新的全基因组显著表达的非 MHC 基因座（2p15、5q14.3 和 12q12）。再次证实了已知的 HLA-B* 27 和 2p15 位点。这两个新的非 MHC 基因座在 IGAS 免疫芯片研究（欧洲血统或中国病例对照分析）中未被发现，也没有在上面提到的跨疾病研究中发现，因此研究者推测其可能是假阳性。

显然，需要在汉族人群中进行大规模的 GWAS，以利用东亚人的遗传构成差异来识别更多的基因，并确定其与强直性脊柱炎的遗传关联。已经表明，在欧洲血统人群中与强直性脊柱炎相关的 IL-23R SNP 与汉族人群的强直性脊柱炎无关。以后的研究表明，这可能是因为与欧洲相关的关键变体 rs11209026 在东亚人中并不具有多态性。相反，不同的变体（rs76418789、G149R）在东亚地区与强直性脊柱炎相关。该变体也显示出其与欧洲血统人群中的弱关联性，但由于该基因座上其他变体的结合强度，特别是 rs11209026（R381Q），很难看出这种关联应效。

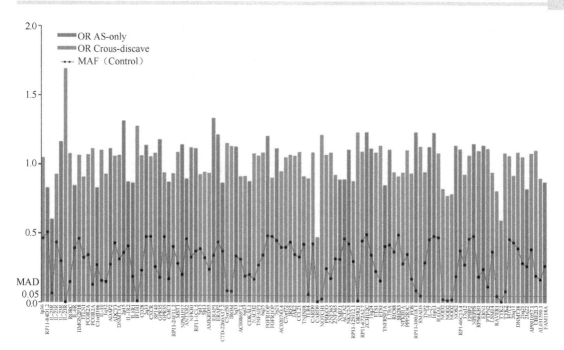

图 4-2　113 种非 MHC 强直性脊柱炎相关变体对照中的优势比和次要等位基因频率（见文后彩图）

注：变体由附近的基因标记。分别代表强直性脊柱炎病例对照分析中与强直性脊柱炎相关变体的优势比分别代表强直性脊柱炎相关变异与强直性脊柱炎病例对照分析的比值，并利用基因多效性进行分析。黑点表示健康对照中的次要等位基因频率。水平横线表示 5% 的次要等位基因频率。

　　强直性脊柱炎存在显著的性别差异，女性对强直性脊柱炎的抵抗力通常高于男性。此外，还观察到受父亲和母亲的影响，后代之间强直性脊柱炎的复发风险具有很大差异。这些发现意味着 X 染色体的位点可能导致疾病的易感性。尽管已经在常染色体上进行了多次强直性脊柱炎 GWAS，但在 X 染色体上只有两个强直性脊柱炎关联研究，每个研究都在小的实验样本中进行。迄今为止，尚未发现 X 染色体与强直性脊柱炎的关联或连锁。因此，强直性脊柱炎与性别之间的差异，尚无利用高密度 SNP 分析方法研究 X 染色体编码的遗传效应，进而明释强直性脊柱炎的发病机制的研究。

　　已鉴定的强直性脊柱炎易感基因位点，影响先天性和适应性免疫参与的众多免疫调节途径，如抗原呈递和结合、TNF-α/NF-κB 活化和信号转导、IL-23R 信号转导、淋巴细胞发育和激活、IL-1 簇基因、G 蛋白偶联受体和 IL-17/IL-22 介导的免疫。虽然已经鉴定了超过 100 个与强直性脊柱炎相关的基因座，但是这些基因座中大多数所涉及的潜在机制仍然不清楚。目前正在进行广泛的研究，试图找出强直性脊柱炎的致病变异相关的致病机制，了解它们在强直性脊柱炎中的作用，并开发治疗强直性脊柱炎新的方法。在这些途径中，MHC Ⅰ 类呈递和 IL-23 途径是强直性脊柱炎发展中涉及的主要途径，也是研究最好、最明确的机制。

四、强直性脊柱炎氨肽酶调控基因 *ERAP1* 研究进展

　　1. ERAP1 的功能　ERAP1 是锌金属肽酶，具有 HExxHx 的 M1 家族成员 18é 序列基

序。该家族包括具有各种特异性和生物学功能的可溶性和膜相关的氨肽酶。图 4-3a 显示，已确定晶体结构的 5 种 M1 家族氨肽酶的序列。这些结构揭示了锌金属肽酶具有嗜热菌蛋白酶样折叠结构。序列同源性在 N 端部分较小，并在高度可变的 C 端螺旋区域基本不存序列同源性。ERAP1 结构和域的组成见图 4-3。

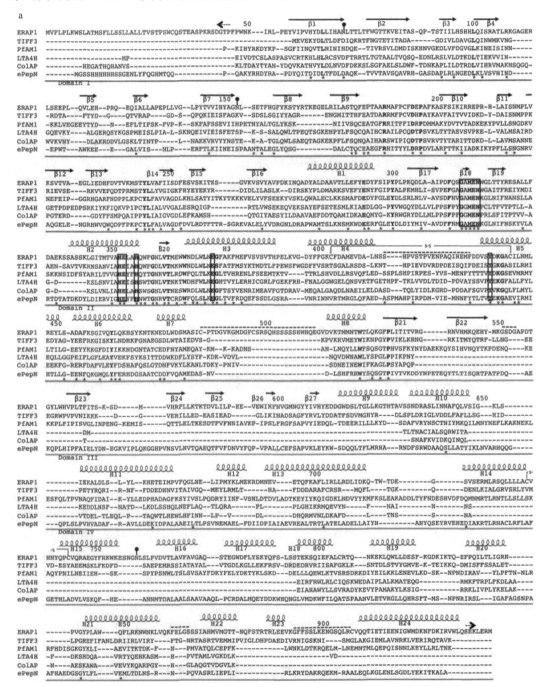

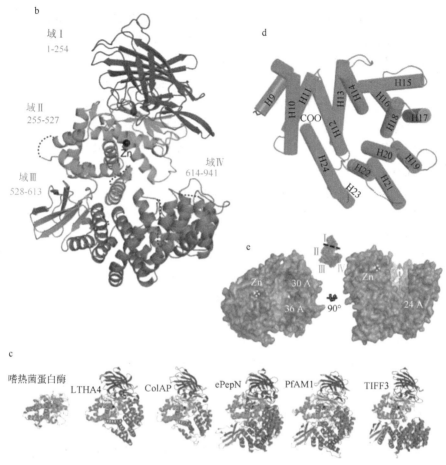

图 4-3　ERAP1 结构和域的组成（见文后彩图）

注：a，人 ERAP1 与 M1 氨肽酶家族成员白三烯 A4 水解酶（LTA4H）、嗜酸乳杆菌 tricorn 相互作用因子 F3（TIFF3）、大肠杆菌氨肽酶 N（ePepN）、恶性疟原虫氨肽酶 M1（PfAM1）和 C.psychrerythraea 冷活性氨肽酶（ColAP）基于结构的比对。编号对应人的 ERAP1，彩色线表示 ERAP1 中的结构域；线圈和股线分别代表螺旋和股线，破折号代表在晶体结构中未观察到的环。星号标记：所示的残基在氨肽酶中是同源的；方框表示高度保守的 M1 氨肽酶基序 HExxEx18E、GAMEN 和 Tyr438 残基，显示了二硫键的位置，气球图标代表观察到的糖基化位点。b，ERAP1 的整体形状表示为带状图并根据结构域着色：蓝色是结构域 I，绿色是结构域 II，橙色是结构域 III，粉红色是结构域 IV，虚线表示无序循环。c，M1 氨基肽酶家族成员和嗜热菌蛋白酶的结构。d，ERAP1 的 C 端结构域示意图，其中螺旋表示为圆柱体，螺旋图案显示由偶数螺旋线排列形成的大腔 ARM/HEAT。e，催化结构域和 C 端结构域形成的大空腔。插图显示了如何在黑色虚线上方移除 N 端结构域以提供腔的清晰视图。橙色虚线表示穿过腔的估计距离。

　　ERAP1 属于锌金属肽酶 M1 家族，也是内质网膜整合蛋白。ERAP1 有两个主要功能，其中之一是修剪抗原肽，协助提呈内源性抗原。内源性抗原肽在细胞质内被蛋白酶复合体降解为较小的肽段，最多含有 25 个氨基酸。而后，这些肽段被抗原加工相关转运体（transporter associated with antigen processing，TAP）转运到内质网。内质网中的 ERAP1 从 N 端将这些肽段精确地修剪为含有 8～9 个氨基酸的小片段。这样长度的肽段最适合结合 MHC I 类分子，包括 HLA-B27。MHC I 类分子结合抗原肽后，通过高尔基体到达细胞膜，将抗原肽提呈给 CD8$^+$ T 细胞。此外，ERAP1 还有清除细胞膜促炎性细胞因子受体的作用。这些受体有 IL-1R II、IL-6Rα、TNFR I。由于 ERAP1 与 HLA-B27 在内质网上共同参与了抗原提呈，有理由相信 ERAP1 也参与了强直性脊柱炎的发病。ERAP1 功能改变与强直性脊柱炎之间的关系近年来得到了广泛关注和深入研究。

2. *ERAP1* 基因与强直性脊柱炎关联   2007 年，一项大规模病例对照研究利用 GWAS 技术，通过对 1.45 万个非同义 SNP（nsSNP）位点进行扫描分析，确认 5 个位于 *ERAP1* 基因上的 nsSNP 与强直性脊柱炎相关。早前的研究计算出每个 SNP 的优势比，并区分出各个 SNP 的高风险等位基因。与高风险等位基因相对的等位基因被认为是保护性等位基因，如研究较多的 rs30187 的等位基因 C 被认为起保护性作用，其在健康对照人群中存在的比例高于强直性脊柱炎患者。

然而，由于各 SNP 间存在连锁不平衡（linkage disequilibrium，LD），并且各 SNP 间还有相互作用，似乎较难对某个 SNP 独立分析，如纯合的 rs30187 和 rs10050860 同时存在可以显著提高保护效应，使得强直性脊柱炎的风险下降了 2/3～3/4。因此，不同 SNP 组合构成的单体型成为研究的重点。rs27044/10050860/30187-CCT 单体型可提高强直性脊柱炎的风险，这是由于 rs20744 与 rs17482078 存在完全连锁，也有报道称 rs17482078/10050860/30187-CCT 单体型是强直性脊柱炎易感型，而与之相对应的 TTC 单体型则为强直性脊柱炎保护型。

对俄罗斯人群的研究发现，rs17482078/10050860/2287987-CCT 单体型为强直性脊柱炎易感型，并认为 rs30187 和 rs27044 多态性与强直性脊柱炎不相关。对我国台湾人群的研究则发现 rs27037/27980/27044-TCG 单体型是强直性脊柱炎的主要风险因子。Reeves 等的研究则更为深入，不仅罗列出 13 种不同的单体型，还研究了 15 种不同的单体型组合在疾病和对照组中的分布。他们认为 ERAP1 的高度多态性通过影响抗原提呈参与强直性脊柱炎发病。虽然 *ERAP1* 基因影响强直性脊柱炎，但其对强直性脊柱炎的影响有赖于 *HLA-B27* 基因。*ERAP1* 多态性在 *HLA-B27* 基因缺失的情况下与强直性脊柱炎没有关联。体外实验也证明了 ERAP1 功能改变只在强直性脊柱炎相关 HLA-B27 亚型存在下改变细胞蛋白质表达。这说明 ERAP1 与 HLA-B27 密切配合，共同参与强直性脊柱炎发病机制。

3. ERAP1 参与强直性脊柱炎的机制   ERAP1 具有清除膜细胞因子受体和修剪抗原肽的功能。膜受体清除减少会导致游离受体与膜受体的比例失调，从而导致炎症，但现有研究并未在强直性脊柱炎患者中发现 ERAP1 SNP 与细胞因子水平存在关系。因此，本书着重从 ERAP1 修剪抗原肽这一功能来探讨。

（1）影响抗原肽提呈：ERAP1 对抗原肽的剪切功能决定了它对 MHC 分子提呈的抗原肽谱有影响，这在被敲除 *ERAP1* 基因的小鼠中得到证实。ERAP1 功能的缺失，使得原本与 MHC 分子较好结合的抗原肽表达减少，同时与 MHC 分子结合欠合适的异常肽段表达增加，并最终导致免疫应答产生。ERAP1 的基因多态性使 HLA-B27 提呈的抗原肽谱呈现多样性，并通过抗原肽谱的改变来增强或减弱免疫反应。

ERAP1 通过影响抗原肽提呈介导强直性脊柱炎可能存在如下机制：①异常提呈的抗原肽改变 T 细胞受体谱并被特异性的 CD8[+] T 细胞识别，引起炎症反应；②异常提呈的抗原肽可通过分子模拟导致交叉反应；③降解、破坏病原体来源的抗原，削弱机体对病原体的清除。目前关于 ERAP1 与抗原肽谱的研究都集中于表达强直性脊柱炎相关 HLA-B27 分子的细胞，这说明 ERAP1 多态性改变抗原肽谱有赖于 HLA-B27 分子，也提示了两者在抗原提呈上的密切关系。

（2）改变 HLA-B27 分子表达：完整的 HLA-B27 分子由一条重链和一条轻链构成，具备提呈抗原的能力。当 HLA-B27 分子解聚时，重链与轻链分离，形成自由重链（free heavy chain，FHC），不能提呈抗原。HLA-B27 来源的 FHC 较容易发生错误折叠和形成同源二聚体。ERAP1 影响抗原肽提呈的同时也改变了 HLA-B27 分子的表达。ERAP1 缺失的小鼠细胞膜表面 MHC 分子表达下降，这种情况同样存在于携带强直性脊柱炎易感型 ERAP1 基因的细胞上。ERAP1 SNP rs27044 的强直性脊柱炎易感型等位基因是 C，携带该等位基因的强直性脊柱炎患者与无该基因的患者比较，前者的外周血单个核细胞表面表达较高的 FHC。这些现象潜在的机制是 ERAP1 功能失当产生与 HLA-B27 分子低亲和力的抗原肽，而该分子结合低亲和力抗原肽后容易发生解聚，发生未折叠蛋白反应，或是形成膜 FHC。蛋白质错误折叠增加内质网压力，引起细胞因子失调，导致炎症反应，这是强直性脊柱炎的一个病理机制。

FHC 在强直性脊柱炎患者炎性滑膜液中的单个核细胞膜表面高表达，提示其也与强直性脊柱炎相关。FHC 分子在膜表面可形成同源二聚体，该二聚体可被 NK 细胞及 Th17 细胞表面的 KIR 家族成员 KIR3DL2 结合。NK 细胞和 Th17 细胞的 KIR 受体结合 FHC 后可延长存活时间。强直性脊柱炎患者表达 KIR3DL2 受体的 Th17 细胞和 NK 细胞的比例增加。Th17 细胞通过分泌 IL-17 细胞因子参与了强直性脊柱炎的病理过程。

五、强直性脊柱炎 IL-23R 途径研究进展

2007 年，研究第一次报道 IL-23R 与强直性脊柱炎有关，该发现揭示了 IL-23R 途径参与强直性脊柱炎发病机制。IL-23R 在编码各种促炎细胞的促炎性细胞因子 IL-23 中起着重要作用，包括 Th17 细胞、$\gamma\delta$T 细胞、NK 细胞、肥大细胞、帕内特细胞和其他细胞。

参与 IL-23 途径的基因，如多个变种 TYK2、JAK2、IL-12B、IL-6R、IL-27、PTGER4 和 CARD9 也发现与强直性脊柱炎有关。TYK2 是 JAK 蛋白质家族成员，在转导炎症信号方面发挥着重要的作用，包括 IL-23、IL-10、IL-6、IFN-α 和 IFN-β 和 IL-12 信号。JAK2 是编码 JAK-STAT 信号通路的组分，它是 IL-23R 的下游通路。IL-12B 编码 IL-12p40 和 IL-23 异二聚体的亚基之一的 IL-12p40。CARD9 介导 Dectin-1 的下游信号转导，其特异性地响应于真菌刺激而发生效应，导致促炎性细胞因子的表达。受体 IL-6、IL-6R 参与影响 Th17 细胞分化（Th 细胞的 IL-6 信号转导途径）。前列腺素 E_2 受体 4（EP4）的活化，使其蛋白质产物 PTGER4 通过促进 Th17 细胞活化从而减少 IL-12p70 的表达，并增加 IL-23 的表达水平。

IL-27 与 IL-12、IL-23 是相同的家族，它具有广泛的免疫效果，包括促进 Th1 分化、抑制 Th2 和 Th17 细胞分化。与强直性脊柱炎相关的 LPS 与 TLR4 相互作用，导致前列腺素 E_2 及其表达增加。该途径中的多个基因在不同疾病中显示出多效性。例如，IL-23R 是已知与强直性脊柱炎疾病相关的信号通路，包括炎性肠病和银屑病。TYK2 的变异与强直性脊柱炎、炎性肠病、牛皮癣、1 型糖尿病、多发性硬化和类风湿关节炎有关。炎性肠病

和强直性脊柱炎与 IL-23R 途径中多个基因相关,包括信号通路中的 *IL-23R*、*IL-12B*、*TYK2*、*JAK2*、*IL-27* 和 *CARD9* 基因,这两种疾病可能通过 IL-23R 通路共享类似的病因机制。

据报道,强直性脊柱炎患者的回肠末端 IL-23 具有更高的表达水平。对克罗恩病患者和小鼠模型研究显示,单独的 IL-23 过表达可引起脊柱关节炎。夏洛特等发现,响应识别 IL-23 的细胞群表达 IL-17 和 IL-22。爪肿胀度评分的临床试验显示,通过抑制 IL-17 或 IL-22,特别是通过抑制降低 IL-22 的表达会引起机体疾病的发生,但过表达 IL-17 没有疾病发生。强直性脊柱炎模型,包括大鼠和小鼠的其他动物模型,也已经显示出受到 IL-23 途径靶向干预的显著影响。针对 IL-23 途径的治疗性临床试验,显示出疾病减轻的结果,其中苏金单抗现在广泛用于治疗强直性脊柱炎,以及还有在开发和试验中的多种其他药剂。在人体中观察到靶向 IL-23、IL-22 和 IL-17 的差异效应。

IL-23R 位于染色体 lp31.3,已确认在很多疾病如银屑病和炎性肠病等中发挥重要作用。IL-23R 是炎症通路中的一个关键调节因子,介导幼稚的 CD4$^+$ T 细胞分化为 Th17 和 ThIL17,它们能产生 IL-17、IL-17F、IL-6 及 TNF-α。

WTCCC 的研究中对 8 个 IL-23R 的 SNP(rs1004819、rs10489629、rs11465804、rs11209026、rs1343151、rs10889677、rs11209032、rs1495965)进行了基因分型,之后又增加 2000 个自身免疫性甲状腺疾病或乳腺癌患者作为对照,以进一步提高研究结果的统计学意义。研究数据显示 8 个 SNP 中有 7 个与强直性脊柱炎存在明显的相关性,其中最为显著的是 rs11209026、rs10489629 和 rs11209032,此外在无炎性肠病和银屑病病史的病例中,IL-23R 与强直性脊柱炎的相关性更为明显,这提示该基因在强直性脊柱炎易感性中可独立发挥作用,其相关性并非强直性脊柱炎与炎性肠病或银屑病共存所致。此研究结果发表后,陆续有西班牙、加拿大、英国、韩国的 IL-23R 相关研究结果公之于众,其中西班牙、加拿大和英国的入选研究对象均为白种人后裔。除加拿大的研究显示关联性最强的为 rs11465804 之外,其余研究结果均与 WTCCC 的结果基本相同。而韩国研究显示该基因与韩国人群的强直性脊柱炎发病并无关联,这也是目前惟一报道 IL-23R 与强直性脊柱炎无关的研究。

IL-23R 与强直性脊柱炎存在相关性,提示 Th17 淋巴细胞通路可能在强直性脊柱炎发病中起着一定的作用。此外,还有很多免疫细胞,如巨噬细胞、小胶质细胞和 NK 细胞能表达 IL-23R,但目前尚不清楚与强直性脊柱炎相关的 IL-23R 突变对上述哪种细胞影响最大。有学者认为,IL-23/IL-23R 的靶向治疗有可能预防强直性脊柱炎的发生,抑制 Th17 淋巴细胞的活动则可能是治疗自身免疫性疾病的一种方式。IL-12p40 亚基(为 IL-23/IL-12 所共有)基因抗体治疗银屑病和克罗恩病的临床试验已获成功。可惜到目前为止,还没有成功治疗强直性脊柱炎的研究报道,因此有必要深入研究。

六、IL-17 在强直性脊柱炎发病机制和靶向治疗中的作用研究

IL-17 细胞因子正在成为免疫反应的关键参与者。第一个克隆鉴定的成员为 IL-17A,也称为细胞毒性 T 淋巴细胞相关抗原 8,这是一种与疱疹病毒 Saimiri 的 *HSV13* 基因具有

同源性的基因。Yao 等将该基因鉴定为细胞因子，最初命名为 IL-17，最近称为 IL-17A，是该家族的原始成员。随后根据其与 IL-17A 的同源性鉴定出 IL-17B 至 IL-17F 的其他成员。这些蛋白质的 C 端高度保守，在空间上含有 5 个保守的二聚化半胱氨酸残基。IL-17R 家族的成员 IL-17RA 与 IL-17RE 具有介导这些细胞因子的生物学功能。越来越多的证据表明，这些相互作用诱导了炎症的发生。IL-17 家族成员与 IL-17A 的同源性对比见图 4-4。

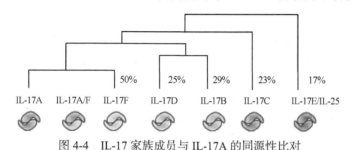

图 4-4　IL-17 家族成员与 IL-17A 的同源性比对

注：树状图表明每个 IL-17 家族成员与 IL-17A 之间的同源性百分比。IL-17F 与 IL-17A
具有更高的同源性，而其他家族成员与 IL-17A 的同源性较低。

IL-17 是慢性炎症中公认的靶标。这种细胞因子初次描述于 1993～1995 年期间，第 1 种 IL-17 抑制剂于 2015 年注册。之前和正在进行的研究已经确定了 IL-17A 和相关分子是作为多种临床病症的重要靶点。同时，靶向治疗这些细胞因子及受体、转录因子和信号转导途径的药物研发正在迅速增长。早在 20 多年前，体外研究的结果就确定了 IL-17 对炎症的作用。多年来，多种文献证实了 IL-17A 在细胞生物学及其相关性中的许多功能，将其与越来越多的疾病的发生和发展联系起来。

1. IL-17 基因和 IL-17R　IL-17 基因和 IL-17R 首次从啮齿动物中发现，最初称为细胞毒性 T 淋巴细胞相关抗原 8（CTLA8）。IL-17A 是 IL-17 6 个家族细胞因子（IL-17A～IL-17F）的初始成员。IL-17 蛋白由 150 个氨基酸组成，分子质量为 15kDa，其基因位于人染色体 6p12 上。在 IL-17 家族成员中，IL-17A 和 IL-17F 是主要的促炎性细胞因子；它们具有 55% 的氨基酸相似性和二硫键连接的同源二聚体或异源二聚体 IL-17A/F。IL-17R 是异聚复合物，由 IL-17RA、IL-17RB、IL-17RC、IL-17RD 和 IL-17RE 组成。

IL-17R 含有保守的结构基序，包括细胞外纤连蛋白Ⅲ样结构域和细胞质 SEFIR 结构域。IL-17A 和 IL-17F 形成同源二聚体或异二聚体结合 IL-17RA 和 IL-17RC 的异二聚体复合物，从而激活下游 IL-17R 胞内信号转导，包括 NF-κB、CCAAT 增强子结合蛋白（C/EBPs）C/EBPβ 和 C/EBPδ、丝裂原活化蛋白激酶（MAPK）及 JAK-PI3K 和 JAK-STAT 通路，用以诱导抗菌肽、促炎性趋化因子和细胞因子及 MMP 的释放，用于自身免疫性疾病和宿主的防御。IL-17RA 几乎在每种类型细胞中表达，包括上皮细胞、内皮细胞、成纤维细胞和髓样细胞，而 IL-17RC 似乎在特定细胞类型中表达更受限制。

IL-17A 和 IL-17F 具有 50% 的相似性（图 4-4），因此具有许多相似的生物学特性。两种细胞因子都以二硫键连接的同源二聚体分泌。此外，还鉴定了由二硫键连接的具有异二聚体结构的 IL-17A 和 IL-17F。这些蛋白质的信号通过由所述 IL-17RA 和 IL-17RC 链结合，在多个结构中被检测到异源二聚体受体复合物。

2. IL-17 参与的信号转导途径　现在公知的是 IL-17 可以激活 NF-κB 途径，IL-17A 启动依赖于肿瘤坏死因子受体相关因子 6（TRAF6）的 NF-κB 途径。Act1 是 IL-17RA 和 TRAF6 之间的关键中间衔接子，在 IL-17A 刺激后被募集，并通过 SEFIR 依赖性相互作用与 IL-17RA 结合。此外，Act1 的 TRAF6 结合基序进一步使其结合 TRAF6 和 TGF-β 激活激酶 1 以传递下游信号，从而激活经典 NF-κB 路径。此外，Act1 还可以激活丝裂原活化蛋白激酶途径，稳定编码几种促炎性细胞因子和趋化因子的 mRNA。IL-17 介导的信号转导不仅促进促炎因子级联，还触发几种调节途径。IL-17A 刺激可以将 TRAF4 募集到 IL-17R 复合物中，并且 TRAF4 可以通过与 TRAF6 竞争，结合 Act1 而成为 IL-17 介导的信号转导负调节剂。TRAF3 是另一种负调节因子，对 IL-17 信号级联具有类似的作用。其他磷酸化事件，例如，C/EBP 磷酸化 β 通过 ERK 和糖原合酶激酶 3β（GSK3β），也能导致 IL-17 依赖性促炎基因诱导的抑制。

3. IL-17 的功能　IL-17 的主要生物活性结构促进炎症的发生，早期的研究表明 IL-17 引发类风湿关节炎患者滑膜细胞中 IL-6 的产生，当与其他促炎性细胞因子（IL）协同作用时，这种作用甚至更强。此外，慢性炎症中的 IL-17 通过激活 MMP，有助于抑制软骨细胞和成骨细胞基质的产生，导致关节破坏和组织修复缺陷。IL-17 也增加了 RANK 的表达，激活成骨细胞 RANKL，进而增加 RANK 在破骨细胞中的表达。这些研究将 IL-17 活性与骨破坏联系起来，表明了 IL-17 在骨免疫学中的潜在作用。在肠道炎症中，IL-17 在体外刺激结肠上皮下肌成纤维细胞，产生 MMP、IL-6 和 IL-8。在中枢神经系统中，IL-17 可以破坏血脑屏障的紧密连接，进一步促进 CD4$^+$ T 细胞的局部迁移，导致神经炎症。所有这些结果都支持 IL-17 在组织特异性和系统性自身免疫性疾病发病机制中的作用。

IL-17A 和 IL-17F 由多种淋巴细胞产生，包括典型的 Th17 细胞及 γδT 细胞、NK 细胞和 nNKT 细胞。幼稚 T 细胞或淋巴细胞的分化涉及小鼠中谱系特异性转录因子 RORγt 的表达，或人系中 RORC 的表达。RORγt 抑制 Th17 分化和产生 IL-17A 和 IL-17F，以及其他 Th17 细胞因子 IL-21 和 IL-22 的产生。

在上游信号通路中，Th17 和其他产生 IL-17 的细胞的分化受一系列调控通路的控制，这些通路涉及由抗原呈递细胞如树突状细胞产生的不同细胞因子。这些细胞因子对多个靶标延长非特异性炎症效应。IL-6 和 IL-1 是炎症的经典标志物，是 Th17 细胞分化的关键细胞因子。在早期分化和表达 RORγt 后，在 IL-23 的控制下（IL-23 是 IL-12 家族的成员，它与 IL-12 共有 p40 链，p40 其与 p19 结合形成 IL-23，或与 p35 结合形成 IL-12），通过阻断 IL-12 和 IL-23p40，不能对 IL-23 特异性抑制。相反，需要特异性 p19 抑制剂才能达到该特异性。抑制 p19IL-23，影响 T 细胞分化为 Th17 细胞，从而减少其细胞因子的产生。这些细胞因子主要包括 IL-17A 和 IL-17F 及其他 Th17 细胞因子 IL-21 和 IL-22。同时，效应 Th17 细胞和 Tr 细胞之间存在平衡。在类风湿关节炎患者中，TNF 的抑制主要由 Th17 细胞和 Tr 细胞之间的平衡变化造成。

4. 强直性脊柱炎中 IL-17 的作用研究　多年的证据表明，IL-17 和 Th17 效应物反应与炎症性脊柱关节炎包括强直性脊柱炎、银屑病关节炎、反应性关节炎和未分化的脊柱关节炎的症状有关，提示包括 IL-23R 在内的 Th17 相关通路与强直性脊柱炎易感性具有遗传相关性。关于 IL-17 在银屑病关节炎发病机制中作用的一个核心问题是 IL-17 如何驱动炎症，从而导致糜烂性骨损伤和病理性新骨形成。强直性脊柱炎是人类脊柱关节炎的原型形式，其特征为关节炎症，导致异位新骨的形成，并最终导致骶髂关节的进行性强直。相关研究已经显示，强直性脊柱炎与 IL-23R 多态性和 T 细胞免疫应答功能相关性具有很强的遗传关联，提示强直性脊柱炎患者 IL-23/IL-17 轴的遗传变异可能会影响 Th17 细胞的效应子功能。此外，*TNFSF15*、*TRADD* 和 *CARD9* 基因对 Th17 细胞发育和增殖的调节也非常重要。Uddin 等使用多种整合的基因组方法，确定了机体免疫相关途径和 Th17 相关基因重叠导致的强直性脊柱炎风险等位基因。这些遗传数据结果表明，IL-17 和 Th17 效应子反应受遗传和上游信号调节的影响，且进一步发展和延续炎症的发生和发展。

对一些实验动物和人类的观察研究中，进一步定义了 IL-17 在强直性脊柱炎发病机制中的重要性。过表达 IL-23 的小鼠出现了轴性和外周性附着炎，以及与人类强直性脊柱炎相似的新骨形成。阻断下游效应细胞因子 IL-17 的表达，则显著降低了疾病的发生和发展。在炎症性关节炎模型中，IL-17 缺陷小鼠表现出较少的关节炎症，并且 IL-17R 缺陷小鼠滑膜中促炎性细胞因子的产生减少，阻止了软骨的破坏。与对照组相比，强直性脊柱炎患者血清中 IL-17 和 IL-23 升高，当用 IL-23 刺激时，IL-17 的产生甚至更强。Chen 等还报道了强直性脊柱炎患者中 IL-17 和 IL-23 水平升高的相似结果，该水平与通过 BASDAI 评分测量的疾病活动结果一致。这些观察研究表明，IL-17 可能有助于强直性脊柱炎发病机制的形成。

产生 IL-17 的主要细胞类型是 Th17，强直性脊柱炎患者血液中 Th17 细胞数量显著增加。特异性表达 KIR3DL2 的 Th17 细胞，可响应 HLA-B27 同源二聚体，并且 Th17 细胞数量在强直性脊柱炎患者血液中显著增加。除 Th17 细胞外，还发现其他产生 IL-17 的 T 细胞亚群在强直性脊柱炎中特异性上调。例如，在活动性强直性脊柱炎患者中观察到产生 IL-17 的 IL-23R$^+$ γδT 细胞增加。此外，观察到肥大细胞在强直性脊柱炎患者中表达更多的 IL-17，是强直性脊柱炎滑膜中表达 IL-17 的主要细胞群。IL-17 的表达增加主要发生在强直性脊柱炎患者发炎脊柱的软骨下骨髓中的过氧化物酶（MPO$^+$）细胞和 CD15$^+$中性粒细胞中。所有这些结果表明，先天性和适应性机制都驱动强直性脊柱炎发病机制的进一步发展，并且 IL-17 介导的强直性脊柱炎可能具有组织和细胞类型特异性。

在过去几年中，已在强直性脊柱炎患者的临床试验中开发并检查了几种阻断 IL-17/IL-17R 的抗体。已经开发了至少 3 种单克隆抗体来中和 IL-17 或阻断 IL-17R 信号转导：苏金单抗（抗 IL-17A）、伊沙珠单抗（抗 IL-17A）和布罗达单抗（抗 IL-17RA）。苏金单抗是一种完全人源化的单克隆抗体，可选择性地结合并中和 IL-17。在早期的 Ⅱ 期临床试验中，苏金单抗在控制强直性脊柱炎症状方面表现出良好的疗效。随后的Ⅲ期试验中，两项大型安慰剂对照进一步证明了其在抑制疾病活动方面的功效，类似于之前的 TNF 阻滞剂试验。此外，该药物在幼稚患者和既往抗 TNF 治疗无效的患者中疗效均优于安慰剂，提示 IL-17 途径抑制炎症与 TNF 不同。正在进行的强直性脊柱炎Ⅲ期试验证实，与苏金单抗类似，伊沙珠单抗是另一种人源化单克隆抗体，其结合并中和 IL-17A。正在进行的强直性脊柱炎Ⅲ期试验证实，布罗达单抗是一种完全人源化抗 IL-17RA 抗体，可抑制 IL-17A、IL-17F 和其他 IL-17 家族成员的生物活性。

七、强直性脊柱炎其他调控基因研究进展

1. 强直性脊柱炎调控基因 *TGF-β* 研究概况　TGF-β 超家族由多种多肽生长因子组成，广泛参与包括细胞增殖、分化、黏附、血管形成、骨骼形成和胚胎发育在内的重要生命活动。功能较明确的 TGF-β 超家族成员有两类：TGF-βs 和骨形态生成蛋白（bone morphogenetic proteins，BMPs）。TGF-βs 主要包括 TGF-β1、TGF-β2 和 TGF-β3，其中 TGF-β1 在组织骨化发展过程中的作用日益受到关注。研究表明 TGF-β1 参与调控组织异位骨化的形成，具有促进成骨细胞增殖、分化的作用；TGF-β1 在骨化过程的后期可刺激骨的形成及促进细胞外基质合成；Kawaguchi 等发现 TGF-β1 与韧带骨化的病变区域密切相关；Inaba 等对颈椎后纵韧带骨化症患者的韧带组织中 TGF-β1 进行免疫组化分析，结果发现 TGF-β1 可以促进后纵韧带骨化。而 BMP-2 也是公认的成骨诱导因子，其在体内以自分泌和旁分泌的形式诱导骨、软骨及骨相关结缔组织的形成。

TGF-β 超家族成员通过与跨膜受体 TGF-β 受体（TGF-βR1、TGF-βR2、TGF-βR3）形成复合体来介导对靶细胞的作用。其中，TGF-βR3 又称为 β 蛋白聚糖，是一种表达丰富的膜锚定蛋白，曾被认为仅是 TGF-β 超家族的辅助受体。近来研究表明，它在介导和调节 TGF-β 家族生长因子的信号转导中具有非常重要甚至不可替代的作用。BMPs 家族成员 BMP-2、BMP-4 和 BMP-7 均能在体外与 TGF-βR3 结合，而在细胞内 BMP-2 依赖于 TGF-βR3 刺激间充质干细胞向上皮样细胞分化。最近文献表明 TGF-β1 和 BMP-2 可通过激活 TGF-βR3，共同调节心外膜细胞侵袭，进一步提示 TGF-β1 和 BMP-2 可同时作用于 TGF-βR3。

研究发现强直性脊柱炎患者棘上韧带和棘间韧带中 TGF-β1、BMP-2 的基因和蛋白表达较非强直性脊柱炎患者明显升高。采用抑制差减杂交技术在强直性脊柱炎患者脊柱棘上韧带中发现一个特异性高表达的片段，基因克隆鉴定发现其为 TGF-βR3；进一步研究证实其基因和蛋白表达在强直性脊柱炎患者脊柱棘上韧带中也较非强直性脊柱炎患者明显升高。推测强直性脊柱炎韧带中成纤维细胞在骨化中具有重要作用。通过分离培养原代强直性脊柱炎成纤维细胞，发现其 TGF-β1、BMP-2 和 TGF-βR3 蛋白表达较普通成纤维细胞显著升高。这一发现提示过度激活的 TGF-β1、TGF-βR3 和 BMP-2 通路可能参与强直性脊柱炎成纤维细胞和韧带成骨分化的病理进程。

2. 血管内皮生长因子研究概况　血管内皮生长因子（vascular endothelial growth factor，VEGF）对血管内皮细胞具有高度特异性，并具有成骨作用，可加速骨折的愈合，也有研究认为其高表达可能促进局部内皮细胞分泌 BMP，并通过 BMP 介导成骨作用。在早期强直性脊柱炎患者中，VEGF 水平即明显高于健康对照者。有研究认为，VEGF 在强直性脊柱炎患者病程中，参与其滑膜血管翳的形成，增加血管通透性，并在滑膜细胞增生中起重要作用。目前有研究表明，相比较于传统的急性炎症标志指标 CRP、ESR，VEGF 能更准确地反映炎症的存在。

3. 其他白细胞介素研究概况　强直性脊柱炎患者 IL-2 分泌功能上调，患者血清中

IL-2R 升高，与 ESR 相关，可作为强直性脊柱炎疾病活动的参考指标。IL-6 为单核细胞、内皮细胞产生的炎性细胞因子，能诱导 B 细胞增殖、分化、分泌自身抗体，诱导急性时相蛋白的产生，促进造血与血管增殖，与 IL-1 一起调节细胞因子网络。有研究表明，IL-6 可以构成细胞因子网络，对免疫系统具有调节作用。IL-6 于 TNF-α 下游，后者可促进其表达，目前也被认为是一种急性时相反应蛋白。强直性脊柱炎患者 IL-6 分泌功能上调，血清中升高，与 CRP、ESR 水平及疾病活动相关，为上述结论提供依据。

有研究提示 IL-1 多态性基因可能是强直性脊柱炎发病的遗传易感基因之一，且其与疾病的关联有明显人种差异，但 IL-1 在强直性脊柱炎患者血清中未见明显升高。IL-10 在强直性脊柱炎患者关节滑液中的浓度高于外周血 Tr 细胞中的浓度，患者疾病活动度的减轻和关节症状的缓解可能与之有关。又有研究发现脊柱关节炎患者高表达 IL-22，提示 IL-22 可能在脊柱关节炎的发病中起重要作用，且 IL-22 在关节外产生后释放到滑膜液中起促炎症作用，但是这一点专家没有达成共识。IL-23 过度表达可作为强直性脊柱炎不典型肠内炎症的免疫性标志。IL-32 在强直性脊柱炎患者早期的肠道炎症中，是一种参与先天免疫反应发生的重要的细胞因子，发挥了保护作用。在细胞因子 IL-17、IL-6、IL-1α、TNF-α、IFN-γ、IL-23 中，IL-6、IL-1α 是疾病活动和预后不良因素。

第二节　强直性脊柱炎易感基因研究

一、强直性脊柱炎炭疽毒素受体 2（*ANTXR2*）基因研究概况

炭疽毒素由 3 种炭疽芽孢杆菌产生的毒力因子——保护性抗原（PA）、致死因子（LF）和水肿因子（EF）组成，获得细胞质通路并干扰宿主防御信号通路，使炭疽孢子存活和萌发。无毒的毒素本身可以引起缺乏炭疽毒素的菌株产生毒血症，严重的器官损伤或感染宿主死亡。PA、LF 和 EF 可配对形成致死毒素（LT，由 PA 和 LF 组成）和水肿毒素（ET，由 PA 和 EF 组成）。PA 是细胞结合部分，LF 和 EF 是毒素的催化部分。为了将效应子 LF 和 EF 递送到胞质溶胶中，PA 结合细胞表面受体 ANTXR2 和 ANTXR1。在用弗林蛋白酶处理后，LF/EF 与 PA 寡聚体结合形成毒素–受体复合物。通过受体介导的内吞程序，触发毒素复合物的摄取，诱导 LF/EF 通过 PA 寡聚体蛋白质导电通道转移到胞质溶胶中，以发挥其细胞毒性作用。至于 PA 在细胞结合、毒素复合物形成中的重要作用，许多针对 PA 的抗体，特别是那些阻止毒素与其受体结合的抗体，被证明对炭疽感染有很强的保护作用。炭疽毒素的内化取决于几个主体膜蛋白，如 ANTXR1、ANTXR2、ARAP3、LRP6、COP1、组织蛋白酶 B、GRP78、钙蛋白酶和 TCP-1 等。中断编码基因的表达可以增强宿主对炭疽毒素的抗性。ANTXR2 是病原体利用这些细胞基因的决定因素，中断编码基因的表达对 ANTXR1、ANTXR2、ARAP3、LRP6、COP1、组织蛋白酶 B、GRP78、钙蛋白酶和 TCP-1 基因的失活产生最强的保护作用。

TASC 全基因组关联分析确定了 *ANTXR2* 基因的关联（最大的关联是 SNP rs 4333130，

P=9.3×10^{-8}）。该基因位于 4q21.21，全长约 170kb，有 17 个外显子，编码毛细管形成蛋白-2（CMP2）。*ANTXR2* 的隐性突变引起幼年透明蛋白纤维瘤病和婴儿型全身性玻璃样变性。以前未报道与任何人类常见病关联。CMP2 是一种主要在毛细血管形成时表达的跨膜蛋白，并且结合层粘连蛋白和Ⅳ型胶原，在多部位广泛表达，包括心、肺、肝、骨骼肌、外周血中性粒细胞、胎盘、小肠、肾、结肠和脾。CMP2 如何参与强直性脊柱炎的发病，目前还不清楚。如果它作用在上皮细胞屏障，那么它可能会通过对肠内渗透性的作用来影响疾病。然而，如果真是这样，它似乎也应该与克罗恩病有关联，却不见任何与该病相关的报道。进一步的多群体复制研究和细胞功能研究将有助于确立它成为确定的强直性脊柱炎易感基因。

二、强直性脊柱炎血管活性肠肽基因研究概况

血管活性肠肽（vasoactive intestinal peptide，VIP）为一种拟副交感神经肽，分子质量为 3323Da，属胰高血糖素–胰泌素家族，与乙酰胆碱（ACh）共存于副交感神经节后纤维，在人体内分布广泛，具有多种功能。20 世纪 70 年代初，Sami 和 Viktor 从猪小肠中分离出一种多肽物质，该物质与激肽、P 物质、胰高血糖素等肽类在化学结构上有区别，具有扩张血管、降低血压、升高血糖等多种生物学作用，被命名为血管活性肠肽（VIP）。

VIP 是由 170 个氨基酸前体（preProVIP）衍生而来的 28 个氨基酸肽（ProVIP）组成的。人类 *VIP* 基因位于染色体 1p11，内含 7 个内含子和 6 个外显子。VIP 主要来源于中枢及外周神经系统，肥大细胞、嗜酸性粒细胞、T 淋巴细胞、B 淋巴细胞也可分泌表达少量的 VIP。VIP 在人体内分布广泛，除中枢及周围神经系统外，胃肠道、呼吸道黏膜上皮细胞，淋巴组织及外周血中均有分布。

VIP 由 3 种 G 蛋白偶联受体（PAC1-R、VPAC1-R、VPAC2-R）介导而产生生物学效应，对 VPAC1-R、VPAC2-R 的亲和力高于 PAC1-R。3 种受体均广泛表达于外周组织和中枢神经系统，其中 VPAC1-R 主要表达于器官和血管平滑肌层。3 种受体都可通过与腺苷酸环化酶偶合而被激活，不过在某些细胞中，VPAC1-R 和 VPAC2-R 也可与磷脂酶 C 或磷脂酶 D 偶合而被激活。VIP 作为第一信使，在其刺激下，受体活化，可使胞内的第二信使环腺苷酸（cAMP）及 Ca^{2+}的浓度增加，调节磷脂酶活性，从而引发相应的生物学效应。VIP 在中枢及外周组织中都存在着广泛的影响，能调节消化、循环、神经、免疫等各大系统的功能。

VIP 与免疫系统有密切的关系。淋巴器官中的 VIP 主要来源于神经末梢及免疫细胞，CD4$^+$ T 细胞和 CD8$^+$ T 细胞均可表达 VIP mRNA，并在炎性反应或抗原刺激作用下分泌VIP。在适应性免疫应答过程中，机体可以根据侵入的病原体的类型及受影响的组织启动不同的免疫机制，而 Th0 细胞分化为 Th1 细胞或 Th2 细胞则是实现这一目的的关键。Th1细胞参与调节细胞免疫，保护细胞免受细胞内病原体的侵袭，但同时也会对宿主的组织造成自身免疫损伤。Th2 细胞参与调节体液反应，能有效杀伤细胞外的病原体。IL-4 是促进Th0 细胞向 Th2 细胞分化的关键因子,IL-12 则在 IFN-γ 的协同作用下促进 Th0 细胞向 Th1

细胞分化。研究发现，VIP 能上调静止状态的巨噬细胞表达 CD80、CD86，抑制 IL-12、IL-6、IFN-γ 等因子的产生，从而促进 Th0 细胞向 Th2 细胞优先分化。此外，VIP 对 Th17 细胞的分化也有调节作用。Th17 细胞的主要效应因子为 IL-17，是 T 细胞诱导的炎症反应的早期启动因子。在类风湿关节炎、银屑病、克罗恩病等自身免疫性疾病的发病过程中，Th17 细胞主导炎症反应，对疾病的发生起着重要的作用。体外实验显示，VIP 可降低 IL-17、RORγt 和 IL-22 的表达，从而对 Th17 细胞的分化及功能起到抑制作用。Tr 细胞是一类控制体内自身免疫反应的 T 细胞亚群，分为自然 Tr 细胞和适应性 Tr 细胞。Tr 细胞在维持免疫耐受方面起着重要作用，其异常表达可导致自身免疫性疾病的发生。虽然很多抗炎性神经肽都可诱导 Tr 细胞的分化增殖，但 VIP 是目前惟一能够通过耐受性树突状细胞（tDC）诱导抗原特异性 Tr 细胞产生的神经肽。

在先天免疫应答反应中，先天免疫细胞在受到病原体的刺激后，会释放出促炎性细胞因子和趋化因子，引起急性炎症。虽然急性炎症是消除病原体的必要条件，但过重或长时间的炎症反应会导致组织损伤、器官衰竭甚至死亡。内源性分子，如抗炎细胞因子、糖皮质激素、VIP 等神经肽则可抑制先天免疫细胞的炎性反应。LPS 为革兰氏阴性杆菌细胞壁的主要成分之一，能诱发强烈的炎性反应，甚至导致感染性休克。TLR4 为 LPS 的受体，在传递 LPS 炎性信号过程中需要 CD14 的参与。有研究发现，VIP 能抑制巨噬细胞 CD14 的表达，从而减轻 LPS 导致的炎性反应。此外，VIP 还可抑制 IL-6、IL-12、TNF-α、iNOS 等促炎性细胞因子的表达，同时促进 IL-10 等抗炎因子的表达。

VIP 的免疫调节作用以 VPAC1 为主要媒介，后来研究发现 VPAC2 和 PAC1 基因缺陷小鼠对炎症性疾病的易感性增加，提示 VPAC2 和 PAC1 也参与免疫调节。近年来的临床研究发现自身免疫性疾病患者往往存在 VIP 受体及信号转导系统的缺陷，这表明 VIP 免疫调节功能障碍是自身免疫性疾病的一个重要因素。以上研究发现表明，VIP 是一种抗炎神经肽，对人体的先天免疫应答和适应性免疫应答都起着调节作用。

树突状细胞是最有效的抗原呈递细胞，参与机体的防御和维持免疫耐受。树突状细胞的成熟、迁移和共刺激分子的表达调控对免疫反应有重大影响。VIP 具有强大的抗炎作用，而这种抗炎作用也部分体现于 VIP 对树突状细胞的分化、成熟及功能的影响。在不同的分化及刺激状态下，VIP 对树突状细胞有着不同的影响。未成熟的树突状细胞在 VIP 的作用下增加 CD80、CD86 等共刺激因子的表达，从而诱导 CD4⁺ T 细胞增殖。而对于经 LPS 刺激后成熟的树突状细胞而言，VIP 则可下调 CD80、CD86 的表达，抑制树突状细胞诱导 T 细胞增殖的能力。Delneste 等将 VIP 与 TNF-α 分别作用于未成熟的树突状细胞发现，VIP 能有效促进树突状细胞表达 CD40、CD54、CD80、CD86、CD83、MHC Ⅱ类分子（HLA-DR）等黏附因子及共刺激因子，单独使用 TNF-α 对上述因子的表达无明显影响。而在两者联合作用下，上述因子的表达则明显上调。这说明，VIP 能促进未成熟的树突状细胞表达黏附因子及共刺激因子，而 TNF-α 则促进这种效应。Lu 等研究发现 VIP 能上调树突状细胞表面分子 CD80、CD86、CD54 和 CD40 的表达，且与 VIP 浓度正相关，同时还可下调 MHC Ⅱ类分子的表达。这说明，VIP 可以促进树突状细胞的表型和功能成熟，从而调节免疫应答的类型和结果。

正常情况下，外周组织中的树突状细胞处于未成熟状态，在摄取抗原后，从外周组织向淋巴器官迁移，在迁移过程中，树突状细胞实现表型和功能的成熟。在这一过程中，相应的趋化因子及受体起着重要的作用。根据树突状细胞成熟状态的变化，VIP 经过不同的信号转导通路调节树突状细胞的趋化性。趋化因子 CCR5、CCR7 为两种辅助受体，属 G 蛋白偶联受体超家族，对免疫细胞的趋化有重要的影响。在未成熟的树突状细胞细胞膜上有 CCR5 的配体 CCL5，激活 CCL5 可提高树突状细胞的趋化指数。而实验证实，VIP 具有与 CCL5 类似的功能。CCR7 在成熟的树突状细胞细胞膜上的受体是 MIP-3β，在 VIP 作用后，MIP-3β 的趋化则明显受到抑制。

T 淋巴细胞的再循环是维持机体正常的免疫监视功能的必要条件，而 T 淋巴细胞的再循环在很大程度上依赖于不同趋化因子的分化状态和激活水平。$CD4^+$ T 细胞与树突状细胞呈递的抗原结合后，进入细胞周期，分化为记忆/效应 T 细胞，如 Th0、Th1、Th2。在这一过程中，树突状细胞表达一系列的趋化因子，能够吸引不同的 T 细胞亚群，从而促进和放大树突状细胞-T 淋巴细胞的相互作用。因此，趋化因子对 T 淋巴细胞的迁移应答有直接影响，如趋化因子 CXCL10 诱导 Th1 效应细胞趋化，CCL22 则诱导 Th2 效应细胞趋化。而经 VIP 处理后的树突状细胞能上调 CCL22 表达，下调 CXCL10 表达。可以认为，VIP 可以促进树突状细胞诱导 Th2 细胞分化，同进抑制 Th1 型免疫应答。

此外，VIP 对树突状细胞调节炎症相关细胞因子的功能也有着重要的影响。与炎症相关的细胞因子，主要由淋巴细胞、巨噬细胞等免疫细胞产生，按照在机体炎症反应中的作用，可分为促炎性、抗炎性两种。促炎因子主要有 IL-2、IL-6、TL-8、TNF-α、TNF-γ 等。抗炎因子主要有 IL-4、IL-5、IL-10 等。这些细胞因子由免疫细胞产生，又反作用于免疫细胞，决定着炎症反应的发生、反应程度及反应终止。在病原体接触人体后，树突状细胞除呈递抗原外，还可以调节相应炎症因子的表达。研究显示，经 VIP 处理后的树突状细胞能促进 IL-4、IL-10 等抗炎因子的表达，抑制 IL-2、TNF-γ 的表达，从而表现出抗炎作用。

近年来，人们逐渐认识到树突状细胞在调节外周免疫反应及维持免疫等方面具有重要作用，从而引入了耐受性树突状细胞的概念。耐受性树突状细胞是指能够诱导免疫耐受的树突状细胞亚群。在正常情况下，耐受性树突状细胞通过各种相互关联的机制，包括 T 细胞的诱导、Tr 细胞的诱导、免疫调节分子的表达及免疫抑制因子（如 IL-10）的产生，维持机体的免疫耐受性。研究发现，在树突状细胞分化的早期（注意不是后期分化阶段）添加外源性 VIP 会导致树突状细胞表达出耐受性表型，如下调共刺激因子（CD40、CD80、CD86）的表达，减少致炎性因子的产生，增加 IL-10 的生成，诱导产生具有炎症抑制作用的耐受性 T 细胞，这些作用使得树突状细胞在致炎性因子的刺激下不能成熟。VIP 对耐受性树突状细胞的调节是其抗炎作用的一个附加机制，有望应用于临床，治疗自身免疫性疾病和抑制器官移植的排斥反应。

Nalbant 等发现 VIP 平均水平在强直性脊柱炎患者中是 4.2 ± 1.8pg/ml，在对照组中是 2.8 ± 0.8pg/ml，这些结果具有显著性差异（$P<0.05$）。然而血浆 VIP 水平与血小板计数相关（$P=0.03$），与 CRP、ESR、Hb、BASDAI 和患者骨骼反射评分之间是不相关的。这是首次报道 VIP 水平在强直性脊柱炎患者中比在健康个体中要高，且与血小板计数相关。根据此结果，VIP 可能在强直性脊柱炎的发病中有潜在的作用，也可能成为候选的治疗方法。

总而言之，VIP 是一种具有广泛生物活性的分子，对人体的调节作用是复杂多样的，而对于 VIP 的研究还有待进一步深入。

三、强直性脊柱炎 TNF 超家族配体 1A 基因研究概况

TNF 超家族配体 1A（TNF superfamily ligang 1A，*TL1A*），也称为 *TNFSF15* 或血管内皮细胞生长抑制子 1（vascular endothelial cell growth inhibitor 1，*VEGI1*），位于 9q32，全长约 16kb，在 114.631～114.647Mb 之内，有 4 个外显子。有报道与克罗恩病和脊柱关节炎关联的是长度为 28～69kb 的 *TL1A* 基因。最初的两个全基因组连锁扫描报道了染色体 9q 与强直性脊柱炎连锁，观察到的连锁峰是 marker d9s1826（LOD=3.9）。法国研究的一项连锁扫描结果显示，同样的区域与脊柱关节炎连锁。一项关于连锁扫描的 Meta 分析也支持此基因座，证实了脊柱关节炎患者在 129cM（约 136Mb）处有连锁的峰。依据此连锁数据，Breban 等随后报道了与此结果一致的关联，证实此区域内一个 SNPs block 与脊柱关节炎也有中等水平的连锁。总的数据设置中，最强的关联是 marker SNP rs6478105，而大范围的单体型块关联延伸至 114.562～114.603 的 41kb 范围内（单体型总关联 $P=7.0\times10^{-4}$）。

TL1A 基因编码的蛋白质有 3 种亚型——VEGI2174、VEGI2192 和 VEGI2251，是由第 4 外显子编码 C 端 151 个氨基酸残基所组成的活性区域。TL1A 是一种 Ⅱ 型跨膜蛋白质，分为胞内区、跨膜区与胞外区，胞外 C 端的 149 个氨基酸残基组成可溶性分子，具有抑制内皮细胞增殖及调节细胞凋亡的作用。TL1A 可以通过结合 TNF 受体超家族成员 DR3 来发挥其刺激 IFN-γ、IL-2 等分泌的作用，同时 DR3 中的死亡结构域使得 DR3 具有诱导细胞凋亡或者 NF-κB 的活性。NF-κB 是 DNA 结合蛋白，在细胞内信号转导中起重要作用，一方面通过联合 TNF 受体 1 相关死亡区域（TRADD）结合其下游信号转导蛋白 TNF 受体相关因子 2（TRAF2）、核糖体失活蛋白（RIP）、Fas 相关死亡结构域蛋白（FADD）和 caspase-8 来诱导凋亡；另一方面，当它与炎性细胞因子增强子区域结合后即可激活它们的转录过程。TL1A 与 DR3 相互作用可导致 NF-κB 在细胞内的活化而表达内源性受体，从而影响炎症的发生及发展过程。TL1A 主要表达在内皮细胞上，包括脐静脉内皮细胞、子宫内皮细胞、成人皮肤微血管内皮细胞等，而正常情况下在 T 淋巴细胞、单核巨噬细胞、NK 细胞、树突状细胞上几乎不表达，其除了以膜结合形式存在以外，同时也存在可溶性形式。

肿瘤坏死因子/肿瘤坏死因子受体超家族蛋白质（TNF/TNFRSFP）大部分成员表达于免疫细胞，并在免疫应答中发挥关键作用。TL1A 作为 TNFRSFP 家族中的一员，在炎性反应过程中引起细胞因子过表达，破坏肠道的免疫稳态。TL1A 蛋白在克罗恩病患者肠道固有层的单核巨噬细胞及 CD4+/CD8+ 淋巴细胞中表达，其表达量和阳性细胞的数量与病变肠道的严重程度呈正相关；同时在克罗恩病患者肠道固有层中 DR3 阳性 T 淋巴细胞的数量增加。TL1A 及 DR3 表达的统一上调表明 TL1A 与 DR3 结合后的下游细胞因子在克罗恩病中有重要作用。另外 TL1A 在克罗恩病肠道黏膜炎性反应中起平衡促进与抑制效应的作用，炎症起始阶段当 T 淋巴细胞募集到肠道黏膜炎症部位，TL1A 就会与 DR3 相互作用增强分泌炎性细胞因子的能力，这些细胞因子又再次引起巨噬细胞和中性粒细胞的募集和活化，引起炎症扩散。

T淋巴细胞的激活需要获取双重信号。第一信号为识别信号,通过T淋巴细胞抗原受体和抗原肽-MHC复合物结合;第二信号为激活信号,通过协同刺激受体与其配体结合,在先天免疫细胞如单核巨噬细胞、树突状细胞中通过免疫复合物ICs激活Fcγ受体,在内皮细胞、软骨细胞中受到TNF、IL-1β细胞因子影响,在炎症刺激T细胞产生后,TL1A与其受体DR3或DcR3结合,为T细胞的活化提供第二信号。IL-1、TNF可诱导TL1A表达,对于激活TLR直接或间接通过NOD诱导TL1A的表达尚未得到证实。近来Yamazaki等研究发现,LPS两个受体CD14和TLR4与炎性肠病相关,将提取的外周血单核细胞TL1A蛋白与LPS作用24小时,发现TL1A表达明显上调,而受体DR3或DcR3并未受到影响。此项实验结果表明TL1A可能可以被LPS激活,提示其在肠道屏障免疫保护中起到重要的作用。同时有研究发现,单核细胞及$CD4^+$T细胞TL1A的表达可被TLR8或TLR7/TLR8复合物抑制。Pappu等用敲除小鼠$TL1A$基因第4外显子的方法使TL1A失活,检测淋巴结、脾、胸腺等组织发现,各种免疫细胞数目和成分比例与正常小鼠相似,可见TL1A并非淋巴细胞发育的关键因素。

Hsu等发现鼠T淋巴细胞表达的TL1A可以调节Th1细胞。Papadakis等则进一步通过研究人类T细胞、NK细胞发现,TL1A可以通过Th1细胞因子来调节细胞免疫功能,特异性激活T细胞的活化和促进IL-2、IFN-γ、GM-CSF等致炎细胞因子的分泌,并可作为协同刺激信号增强T细胞对IL-2的反应性,促进T细胞分化、成熟和增殖,尤其可以增加Tc细胞和迟发型超敏反应性T细胞(TDTH)的数量和活性,提高NK细胞的杀伤活性。另外,TL1A能激活应激蛋白激酶、MAPK、SAPK/JNK和某些caspase,诱导被过多激活的T淋巴细胞凋亡,从而使特异性免疫应答下调,起到免疫调节的作用。克罗恩病与自身免疫密切相关,Th1和Th17细胞的调节起至关重要的作用。体外实验和动物实验表明TL1A能够增强Th17细胞的增殖和分化,Th17细胞的增殖数目可随TL1A的浓度增加而上升,而对于Th1细胞,即使最高浓度的TL1A(1μg/ml)也不能引起其数目的改变。TL1A作用于Th1细胞需要其他信号途径的参与,如IL-12或IL-18细胞因子。

近年Pappu等再次证实,在慢性炎症性肠道黏膜中,TL1A刺激DR3受体可促进Th17细胞的增殖分化,加强Th1细胞和Th17细胞的功能,在黏膜炎症中发挥重要作用。当TL1A缺乏时Th17细胞的分化和增殖受到抑制。进一步研究发现,在Th17细胞分化的前2天DR3的表达无明显改变,而在第5天DR3表达明显上调,表明DR3表达上调发生在Th17细胞分化的晚期。由此可见TL1A对Th1细胞和Th17细胞的增殖、分化、功能有不同程度的影响,TL1A主要加强Th17细胞增殖和分化,尤其以增加Th17细胞的数目为主,对于Th17细胞的分化主要作用于晚期。

Th17细胞分泌的IL-17参与中性粒细胞的增生、成熟和趋化作用,促进树突状细胞成熟,其在组织内的过度表达也可促进白细胞释放过多化学因子引起组织炎症。活动性克罗恩病患者表达IL-17的阳性细胞数是正常对照组的20倍,是非活动性克罗恩病患者的4倍,IL-17与克罗恩病的发病及活动性有关。动物实验及体外实验证实TL1A不能直接改变IL-17的表达,Papadakis等也在克罗恩病患者的肠道黏膜固有层中发现,TL1A/DR3结合可通过激活$CCR9^+$T细胞引起Th1应答强化,但不影响IL-17的产生和活性。TL1A激活IL-17分泌可能有其他途径,或者需与其他途径共存[如IL-23、T细胞受体(TCR)等]。

　　研究发现，在 IL-12 和 IL-18 存在的条件下，T 细胞和 NK 细胞表达的 TL1A 蛋白可提高 IFN-γ 的释放，使原始 T 细胞向 Th1 细胞分化，细胞表面 DR3 受体也明显上调，NK 细胞的毒性大大增强，说明 TLA1 在 IL-12、IL-18 的参与下增强了 NK 细胞的毒性。Bamias 等进一步研究认为 TL1A 与 IL-12 之间有协同作用，而 IL-18 通路是独立的。目前 TL1A 与 IL-12/IL-18 转导通路的关系至今仍不十分清楚。此外，TL1A 可以影响 IL-2 的分泌，IL-2 通过 STAT5 途径抑制 Th17 细胞功能。Takedatsu 等实验表明，抗原呈递细胞表达的 TL1A 在 IL-12/IL-23 作用下与肠道黏膜固有层 Th1 型细胞因子的表达密切相关。

　　TL1A 表达于内皮细胞、树突状细胞、巨噬细胞和淋巴细胞。TL1A 结合另一 TNF 超家族成员 DR3，诱导 Th17 细胞增殖，并且在炎性肠病小鼠模型中上调 Th1 和 Th17 细胞活性。在炎症侵蚀关节的模型中敲除 DR3 的小鼠对侵蚀是有抵抗的，而抗-TL1A 单抗能保护小鼠，对抗胶原诱导的关节炎。尽管目前报道的关联水平不是很确定，但 TL1A 仍是一个很有希望的候选基因。

四、强直性脊柱炎半胱天冬酶募集结构域蛋白 9 基因研究概况

　　半胱天冬酶募集结构域蛋白 9（ caspase recruitment domain-containing protein 9，*CARD9* ）基因，位于 9q34.3，全长 9kb，有 13 个外显子。正好在一个与强直性脊柱炎适当连锁的区域（9q34.3）编码，并且在 WTCCC/TASC 研究中 ns SNP rs4077515 与强直性脊柱炎显示了适当的连锁（ $P=0.0035$ ）。这种关联在 WTCCC/TASC 全基因组研究中得到了进一步的支持（ $P=0.0011$ ）。由 Pointon 和他的同事完成的随访调查也独立地复制了这一关联（ $P=0.0020$ ）。在一篇 Meta 分析文章中，关联强度增强（ $P=0.00005$ ）。

　　在树突状细胞和巨噬细胞中，CARD9 作为 β 葡聚糖中的树突状细胞相关 C 型凝集素-1（ dendriticcell-associatedC-typelectin-1，Dectin-1 ）受体下游的传感器，对该受体具有正向调节功能。Dectin-1 是 C 型凝集素受体（CLRs）的家族成员之一，它包括位于细胞外的结构域和位于细胞内的免疫受体酪氨酸活化基序（ immune receptor tyrosine-based activation motif，ITAM ）。Dectin-1 的胞外结构域可识别 β-1, 3 和 β-1, 6 类 β 葡聚糖。而这些 β 葡聚糖广泛存在于真菌、酵母菌细胞壁，并作为真菌的病原体相关分子模式（ pathogen associated molecular patterns，PAMP ）引起促炎症反应。

　　此外，来源于粪产碱杆菌的凝胶多糖也可以成为 Dectin-1 激动剂。在依赖脾酪氨酸激酶（ spleen tyrosine kinase，SYK ）的信号通路中，当外源信号由 Dectin-1 的 C 型凝集素结构域接受以后会募集 SYK 到达 ITAM 样模体中。此时募集的 SYK 活化后在 CARD9 介导下将信号传递到 BCL10-MALT1 复合体，最终活化 NF-κB 信号通路。目前对于 SYK 结合 CARD9 的机制仍然不是很清楚，但是大量研究认为 CARD9 可以利用 BCL10-MALT1 复合体将信号传递至 NF-κB 或者干预 JNK 和 p38 丝裂原活化蛋白激酶（MAPK）传导通路。也有一些实验从反面证实了这种机制，研究人员利用特定白念珠菌感染 CARD9-/-的小鼠，最终发现这些小鼠无法完全清除这些真菌的感染。实验中研究人员没有敲除 Dectin-1 受体。此外 Drewniak 等发现，由于编码 CARD9 的基因 Q195x 位点突变而导致 CARD9 失去功能的家族成员患外阴或口咽念珠菌病的概率也明显增加。这项实验也证实了 CARD9 在抵抗

真菌的宿主免疫中所发挥的作用。

　　Dectin-2 是抗真菌防御系统中 CLRs 的家族成员之一，能够特异性识别 α-甘露聚糖，该糖位于真菌细胞壁。Dectin-2 受体接收信号后可以促进 NF-κB 信号通路（依赖SYK-PKCδ-CARD9）的活化。在研究白念珠菌感染的细胞时发现，细胞的炎症反应在CARD9−/−细胞中几乎消失，但是在 Dectin-1 和 Dectin-2 敲除细胞中仍然存在。后来研究认为，CARD9 被蛋白激酶 Cδ（PKCδ）磷酸化之后通过 CLRs 受体（Dectin-1、Dectin-2 等）在 SYK 信号通路介导下形成 CBM 复合物。该复合物最终可以活化 NF-κB信号通路。

　　Zhernakova 等对先天免疫通路候选基因分析后认为，*CARD9* 的多态性与克罗恩病及溃疡性结肠炎等疾病的进展有联系。对于 *CARD9* 与炎性肠病，全基因组关联分析基因座的排序说明，*CARD9* 连接位点的变化可能对机体具有保护作用。此外，Cooke 等研究认为，炎性肠病患者的 *CARD9* 基因相对于健康对照组可能被甲基化。关于 *CARD9* 与自身免疫性疾病的相关性研究仍然较少，直接证据仍有待发掘。但是关于自身免疫性疾病与 *CARD9*之间有联系的间接证据较多。比如有研究发现，IL-17 的产生与 *CARD9* 之间有相关性，另一些研究发现，IL-17 大量存在于类风湿关节炎患者的组织液、关节液及关节滑膜病理组织中。但是同样的细胞因子在骨关节炎的病理组织中却含量很小。

　　CARD9 之前与炎性肠病有中等水平的关联。CARD9 因其在先天免疫中的作用，成为血清阴性疾病的有意义蛋白。在先天免疫中，它是 NOD 家族模式识别受体信号通路下游的部分之一，包含了克罗恩病关联的 NOD2/CARD15，而 NOD2/CARD15 已经被用来构建炎性肠病基因座。此外，它参与了真菌模式识别受体 Dectin-1 和 SYK 信号下游的转导，而 Dectin-1 和 SYK 调节 Th1 和 Th17 的分化。因此，它是连接先天免疫和适应性免疫通路的一部分，这提示真菌抗原决定簇可能通过此通路参与了触发强直性脊柱炎发生。在自身免疫性关节炎的发病过程中，CARD9 发挥重要作用。目前已发现编码 CARD9 的基因与强直性脊柱炎的易感性有关。Pointon 等在强直性脊柱炎患者体内发现了 CARD9 基因编码区域。该编码区域位于强直性脊柱炎中度相关区域（染色体 9q34.3）。有研究发现，SNPrs4077515 和强直性脊柱炎存在一定的相关性（P=0.0020）。在随后的对 CARD9 与强直性脊柱炎的分析中，其相关性得到确认。

　　因此，*CARD9* 非常有可能成为一个真正的强直性脊柱炎易感基因，尽管肯定的具有说服力的关联证据仍缺少。如果能进行进一步的研究确定，它可能会成为一个非常激动人心的发现。

五、强直性脊柱炎 *KIR* 基因研究概况

　　KIR 是一群表达于 NK 细胞表面的活化性和抑制性受体，该受体也部分表达于 T 细胞。KIR 由 14 种功能基因编码，而这 14 种功能基因与白细胞免疫球蛋白样受体基因一起，共同形成了位于位点 19q13.4 的白细胞受体复合物中的基因群。KIR 能特异性地识别细胞表面 MHC I 类分子并与之结合，从而发挥免疫调节功能。KIR 在自身免疫性疾病、

丙型肝炎病毒（HCV）感染、人类免疫缺陷病毒（HIV）感染等多种疾病及移植中发挥重要作用。

迄今为止，在人类中已经发现了 16 种 KIR 基因（包括两个假基因 KIR2DP1 和 KIR3DP1），这些基因能够激发抑制性活动（3DL1-3、2DL1-3、2DL5）、活化活动（3DS1、2DS1-5），或者两者同时具有（2DL4）。根据 KIR 单体型的不同，这一数量也有所波动，从而使得我们在人群中观察到的 KIR 基因型的数量呈现很大的差异性。个体基因和等位基因的差异至今尚未研究清楚，而具有独立名字的 KIR3DL1 和 KIR3DS1 如今被当作等位基因，使得这个问题更加复杂化。同样，2DL2 和 2DL3 也是等位基因，所以，一些文献可能会说现今有 17 种 KIR 基因。每个 KIR 基因都编码一个抑制性 KIR 或者活化性 KIR，但 KIR3DL1/S1 会根据等位基因的不同，编码 KIR3DL1 或者 KIR3DS1、KIR2DL4，它同时具有抑制性或活化性 KIR 的共同结构特征。

KIR 基因具有 2 个或 3 个胞外免疫球蛋白区域，被称为 2D 或 3D，具有长的胞外区域（L）或短的胞外区域（S）。紧跟 KIR 缩略词后面的第一个数字与分子中的免疫球蛋白样区域的数量相对应，"D"代表"区域"，"D"后面紧跟的是字母"L"或字母"S"或字母"P"，"L"代表长的细胞质尾端，"S"代表短的细胞质尾端，而"P"代表的是"假基因"。最后一个数字代表基因编码的蛋白质的结构的数量。当两种或更多的基因具有相似的结构和相似的序列时，我们会为这些基因命名相同的数字，但是用最后的一个字母来进行区分，如 KIR2DL5A 和 KIR2DL5B 基因。

一些 KIR 基因的配体是 HLA I 类分子。HLA-C 位点的等位基因可以被区分为两大群配体，即 C1 和 C2，HLA-C1 群的第 80 位点为天冬酰胺，它提供与 KIR2DL2 和 KIR2DL3 结合的位点，而 HLA-C2 群的第 80 位点为赖氨酸，它提供与 KIR2DL1 结合的位点。最近的研究表明，KIR2DL1 只与 HLA-C2 结合，而 KIR2DL2 也可与 HLA-C2 结合，甚至 KIR2DL3，也在很弱的程度上与 HLA-C2 结合。KIR3DL1 能与 HLA-Bw4 抗原决定簇特异性结合，KIR3DL2 的配体是 HLA-A3，KIR2DL4 的配体是 HLA-G。因为 KIR3DL2 的配体都带有 HLA-C 等位基因，HLA-C 在 NK 细胞的调节中可能起更重要的作用。

KIR 基因编码的蛋白质是人 NK 细胞表面 3 种受体：C 型凝集素受体 CD94/NKG2、杀伤细胞免疫球蛋白样受体 KIR 和白细胞免疫球蛋白样受体 LILR。KIR 基因主要有两种单倍体型，即 A 和 B。抑制型的受体主要是单倍体型 A，刺激型的受体是单倍体型 B。不像其他 KIR，KIR3DL2 具有两种单倍体型。不同受体基因数目在个体间存在变化，一些 KIR 包括 KIR3DL2 自身就具有多态性。此外，不同的 KIR/HLA 结合可能会对 NK 细胞有不同的作用，使得这个复杂区域研究要面临基因分型和分析上的挑战。

KIR 蛋白有 2 个或 3 个胞外区域和 1 个胞质内短尾区或胞质内长尾区。这些受体的命名反映了这种结构比，如 KIR3DL1，有 3 个胞外区域和 1 个胞质内短尾区或胞质内长尾区。短尾 KIR 连接导致 NK 细胞的活化，而长尾 KIR 连接导致抑制，KIR2L4 除外。KIR 蛋白和 LILR 蛋白被 19q13.4 同一基因簇编码，命名为白细胞受体簇；之前报道此区域与强直性脊柱炎关联。白细胞受体簇结构极其复杂，可能是机体面对保护有益基因组合但又拥有等位基因多样性的进化压力形成的有益结果，与 MHC 相似。这种情况造成了广泛的长距离的关联不平衡和个体间 KIR 显著的多态性，但多态性造成的功能性意义还不知道。

KIR 受体最初受到强直性脊柱炎研究者的注意是因为 HLA-B*2708 与强直性脊柱炎可行性的非连锁。B*2708 携带 Bw6HLA-B 公共抗原表位，而其他所有与疾病关联的 B27 亚型携带 Bw4 公共抗原表位。两个 KIRs（KIR3DL1 和 KIR3DL2）特异识别 Bw4 抗原表位，导致相比于表达其他亚型的细胞，NK 细胞对表达 B*2708 的细胞，反应时会差异性地被激活。现在认为，B*2708 与强直性脊柱炎关联，而其他携带 Bw6 抗原表位的亚型与疾病不关联（B*2706 和 B*2709）。因此，与 KIR SNP rs 不同的相互作用不能解释 B27 与强直性脊柱炎不同的关联。

有报道脊柱关节炎（和早期类风湿关节炎）患者同健康对照者相比，NK 细胞表达 KIR3DL2 受体的水平增加。据报道，KIR3DL2 与 HLA-B27 同质二聚体相互作用，独立于抗原的结合，而不与 HLA-B27 单体作用。尽管有一些关于 KIR 基因因素与强直性脊柱炎关联的研究，但是对这些基因与强直性脊柱炎关联机制本身或其他方面联系的认识仍不清楚。在英国人强直性脊柱炎患者与对照中做的关联分析是迄今进行的最大研究，该研究发现 14 个 KIR 基因的频率没有差异性，KIR3DL2 等位基因的多态性也与强直性脊柱炎无相关关系。可能因为 KIR 的任何关联都会受限于特殊的 HLA I 类/KIR 结合，因此这样的关联研究更需要大样本支持。

六、强直性脊柱炎基因沙漠基因研究概况

在 TASC 全基因组关联研究中发现两个基因沙漠（基因组在此区域从转录到编码都没有已知产物的出现），一个位于染色体 2p15，一个在染色体 21q22，都与强直性脊柱炎关联。两区域都与疾病强关联并且经过了可靠的复制。在总的数据设置中，2p15 区域最大的关联是 SNP rs10865331（$P=1.9\times10^{-19}$），在 21q22 区域是 SNP rs2242944（$P=8.3\times10^{-20}$）。

目前为止，染色体 2p15 的关联还没有在其他疾病中有过报道，并且在此关联峰区域 100kb 内没有任何基因。染色体 21q22 之前有报道与儿童炎性肠病关联，但是当临床炎性肠病从分析中剔除后，在 TASC 全基因组关联研究中未注意到关联的差异性。蛋白酶体组装伴侣蛋白 1（proteasome assembly chaperone 1，PSMG1）基因位于 21q22 基因座附近但是被重组热点分开了，使得 21q22 上的关联信号与 PSMG1 任一 SNP 不太可能保持连锁不平衡。

与健康对照者相比，强直性脊柱炎患者外周血单个核细胞（PBMC）中未见 PSMG1 表达的差异。但是在儿科炎性肠病结肠活检中发现 PSMG1 在病例和对照中表达不同。无论是儿科炎性肠病还是 TASC 研究或者类淋巴细胞系中，还未发现与疾病关联的多态性对 PSMG1 表达有影响。虽然这些结果将 PSMG1 作为此基因座上的兴趣基因，但 Matthew A.Brown 认为 PSMG1 直接参与关联不太可能。基因沙漠与疾病的关联性已被报道，但关联如何导致疾病的机制还没有建立。Matthew 认为可能的机制包括长范围反式作用调节区域控制了附近基因的表达，与附近基因的多态性具有连锁不平衡的区域，或者对非编码

RNA 的作用。为了验证后一假说，他们测序完成强直性脊柱炎外周血单核细胞 RNA 整个转录子 RNA 表达谱，说明这些位置上与疾病关联的多肽位点可能通过对这些转录子的作用来影响强直性脊柱炎易感性。

第三节　强直性脊柱炎的基因多态性研究

一、强直性脊柱炎 HLA Ⅱ 类基因多态性

多功能蛋白酶 2（large multifunctional protease 2，*LMP2*）基因位于 6p21.3，处于 TAP1 和 TAP2 之间，全长 54kp，包括 6 个外显子。LMP2 与 LMP7 是某种多功能蛋白酶的两个活性单位，该蛋白酶能把蛋白水解成 8～15 个氨基酸的小肽。有研究报道，该蛋白酶参与 MHC Ⅰ类分子呈递抗原的加工过程。不同的 LMP2 基因型编码的肽不同。与 AA 型相比，碱基 G 取代 A 的结果是 LMP2BB 编码的精氨酸取代了组氨酸。这种改变会导致蛋白酶水解特性的改变。此外，IFN 诱导 *LMP2* 和 *LMP7* 基因后会使两者的表达产物增加，造成蛋白酶酶解底物特异性的变化。因此，LMP2 纯合型 BB 编码的酶在机体受到某些因素刺激时可能产生异常的抗原肽，通过 HLA-B27 或其他 MHC Ⅰ类分子呈递给 T 细胞，从而激发了 T 细胞对自身的免疫反应，形成强直性脊柱炎和（或）虹膜炎。

有学者的研究结果与 Maksymowych 等的结果相似，均发现 *LMP2* 基因 BB 型与强直性脊柱炎伴发虹膜炎存在明显相关关系，但是他们的研究同时发现 *LMP2* 基因 BB 型与强直性脊柱炎外周关节发病率存在明显相关关系。除虹膜炎外，*LMP2* 基因多态性与强直性脊柱炎其他发病类型无相关关系。单纯性虹膜炎与强直性脊柱炎伴发虹膜炎的比较中发现两者均与正常人群和强直性脊柱炎无虹膜炎患者有显著差异，而这两者之间没有显著差异，说明 *LMP2* 基因 BB 型更可能与虹膜炎的发病存在相关关系。

Glenn 等研究表明 *LMP7* 基因多态性与胰岛素依赖性糖尿病明显相关，但对强直性脊柱炎的研究发现 *LMP7* 基因多态性与之无显著关系，这与丁海明的结果吻合，说明 *LMP7* 内含子的个别碱基变化对强直性脊柱炎发病无明显影响。有学者的研究结果表明，*LMP2* 基因多态性可能与强直性脊柱炎伴发虹膜炎及单纯虹膜炎发病有关，而与强直性脊柱炎发病年龄和关节类型无关，*LMP7* 基因多态性与强直性脊柱炎发病无关。Brown 等发现，英国人中强直性脊柱炎与 HLA-DR1 位点独立相关，与 HLA-DR12 呈负相关，而 HLA-DR7 与强直性脊柱炎早发有关。但是 Vargas 等在墨西哥人群中进行的研究却未能证实 HLA-DR1 与强直性脊柱炎相关。

Said Nahal 等对 70 个脊柱关节病多发家系研究发现，HLA-DR4 位点优先传递给强直性脊柱炎患者且不依赖于其与 HLA-B27 之间的连锁不平衡，提示 HLA-DR4 与强直性脊柱炎存在相关性。Zhang 等进行的全基因组扫描结果显示 HLA-DRB1、HLA-DQA1、HLA-DQB1 及 HLA-DPB1 均与强直性脊柱炎易感基因呈显著连锁，且以 HLA-DRB1 的连锁程度最强。

二、强直性脊柱炎 *TNF-α*、*IL-1*、*IL-17*和 *FcγR* 基因多态性

1. 强直性脊柱炎 TNF-α 基因多态性　　TNF-α 的基因定位与 *HLA-B27* 相邻。TNF-α 是一个促炎症细胞因子，在感染和炎症性疾病中起着关键作用。1995 年，Braun 等在强直性脊柱炎患者的骶髂关节病理组织中检测到 TNF-α 的表达。另外，在临床上使用 TNF-α 单抗和 TNF-α 受体拮抗剂等治疗强直性脊柱炎获得良好效果，提示此炎症因子在强直性脊柱炎的致病过程中可能有重要作用。其基因表达主要受转录及转录后水平控制，TNF-α 的产生受特定的 *TNF* 基因调控序列的影响。目前研究认为 *TNF* 启动子区域的多态性可能与强直性脊柱炎易感相关。

TNF-α 基因启动子区域多态性位点主要有–238（G→A）、–308（G→A）、–857（C→T）、–863（C→A）和–1031（T→C）。*TNF-α* 基因多态性的变化与许多疾病中 TNF 水平增高有密切关系，它能影响细胞因子的转录和宿主免疫反应，不同位点的基因多态性对 TNF 的转录的影响不同，进而影响疾病的易感性及严重性不同。

TNF-α-308 和-238 多态性位点是目前与强直性脊柱炎相关性研究最多的多态性位点。但由于种族和地理分布不同，其同一位点基因多态性对强直性脊柱炎相关性的影响结论不一。有学者对 *TNF* 基因启动子区域-308 多态性进行研究，结果显示-308G 的等位基因在强直性脊柱炎患者中比在 HLA-B27 正关联的正常对照人群中更多见。

TNF 基因该区域多态性与强直性脊柱炎存在相关性，并推测这个相关既可能是由于–308 与 B27 在强直性脊柱炎患者同一染色体上连锁，也可能是因为与姐妹染色体上的另一 B27 分子相关，从而导致对侧染色体参与强直性脊柱炎发病机制。Milicic 等分析不同人群中 TNF 启动子区域多态性的基因型频率，发现德国南部地区强直性脊柱炎患者中 TNF-308.2 等位基因的频率显著性下降；但英国人群中未发现 TNF-238 及 TNF-308 多态性与强直性脊柱炎相关，结果提示 *TNF* 启动子的多态性本身可能不直接参与强直性脊柱炎发病，有可能是与之紧密连锁的另一个 *HLA* 基因参与了发病。

TNF-α 启动区的 5′侧翼的–857（C→T）、–863（C→A）、–1031（T→C）基因多态性位点是 1998 年 Higuchi 和 Uglialoro 等分别发现的 3 个新的多态性位点。实验发现，-857T、–863A 和–1031C 等位基因的转录启动子活性比其相应的常见型基因的活性高 1.7～2.0 倍。国外近年相继报道了这 3 个位点的基因多态性在硬化病、炎性肠病和风湿性关节炎等一些自身免疫病和感染性疾病中作用的研究结果，但对强直性脊柱炎的影响尚不清楚。

有学者的研究结果显示，TNF-α 侧翼的–857（C→T）、–863（C→A）、–1031（T→C）3 个新发现的 *TNF* 基因多态性位点与强直性脊柱炎患者之间没有直接的关联，提示 TNF-857、–863 和–1031 3 个位点不是中国人患强直性脊柱炎的主要易感基因位点，是否与其他位点基因联合参与强直性脊柱炎的不同表型，有待进一步研究。迄今国内涉及 *TNF* 启动区的 5′侧翼的–857（C→T）、–863（C→A）、–1031（T→C）3 个 SNP 相关资料的报道较少，林经安等的研究结果显示，TNF-857、–863 和–1031 位点基因多态性的分布同亚洲的日本、韩国人群基本一致；–863 和–1031 位点的等位基因频率同欧洲的英国、荷兰、

瑞典人群比较，差异无显著性，但欧洲人群的 TNF-857T 的等位基因频率明显高于亚洲人群，差异有显著性（$P<0.05$）。

国外有研究表明 *TNF-α* 基因启动子–863 位点至–857 位点之间的寡核苷酸片断可能是 TNF-α 关键的转录调节元件，在此区域发生的突变可能影响 TNF-α 基本表达。另有研究证实，–857T 还参与了结节病、克罗恩病、类风湿关节炎等其他炎症性疾病；TNF-857T 与 DRB1 30405 的结合体可增加幼年型类风湿关节炎的发病率。临床试验证实，TNF-α 抑制剂 Etanercept 对 TNF-α-857T 的风湿性关节患者具有显著的疗效。以上结果提示，TNF-857T 参与了包括强直性脊柱炎在内的多种自身免疫性疾病的发病机制。

TNF-β 又称淋巴毒素（lymphotoxin，LT），基因位于 6 号染色体，与 TNF-α 紧密连锁，是一种参与免疫应答的细胞因子。*TNF-β* 多态性与系统性红斑狼疮、糖尿病、原发性膜性肾小球肾炎等疾病相关。但蒋黎华等发现 *TNF-β* 各等位基因与强直性脊柱炎无相关性。尽管 Sims 指出了非 HLA-B 基因是与强直性脊柱炎相关的，但是由于病例太少，SNP markers 密度不够，这项研究不能够指出与强直性脊柱炎直接关联的特异基因或者基因内的突变。

对 MHC Ⅲ类基因区域与强直性脊柱炎关联进行的研究虽不少，但结果却不尽一致，原因除了人群分布差异性之外，可能是因为这些研究缺少足够的 SNP markers 密度和样本量或者用不足的对照作与 HLA-B 的连锁不平衡来证明这个基因座与强直性脊柱炎关联。从一些其他 MHC 关联的疾病研究中可看出，这些研究都具有 3 个特征因素：样本量大、makers 图密集包含了经典的 *HLA* 基因座和分类 SNP、对照中进行与已知的 HLA 关联的点相比呈连锁不平衡。这些研究中以 1 型糖尿病的研究最显著，HLA Ⅰ类基因与该病相关的证据已得到肯定阐述。关于强直性脊柱炎研究，我们期待与强直性脊柱炎关联的非 HLA-B MHC 特异基因统一性的出现。

2. 强直性脊柱炎 *IL-1* 基因簇多态性　*IL-1* 基因簇位于 2q，9 个成员分别为 *IL-1A*、*IL-1B*、*IL-1F7*、*IL-1F9*、*IL-1F6*、*IL-1F8*、*IL-1F5*、*IL-1F10* 和 *IL-1RA*。其中，*IL-1RA* 编码产生内源性 IL-1 受体拮抗剂。*IL-1RA* 位于 2q14.2，基因全长约 16kb，有 6 个外显子。McGarry 等发现位于 *IL-1RA* 基因第 2 个内含子中的可变数目串联重复（variable number of tandem repeats，VNTR）等位基因 2（*IL-1RA2*）与苏格兰西部地区的强直性脊柱炎患者存在显著关联，但未发现这一等位基因与强直性脊柱炎的临床特征存在相关性。Blakemore 等认为携带 *IL-1RA*2* 等位基因的个体在炎症应激情况下其体内产生 IL-1RA 的能力可能不如携带其他等位基因的个体，因此促进炎症慢性化。Blakemore 等还发现 IL-1RAVNTR 多态性与某些免疫性、炎症性疾病有关，表现为 2 型等位基因频率增高，而且与疾病的严重程度相关。然而有学者研究发现，湖南地区汉族人群的 IL-1RAVNTR1/1 基因型和 1 型等位基因频率明显高于美、英等国家，与其他学者检测的中国湖北地区汉族健康人群的 *IL-1RA* 基因型分布结果类似。

Maksymowych 等发现 *IL-1RA* 基因第 6 外显子 30 735 位上的 C 等位基因与加拿大埃德蒙顿地区的强直性脊柱炎患者显著相关，且 30735C/31017C 单体型与强直性脊柱炎正相关，30735T/31017C 单体型与强直性脊柱炎负相关。Timms 等研究发现，*IL-1* 基因复合体中存在一个或多个强直性脊柱炎易感基因位点，且与 IL-1B2511 及 IL-1F1023 多态性处于连锁不平衡，进一步分析发现由这两个 SNP 组成的单体型与强直性脊柱炎呈显著相关，表明组成单体型的标记本身可能部分地参与了强直性脊柱炎的发病。

然而，一项对来自 10 个国家 12 个不同中心的 2675 例强直性脊柱炎病例和 2592 例健康对照者进行的 Meta 分析结果表明 *IL-1A* 基因上的 3 个 SNP（SNP rs2856836，$P=0.0036$；SNP rs17561，$P=0.000\,019$；SNP rs1894399，$P=0.0003$）与强直性脊柱炎关联，而 *IL-1* 基因簇其他基因却不相关。

更令人不解的是，无论是 TASC/WTCCCnsSNP 研究还是全基因组关联分析都没有确定 IL-1 基因簇上的任何关联，但是全基因组关联分析确实确认了其附近的基因 *IL-1R2* 的关联。虽然 *IL-1R2* 是最强关联的基因，但是有确凿的证据支持与 *IL-1R1* 和 *IL-1R2* 都关联的 SNP 在此处相关。这个基因座的关联峰宽，因为与 *IL-1R2* 主要的 SNP 呈连锁不平衡，*IL-1R1* 上 SNP 的信号没有完全消失。在更大群体或是种族不同的群体中做进一步研究，有必要确定此基因座是否有多个基因关联。

IL-1R2 位于 2q12—q22，基因全长约 36kb，有 9 个外显子。IL-1R2 主要在骨髓和淋巴细胞表达，在这些细胞上，能高亲和力地结合 IL-1A 和 IL-1B，低亲和力地结合 IL-1 的拮抗剂 IL-1RA。IL-1R2 的胞外区域有与 IL-1 受体 IL-1R1 高度同源的序列，但是胞内区域是截然不同的。IL-1R2 有一个只有 29 个氨基酸的短胞质尾区，且没有 Toll-IL-1R 域。IL-1R2 可能通过 ERAP1 从细胞膜上断裂后作为 IL-1 的诱导受体，干扰 IL-1 与 IL-1R1 的结合。ERAP1 影响强直性脊柱炎的一个可能的机制就是通过将 IL-1R2 从细胞表面剪切下来的作用实现。

3. 强直性脊柱炎 IL-17 基因多态性　迄今为止，IL-17 已发现有 6 个家族成员，即 IL-17A～IL-17F。IL-17A 是 IL-17 家族的原型，是由 155 个氨基酸组成并由二硫键连接的同源二聚体糖蛋白，相对分子质量为 3.5×10^4。IL-17F 与 IL-17A 有 50% 的同源性，而 IL-17B～IL-17E 与 IL-17A 的同源性仅为 16%～30%，且定位在不同的染色体上，但这些细胞因子在人鼠之间的保守性为 62%～88%。IL-17 家族成员主要以同源二聚体或异源二聚体的形式行使功能。

IL-17A 和 IL-17F 都是重要的促炎细胞因子，可在多种细胞中表达。它们可以诱导促炎细胞因子 TNF-α、IL-1、IL-6、IL-18、粒细胞-巨噬细胞集落刺激因子（granulocyte-macrophage colony stimulating factor，GM-CSF）、粒细胞集落刺激因子（granulocyte colony stimulating factor，G-CSF）、趋化因子（CXCL1、CXCL8、CXCL10）、抗菌肽（黏蛋白、β防御素、S100A9 蛋白）、MMP-1 及 RANKL 等的表达，引起组织细胞的浸润和组织破坏。此外，IL-17A 或 IL-17F 与其他细胞因子（如 TNF-α、IL-1β 及 IFN-γ 等）联合作用，协同增强对多种靶细胞的促炎反应。

IL-17E（亦称 IL-25）是 IL-17 家族中最为异类的细胞因子，与 IL-17A 只有不到 17% 的同源性。它来源于记忆性 Th2、嗜酸性粒细胞、嗜碱性粒细胞、肥大细胞和上皮细胞，并在 Th2 免疫应答和过敏性反应中发挥重要作用。IL-25 可以引起 *IL-4*、*IL-5* 和 *IL-13* 基因的表达，随即引起 Th2 样反应。IL-25 的受体为 IL-17RB，但其活化需要包含 IL-17RA 与 IL-17RB 的异源二聚体复合物的参与。

IL-17B 主要来源于软骨细胞和神经细胞。与 IL-17E 一样，IL-17B 也与 IL-17RB 结合，但其亲和性较 IL-17E 低，且 IL-17B-IL-17RB 的信号转导机制尚不明确。IL-17C 来源于上皮细胞、角质细胞、炎性反应时的 CD4$^+$ T 细胞、巨噬细胞和树突状细胞，它可以与 IL-17RE 及活化的 NF-κB 结合。研究显示，IL-17C 与上皮细胞的先天免疫反应密切相关，且可能与 IL-17A 及 IL-17F 联合参与银屑病的发病。肺和肠组织中的肺炎支原体和 TLR5 鞭毛蛋白受体激动剂可引起 IL-17C 的表达。IL-17B 和 IL-17C 都能够诱导单核细胞的 TNF 和 IL-1β 表达，并能引起中性粒细胞浸润。

IL-17D mRNA 在多种组织中可被检测到，但在免疫细胞中，它只表达于静息的 CD4$^+$ T 和 B 细胞。虽然类风湿结节中也检测到了 IL-17D 的表达，但其潜在的致病作用还有待研究。IL-17D 与 IL-17B 的同源性很高，可与 IL-17A、IL-17F 和 IL-17E 共同抑制造血祖细胞集落的形成。IL-17D 的受体至今还未被发现。

IL-17R 家族由 5 个成员组成，即 IL-17RA～IL-17RE，它们都属于 I 型单次跨膜蛋白，且都含有保守的结构基序，包括一个胞外纤连蛋白Ⅲ样结构域和一个胞质的成纤维细胞生长因子基因的相似表达（similar expression to FGF genes，SEF）/IL-17R（SEFIR）结构域。IL-17R 家族成员之间可形成不同的受体复合物，通过与不同的配体结合行使功能。

IL-17RA 表达广泛，尤其在造血组织中水平较高。不同于其他 IL-17R，IL-17RA 还包含两个独特的结构域，即靠近 SEFIR 的 Toll/IL-1 受体样环状结构域和 C 端结构域。IL-17RA 可以引起多种分子的产生和释放，如细胞因子（IL-6、G-CSF、GM-CSF）、趋化因子（CCL2、CCL7、CCL20、CXCL1、CXCL5）、抗微生物肽（β 防御素-2、S100A7、S100A8、S100A9）、黏蛋白（黏蛋白 5B 和黏蛋白 5AC）及基质金属蛋白酶（MMP-1、MMP-3、MMP-9、MMP-12 和 MMP-13）等，也可与多个 IL-17 家族成员结合发挥生物学作用。IL-17RA 缺失可以抑制 IL-17E 的功能，其在 IL-17B、IL-17C 和 IL-17D 反应体系中的作用还未被证实。

IL-17RB 可以在 ckit+lin-细胞、Th2 细胞、Th9 细胞、成纤维细胞、嗜碱性粒细胞中表达，主要见于肺、肾、骨和胎儿肝脏组织。它能够结合 IL-17B 和 IL-17E，并与 IL-17RA 形成复合物介导细胞对 IL-17E/IL-25 的反应。

IL-17RC 与 IL-17RA 的广泛表达相反，只局限或优先表达于特定组织和非造血细胞，其表达的细胞主要有脂肪细胞、软骨细胞、成纤维细胞和上皮细胞，可见于前列腺、软骨、肾、肝、心脏和肌组织。尽管体内许多 IL-17RC 亚型的作用还不清楚，但它们在某些前列腺肿瘤中高表达。

IL-17RD 主要表达于内皮细胞和上皮细胞。与 IL-17RB 和 IL-17RC 相似，IL-17RD 也可与 IL-17RA 形成复合物，并与 IL-17RA 共定位，这种相互作用可以调节 IL-17A 的功能。

IL-17RE 是 IL-17R 家族中了解最少的成员，可表达于组织的上皮细胞，IL-17C 是它的配体。近期研究显示，IL-17 和 IL-17RE 表达水平的升高提示细胞性肝癌患者的预后较差。

4. 强直性脊柱炎 FcγR 基因多态性　FcγR 介导抗体与特异性和非特异性免疫细胞相互作用，起连接体液免疫和细胞免疫的作用，并在调理性识别和抗原性物质的破坏中起重要作用。FcγR 家族属免疫球蛋白超家族，分为 FcγR I（CD64），FcγR Ⅱ（CD32）和 FcγR Ⅲ（CD16）三类，其编码基因均位于 1 号染色体长臂上（1q21—q24）。

现已了解有两大类 FcγR：刺激性受体（FcγR I、FcγR Ⅱa、FcγR Ⅲ）和抑制性受体（FcγR Ⅱb）。其主要差别是刺激性受体胞内区有免疫受体酪氨酸活化基序（immunoreceptor tyrosine-based activation motif，ITAM），抑制性受体胞内区有免疫受体酪氨酸抑制基序

（immunoreceptor tyrosine-based inhibitory motif, ITIM）。FcγR 的刺激作用表现为启动吞噬、启动抗体依赖性细胞介导的细胞毒作用（antibody-dependent cytotoxic cell, ADCC）和启动吞噬细胞释放诸如细胞因子、反应性氧化剂及蛋白水解酶等炎性介质。抑制性 FcγR 与细胞表面的刺激性 FcγR 共聚集，能消除细胞的激活信号，但仅仅自身聚集则无作用。抑制性 FcγR 在抗体产生和免疫复合物启动的应答中起负调节作用，在系统性红斑狼疮、类风湿关节炎、强直性脊柱炎等风湿性疾病的发生发展中起重要作用。

Peter 在 1999 年报道 FcγRⅡb 成为免疫球蛋白超家族的一员，编码基因位于 1q23。典型结构是 2 个免疫球蛋白样的结构域，每个结构域含 2 个 β 片层，构成一个夹层，由二硫键连接对面的 B 链和 F 链。两个结构域围成 70°角，形成一个心样的结构，这种结构使 2 个结构域之间有广泛接触。FcγRⅡb 分为 FcγRⅡb1、FcγRⅡb2，FcγRⅡb1 主要表达于 B 细胞，FcγRⅡb2 主要表达于单核细胞、巨噬细胞、中性粒细胞、嗜酸性粒细胞。它们均不能激活细胞，而是在与有 ITAM 的受体共聚集时，负调节细胞的活化。

FcγRⅡb 对依赖 ITAM 的活化起重要的调节作用。FcγRⅡb 和其他抑制性受体胞内区的 ITIM 基序在负调节中起核心作用。像 ITAM 一样，ITIM 也被蛋白酪氨酸激酶磷酸化，然后招募含 SH2 的胞内分子。其抑制功能的表达需要招募磷酸酶到磷酸化 ITIM 中。FcγRⅡb 与 IgG 结合后可介导中性粒细胞和单核细胞的吞噬作用及氧化性爆发，促进中性粒细胞和嗜酸性粒细胞的杀伤，当与 B 淋巴细胞表面受体（BCR）交联时，具有抑制抗体产生的作用。

对 FcγRⅡb 缺陷鼠所做的研究显示，FcγRⅡb-/-小鼠的Ⅰ、Ⅱ和Ⅲ型变态反应均增强。这种小鼠发生实验性免疫复合物介导的肺泡炎的概率增加，抗体诱导的肾小球肾炎发生加速，传入性免疫应答也有变化，胸腺依赖和不依赖抗原刺激下免疫球蛋白产生增多，并倾向于发生自身免疫病。对胶原诱导性关节炎有抵抗的小鼠在敲除 *FcγRⅡb* 基因后对这种关节炎易感。在特殊的遗传背景下，FcγRⅡb-/-小鼠会产生自身抗体和发生肾小球肾炎，这与 B 细胞相关，提示在特殊的遗传背景下，B 细胞 FcγRⅡb 介导的抑制信号的缺陷导致了自发性自身免疫病。

免疫应答中产生的细胞因子会改变 FcγR 的表达和功能。如 IFN-γ 和 G-CSF 能上调 FcγR 在单核细胞的表达，诱导 FcγR 在多型核细胞的表达，而 IL-4 则抑制所有有 ITAM 的 FcγR 的表达。与对刺激性 FcγR 的作用相反，IFN-γ 降低抑制性受体 FcγRⅡb2 的表达，IL-4 增强其表达。鉴于 IFN-γ（Th1 细胞因子）和 IL-4（Th2 细胞因子）分别调节有着相反功能的 FcγR 同分异构体的表达，它们以此分别对刺激性和抑制性信号进行调节。这样，在炎症区释放出的细胞因子就以自分泌和旁分泌方式调节效应细胞的功能。对吞噬细胞，FcγRⅡb 可以减少 Fcγ 受体介导的吞噬作用和细胞因子的释放（包括 TNF、IL-6 和 IL-1α）以及 TLR-4 介导的激活功能。将小鼠的 *FcγRⅡb* 基因敲除而形成的 FcγRⅡb 缺陷小鼠较正常小鼠对抗原的抗体应答水平升高 510 倍，外周皮肤过敏反应增强，且已有肾炎的病变程度加重。

Pan、Chieko 等对 FCGR2B 基因单核苷酸多态性与 SLE 遗传易感性研究发现，FCGR2B-232I/T、FCGR2B.3-A/G、FCGR2B-Ile/Thr187 等 SNP 点与系统性红斑狼疮有关。FCGR2B-232I/T 在白种人、瑞典人等种族中的研究未见与系统性红斑狼疮发病相关。可能的原因是不同种族的基因差异。据 Blom 的研究，通过免疫组织化学法发现类风湿关节炎患者关节滑膜中 FcγRⅡb 和 FcγRⅢ 表达高于对照组，且差异有统计学意义，而且与滑液中巨噬细胞数量高度相关，甚至 MMP-1 表达也与 FcγRⅠ、FcγRⅡ 和 FcγRⅢ 高度相关。树突状细胞是免疫平衡中重要的调节因子。Catalán 等的研究发现，与健康对照相比，类风湿关节炎患者记忆性 B 细胞和浆细胞的 FcγRⅡb 表达下降，且与抗 CCP 抗体呈负相关。

　　Kyogoku 在日本进行的一项病例对照研究中，通过对 282 例类风湿关节炎患者和 303 例对照者 FcγRⅡb 中的 SNP 进行分析，未发现 FCGR2B-232I/T 与类风湿关节炎发病相关。*FCGR2B* 基因多态性与类风湿关节炎的相关性研究结果存在争议，可能与所选择研究对象的例数和种族等相关，需要进行多种族、大样本的相关研究和全面的综合分析。不同种族的多项研究显示，非 HLA 区域中来自 1p、1q、2q、3q、6p、9q、10q、16q 和 19q 区域的多个遗传标记对强直性脊柱炎易感。位于 1q23 区域的 *FcγR* 是强直性脊柱炎的重要候选基因，组研究发现 *FCGR2B* 基因 rs10917661 位点多态性与强直性脊柱炎遗传易感性相关。

第四节　强直性脊柱炎相关信号通路研究

一、强直性脊柱炎 Wnt 信号通路研究概况

　　Wnt 信号转导途径在生物学中起关键作用，如细胞增殖、组织再生、胚胎发育和其他全身作用。在正常生理条件下，Wnt 信号转导途径在不同的细胞和组织中被严格控制，这种信号转导的失调激活已经涉及人类多种疾病（包括自身免疫性疾病）的发病机理。尽管通过治疗干预措施，可用于改善疾病表现，但目前尚无治疗自身免疫性疾病的治疗方法。越来越多的证据表明 Wnt 信号在许多自身免疫性疾病的发病机制中起着至关重要的作用。此外，一类能够转录调节基因表达的小型非编码 RNA 分子的微 RNA（miRNA），通过调节 Wnt 信号转导途径在自身免疫性疾病中具有生理学和病理学作用。

　　1. Wnt 信号转导途径概况　　Wnt 信号是在后生动物门中鉴定出的古老且进化保守的通路，在胚胎发育、干细胞维持、细胞迁移、细胞极性、神经模式和器官发生中起关键作用。在正常生理条件和组织修复过程中对稳态的损伤修复具有重要作用。Wnt 信号转导的失调已牵涉许多疾病类型包括癌症、阿尔茨海默病和强直性脊柱炎的发病机制。迄今为止，在人类中已经鉴定出了 19 种编码各自 Wnt 蛋白的人类 *Wnt* 基因。Wnt 蛋白与 7 个跨膜卷曲（Fzd）受体结合，这些受体与低密度脂蛋白相关受体 5（LRP5）或 LRP6 的共同受体复合。然而，Wnt 蛋白不局限于特定的 Fzd 受体；Wnt/Fzd 的相互作用可以激活多种不同的途径。因此，Wnt 信号转导途径可以通过经典途径和几种非经典途径进一步表征，包括 Wnt/β-联蛋白、平面细胞极性（PCP）、c-JunN 末端蛋白激酶（JNK）、蛋白激酶、C/Ca（PCK/Ca^{2+}），受体样酪氨酸激酶（RYK）和受体酪氨酸激酶样孤儿受体（ROR）途径。其中，Wnt/β-联蛋白信号转导途径是研究最多且最具特征的 Wnt 信号转导途径。

　　Wnt/β-联蛋白途径称为经典 Wnt 信号途径（图 4-5），其特征在于 Wnt 与由 LRP5 或 LRP6 构成的共同受体复合物结合。Fzd 蛋白家族是一类具有 7 次跨膜结构的 Wnt 受

体家族，该家族中，有 10 个成员蛋白。在没有 Wnt 信号配体的稳定状态下，胞质 β-联蛋白被糖原合酶激酶 3 磷酸化复合形成糖原合酶激酶 3β（GSK3β）、酪蛋白激酶 1α（CK1α）、轴蛋白以及腺瘤性结肠息肉病蛋白（APC）。存在 Wnt 蛋白配体的情况下，Wnt 与其共同受体复合物结合并通过募集细胞溶质蓬乱蛋白（DVL）激活 Wnt 信号转导。反过来阻断 β-联蛋白降解，导致 β-联蛋白在细胞质中的积累，并将 β-联蛋白易位到细胞核中，并与转录因子 TCF/LEF 结合，启动 Wnt 靶基因的表达。

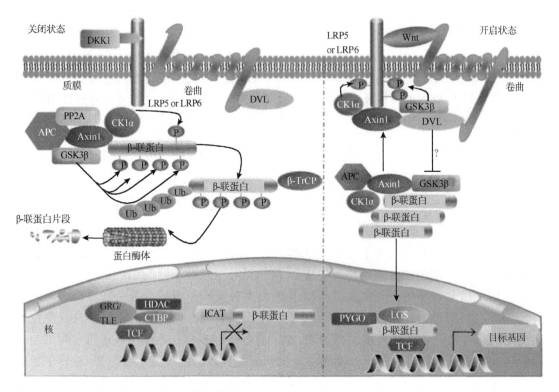

图 4-5　经典 Wnt 信号途径（β-联蛋白依赖性 Wnt 信号途径）

注：在不存在 Wnt 配体（S）的情况下，细胞质 β-联蛋白主要发生磷酸化反应，形成轴蛋白多蛋白复合物、腺瘤性结肠息肉病蛋白（APC）、糖原合酶激酶 3β（GSK3β）和酪蛋白激酶 1α（CK1α）。β-联蛋白的磷酸化形式被 E3 泛素连接酶 β-TrCP 识别，然后靶向蛋白酶体降解，导致细胞溶质水平低（左图）；在 Wnt 配体存在下，Wnt 配体与 Fzd 和 LRP 受体结合，这种结合触发信号转导并激活 DVL；DVL 的激活抑制 GSK3β 并导致多蛋白复合物的破坏，该复合物稳定并导致 β-联蛋白在细胞中积累。因此，活性 β-联蛋白易位至细胞核，作为转录共激活因子与 TCF/LEF 一起激活 Wnt 反应性靶基因（右图）。

　　独立的 β-联蛋白-TCF/LEF Wnt 信号转导途径称为非经典 Wnt 信号转导途径（图 4-6），可以调节细胞中的转录和非转录反应。PCP 途径和 Wnt/Ca²⁺途径是两种最佳表征的 β-联蛋白非依赖性非经典 Wnt 途径。PCP 途径的特征在于 DVL 驱动的细胞组分分选到细胞的近端区域或远端区域并将其引导至组织内。Fzd 受体激活需要 GTP 酶控制基因 *RAC1* 和 *Ras* 的同源基因家族进行成功级联，其成员 A（RHOA）和 JNK 作为下游效应子，通过协调不对称的细胞组织骨架和上皮细胞的极化控制靶基因表达。在 PKC/Ca²⁺途径中，与 Fzd 受体结合的 Wnt 配体触发异源三聚体 G 蛋白的活化，反过来能够激活磷脂酶 C（PLC）和 PKC，导致细胞内 Ca²⁺的释放。诱发 Ca²⁺激活磷酸钙调酶，导致转录因子去磷酸化和 T 细胞核因子（NFAT）活化，调节控制细胞命运和细胞迁移的基因转录。

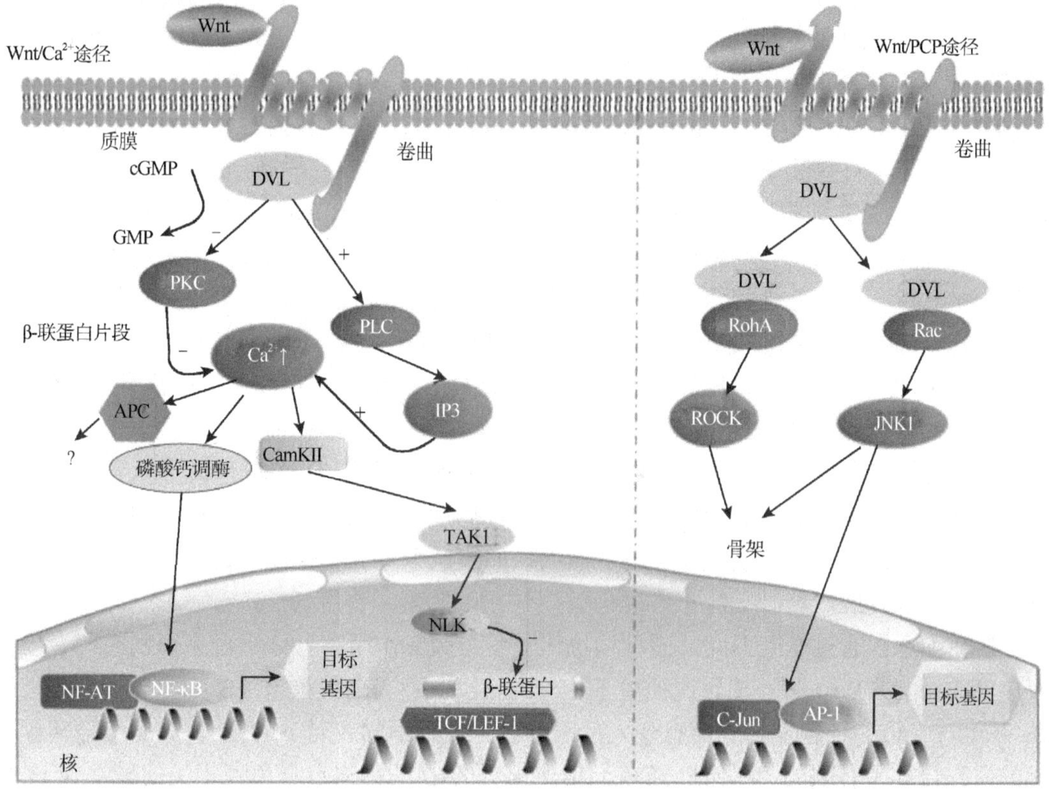

图 4-6　非经典 Wnt 信号转导途径（β-联蛋白非依赖性 Wnt 信号转导途径）

注：非经典 Wnt 配体（如 Wnt5a，典型的非经典 Wnt）与其受体（Fzd）和辅助受体（Ror1/2）结合并触发非经典信号级联，其包括 Wnt/Ca（Ca^{2+}）和 Wnt/PCP 途径。在 Wnt/Ca^{2+}途径中（左图），Wnt 蛋白与 Fzd 和 Ror2 受体结合并激活 G 蛋白，导致细胞内 Ca^{2+} 水平升高或 cGMP 降低；然后激活 Ca^{2+}/钙调蛋白依赖性蛋白激酶Ⅱ（CaMKⅡ）或蛋白激酶 C（PKC）。在 Wnt/PCP 途径（右图）中，Wnt 蛋白与细胞表面上的 Fzd 受体结合，激活 RhoA/Rac 酶和 Jun N 末端激酶（JNK）以辅助细胞骨架组织和基因表达。

有趣的是，Wnt 信号转导可以影响信号转导的细胞内蛋白质和细胞外拮抗剂如 Wise（Sostdc1）、分泌型卷曲相关蛋白（SFRP）、Wnt 抑制因子 1（WIF-1）、Cerberus 和 dickkopf（DKK）分泌蛋白家族。DKK 家族包含 4 种蛋白质成员，即 DKK1、DKK2、DKK3 和 DKK4，4 种成员合称为蛋白水解切割激活的前体蛋白。DKK1 和 DKK3 是该家族中研究最多的成员，通过与 LRP5/6 结合，降解辅助受体，抑制 Wnt 信号转导，因此被认为是具有异常 Wnt 信号转导活性疾病的潜在靶标。

迄今为止，Wnt 信号转导在 T 细胞发育中的生物学作用已经得到很好的证实，其在免疫调节中的作用最近也得到了越来越多的关注。大量的证据表明，Wnt 信号在许多类型的自身免疫性疾病中存在，包括类风湿关节炎、系统性红斑狼疮、强直性脊柱炎。

2. Wnt 信号在免疫细胞中的调节作用　造血干细胞（HSC）能够分化成造血祖细胞（HPC），其可以进一步分化成免疫细胞，如 T 细胞、B 细胞、NK 细胞和巨噬细胞。有许多证据表明 Wnt 信号在 HSC 的维持、增殖、分化和自我更新中起关键作用。Wnt 配体蛋白和受体不仅可以由 HSC 和原始祖细胞产生，还可以由构成小鼠和人的成体和胎儿造血器官周围微环境的细胞产生。例如，Fzd6 是一种非经典的 Wnt 受体，可以在移植后促进 HPC 扩增和多系统造血恢复。

除了其在 HSC 中的调节作用外，Wnt 信号转导途径在 T 细胞发育中的重要性也已得到很好的证实。对缺乏 Wnt 反应转录因子 TCF1 和 LEF1 的小鼠的研究证实，Wnt 信号转导可以为未成熟 T 细胞提供关键的增殖信号，但 T 细胞和 B 细胞的发育是有缺陷的。此外，已经显示经典 Wnt/β-联蛋白/T 细胞因子（TCF）途径调节胸腺和外周淋巴组织中的 T 细胞分化。在 T 细胞分化的任何阶段，该途径的功能障碍可以导致严重的自身免疫反应或免疫缺陷。例如，类风湿关节炎中 CD4$^+$ T 细胞的转录组分析揭示了信号转导和转录激活因子 3（STAT3）及 Wnt 信号通路的调节异常。此外，Tr 细胞在免疫调节中具有重要作用。稳定形式的 β-联蛋白的表达可以导致体外 CD4$^+$/CD25$^+$ Tr 细胞存活能力的显著增强，表明 β-联蛋白的稳定化通过提高存活率来预防炎症性疾病。现有的 Tr 细胞和保持 T 效应细胞的前体无此反应的发生。与稳定状态不同，在炎性病症中激活 Wnt 信号转导，可以抑制 Tr 细胞功能，反过来允许触发免疫应答。然而，如果这个过程不受控制，那么可能会导致自身免疫反应的发展。

B 细胞通常通过产生不同的同种型抗体，参与调节作用和补体结合来识别它们介导体液免疫的潜力。Wnt 信号转导途径对于 HSC 分化为具有正常功能的 B 细胞至关重要。与在 Wnt 调节的 T 细胞发育方面有令人信服的研究结果不同，对 B 细胞中 Wnt 信号转导功能的研究目前是有限的，尽管已经有了 B 细胞中存在几种与自身免疫相关的异常 Wnt 信号的直接证据。例如，Wnt 经典途径可通过刺激 c-Myc 和细胞周期蛋白 D1 的 Wnt 靶基因的表达诱导 B-1 细胞存活和增殖。

树突状细胞是抗原呈递细胞，在调节免疫应答和平衡先天性和适应性免疫应答中起重要作用。然而，组织微环境中的因子和对编程树突状细胞如何控制慢性炎症和促进免疫耐受性至关重要的信号转导网络还是未知。迄今为止，越来越多的证据表明，Wnt 信号通路是免疫平衡的关键部分，能够直接靶向树突状细胞。例如，树突状细胞中 Wnt/β-联蛋白信号的激活对于促进实验性小鼠自身免疫性脑脊髓炎的耐受和限制神经炎症至关重要，其中 LRP5/6 或 β-联蛋白在树突状细胞中下调。值得注意的是，促炎细胞因子的增加和抗炎细胞因子如 IL-10 的减少、LRP5/6-β-联蛋白介导的信号转导减少，导致 Th1/Th17 细胞分化增加，但 Tr 细胞反应和 IL-27 减少。这一发现表明，Wnt/β-联蛋白信号的激活可以延缓实验性自身免疫性脑脊髓炎的发病，并减少其中枢神经系统病理性变化。

Wnt5a 是一种非经典的 Wnt 信号转导配体，已证明 Wnt5a 是动脉粥样硬化和其他炎症性疾病发病机制的关键参与者。Valencia 等研究表明，单核细胞中 Wnt5a 浓度的增加，促使其分化成具有致炎状态和致败血症耐受性特征的非常规树突状细胞，其中非常规树突状细胞产生大量 IL-12p70 和 TNF-α，并减少 IL-10 的产生。因此，这些 Wnt5a-树突状细胞具有降低诱导 Th1 应答的能力，Th1 免疫应答促进 CD4$^+$ T 细胞分泌 IL-10。后来的一项研究进一步表明，Wnt5a 促进幼稚 CD4$^+$ T 细胞的活化，FoxP 3$^+$依赖于吲哚胺-2，3 双加氧酶 1（IDO-）增强了 Tr 细胞诱导的树突状细胞的免疫耐受性增强。例如，经典和非经典 Wnt

配体可以直接刺激小鼠肠道表面树突状细胞,产生抗炎细胞因子,经典 Wnt 信号配体 Wnt3a 可以激活 β-联蛋白信号转导,优先诱导树突状细胞产生 TGF-β 和 VEGF,但 Wnt5a 激活非经典信号转导并诱导 IL-10 分泌。这些研究清楚地表明 Wnt 信号转导对免疫系统的稳态起调节作用。

异常 Wnt 信号转导激活有助于自身免疫性疾病的发病。尽管很少有证据表明 Wnt 通过调节 HSC 对自身免疫有影响,但由 HSC 功能障碍引起的自身免疫与 Wnt 信号转导活性失调有关。例如,通过上调小鼠疾病模型中端粒酶逆转录酶(TERT)/Wnt/β-联蛋白信号级联,脱落乳牙牙髓干细胞(SHED)激活乙酰水杨酸(ASA),可以显著改善 SHED 介导的成骨分化和免疫调节,增加 SHED 介导的 T 细胞凋亡,并改善葡聚糖硫酸钠诱导的结肠炎。目前,一项引人注目的研究证明了 Wnt 信号通路在自身免疫性疾病发病机制中的作用(表 4-3)。其中,Wnt 途径在包括类风湿关节炎、强直性脊柱炎和系统性红斑狼疮在内的几个主要自身免疫性疾病中的致病作用越来越受到关注。

3. Wnt 信号作为强直性脊柱炎的潜在生物标志物和治疗靶点　强直性脊柱炎的主要特点是骨赘形成导致脊柱融合,同时伴发脊柱骨质疏松,从而增加椎体骨折的风险。虽然目前尚不完全了解强直性脊柱炎的发病机制,但 Wnt 信号通路是强直性脊柱炎发展过程中的一个关键途径,它可以通过诱导间充质细胞分化为成骨细胞参与骨形态发生和骨代谢稳态,可能在强直性脊柱炎新骨形成中发挥重要作用。

(1)Wnt、炎症与新骨形成:关于炎症与异位新骨形成的关系,目前主要有两种理论。一种理论认为,未知刺激引发的炎症促进骨分解,当炎症波动并被间歇性抑制时,骨分解过程被一种以过度反应性成骨为特征的骨合成反应所取代;另一种理论认为炎症和骨形成不偶合,并且独立触发激活炎症和基质细胞。基质细胞的激活导致骨形成,抑制炎症甚至可能促进骨形成("TNF 制动假说")。最近一项研究揭示了这两种理论之间的联系。该研究采用体外细胞培养系统,利用 TNF 在炎症微环境中的作用诱导成骨性 Wnt 蛋白的表达。在炎症水平相对较低的某一疾病阶段,低强度的 TNF 刺激诱导骨形成部位 Wnt 蛋白的持续高表达;随后,Wnt 诱导的成骨以不依赖炎症的方式发生;当炎症水平相对较高时,TNF 水平升高可诱导多种细胞因子如 DKK1 的表达,并对骨结构产生分解作用,从而克服成骨分子的合成效应;当炎症程度再次降低时,骨形成期又恢复。结果表明,炎症是新骨形成的起始因素和制约因素,分解-合成代谢周期由炎症的强度驱动;促炎细胞因子诱导的成骨分子是炎症与新骨形成的关键环节,而炎症强度则是骨形成的开关。

"TNF 制动假说"是为了解释在临床环境中 TNF 阻断后新骨形成的增强作用。基于上述结果研究人员推测,有效的抗 TNF 治疗会显著降低 TNF 水平,但没有达到正常人群的基线水平。这种降低的 TNF 水平不再对骨形成产生抑制作用;相反,它增加了成骨性 Wnt 蛋白的表达,并发挥骨诱导作用。这一发现可能在一定程度上解释了"TNF 制动假说",但如果非甾体类药物和 TNF 阻断剂自疾病早期开始长期使用,则可能降低炎症强度,从而破坏对成骨分子的诱导作用。这一发现说明了治疗时间窗和持续时间的重要性。

表 4-3　自身免疫性疾病中与 Wnt 信号转导活性相关的分子的异常表达

自身免疫性疾病	Wnt 信号途径	关键信号通路中的基因	人或动物/细胞模型	评估因子	效果机制
RA	经典 Wnt 信号途径	SFRP4	大鼠 RA 模型	MeCP2	通过激活 RA 大鼠中的 SFRP4 下调 β-联蛋白
		GSK3β	间充质干细胞模型 MSCs	TNF-α	改善炎症反应
		DKK1	间充质干细胞模型 MSCs	NF-κB	通过上调 DKK1 来抑制 Wnt 信号；抑制炎症反应，促进骨吸收和形成
		Wnt1, TCF/LEF1, SPRP1	成纤维样滑膜细胞 FLS	ProMMP-3, 纤连蛋白 proMMP-3	增强的 Wnt 信号转导促进 RA 进展
		Wnt1, WISP3	成纤维样滑膜细胞, 滑膜组织 FLS	炎性细胞因子	RA 组织中高水平的 Wnt1、Fzds 和 WISP3
	PKC 介导的非经典途径	Wnt5a/Fzd5	成纤维样滑膜细胞 FLS	IL-6, IL-15, RANKL, NF-κB	有助于 RA 中 FLS 的激活状态
	Wnt 信号途径	Wnt7b	RA 和 OA 样本中的软骨、骨和滑膜	TNF-α, IL-1b, IL-6	Wnt 信号参与 RA 和 OA 病理生物学的证据
	非经典 Wnt 信号途径	Wnt10b	小鼠	CD28+ T 细胞	CTLA-4Ig 对 CD28 共刺激的抑制促进 T 细胞并制 Wnt10b 的产生和形成
AS	Wnt 信号途径	DKK1	Jurkat T 细胞	TNF-α	通过增加 DDK1 表达和改善炎症来下调 Wnt 信号转导
		Wnt signaling	软骨细胞		诱导间充质细胞分化为成骨细胞谱系 活跃的 Wnt 信号转导有助于骨骼形成和关节重塑
	非经典 Wnt 信号途径	Wnt5a, Wnt10b	间充质干细胞模型 MSCs	TNF-α	TNF-α 诱导的 Wnt5a 和 Wnt10b 可能参与炎症对骨形成的影响
SSc	Wnt 信号途径	Wnt2, Wnt3a, Wnt5a, Wnt10b, DDK2, LEF-1, WIF-1, β-catenin	来自 SSc 患者和小鼠模型的皮肤	TGF-β, IL-4, IL-13, IL-17, IL-33, IFN, IL-13	增强的 Wnt 信号转导促进疾病进展
		Wnt1, Wnt10b and DKK1	活组织检查和外周血样品; B 细胞, 小鼠模型	IL-6	在动物模型中，Wnt 信号转导的激活或 DKK1 的抑制诱导严重的纤维化和脂肪萎缩
		WIF-1, β-catenin	来自 SSc 的成纤维细胞	ATF3, HDAC3	由 SSc 自身反应性抗体诱导的氧化性使 DNA 损伤 Wnt 活化有助于纤维化

续表

自身免疫性疾病	Wnt信号途径	关键信号通路中的基因	人或动物细胞/组织模型	评估因子	效果机制
AA	经典 Wnt 信号途径	GSK3β, Wnt10b	NK 细胞	IFN-γ	降低的 Wnt 信号转导损害毛发生长初期和干细胞驱动毛发角化形成细胞质分化的能力
	Wnt 信号途径	β-catenin, Wnt7a	AA 的 C3H/HeJ 小鼠模型	Wnt信号途径	维生素 A 增强 Wnt 信号，激活毛囊
CCL	非经典 Wnt 信号途径	Wnt5a, ROR1	HEK293 细胞，白血病 B-1 细胞	NF-κB	ROR1 促进 CLL 细胞接受存活信号
	经典 Wnt 信号途径	Wnt/β-catenin	白血病 B-1 细胞，MEC-1 细胞，CCL 临床样本	IL-6	鞘皮素或 metadherin 通过阻断 Wnt/β-联蛋白途径抑制白血病细胞扩增，减少阿尔茨海默病和瘤形成中炎症因子的产生
CIA	Wnt 信号途径	Fzd2	PGRN 缺陷的 Tr 细胞	TNF-α	Wnt信号转导有助于 Tr 细胞的 PGRN 调节
EAU	经典 Wnt 信号途径	DKK3, SFRP2	视网膜 Müller 神经胶质细胞 RMGC	IL-17	EAU抑制剂 DKK3 和 SFRP2 在 EAU 中下调，增强 Wnt 信号转导参与 ERU 发病机制
IBD	经典 Wnt 信号途径	TCF4	CD 患者	多态性分析	功能变异 TCF6 与早发性回肠 CD 具有相关性
		TCF1, LRP6	潘氏细胞	防御素 α5 和防御素 α6	TCF-1 介导的 Wnt 信号转导可能导致 CD 中的屏障功能障碍
		LRP6	CD 患者	多态性分析	功能变异 LRP6 与早发性回肠 CD 具有相关性
JRA	经典 Wnt 信号途径	Wnt3a, WISP3, TCF1	脐带来源间充质干细胞，Tr 细胞 SFMCs	FOXP3	滑膜中失调的 Wnt 信号转导抑制 Tr 细胞功能并促进 JRA 发病机制
MS	Wnt 信号途径	Wnt3a, Wnt5a, ROR2, β-catenin	EAE 小鼠	EAE 小鼠的机械性痛觉过敏和爪子的异常性疼痛	Wnt信号转导的异常激活有助于 EAE 相关慢性疼痛的发展
T1DM	经典 Wnt 信号途径	Activates Wnt	躁狂抑郁症患者	甲状腺微粒体抗体	LiCl 诱导甲状腺功能紊乱并消除 Tr 细胞的抑制能力
		GSK3β	INS-1E 大鼠胰岛素瘤细胞，大鼠胰岛	细胞增殖和存活	通过抑制 CSK3 增强的 Wnt 信号转导促进胰岛 B 细胞增殖
	Wnt 信号途径	Wnt5a, Fzd2, Fzd5, DKKs, WIF-1	INS-1E 大鼠胰岛素瘤细胞，大鼠胰岛	IL-1α, TNF-α, IFN-γ, TGF-α	经典 Wnt 信号通路由 Wnt5a 与其诱导的相互拮抗作用驱动的非经典 Wnt 信号途径，伴随 WIF-1 和 dickkopf 对 Wnt 信号转导的稳态抑制受损

续表

自身免疫性疾病	Wnt信号通路	关键信号通路中的基因	人或动物/细胞模型	评估因子	效果/机制
SLE	经典Wnt信号途径	DKK1	骨髓间充质干细胞 BM-MSCs	TNF-α	Wnt信号通过p53/p21途径在SLE BM-MSC的衰老中起关键作用
UIP	非经典Wnt信号途径	Wnt5a	UIP肺组织原代成纤维细胞	纤连蛋白，α5整合素，β-联蛋白	Wnt5a促进IPF和UIP中的成纤维细胞增殖

注：AA：再生障碍性贫血；ATF3：激活转录因子3；AS：强直性脊柱炎；BM-MSC：骨髓间充质干细胞；CD：克罗恩病；CIA：胶原诱导的关节炎；CLL：慢性淋巴细胞白血病；CTL：细胞毒性T淋巴细胞；EAE：实验性自身免疫性脑脊髓炎；EAU：实验性自身免疫性葡萄膜炎；ERU：马复发性葡萄膜炎；FLS：成纤维样滑膜细胞；HDAC3：组蛋白去乙酰化酶3；IPF：特发性肺纤维化；JRA：幼年特发性关节炎；MEC：黏液表皮样癌细胞；MeCP2：甲基-CpG结合蛋白2；MS：多发性硬化症；MSCs：间充质干细胞；PGRN：颗粒体蛋白前体；RA：类风湿关节炎；RMGC：视网膜Müller神经胶质细胞；SFMCs：滑液单核细胞；SFRP4：卷曲相关蛋白4；SLE：系统性红斑狼疮；SSc：系统性硬化症；T1DM：1型糖尿病；WISP3：Wnt1诱导型信号通路蛋白3；UIP：常见的间质性肺炎。

Wnt 信号传递的复杂性在于不同的 Wnt 蛋白似乎具有相同的功能，如 Wnt3a、Wnt4、Wnt5a、Wnt5b、Wnt7b、Wnt10b、Wnt11 和 Wnt16b 均具有成骨作用。研究发现，成骨细胞中 Wnt1 的失活会引起小鼠严重的骨质疏松症和自发性骨折；相反，成骨细胞中 Wnt1 的条件性表达可迅速增加成骨细胞的数量和功能，使发育中的幼鼠、成年小鼠和老龄小鼠的骨量迅速增加。与现有双受体复合物模型相反，骨量调节过程中传递细胞外 Wnt 信号的共受体 LRP5 的丢失并没有降低 Wnt1 的骨合成效应，这直接证明 Wnt1 功能的发挥不需要 LRP5 共受体。研究结果表明，多个骨合成途径可以被连续地靶向以刺激骨形成。Wnt 蛋白在骨形成部位表达，对 Wnt 信号的抑制能显著抑制新骨形成和后凸形成，提示 Wnt 信号在脊柱强直进展中发挥关键作用。

（2）Wnt/β-联蛋白、miRNA 与强直性脊柱炎：已知 miRNA 是一类内源性非编码 RNA，一般由 18～25 个核苷酸组成。自身免疫性疾病中特异性 miRNA 表达模式的确定，以及对 miRNA 在疾病发病机制中作用的全面认识，使得 miRNA 不仅可能成为新的分子诊断标志物，而且也是治疗自身免疫性疾病的新途径。近年的研究表明，miRNA 对成骨分化上游信号（如骨形态发生蛋白）、成骨分化重要信号通路（如 Wnt 通路）及成骨分化下游基因具有重要调控作用。其中 miRNA-29a 主要通过靶向典型 Wnt/β-联蛋白通路来调控成骨细胞的分化，对糖皮质激素引起的大鼠骨质丢失和脆性增加有保护作用，TNF-α 对 miRNA-29a 的表达有调节作用。

2014 年一项研究首次报道了强直性脊柱炎患者外周血单个核细胞中 miRNA-29a 的表达增加。近年研究提示 miRNA-29a 主要通过靶向 β-联蛋白信号通路抑制剂 DKK1 和 GSK3β 激活 β-联蛋白信号通路，调控 TNF-α 介导的骨丢失。强直性脊柱炎患者韧带组织中 miRNA-124 表达升高，同时 GSK3β 的表达受到抑制，进而增强 Wnt/β-联蛋白通路的活性，促进成纤维细胞向成骨细胞分化。另有研究发现，miRNA-218 可通过特异性靶向多种 Wnt 信号抑制剂，包括硬化蛋白和分泌型卷曲相关蛋白 2（secreted frizzled-related protein 2，sFRP-2），增强 Wnt 信号和 Wnt 靶向的甲状旁腺激素相关蛋白（parathyroid hormone-related protein，PTHrP）分泌，促进破骨细胞的分化和骨破坏。有趣的是，成骨细胞可吸收 miRNA-218，从而抑制 I 型胶原的产生，导致骨形成和骨吸收之间的进一步失衡。上述研究为探寻强直性脊柱炎患者炎症环境中骨代谢受损的机制提供了新思路及新的治疗靶点。

（3）DKK、硬化蛋白与强直性脊柱炎：研究证明 DKK1 可能是强直性脊柱炎新骨形成过程中的关键角色。DKK1 通过与 LRP5/6 形成复合物来抑制 Wnt 信号，从而使 LRP5/6 脱离细胞膜。阻断 DKK1 可导致关节炎动物模型中骶髂关节融合。然而不同研究中 DKK1 水平呈现差异性，可表现为表达升高、正常表达、正常表达但部分失能，甚至表达下降。Diarra 等发现类风湿关节炎患者功能性 DKK1 水平高于健康对照组，而强直性脊柱炎患者功能性 DKK1 水平降低，表明 DKK1 水平与新骨形成之间存在联系。

Daoussis 等发现，接受抗 TNF-α 治疗的强直性脊柱炎患者血清 DKK1 水平显著高于未接受抗 TNF-α 治疗的强直性脊柱炎患者。尽管血清 DKK1 水平升高，但强直性脊柱炎患者血清中 DKK1 抑制 β-联蛋白易位的能力降低，提示强直性脊柱炎患者的 Dkk1 可能不完全发挥功能。而另一项研究结果显示强直性脊柱炎患者髋关节滑膜组织中 DKK1 水平下调，通过 Wnt/β-联蛋白信号通路促进成纤维细胞增殖和成骨能力。最近的一项研究为强直性脊柱炎患者 DKK1 表达的差异性提供了新证据，该研究结果显示强直性脊柱炎患者 DKK1 表达水平的矛盾数据可能与血清甲状旁腺激素（PTH）水平的变异性有关，血清 PTH 水平是血清 DKK1 水平的重要决定因素，可能与强直性脊柱炎患者骨受累有关。因此，今后对这一问题的研究还应包括 PTH 评估，以便进行更全面的评价。

硬化蛋白也是一种 Wnt 信号通路抑制剂。检测类风湿关节炎、强直性脊柱炎和骨关节炎患者血清和骨细胞中硬化蛋白的水平，发现强直性脊柱炎患者的硬化蛋白水平明显低于类风湿关节炎、骨关节炎患者和健康对照者。另一项研究发现，硬化蛋白通过 LRP6 抑制 TNF-α 诱导的慢性炎症，除了典型 Wnt/β-联蛋白信号通路，尚不清楚 LRP6 对其他通路的影响。此外，成骨细胞中氧传感器脯氨酸羟化酶 2（prolyl hydroxylase 2，PHD2）的氧感应通过硬化蛋白的表观遗传负性调控骨量，PHD2 的条件性缺失通过沉默信息调节因子 1（silent information regulator 1，SIRT1）依赖性下调硬化蛋白激活 Wnt/β-联蛋白信号，从而增加成骨细胞的数目和活性，同时降低破骨细胞生成和骨吸收。然而血清硬化蛋白水平与放射学进展、临床活动性或实验室数据之间均无显著相关性，因此硬化蛋白可能在强直性脊柱炎诊断中起重要作用，但仍需要进一步研究证明硬化蛋白与强直性脊柱炎疾病活动性和疾病进展的关系，以提供新的治疗策略。

二、强直性脊柱炎 JAK/STAT 信号通路研究概况

1. JAK/STAT 信号通路概述　Janus 激酶家族（JAK，即 JAK1、JAK2、JAK3 和 TYK2）是非受体蛋白酪氨酸激酶。JAK/STAT 信号通路的异常活化主要由 *JAK* 突变或组成型 TYK2 信号引发，对造血干细胞的异常发育、血液恶性肿瘤、诱导自身免疫和免疫缺陷的某些症状至关重要。JAK 活化抑制剂改变 T 细胞、NK 细胞和树突状细胞的活性，从而引起相关的自身免疫性疾病的发生和进展。值得注意的是，通过药理学作用抑制 JAK 的表达可以有效地阻断许多自身免疫性疾病（如类风湿关节炎、强直性脊柱炎、牛皮癣和炎性肠病）Ⅰ型相关的下游事件/Ⅱ细胞因子和 JAK SMI（现在通常称为 Jakinibs），JAK/STAT 信号通路已经成为有效的靶通路。

所有 JAK 共享的共同结构区域，称为 JAK 同源性（JH）区域（图 4-7）。在如下示意图中，在结构上对 JH 结构域编号，JH1～JH7 是基于其连续的结构域，从 C 端开始并持续至 N 端。值得注意的是，结构分析证明 JH2 区域是催化结构域，但没有充分发挥功能，因此

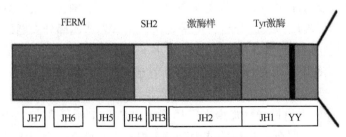

图 4-7　JH 结构域和 JAK3 磷酸化位点

注：FERM，4 个位置，JH7-JH6-JH5-JH4；JH，JAK 同源；激酶样，
假激酶结构域；SH2，Src 同源结构域；Tyr 激酶，酪氨酸激酶结构域。

被重新定义为伪激酶。JH4～JH7 区域对于调节 JAK 和其他蛋白之间的激酶以及用于受体结合、催化活性、自磷酸化 JAK 相互作用至关重要，并且在某些情况下，甚至抑制 JAK 活性。

通常，STAT 蛋白是无活性的细胞质蛋白。然而，细胞因子活化后，可能通过 IL-6 与 IL-6Rα/gp130 复合物的结合，STAT 蛋白通过 SH2 结构域募集到细胞因子/受体复合物中，在那里它们被磷酸化。该募集促进 p-STAT 二聚体的形成（图 4-8）。p-STAT 同源二聚体或异二聚体为 STAT 蛋白有效转移至细胞核提供了主要机制，它们与 STAT 反应 DNA 基序结合，并以此方式充当转录因子。

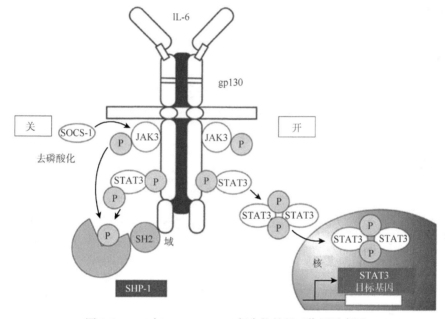

图 4-8　IL-6 与 IL-6Rα/gp130 复合物的相互作用示意图

注：IL-6 与 IL-6Rα/gp130 复合物的相互作用激活 JAK3，导致 STAT3 的磷酸化（p-STAT3）（开）。SHP-1 是磷酸酶，其通过使 p-STAT3 去磷酸化来调节 STAT 磷酸化（关）。

2. 典型 JAK/STAT 信号通路　相关研究已经表明，低等生物列脊椎动物的整个系统发育过程中，JAK/STAT 信号通路都具有很强的保守性。免疫系统信号网络是细胞内最复杂的网络系统，JAK/STAT 信号通路的研究也为临床治疗提供了动力和基本理论。具体来说，JAK/STAT 信号转导是从细胞外相关细胞因子或生长因子与其相应的跨膜受体结合开始的。这种方式可以使 JAK 在空间位置上彼此接近，同时促使 JAK 在空间结构上发生改变，最终使 JAK 的激酶结构域从无激酶活性的抑制形式转变为具有激酶活性的活化形式。这种结合方式使 JAK 与其受体的空间距离接近，进而导致 JAK 自身和细胞质受体的尾部磷酸化，生成潜在的 STAT 单体停靠必要位点。酪氨酸磷酸化的 STAT 蛋白作为主要的触发事件，导致 STAT 二聚体化、核易位、结合 DNA、诱导靶基因表达等一系列反应。

然而，磷酸化的酪氨酸也可以通过非依赖的 JAK/STAT 通路进行信号传递，即并不是所有的细胞活动都需要 JAK 的活性（即非磷酸化状态的 STAT），翻译后修饰（如磷酸化丝氨酸）也会影响 STAT 的活性和功能。虽然每个细胞因子/受体通常与某一特定的 STAT 相关，但每个细胞因子/受体却常常与多个 STAT 家族成员（异构信号）相关，导致了同型二聚体、异二聚体和高阶四聚体的形成。它们在细胞核内通过序列一致 GAS（gamma-interferon activation site）与 DNA 结合，同时，也通过非依赖 GAS 的方式导致基因表达的激活、抑制，或者与编码蛋白质的 mRNA 或非编码 RNA（包括 miRNA 和长链非编码 RNA：lncRNA）的靶基因进行中性结合，作为多分子复合物的一部分。由于 GAS 基序具有相同的亲和力，多种形式的 STAT 可能共同结合到相同的靶位点（即重叠特异性）。它们还可以结合并促进增强子的重塑和调节靶基因的表观遗传状态。STAT 在核外的功能，特别是在线粒体中的作用逐渐受到重视。典型 JAK/STAT 信号通路见图 4-9。

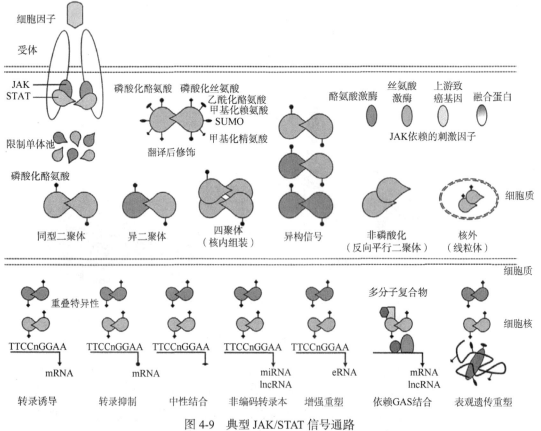

图 4-9　典型 JAK/STAT 信号通路

在哺乳动物中的 4 种 JAK 激酶（JAK1、JAK2、JAK3、TYK2）和 7 种 STAT（STAT1、STAT2、STAT3、STAT4、STAT5a、STAT5b、STAT6）可以与 50 多种细胞因子和生长因子结合，那么问题接踵而至，在保证其特异性的前提下，数量这么少的 JAK 激酶和 STAT 是如何与它们相应的配体（即细胞因子和生长因子）结合的呢？一种解释是，具有相同激活属性的细胞因子可能在不同类型细胞（或不同状态细胞）中发挥作用，不同敏感性的 STAT 是由不同的 STAT 基因编码的。

然而，这种解释并不能阐明为什么在"看起来"相似的 STAT 信号级联反应中的细胞因子，在相同的细胞类型或状态下具有不同生物学反应的现象。例如，在髓系细胞中，IL-6

和 IL-10 都可以有效地激活 STAT3，IL-6 主要发挥促炎作用，而 IL-10 主要发挥抗炎作用。STAT3 信号产生的差异主要表现在 STAT3 信号的持续时间和强度方面，然而这可能仅仅是问题的一部分。虽然通常每个细胞因子只与一个特定的 STAT 相关，但是，几乎每一个 STAT 都是多个细胞因子或生长因子的家族成员，只是在不同的家族中的作用程度不同而已（即异构的信号传递，图 4-9）。例如，IFN-α 是典型的 STAT1 激活剂，但是它同样可以激活 STAT3 和 STAT4。在某些情况下，细胞因子参与多个 STAT 的活动并具有同等作用，如 IL-27 可以强烈激活 STAT1 和 STAT3。而其他情况下，两者的相互作用具有清晰的层次性，如 IFN-γ 可以引起强烈的 STAT1 反应，而对 STAT3 引起的反应则相反。

　　STAT 可以直接与 DNA 结合，作为经典的转录因子（transcription factor，TF）来发挥作用。高通量测序技术可以与染色质免疫沉淀技术相结合，从而产生全面无偏差的 STAT-DNA 结合的图谱，这些 STAT-DNA 相互作用的结果可以被整合到转录组学和功能基因组学的功能缺失研究当中，即基因敲除小鼠、小干扰 RNA（small interfering RNA，siRNA），从而对靶基因进行分类，还可以进一步将这些结果运用于 STAT 的结合占位和 STAT 依赖的转录调控上。STAT 分散在整个基因组中，可以调节编码蛋白质的基因和非编码基因的转录过程，见图 4-9。

　　全基因组分析揭示了 STAT 结合特性的普遍性。在 Th 细胞中，成千上万的结合位点已经与每个家族成员建立了对应关系，有时结合位点在转录起始位点的近端，但更多的位于转录起始位点的远端，通常与增强子或其他的顺式作用元件相关。这些相互关联事件很多与序列一致 DNA 基序不相关。不同 STAT 具有高度的重叠性（即重叠特异性，图 4-9）。众所周知，所有 STAT 都识别的相同 DNA 序列，称为 GAS 基序。每个 STAT 家族成员在核心核苷酸上都具有一些选择性，如 STAT6 优先选择某些额外间隔的核苷酸。这说明不同的 STAT 个体之间存在基因组的重叠性。特殊的序列一致基序认为，STAT 之间可能相互拮抗竞争结合相同的基因组区域。上述观点在 STAT3 和 STAT5 上得到了验证：在 T 细胞、树突状细胞和肿瘤细胞株中，STAT3 介导的 IL-17 的转录均被 STAT5 所阻断。因而其他 STAT 是否也参与上述这种竞争，以及 STAT 介导的转录抑制是如何发挥作用的有必要进一步确定。

　　尽管 STAT 是细胞因子特异性和功能的关键性因素，然而，细胞因子受体接受刺激，也可以在一定程度上通过影响 STAT 来产生部分非依赖 STAT 的信号。ITAM 轴受体是一个很好的例子，它是通过调节 STAT1 信号转导，与 TNF 受体相关因子作用激活受体来发挥作用的，最终调节 STAT3 信号途径。

　　3. 非经典 JAK/STAT 信号通路　　JAK/STAT 信号通路通常表现为典型途径，但其中充满复杂因素，如 STAT 也作为异二聚体和高阶四聚体发挥作用（图 4-9）。IFN-α 和 IFN-β 一个关键的区别在于，前者诱导 STAT1/STAT2 异二聚体的形成（即 ISGF3 复合体），而后者则主要诱导产生 STAT1 二聚体（即 GAF 复合物）。二聚体的组装在细胞质中，而四聚体化反应发生在细胞核内，随后与两个 STAT 二聚体一起结合（或串联）到相邻的 DNA 元件上。在功能方面，人们研究认为 STAT5 是转录活性的关键。STAT1 四聚体对 IFN 很重要，但是对 IFN-α 却是非必需的。STAT 蛋白的表达是受到严格调控的，胞质内 STAT 蛋白的浓度具有重要的生物学作用，比如在 NK 细胞中，STAT1 和 STAT4 的相对水平决定着 IFN 的反应水平（图 4-9）。

经典 JAK/STAT 信号通路认为 STAT 是通过 JAK 依赖的磷酸化的酪氨酸激酶触发的，显然处于主导地位的细胞因子受下游途径的调控，但是，在其他情况下，JAK 的作用却受到了新的挑战。在多种肿瘤中，JAK 非依赖的磷酸化的酪氨酸与 STAT 的高活性是联系在一起的，并且认为 STAT 在正常的生理过程中发挥重要作用（图 4-10）。如某些酪氨酸激酶受体，如人 FMS 样酪氨酸激酶 3 受体（FLT3R），可以引起 STAT5 的激活而不需要 JAK 的参与。干扰素基因刺激因子（stimulator of interferon genes，STING）参与了 JAK 非依赖的 STAT6 酪氨酸蛋白的磷酸化，诱发宿主的保护性抗病毒免疫应答，丙酮酸激酶 M2 调用 JAK 非依赖的 STAT6 酪氨酸蛋白的磷酸化进而影响代谢反应。磷酸化的酪氨酸蛋白的核心作用方面，无论是 JAK 依赖或非依赖，都受到严格的控制，越来越多的 STAT6 的功能已被归因于"非磷酸化"的 STAT（图 4-9）。STAT 形成了明显的反向平行的二聚体酪氨酸，因此不需要磷酸化的酪氨酸蛋白进行核易位和（或）其基因具有转录活性。

除了磷酸化的酪氨酸蛋白，某些翻译后的修饰也可以影响 STAT 的功能（图 4-9）。如磷酸化丝氨酸调节各种 STAT 的生命活动，包括 DNA 的结合功能，与其他辅助蛋白的相互作用等。所有的 STAT 都至少有一个丝氨酸残基被磷酸化，通常并没有发生酪氨酸蛋白的磷酸化，而众多的外部信号也可以诱导丝氨酸磷酸化。反过来，这些磷酸化的氨基酸又决定着上游激酶的特性，MAPK、细胞周期蛋白依赖的蛋白激酶和 NF-κB 激酶抑制剂（IKK）都包括其中。体外研究证实，磷酸化丝氨酸对基因的转录至关重要，比如在 T 细胞中 STAT4 驱动 IFN-γ，而体内实验显示，STAT4 对免疫功能和造血系统产生影响。

STAT 的其他化学修饰主要包括乙酰化、甲基化和 SUMO 化（图 4-9），大致可分为促进 STAT 功能的修饰和限制 STAT 功能的修饰两类。酪氨酸的乙酰化和赖氨酸的甲基化可以被归结在第一类中；前者通过影响二聚体化和转录活性促进 STAT 的功能，而后者可以抑制其与活化 STAT 蛋白抑制剂（protein inhibitor of activated STAT，PIAS）的相互作用。而这些研究结果所反映的生物学意义却是有争议的。赖氨酸甲基化对 STAT 的功能是正调控或负调控，目前还不清楚。有证据表明，STAT1 和 STAT5 的功能受 SUMO 化修饰的限制。

另一个经典的观点认为 STAT 只有在细胞核内才具有活性。STAT3 蛋白可以定位在线粒体上，促进氧化磷酸化和增加细胞膜的通透性。这种效果依赖于丝氨酸的磷酸化，与细胞内呼吸的改变有关，如细胞应激与肿瘤。所有的其他 STAT（STAT4 除外）都已经在线粒体内检测到，但其在线粒体内的功能还没有明确。

4. JAK/STAT 信号通路在自身免疫性疾病中的作用　JAK/STAT 信号通路从抵御感染到维持免疫耐受，加强屏障功能，抗肿瘤等方面都具有重要作用。错误的免疫反应可以对机体造成巨大的伤害，长期存在的 JAK/STAT 信号与各种类型的自身免疫性疾病密切相关。当机体需要免疫系统发挥作用或适当的缩减时，JAK/STAT 通路必须高效诱导。

在鉴定出由 JAK/STAT 信号成分和相关的细胞因子/受体突变引起的单基因疾病后，证实 JAK/STAT 信号通路在体内作用显著，包括免疫缺陷、易感性、自身免疫性疾病等。

单基因病的一个显著的例子是"泡沫男孩"综合征（X-连锁的重症联合免疫缺陷，X-severe combined immunodeficiency disease，X-SCID）。患者具有极端的病原体易感性，这主要是由患者的 T 细胞和 NK 细胞缺乏常见的 γ-链所致。体外的研究结果显示，在普通的 γ-链信号转导的过程中，JAK3 的作用具有选择性，部分 X-SCID 患者发生该激酶的突变并使其停靠下来，从而在体内水平上导致了任何 JAK/STAT 组件都没有冗余的现象。

在 IL-7/IL-7R 缺陷的人体内和 STAT5 缺陷的小鼠体内已经证实了 JAK3 和 STAT5 轴参与类似的表型发生，但也需要注意到，*STAT5b* 突变的人不是免疫缺陷患者；相反，他们出现自身免疫性疾病在很大程度上是由于 Tr 细胞的功能缺陷。

自从 JAK3-SCID 被发现以后，涉及 JAK/STAT 元件的其他类型孟德尔疾病被大量发现。这些研究结果强调了，JAK/STAT 信号通路在抗炎和遗传易感性中的核心作用。事实上，遗传易感性是确定这些突变等位基因的关键。众所周知，STAT 功能的丧失性突变与特定类型的病原体易感性相关。如 *STAT1* 突变的患者易发生分枝杆菌和病毒感染，*STAT2* 突变的患者容易发生病毒感染，*STAT3* 基因突变的患者容易发生真菌感染。*STAT1* 突变的患者也可以发生真菌感染；然而，在这种情况下，异常活跃的 STAT1 似乎限制了 STAT3 诱导的抗真菌感染的应答反应。一般来说，STAT 缺陷的表型反映在患者的上游/下游介导物质的突变上；携带 IL-10/IL-10R 等位的功能基因突变的患者不易受真菌感染，但易发生炎性肠病。具有同型的 *STAT3* 突变的患者没有表现出临床症状，如高 IgE 综合征和发育畸形（即 Job 综合征），类似的现象在小鼠中很明显；IL-10 和 IL-10R 缺乏易发生结肠炎，而携带同型的 *STAT3* 等位基因的高 IgE 综合征患者却不发生结肠炎。对 *STAT3* 基因功能获得性突变的患者的研究更加说明了这一信号通路在促进自身免疫性疾病中的重要作用。这类患者表现出一系列的临床症状，尤其是 1 型糖尿病，在小鼠中，STAT3 能够诱导病理性炎症反应的发生。

高通量测序技术促使 GWAS 大量出现，在受影响的人群中，疾病的表型与单核苷酸多态性（SNP）密切相关。在多种常见的疾病中，GWAS 与 *STAT* 基因的 SNP 相关。例如，*STAT3* 基因的 SNP 与克罗恩病、银屑病和强直性脊柱炎相关；*STAT4* 基因的 SNP 与类风湿关节炎、克罗恩病、系统性红斑狼疮和干燥综合征相关；*STAT6* 基因的 SNP 与哮喘相关。研究发现，在 JAK 上游的细胞因子/受体的 SNP 数据支持其在这些疾病中的核心作用。

JAK/STAT 信号转导与肿瘤发生之间的关系已成为肿瘤生物学的主线。众所周知，STAT 的高活性可以驱动下游的经典致癌信号，如白血病融合基因（*BCR-ABL*）、*Ras* 和肉瘤基因等的细胞转化现象。这种高活性通常涉及 STAT3 和 STAT5，STAT3 和 STAT5 是大多数实体瘤和血液肿瘤的一个主要特征。此外，JAK 激酶本身的体细胞突变已被认为是主要的致癌病变因素。如 JAK2 功能的获得性突变是骨髓增生性肿瘤的基础。在 JAK 激酶结构域中发现了许多的突变。最近的研究证明，具有催化活性和限制 JAK 的"自激活"发生在受体的寡聚化之前。研究发现，JAK2 的融合蛋白也在血液系统的恶性肿瘤中发挥作用，血液系统的恶性肿瘤中也具有 *JAK3* 的突变。尽管也有例外，某些 *STAT* 基因的突变体与肿瘤发生相关，这表明其致癌性主要继发于上游事件。

三、强直性脊柱炎 BMP/Smad 信号通路研究概况

BMP 属于 TGF-β 超家族的多功能生长因子。近年来，已经广泛研究了 BMP 在胚胎发育、出生后、成年动物的细胞中的功能。信号转导研究表明，Smad1、Smad5 和 Smad8 是 BMP 受体的直接下游分子，在 BMP 信号转导中起重要作用。转基因和敲除小鼠以及具有

BMP 天然突变及其信号分子的动物模型和人的研究表明，BMP 信号转导在骨和软骨发育以及出生后骨形成中起关键作用。组织特异性敲除特定 BMP 配体研究显示，BMP 活性受不同分子水平的调节。目前 BMP/Smad 信号通路是强直性脊柱炎骨化的一条重要途径，且该通路的相关抑制因子可能成为强直性脊柱炎的治疗靶点。

1. BMP 结构和功能概述

（1）BMP 的结构概述：BMP 是 TGF-β 超家族的成员。已经在大多数动物物种中鉴定了 3 个亚家族所有的代表性成员，并且在每个亚家族的成员中观察到最高程度的序列保守性。例如，果蝇 Mad 和人 Smad1（R-Smad 亚组的成员）在氨基酸序列上具有 82% 的同一性。在亚科中，在 C 端 Mad 同源 2（MH2）结构域中观察到最高程度的保守性，在人 Smad 中氨基酸序列同一性为 32%～97%（图 4-10）。

对人类基因组数据库的搜索表明，哺乳动物中有 8 个 Smad 家族成员。8 个人的 *Smad* 基因映射至 4 个染色体（表 4-4）。3 个 *Smad* 基因，*Smad2*、*Smad4* 和 *Smad7*，紧密聚集在 18q21.1，在人类癌症中这个区域经常被删除。在 15 号染色体上发现 3 个，其中 *Smad3* 和 *Smad6* 定位于 15q21—22，*Smad5* 定位于 15q31。剩下的 *Smad* 基因，*Smad1* 和 *Smad8*，分别位于染色体 4 和 13 上。已经在小鼠或人类基因组中确定了大多数 *Smad* 基因的内含子-外显子边界，在所有情况下，基因由 6～12 个外显子组成。另外还描述了 Smad2、Smad4、Smad5、Smad6 和 Smad8 的剪接 mRNA 种类。

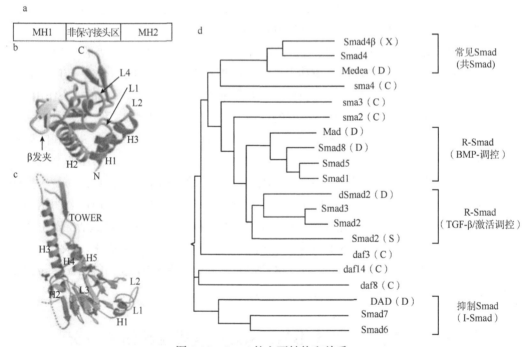

图 4-10　Smad 的主要结构和关系

注：a，保守的 MH1 和 MH2 结构域被富含脯氨酸的非保守接头区分开。b，Smad3 MH1 结构域的结构。H2，螺旋 H2；β 发夹，与 DNA 接触。c，Smad4 MH2 和 Smad 激活结构域的结构。H1～H5，螺旋；L1～L3，循环。第一个 Smad4 MH2 晶体结构中没有的新特征。d，mad 家族的关系树状图，包括果蝇（D），秀丽隐杆线虫的成员（C），曼氏血吸虫（S）和人（其余）。Smad 亚组分为常见 Smad（共 Smad）、受体调节 Smad（R-Smad）和抑制 Smad（I-Smad）。C.线虫（elegans）Smad 没有经过广泛的生化鉴定，已被排除在这一亚组之外。该树形图使用 MacVector 程序生成。

表 4-4　人 Smad 的染色体定位

名称	以前的名字	染色体的位置	基因名称	OMIM ID	单基因登录号
TGF-β/激活素调节的					
R-Smad					
Smad2	MADR2，JV18-1	18q21.1	*MADH2*	601366	NM005901
Smad3	JV15-2	15q21—q22	*MADH3*	603109	NM005902
BMP 调节的 R-Smad					
Smad1	MADR1，JV4-1，矮化子 A，bsp-1	4q28	*MADH1*	601595	NM005900
Smad5	DwarfinC，JV5-1	15q31	*MADH5*	603110	NM005903
Smad8	Smad9，MADH6	13q12—q14	*MADH9*	603295	NM005905
普通 Smad					
Smad4	DPC4	18q21.1	*MADH4*	600993	NM005359
抑制性 Smad					
Smad6	JV15-1	15q21—q22	*MADH6*	602931	AF035528
Smad7		18q21.1	*MADH7*	602932	NM005904

　　注：通过在基因卡数据库中的基因名称搜索并使用在线孟德尔遗传在人类数据库中的 OMIM ID 号，可以获得每个 Smad 的更多信息。

　　（2）BMP 的结构与特征：大多数 Smad 在其 N 端（MH1）和 C 端（MH2）具有 2 个保守结构域，它们被不同长度的富含脯氨酸的接头区分开（图 4-10a、b、c）。在 I-Smad、Smad6、Smad7 和 DAD 中，MH1 结构域被发散的 N 端取代，所述 N 端在 I-Smad 亚组内共享相似区域。尽管尚未确定 Smad 结构的全长，但单个 Smad 结构域的晶体学分析提供了对 MH1 和 MH2 结构域特征的重要见解（图 4-10b、c）。

　　某些 R-Smad 和共 Smad 具有 DNA 结合活性，结合 GNCN 的核心 DNA 共有序列。虽然这种相互作用的特异性相对较低，但已证明 DNA 结合对特定靶基因的转录激活至关重要。Smad 结合元件结合 8 碱基（GTCTGTCT）形成 Smad3 的 MH1 结构域，晶体结构证明 MH1 结构域形成紧密的球状褶皱，大沟 DNA 具有高度保守的 11 残基 β 发夹结构。（图 4-10b）。在 Smad2 的结构域中，由外显子 3 编码的 30 个氨基酸的插入取代的 β 发夹环，证实 Smad2 缺乏 DNA 结合活性的结构。

　　Smad 依赖性激活靶启动子依赖于 R-Smad-Co-Smad 复合物从细胞质到细胞核的易位。R-Smad 在受体介导磷酸化后进入细胞核。而 Smad4 需要与 R-Smad 伴侣结合，从而进行核积累。在 MH1 结构域有一个基本的螺旋（H2），是典型的核定位信号（KKLKK），用于 Smad3 的核输入。Smad3 易位后进入细胞核，需要与输入蛋白 β（importinβ）相互作用，在 Smad2 的 MH1 结构域中外显子 3 编码的插入，阻止了它与 importinβ 的相互作用。该结果和其他数据表明，其他决定因素如 MH2 结构域，也可能参与调节 R-Smad 的核积累。Smad 与几种转录因子的相互作用，包括 Jun、TFE3、Sp1 和 Runx，也通过 MH1 结构域发生。然而，尚未对这些相互作用的决定因素进行详细分析。

MH2 结构域不结合 DNA，是介导与多种蛋白质差异结合的多功能区域。这些相互作用为 Smad 功能提供特异性和选择性。Smad MH2 结构域的第一晶体结构实验结果表明，Smad 蛋白亚型是 Smad4。这项研究表明，MH2 结构域由 5 个 α 螺旋（H1～H5）和 3 个环（L1、L2 和 L3），包围 β 发夹形成三明治（图 4-10c）。Smad 作为单体和三聚体存在，尽管关于精确组成、分子式和寡聚体的形成存在一些争议，但显然 MH2 结构域对于介导寡聚体中的相互作用极其关键。对三聚体 Smad4 晶体的分析表明，一个亚基的环–螺旋区（L1、L2、L3 和 H1）与另一个亚基的三螺旋束（H3、H4 和 H5）广泛接触，存在许多保守残基。Smad 位于三聚体表面。

TGF-β 信号转导由 R-Smad 与 TGF-β 受体复合物直接结合后介导。R-Smad 由位于 MH2 结构域的极端 C 端的保守 SSXS 基序的最后两个丝氨酸组成，被 I 型 TGF-β 受体激酶直接磷酸化。生化分析表明，特异性 Smad 受体相互作用，由 R-Smad 中 L3 环和 I 型受体中的 L4、L5 环介导。特异性 Smad 受体由 SARA 的 Smad 结合结构域（SBD）（用于受体激活的 Smad 锚）复合物结晶得到的 Smad2 MH2 结构域构成，一种用于将 Smad 募集到 TGF-β 受体的蛋白质。R-Smad MH2 结构域的整体拓扑结构类似于 Smad4，但 R-Smad 在一个表面上也有一个基本袋状结构，与第 3 环相邻。由于 Smad4 不与受体相互作用，因此该碱基形成的口袋可以作为磷酸化和活化的 I 型受体停靠的位点。与 SARA SBD 复合形成的 Smad2 MH2 结构域的晶体结构，也揭示了一种不寻常的排列现象，其中 40 个残基的 SBD 处于延伸构象、富含脯氨酸的线圈、α 螺旋，三者接触相互作用。螺旋束（H3、H4 和 H5）和 Smad2 MH2 结构域的 β 链是 SARA 与 β 折叠的相互作用所必需的，而与三螺旋束的接触有助于增加结合亲和力。目前尚不清楚与 Smad MH2 结构域相互作用的其他蛋白质是否也可能采用相似的相互作用界面。

连接 MH1 和 MH2 结构域的接头区含有许多重要的肽基序。包括促分裂原活化的蛋白激酶磷酸化潜在位点 MAPK，此磷酸化能阻断 R-Smad 蛋白和 Smad 外显子 3 的核输出信号 Smad4 的形成。R-Smad 和 I-Smad 还含有保守的脯氨酸–酪氨酸（PY）基序，介导与 Smad 相互作用蛋白 Smurf1 和 Smurf2 中 WW 结构域的相互作用。C2-WW-HECT 结构域类构成的 Smurfs 是 E3 泛素连接酶，催化某些 Smad 和 Smad 相关蛋白质，包括核癌蛋白 SnoN 和 TGF-β 受体复合物介导的降解反应。Smad4 的接头区还含有转录激活所需的 Smad 激活结构域（或 SAD）。*Smad4* 基因的片段，包括 SAD 和 MH2 结构域的晶体结构，发现该 SAD 接触在 MH2 结构域（一个 *Smad4* 基因特异性序列）。有利于稳定富含谷氨酰胺 α-螺旋的延伸，称为 TOWER，其与富含脯氨酸的 SAD 一起可形成转录激活表面。

（3）BMP 的功能概述：TGF-β 超家族成员通过诱导跨膜 I 型和 II 型丝氨酸/苏氨酸激酶受体异聚复合物的稳定组装产生信号。在该复合物中，II 型受体激酶磷酸化 I 型受体启动下游信号转导至 Smad 途径。Smad 蛋白通过细胞表面的 TGF-β 信号进入细胞核。已经定义 Smad 蛋白的 3 个功能，每一个功能均在信号转导途径中起不同的作用（图 4-11）。活化的 I 型受体与特异性 R-Smad 结合，在保守的 C 端 SSXS 基序的最后两个丝氨酸上磷酸化。各种 I 型受体激酶对不同 R-Smad 的识别高度特异性。因此，TGF-β 和活化素 I 型受体 TβRI（ALK5）和 ActRIB（ALK4）分别激活 Smad2 和 Smad3，它们密切相关，而 ALK1 和 BMP Ⅰ型受体 ALK2、ALK3 和 ALK6 靶向 Smad 1，磷酸化的 R-Smad 与受体解离，与共 Smad（Co-Smad）和 Smad4 形成异聚复合物。在哺乳动物中只有一种共 Smad，在非洲爪蟾中已经鉴定出第二种共 Smad——Smad4β。

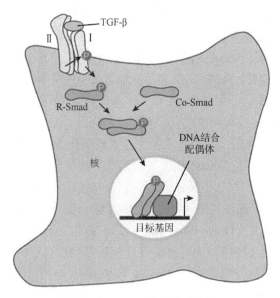

图 4-11　TGF-β 信号转导途径

注：配体结合诱导 TGF-β 受体复合物的活化，直接磷酸化（P）特异性 R-Smad。这些 R-Smad 与普通 Smad（共 Smad）Smad4 结合，易位至细胞核，与多种 DNA 结合配偶体相互作用以调节基因表达。

R-Smad-Co-Smad 异聚复合物易位至细胞核调节特定启动子的活性。虽然 Smad 低亲和力和低特异性直接结合 DNA，但它们依赖于与各种 DNA 结合配体的相互作用，靶向转录调节特定基因。例如，TGF-β/激活素调节的 Smad1、Smad2、Smad3、Smad5 和 Smad8 直接与 DNA 结合配体如 FoxH1（FAST）、AP-1、TFE3、Sp1、Mixer、Runx2、LEF1/TCF 和 Miz1 结合。关于 BMP 调节 Smad 的结合配体知之甚少，但已鉴定的核配体包括 OAZ、Runx2 和 Hoxc-8/9，一旦定位到适当的靶启动子，Smad 通过募集共激活因子（如 CBP/p300）或辅阻遏物（包括 TGIF 和 Ski/Sno）来正调节或负调节转录活性，与 R-Smad 不同，I-Smad、Smad6 和 Smad7 是 TGF-β 信号转导途径的有效拮抗剂。不具有 C 端 SSXS 基序的 I-Smad 通过稳定结合活化的受体复合物起作用，从而阻断Ⅰ型受体激酶对相应 R-Smad 的接近和磷酸化。此外，Smad7 通过 C2-WW-HECT 结构域 E3 连接酶家族成员，诱导活性受体复合物的泛素介导的降解。与信号通路激活后从细胞质到细胞核转移的 R-Smad 和共 Smad 不同，Smad7 存在于细胞核中，配体刺激导致其进入细胞质，在细胞质中它可以与受体结合，显示出抑制作用。除 TGF-β 非依赖性信号外，TGF-β 和 BMP 刺激 I-Smad 基因的表达，从而对该途径进行负反馈调节。

20 世纪 60 年代发现 BMP 的活性，20 世纪 80 年代后期，对 BMP 蛋白进行了纯化和测序，之后，表达了重组 BMP 蛋白。迄今为止，已确定并鉴定了 20 多个 BMP 家庭成员。BMP 信号由Ⅰ型和Ⅱ型丝氨酸/苏氨酸激酶受体介导。已显示 3 种Ⅰ型受体结合 BMP 配体，

ⅠA 型和 ⅠB 型 BMP 受体（BMPR-ⅠA 或 ALK-3，和 BMPR-ⅠB 或 ALK-6）及 ⅠA 型激活素受体（ActR-ⅠA 或 ALK-2）。还鉴定了 3 种 BMP 的Ⅱ型受体，Ⅱ型 BMP 受体（BMPR-Ⅱ）和Ⅱ型及ⅡB 型激活素受体（ActR-Ⅱ和 ActR-ⅡB）。尽管 BMPR-ⅠA、BMPR-ⅠB 和 BMPR-Ⅱ具有特异性，但 ActR-ⅠA、ActR-Ⅱ和 ActR-ⅡB 也是激活素的信号受体。这些受体在各种组织中差异表达。Ⅰ型和Ⅱ型 BMP 受体对于信号转导必不可少。配体结合后，激活异源四聚体形成受体复合物，该复合物由 2 对Ⅰ型和Ⅱ型受体复合物组成。Ⅰ型 BMP 受体底物包括蛋白质家族、Smad 蛋白质，其在 BMP 信号传递至细胞核中的靶基因中起重要作用（图 4-12）。近年来，体内 BMP 信号机制和 BMP 配体、受体和信号分子的功能方面的研究取得了显著进步。

Smad 蛋白在 BMP 信号转导中起重要作用。Smad1、Smad5 和 Smad8 瞬时/直接与活化的Ⅰ型 BMP 受体相互作用，以配体依赖性方式磷酸化 Smad 的 C 端 SSXS 基序。受体释放后，磷酸化 Smad 蛋白与 Smad4 相关蛋白形成异聚复合物，作为共同的协作蛋白。这种复合物易位到细胞核中，与其他转录因子一起参与基因转录。Smad1 和 Smad5 直接与 DNA 结合，亲和力相对较低，与序列特异性 DNA 结合蛋白的相互作用，对于形成稳定的 DNA 结合复合物至关重要。Drosophila 等第一次报道了 Smad 可以直接与 DNA 结合，果蝇实验进一步显示，Smad 的同源物直接结合这些基因的增强子，GCCGnCGC（GCCG 基序）被鉴定为共有结合位点。据报道，Smad 1 和 Smad 5 与骨特异性转录因子 Runx2 相互作用，激活靶基因如 COX-的转录和成骨细胞或软骨细胞中的 X 型胶原（Col-X）。

Smad1 含有同源域蛋白，提示成骨细胞和软骨细胞中 BMP 信号转导的另一个重要机制。Hox 同源域蛋白在控制脊椎动物骨骼的形成中起重要作用。研究已经表明 Smad1 直接与 Hoxc8 相互作用，可以激活骨桥蛋白基因的转录，是成骨细胞和软骨细胞分化的标记基因。Smad6 与 Hoxc8 形成异二聚体，抑制 BMP-2 诱导的基因转录。Smad1 和 Smad5 是两种 Smad 蛋白，在 C2C12 成肌细胞/成骨细胞前体细胞和其他成骨细胞系中的成骨细胞分化中起重要作用。除 Smad 外，BMP 还激活非 Smad 信号转导途径，如丝裂原活化蛋白激酶（MAPK）分子家族，包括 ERK 1/2 和 p38。

对 BMP 和 BMP 受体天然突变的研究表明，BMP 在多种遗传性疾病中起重要作用。在具有短耳突变的小鼠中，BMP-5 基因被破坏。BMP-5 基因的突变与骨骼的广泛缺陷有关，包括长骨宽度的减少和几个椎体大小减小以及整体体重的降低。在小鼠短足症（brachypodism）软骨中发现了突变生长/分化因子 5（GDF5 和 CDMP-1）基因，BMP-5 和 GDF5 基因定位于小鼠的 2 号染色体和人类的 20 号染色体上。GDF5 特异性结合 BMPR-ⅠB，引起 BMPR-ⅠB 基因中的无效突变。人类 BMPR-ⅠB 基因的杂合错义突变，通过显性负效应引起 A2 短指型突变。患者的软骨发育不良，由 GDF5 编码基因的纯合突变引起。相比之下，人类 BMPR-ⅠB 基因的纯合突变，肢体形成的严重缺陷包括腓骨发育不全、严重短指、手部尺骨偏离和腕骨融合。进行性骨化纤维发育不良（fibrodysplasia ossificans progressiva，FOP）是一种极其罕见且致残的遗传性疾病，其特征在于大脚趾的先天性畸形和进行性异位软骨骨化。在 FOP 患者中发现 BMP-4 的异位表达。

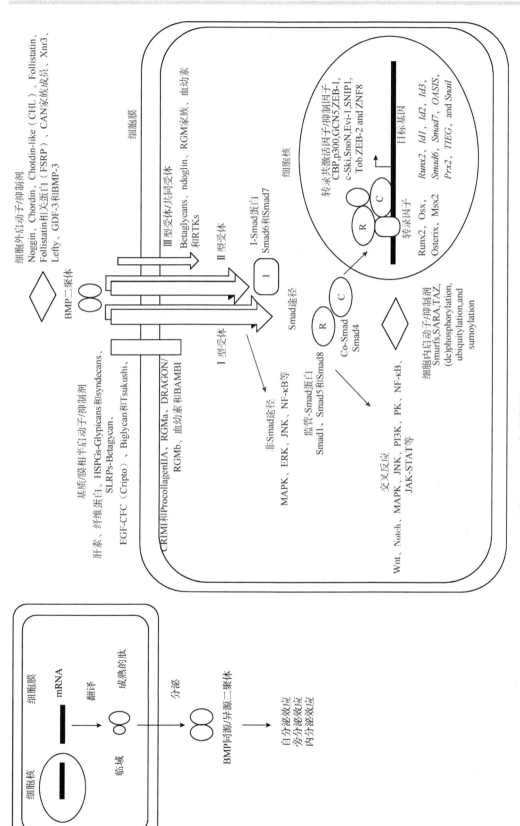

图4-12 BMP合成信号转导途径

2. BMP 与 Smad 蛋白功能   BMP 是一种广泛存在于骨基质中的酸性糖蛋白，具有诱导、促进成骨细胞分化的能力，可诱导血管、肌肉和筋膜周围游离未分化的间充质细胞以及成纤维细胞转化为骨系细胞，促使骨折愈合，还可在骨骼以外如骨骼肌等部位诱导产生软骨和骨组织而形成异位骨化。

Smad 家族是 BMP 信号转导途径中的重要介质蛋白，BMP 激活 Smad，激活的 Smad 可将 TGF-β 信号由细胞膜转至细胞核，诱导核内成骨基因表达。Smad 蛋白分为 9 种，其中 Smad2、Smad3 参与 TGF-β 或激活素信号转导；Smad1、Smad5、Smad8、Smad9 调节 BMP 信号转导。Smad4 可与其他所有的 Smad 蛋白结合，参与信号转导调节，是 TGF-β 信号转导过程中共同需要的介质。Smad6 和 Smad7 可拮抗激活的 Smad 蛋白介导的信号转导，形成控制 BMP 反应的负反馈环路。

3. BMP/Smad 诱导成骨的机制   BMP/Smad 信号通路是骨形成过程中一条重要的信号转导通路。BMP 信号主要通过 BMP 与丝氨酸/苏氨酸激酶受体结合，激活细胞核内的 Smad 复合物而调节靶基因。BMP 信号由受体调节型 Smad 蛋白（Smad1、Smad5、Smad8）和通用型 Smad 蛋白（Smad4）调节，两者复合物的特异性增强序列相互作用，并激活核心结合因子 a_1 的表达。核心结合因子 a_1 具有诱导多种间充质细胞向成骨细胞分化的功能，可刺激多种成骨相关基因的表达，间充质细胞向成骨细胞的分化必须依赖 BMP 信号蛋白 Smad 与核心结合因子 a_1 之间的相互作用。Smad1 与 Smad5 的超表达也可使间充质细胞向成骨细胞分化，而与 Smad4 共同转染后可以促进这种分化。

4. BMP/Smad 信号通路与强直性脊柱炎   强直性脊柱炎患者存在活化的 BMP/Smad 信号通路。BMP/Smad 信号通路的活化与脊柱、关节和韧带的骨化密切相关。Lories 等对脊柱关节病患者跟腱附着点标本进行活检，发现了磷酸化的 Smad1 和 Smad5，认为脊柱关节病患者跟腱附着点存在着活跃的 BMP 信号转导。强直性脊柱炎骨化的特点为附着点和关节滑膜处形成新骨。有学者报道，强直性脊柱炎患者骶髂关节中 Smad7 表达低下，Smad3 大量活化，胶原大量沉积，其认为强直性脊柱炎骶髂关节中 Smad 信号通路被激活并最终导致骶髂关节骨化强直。

5. BMP/Smad 信号通路的抑制因子   Lories 等研究结果显示，头蛋白（noggin）为一种 BMP 拮抗剂，可抑制脊柱关节病动物模型附着点炎病变及其进展，有望成为抗炎药物抑制脊柱关节结构破坏所造成的骨化、强直。Hyzy 等报道，头蛋白通过下调 Smad 信号通路使 BMP-2 诱导的成熟状态的成骨细胞凋亡。Chen 等体外研究结果显示，头蛋白使 BMP-2 诱导的人类成骨细胞钙沉积减少，碱性磷酸酶活性显著降低，成骨细胞基因、骨桥蛋白、骨钙素等反映成骨细胞分化的相关因子水平均降低。

Xin 等研究结果显示，热休克同源蛋白 70 C 端作用蛋白（CHIP）有降解 BMP 信号通路中关键调节因子 Smad 蛋白的作用，对 BMP-2 介导的信号通路有明显抑制作用。Wang 等从分子生物学角度研究了 CHIP 负调控 Smad1、Smad5 蛋白的分子机制，发现 CHIP 对 BMP/Smad 信号通路有抑制作用，推测 CHIP 可能成为治疗强直性脊柱炎病理成骨的靶点。

目前有关 Smad7 在抗肾病纤维化方面的研究较多。Ka 等发现，Smad7 可显著抑制肾病小鼠模型 Smad2 及 Smad3 的激活及肾纤维化，并抑制巨噬细胞和 T 淋巴细胞浸润，认为 Smad7 有抗纤维化和抑制炎症反应的作用。Smad7 在 BMP/Smad 信号通路中的负反馈作用显示了其抗纤维化及抗炎的潜在价值。但由于强直性脊柱炎动物模型尚不成熟，Smad7在抗强直性脊柱炎纤维化及骨化方面作用的报道较少。Yano 等研究结果显示，Smad7 的超表达抑制了小鼠成骨细胞碱性磷酸酶的活性及成骨细胞矿化，而 Smad6 与 Smad7 有相似的作用，提示 Smad6 与 Smad7 可抑制小鼠成骨细胞的增殖、分化和矿化。因此，I-Smad蛋白是骨形成负反馈通路重要的分子靶点。

四、强直性脊柱炎其他信号通路研究概况

1. Notch 信号通路　Notch 信号通路（图 4-13）是人体内重要的信号转导通路，其参与人体内多种器官的生理病理过程，包括决定细胞分化方向、组织的修复与再生等。在哺乳动物中共有 4 类跨膜受体分子（Notch1～Notch4）、2 类锯齿状配体（jagged1、jagged2）、3 类三角状配体（DLL1、DLL3、DLL4）。Notch 的胞外部分分为两个功能不同的区域：①表皮生长因子（EGF）样重复序列，用以结合配体；②3 个富含半胱氨酸的 Notch/Lin-12重复序列，在未结合配体时阻断信号转导。Notch 的细胞质部分包含了一个调节氨基酸代谢部分、6 个锚蛋白重复序列、2 个核定位信号、1 个转录反式激活区和一个富含脯氨酸–

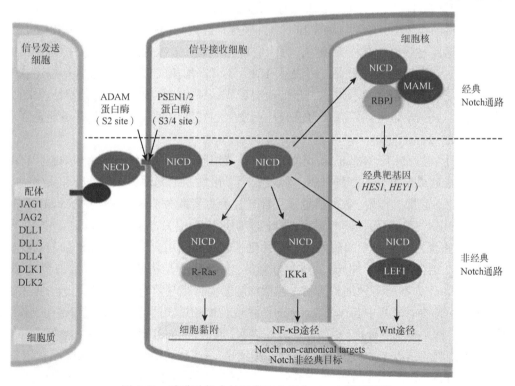

图 4-13　哺乳动物中的经典和非经典 Notch 信号通路

注：在经典通路中，跨膜 Notch 受体与其配体之间的结合触发蛋白质 10 和早老素介导的蛋白水解切割。这将释放膜结合的 Notch细胞内结构域（NICD），从而其转移到细胞核，其中 NICD 与核因子 RBPJ 形成转录复合物，共激活因子 MAML 调节下游基因的转录，如 *HES1* 和 *HEY1*，这两个经典 Notch 的目标。非经典通路或 RBPJ 非依赖性 Notch 信号转导发生在果蝇和哺乳动物中。Notch 通过膜相关的小 GTP 酶 R-Ras 激活整联蛋白，不结合 RBPJ。此外，NICD 与 NF-κB 途径中的 IKKα 或 Wnt 途径中的 LEF1 相互作用。

谷氨酸–丝氨酸–苏氨酸的序列。在哺乳动物中，Notch 受体的差别为：Notch1、Notch2 的胞外部分包括了 36 个 EGF 重复序列，而 Notch3 和 Notch4 分别包含了 34 个及 29 个 EGF 重复序列；Notch1 和 Notch2 的胞质部分分别包含了强的和弱的反式激活区，而 Notch3、Notch4 无反式激活区。

在 Notch 信号经典通路中，Notch 与其配体结合后，会发生一系列的蛋白水解过程，导致 Notch 的胞内段（NICD）释放至胞质中。NICD 转移到细胞核处同 CBF1、Lag1（CSL）、Maml 等形成蛋白复合体。CSL 允许激活的转录复合体同 DNA 结合。但 NICD 可以不依赖 CSL 和细胞质基质蛋白相互作用以调节基因表达。目前在肠癌、胰腺癌、肺癌、骨性关节病、急性淋巴细胞/髓细胞白血病，多种自身免疫性疾病中均发现 Notch 信号起到关键作用。*HES* 家族是目前认为 Notch 信号中最重要的靶基因。Notch1 信号转导通路是一条较常见的信号通路，近些年的研究发现其参与多种病理生理过程。

Notch 信号通路控制细胞分化、增殖和凋亡。越来越多的证据表明，Notch 信号通路可能参与血液恶性肿瘤和实体瘤以及在血管生成、神经发生和稳态中具有重要作用。Notch1 的 4 个 Notch 受体之一，支配激活配体跨膜受体分化，通过在许多组织细胞-细胞直接接触刺激。*HES1*（下游 Notch1 效应子）和增强子已被证明直接影响细胞命运，是 Notch 信号通路的主要靶基因。HES1 是 Notch1 活性的替代物，因此，HES1 用于检测 Notch1 途径是否激活。在 65% 的神经内分泌直肠肿瘤和 10% 的胰腺神经内分泌肿瘤中观察到 HES1 的表达。Notch 信号通路与强直性脊柱炎相关，因为它可能导致关节软骨的形成，并协调生长板的骨化和延伸，以及成骨细胞分化。过表达 HES 还可以加速成骨并刺激成骨标志物基因的表达，包括骨桥蛋白和 I 型胶原。最近的研究证实，Notch 系统在间充质干细胞中的突出作用。因此，Notch 信号通路在强直性脊柱炎发生和发展中起重要作用，并可能是强直性脊柱炎治疗的可行靶目标。

在许多生物过程中，Notch 信号通路参与维持细胞增殖、分化、存活和细胞凋亡的平衡。*Notch* 家族成员突变对多种肿瘤，如皮肤癌、慢性髓细胞性白血病、肺和头颈鳞状细胞癌（HNSCC）起抑制作用。数据显示强直性脊柱炎患者髋关节韧带组织中 Notch1 和 HES 过度表达，HES 表达的阳性率与强直性脊柱炎的过程正相关。因此，Notch1-HES 信号通路可能在强直性脊柱炎患者的髋关节韧带骨化中起重要作用。Notch1-HES 信号通路机制高度保守。在结合配体后，Notch 受体信号激活，并且跨膜结构域切割，导致细胞内 Notch 结构域释放，作为参与多种细胞活动（包括细胞运动）靶基因的转录激活因子。据报道，Notch 信号可能在骨发育中起作用，Notch 配体或受体的过表达可能对破骨细胞和成骨细胞前体有害，从而影响细胞分化。以前的研究还表明，通过 Jagged1 处理，HES1 能增强 NFATc1（活化的 T 细胞的核因子）和破骨细胞的转录因子的表达和活性，从而促进破骨细胞生成。

（1）Notch 与软骨发育的关系：软骨骨化不仅是骨骼生长的必要步骤，同时也是骨关节发病中重要的一环。在软骨骨化过程中，无血管的软骨组织通过软骨基质的降解和血管侵入转变成了富含血管的骨组织。Notch 家族在骨骼软骨发育过程中高表达，而且有研究显示软骨分化依赖于 Notch 信号通路的调节。在成熟的关节软骨中也有 Notch 家族的表达，关节软骨表面有超过 70% 的软骨细胞表达 Notch1，这些提示了在成熟软骨细胞中 Notch 信号也发挥着调节细胞代谢的作用。

体外及鼠动物模型中 Notch 在肢芽中的过度表达提示了其在软骨形成过程中的抑制作用。条件性剔除 Notch 1、Notch 2 使得软骨细胞过度肥厚分化从而导致骨骼畸形。与这些结果一致的是，在肢芽中条件性过表达 Notch 的胞内区可以通过抑制软骨分化而损害软骨内成骨。2α1 型胶原纤维启动子控制的 Notch 胞内区过表达抑制了软骨分化，提示了 Notch 在软骨形成中的抑制作用。HES1 的失活增强了股骨强度和骨小梁的数量，说明了 Notch 在肢芽发育中有多种作用，且受 HES1 调节。

（2）Notch 与成骨细胞发育的关系：出生后，间充质细胞分化的成骨细胞存在于骨骼微环境中。尽管 Notch 在体外对成骨细胞的分化既有抑制作用也有促进作用，但是转基因小鼠模型中 Notch 信号阻止了多能前体细胞向成骨细胞的分化。条件性地抑制 Notch1、Notch2 会耗尽成骨前体细胞中的骨髓。因此在成年鼠中 NICD 的过表达会促进间充质前体细胞的增殖而抑制其分化。这些证明了 Notch 经典通路抑制了间充质细胞向成骨细胞系的分化。而 NICD 的过表达可以导致由成骨细胞数目减少引起的骨量减少，更加证明了这一点。Notch 对成骨发生过程的抑制作用是由 Notch 和转录因子或其他信号通路的共同作用导致的。比如 NICD 同 Hey 1 共同作用抑制 RUNX 2（成骨细胞分化所必需的转录因子）的反式激活。Notch 也可以抑制 Wnt/β-联蛋白通路，从而抑制成骨发生过程（图 4-14）。

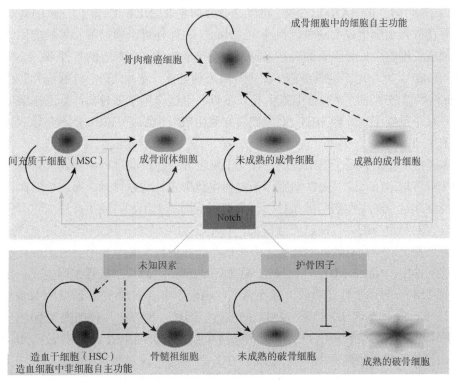

图 4-14　Notch 在成骨细胞中的细胞自主功能和造血细胞中的非细胞自主功能

注：Notch 通过两种不同的机制调节成骨细胞分化：①促进 MSC 的自我更新和成骨前体细胞和未成熟成骨细胞的增殖；②抑制从 MSC 到成骨细胞或从未成熟到成熟成骨细胞的分化。骨肉瘤细胞具有 Notch 的高水平表达，表明 Notch 的病理性功能获得可能有助于骨细胞的肿瘤发生。成纤维细胞向多能祖细胞的去分化开启了成熟成骨细胞的去分化可能导致癌症干细胞或骨病（虚线）的可能性。成骨细胞中的 Notch 信号转导不仅以细胞自主方式调节成骨细胞功能，还影响与骨髓内成骨细胞直接间接相互作用的其他细胞类型。Notch 调节护骨因子（OPG）的表达，护骨因子是抑制破骨细胞分化的重要因子。类似地，成骨细胞可以以 Notch 依赖性，非细胞自主方式通过未知因子调节造血干细胞（HSC）或 HSC 衍生细胞的活性。

体内研究确定了 Notch 在成骨细胞生成中的关键作用。在功能丧失研究中，通过与 Prx-Cre 小鼠（Prx1-Cre；Psen1$^{f/f}$ Psen2$^{-/-}$，PPS 突变体）杂交去除 Psen1 和 Psen2，以消除肢体中所有 4 种 Notch 受体的功能。PPS 青春期小鼠颅骨间充质和成骨细胞谱系细胞具有高骨量表型，间充质干细胞（MSC）数量减少。随着衰老，这些小鼠成骨细胞活性减少和骨吸收增加，而出现严重的骨质减少。通过类似于出生后 PPS 小鼠的骨骼表型 Prx-Cre 选择性缺失 Notch 1 和 Notch 2 受体的实验表明，Notch 1 和 Notch 2 功能的丧失都与骨骼表型有关。进一步研究证实，转基因小鼠在 4 周内死亡，并且成骨前体细胞和成熟成骨细胞的数量减少，进而导致低骨量或严重的骨质减少，表明 Notch 抑制骨髓 MSC 向成骨细胞分化。总之，这些研究表明，在成骨的早期阶段，MSC 中的 Notch 信号转导维持其自我更新潜能，并抑制成骨细胞的形成。

HES1 的过表达可以通过减少成骨细胞数量引起雌鼠骨量减少，而成骨细胞中 HES1 不被激活则可以使雄鼠松质骨骨量增加。HES1 可以与骨钙蛋白促进子结合并抑制其反式激活。然而 HES1 与 Runx 2 的相互作用可以诱导骨钙素和骨桥蛋白促进子的活性增加，说明了在特定条件下 HES1 可以起到促进成骨的作用，这与 Notch 信号通路的作用不同。

（3）Notch 与破骨细胞发育的关系：破骨细胞生成受到 RANKL（诱导破骨细胞生成）和护骨因子（可溶性的 RANKL 受体，可以结合并抑制 RANKL 的作用）比例的调节。Notch 信号转导在破骨细胞生成中的角色很独立，Notch 在体外可以通过抑制单核前体细胞的分化和增加成骨细胞中护骨因子的表达而抑制破骨细胞生成。在特定的条件下，Notch1 的胞内段和 NF-κB 共同作用于破骨细胞，促进其终末期分化。除此之外，乳腺癌骨转移时增强的 Notch 信号通路通过诱导成骨细胞生成 IL-6 以及直接作用于破骨前体细胞来增加破骨细胞生成。在小鼠模型中发现 HES1 促进破骨细胞生成，说明了 HES1 并不介导 Notch 抑制破骨细胞生成的功能。

（4）通过炎性细胞因子调节机制：在先天免疫和炎症反应过程中存在大量炎性细胞因子，如 TNF 和 IL-1β，这些炎性细胞因子对宿主防御多种病原体是必需的。然而，在不受控制的炎症和自身免疫性疾病的条件下，炎性细胞因子失调和（或）炎性细胞因子的作用可能是有害的和致病的。目前已充分证实，TNF 在类风湿关节炎发病机制中起关键作用，并且是类风湿关节炎的有效药物靶标。有趣的是，在类风湿关节炎患者滑膜成纤维细胞和破骨细胞前体中，Notch-RBP-J 信号转导被 TNF 激活，进而抑制破骨细胞生成，并以反馈方式减弱 TNF 介导的炎性骨吸收。在小鼠胰腺癌模型中观察到 TNF 诱导的 Notch 活化，TNF 促进 Notch 靶基因 *HES1* 和 *HEY1* 的表达。因此，推测在几种细胞类型中，TNF 起 Notch 信号转导激活剂的作用。IL-1β 是另一种重要的促炎细胞因子。据报道，IL-1β 通过 Notch1 激活诱导软骨细胞中 Notch 靶基因 *HES1* 的表达，这表明与 TNF 相似，IL-1β 也有可能作为 Notch 激活剂。除了原型促炎细胞因子，如 TNF 和 IL-1β 外，在几种细胞类型中 TGF-β 直接诱导 HES1 的表达，将 Notch 激活细胞因子组扩展至包括抗炎/多效的细胞因子家族。虽然绝大多数细胞因子正调节 Notch 信号转导及其靶基因表达，但 IFN-γ 作为 Notch 途径激活的负调节剂起作用。在人类原代培养的巨噬细胞中，IFN-γ 通过 TLR 配体和 Notch 配体显著抑制经典 Notch 靶基因的诱导。IFN-γ 拮抗 Notch 信号转导的确切机制仍然定义不明确，这可能是未来研究的一个有趣课题。

通过多种炎症刺激物（包括 TLR 配体和细胞因子）的作用，Notch 靶基因在骨髓细胞中激活。然而，这种激活的分子机制是不明确的。推测介导骨髓细胞中 Notch 靶基因活化的候选途径是由 TLR 配体和炎性细胞因子激活的 NF-κB 信号转导途径，在许多疾病，如癌症中，已经显示 NF-κB 信号转导与 Notch 途径相互作用。事实上，TLR 和 TNF 诱导的 Notch 靶基因表达通常依赖于 NF-κB 激酶抑制剂（IKK），炎症刺激引起 NF-κB 活化所需的激酶。介导 Notch 途径激活的另一组信号分子是丝裂原活化蛋白激酶（MAPK）、丝氨酸/苏氨酸激酶家族，其中许多是关键调节剂。

目前至少有 3 种不同但互补的机制来解释经典 Notch 靶基因介导的 NF-κB 激活途径：①转录因子互作：已显示 NICD 与 NF-κB 亚基直接相互作用并促进转录。②抑制分子的释放：在静息细胞中，发现 NF-κB 的抑制剂（IκB，其通常在细胞质中隔离 NF-κB）存在于 *HES1* 的启动子区域。有趣的是，TNF 诱导的 *HES1* 表达与从 *HES1* 启动子中解除 IκBα 有关。③染色质修饰：TNF 和 TLR 配体诱导的 *HES1* 基因转录与 *HES1* 启动子上的阳性组蛋白标记的上调相关，如丝氨酸磷酸化和组蛋白 H3 的 K14 乙酰化。IKK 和 MAPK 均参与介导 Notch 靶基因座的炎症信号转导诱导的染色质修饰。总之，NF-κB 和 MAPK 信号转导似乎在炎性刺激介导 Notch 靶基因活化中起关键作用。

（5）Notch 信号转导与树突状细胞分化的关系：近年来，人们对树突状细胞发育过程中 Notch 信号传递的作用产生了浓厚的兴趣，Notch 信号参与对病原体、肿瘤细胞和自身抗原的免疫应答的关键抗原呈递至细胞的过程。树突状细胞对组织和淋巴器官中的环境产生影响，并通过 PRR 识别病原体相关分子模式（PAMP）。病原体识别和捕获引发一系列信号事件，导致树突状细胞成熟和树突的生长，MHC Ⅱ类分子和共刺激分子的表达增加，使细胞因子（如 IL-12）分泌和迁移到淋巴器官的 T 细胞区域。器官将肽抗原呈递给幼稚 T 细胞，因此，树突状细胞密切参与连接先天和适应性免疫系统。

树突状细胞有两个主要的亚类，包括常规树突状细胞（cDC），来源于骨髓中的骨髓祖细胞，和浆细胞样树突状细胞（pDC），还可能来自骨髓和淋巴细胞。各种体外研究已经提出了 Notch 在 cDC 发育中的潜在作用。与来自对照小鼠的细胞相比，反义 Notch1 转基因小鼠的 HPC 响应于 GM-CSF 和 IL-4 的刺激，MHC Ⅱ类分子的成熟，树突状细胞的分化减少。用组成型活性 Notch1 转导反义 Notch 1 后，HPC 几乎完全恢复了分化能力。之后来自同一实验室的研究证明，Notch1 缺陷小鼠的胚胎干细胞和 HSC 中树突状细胞分化受到抑制。此外，用固定化 DLL1 刺激鼠原代外周血单核细胞，发现其抑制巨噬细胞发育，但允许分化为树突状细胞，DLL1 可通过激活 Wnt 信号通路对树突状细胞分化发挥作用。除了 DLL1 在分化的树突状细胞群体的发育中起作用之外，其他 Notch 配体，如 Jagged1，诱导人单核细胞中的树突状细胞分化。进一步的研究表明，单个 Notch 配体可以差异调节树突状细胞分化。表达 DLL1 的成纤维细胞与 HPC 共培养，诱导树突状细胞分化；而表达 Jagged1 的成纤维细胞，抑制树突状细胞分化并促进未成熟髓样细胞的积累。各种 Notch 配体的独特作用可能反映了它们在体内的生理功能，因为 Notch 配体在骨髓和脾基质中存在差异表达。

与这些发现相反，最初的体内实验证明，尽管条件性敲除 Notch1 阻断了小鼠的 T 细胞发育，但骨髓发育不受影响。然而，在缺乏 Notch1 的情况下，正常树突状细胞发育可能是由于个体 Notch 受体的潜在冗余。淋巴结和组织、脾脏中树突状细胞和树突状细胞的其他亚群不受 RBP-J 缺失的影响，并且 CD8⁻ CD11b⁺树突状细胞中 Notch 信号转导与 Notch 靶标的特异性和 RBP-J 依赖性表达相关。随后鉴定 Notch2 的关键作用。树突状细胞中 Notch2 的特异性缺失导致 CD11b⁺树突状细胞数量减少。在该细胞亚群内，阻断 Notch 信号转导，消除了黏附分子 ESAM 的高表达群体，ESAM 在内皮上表达并调节中性粒细胞外渗。NICD 过表达增加了 CD11b⁺树突状细胞上的 ESAM 表达。此外，Notch 2 缺失导致肠固有层中 CD11b⁺ CD103⁺树突状细胞的丢失。总之，这些发现暗示了经典 Notch-RBP-J 信号转导在脾和肠特异性树突状细胞发育中的作用，并且表明 Notch2 是参与这些过程的特异性受体。

上述各种报告存在差异的原因尚不清楚。人们普遍认为 Notch 信号转导在细胞中高度特异性表达，在造血微环境中，Notch 激活对 HSC 的影响可能受生长因子、细胞因子和与发育细胞的其他信号转导途径交叉干扰的影响。尽管 RBP-J 在经典 Notch 信号转导中起关键作用，但 Notch 可以独立于 RBP-J 发出信号，而 RBP-J 可以通过其他信号转导途径激活。虽然 Notch 介导的精确调节分子机制尚未完全了解，但 Notch 信号转导影响特定细胞亚群在细胞和配体特异性环境中的分化。

2. RANKL/RANK 信号通路　骨形态发生和重塑在骨合成和吸收调节过程中持续发生，由成骨细胞、破骨细胞及细胞间细胞-细胞相互作用控制。骨吸收和合成之间的适当平衡对于维持骨机械强度和结构至关重要。强直性脊柱炎患者慢性炎症发生和破骨生成，骨再吸收和合成之间的平衡被打破，从而导致结构性的骨损伤、脊柱强直，表现出显著功能障碍。强直性脊柱炎患者的骨生成也伴有骨质流失，引起全身性骨质减少或骨质疏松症和脊髓损伤。骨小梁骨的过度吸收和炎症部位新皮质骨的合成表现为骶髂关节融合的脊柱关节强直。

调节破骨细胞形成和功能的细胞因子可能导致强直性脊柱炎患者破骨细胞生成过度活跃。成骨细胞、基质细胞、成纤维细胞和活化 T 细胞表达的膜结合型 TNF 相关因子是 RANKL。破骨细胞分化的破骨前体 RANK 和 RANKL 表达对成骨细胞和基质细胞表达具有重要作用。RANKL 通过激活几种信号通路，控制破骨细胞发育和骨质流失，从而微调骨稳态。RANKL 上调 NFATc1 的活性，调节破骨细胞分化。MHC Ⅱ类反式激活因子和 T 细胞（SLAT）的 SWAP-70 通过下调 NFATc1 的表达，从而减少 RANKL 介导的破骨细胞分化。因此，RANKL 促进破骨细胞分化、成熟和活化，并通过促进骨吸收引起骨质疏松症和脊柱强直。

（1）*RANKL/RANK* 基因结构和基本功能：RANKL 是 TNF 细胞因子家族的成员，已被赋予特定名称 TNF 及其配体超家族成员 11（TNFSF11）。已经在人类及硬骨鱼中鉴定出 *RANKL* 同源物（图 4-15）。在哺乳动物中，人类 *RANKL* 基因结构高度保守，跨越 33.9kb，由 5 个外显子组成，在小鼠中跨越 30.5kb。迄今为止惟一测序的禽类 *RANKL* 基因也包含 5 个外显子，跨越 22.7kb。硬骨鱼中的 *RANKL* 同源物明显小于其他脊椎动物，仅由 4 个外显子组成，跨越 3.5kb。目前尚不清楚 *RANKL* 同源物是否存在于破骨细胞缺乏的生物体中。在已识别的 *RANKL* 基因的每个物种中，A 激酶锚定蛋白 11（*AKAP 11*）基因紧邻 *RANKL* 的上游并且从相同的 DNA 链转录，影响 *RANKL* 下游基因的变化。哺乳动物 *RANKL* 的转录涉及位于第一外显子上游超过 70kb 的调节元件。虽然与 *AKAP11* 关联的功能意义尚不清楚，但是在陆栖脊椎动物中 *RANKL* 上游广泛基因间区域可能反映了这些物种中 *RANKL* 表达复杂的转录调控机制。

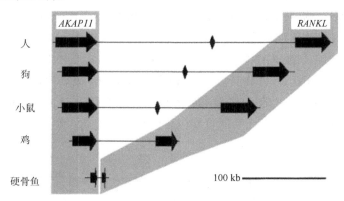

图 4-15 不同物种间 *RANKL* 基因结构的比较

注：方框箭头表示所有物种中 *AKAP11* 和 *RANKL* 基因的相对染色体位置。箭头还指示转录方向和

相对基因大小。菱形表示远端控制区（DCR）增强子在 3 种哺乳动物物种中的相对位置。

RANKL 以可溶形式产生，结合在细胞膜上，从而刺激体外破骨细胞分化。体外过表达研究表明，可溶形式通过蛋白酶[如 TNF-α 转化酶（TACE）、解整合素和金属蛋白酶（ADAM）基质金属蛋白酶（MMP-14）]对膜结合形式进行蛋白水解切割而产生。然而，内源性 MMP-14 的抑制、遗传缺失显著降低体外和体内可溶性 RANKL 水平，表明该酶在 RANKL 脱落中起主导作用。除蛋白水解切割外，还可通过选择性剪接在人细胞中产生可溶形式的 RANKL。具体而言，人类基因含有另一组上游外显子，其产生不编码跨膜结构域的转录物，该转录物可优先在恶性细胞类型中产生。迄今为止，尚未在小鼠中鉴定出编码可溶形式的 RANKL 的转录物。

可溶形式 RANKL 的存在，表明 RANKL 可能不需要在破骨细胞分化位点处或附近表达。在共培养系统中，破骨细胞生成需要基质支持细胞和破骨细胞前体之间的细胞间接触。与此相一致，RANKL 从基质细胞中脱落，抑制体外破骨细胞生成，小鼠 RANKL 脱落减少，破骨细胞数量增加。RANKL 缺陷小鼠淋巴细胞可以形成骨髓腔，但没有骨小梁，突出了 RANKL 局部表达，以实现正常破骨细胞形成和功能的重要性。此外，在这些小鼠中不发生牙齿萌出和形成干骺端皮质，证明在适当的细胞类型中，膜结合 RANKL 的调节表达对于骨骼一些区域中破骨细胞生成是必需的。

（2）RANKL/RANK 信号通路与基质/成骨细胞的关系：广泛的间接证据表明，成骨细胞谱系的细胞是刺激破骨细胞形成 RANKL 的重要来源。这一证据主要包括在含有丰富的成骨细胞祖细胞的骨细胞和从啮齿动物颅盖分离的细胞中检测到 RANKL 的表达。然而，这些定位研究提供了不一致的结果。例如，一些研究在骨细胞中检测到 RANKL，而其他研究则没有。此外，颅盖细胞组成具有异质性，除了成骨细胞的前体，还包含其他细胞类型，其中一些可能是 RANKL 的来源。更重要的是，条件性消除小鼠中表达骨钙素的细胞并未改变破骨细胞的数量或功能，这表明成熟的成骨细胞及其直接前体不能成为骨中 RANKL 的必需来源。因此，虽然成骨细胞前体可能是 RANKL 的重要来源，但尚未通过实验证明。由 RANKL 表达定义的破骨支持细胞与成骨细胞之间的这种关系不确定。

甲状旁腺激素（PTH）是基质/成骨细胞中 RANKL 表达最有效的刺激物之一。缺乏 PTH 的啮齿动物实验表明，RANKL 水平和破骨细胞数同时降低，这种调节具有显著的生物学相关性。PTH 刺激 RANKL 的表达主要通过 PKA 的活化——cAMP 途径中 cAMP 应答元件结合蛋白（CREB）实现（图 4-16）。通过 1, 25（OH）$_2$D$_3$、CREB 和 gp130 细胞因子制瘤素 M（OSM）刺激 RANKL，表明这种转录因子可能在协调多种信号通路中发挥核心作用。已经在鼠 *RANKL* 基因的转录起始位点上游 962bp 处，鉴定了潜在的 CREB 结合位点。然而，在鼠高达 2kb 的 5′侧翼区转录处未检测到 PTH、1, 25（OH）$_2$D$_3$ 或 OSM 构建体的结构，表明重要的转录调节区可能位于该基因的近端 5′侧翼区域之外。

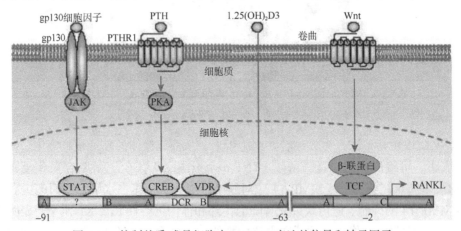

图 4-16   控制基质/成骨细胞中 RANKL 表达的信号和转录因子

注：在基质/成骨细胞中 RANKL 表达的阳性（gp130 细胞因子，PTH 和 1, 25（OH）$_2$D$_3$）和阴性（Wnt）调节剂在顶部显示。这些调节剂每一个激活的转录因子显示，与 RANKL 5′-侧翼的调节区域（底部的 A 框）结合。B 框表示正调节，C 框表示负调节。STAT3 和 TCF 约束区域中的问号表明这些区域内的确切结合位点尚未确定。DNA 下方的数字表示转录起始位点与碱基对的距离。

为了识别潜在的远距离调节区域，通过人工构建细菌染色体（BAC）报道构建体，研究 *RANKL* 基因的转录。BAC 克隆包含长达 200kb 的 DNA 片段，可以与质粒相同的方式繁殖。因为它们含有大的 DNA 片段，在许多情况下（在一个更天然结构中与基因调控进行研究）基于 BAC-报道构建体相比于传统的启动子–报道构建体，可以获得含有跨越数为 10kb 的完整基因的 DNA 片段。这些大片段通常还含有天然存在的绝缘体，这些绝缘体定义了基因之间的边界。因此，这些片段用于研究稳定细胞系或转基因动物时，经常表现出拷贝数依赖性，与位置的表达无关。此外，它们往往含有必要的调节元件，赋予适当的细胞类型特异性和细胞外反应性信号。

最初基于 BAC 的 RANKL 报道构建体由鼠 *RANKL* 基因全长以及 5′和 3′侧翼区组成，使用重组工程技术用荧光素酶编码序列替换 3′非翻译区。与仅含有 5′侧翼区的近端 RANKL 报告构建体相比，基于 BAC 的构建体被 PTH 以及 1, 25（OH）$_2$D$_3$ 或 OSM 强烈刺激。使用重组工程方法删除基于 BAC 报道构建体内的各个区域，从而将 PTH 反应区定位于转录起始位点上游 76kb 的 2kb 片段。该 2kb 片段序列在哺乳动物中高度保守，含有 2 个高度保守的 cAMP 反应元件（CREB）基序，以及成骨细胞特异性转录因子 Runx2 的结合位点。使用凝胶迁移率变换和染色质免疫沉淀（ChIP）测定 CREB 和 Runx2 显示出这些位点，表明这些位点是功能性位点。

（3）RANKL/RANK 信号通路与软骨细胞的关系：生长板底部钙化软骨与新形成骨连接处是骨架内一些最强烈的破骨细胞形成部位（图 4-17）。这些破骨细胞引发钙化软骨重塑为松质骨。刺激这些破骨细胞，证实 RANKL 的可能来源是矿化基质内的肥大软骨细胞。免疫定位和原位杂交研究均一致检测到肥大软骨细胞中 RANKL 的表达。年轻小鼠软骨细胞中维生素 D 受体的缺失，减少了 RANKL 表达和破骨细胞形成，表明除了在基质/成骨细胞中的作用外，$1, 25（OH）_2D_3$ 可能是这些细胞中 RANKL 表达的重要调节因子。体外研究表明，BMP 在分离的软骨细胞中刺激 RANKL 表达以及 RANKL 启动子–报告基因构建体的形成。包含小于 1kb 5′侧翼区的报道构建体的刺激，需要近端启动子内的 Runx2 结合位点，表明 BMP 活化的 SMAD 可以与 Runx2 共同起作用,控制该细胞类型中的 RANKL 表达。与激素控制的情况一样，确定更远增强子是否有助于 BMP 活化对 RANKL 转录的影响是非常重要的。

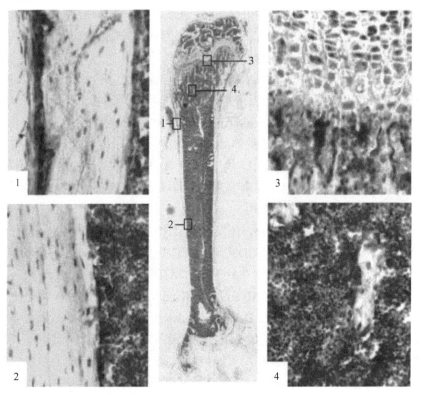

图 4-17　破骨细胞生成在骨的不同区域中起不同的作用（见文后彩图）

注：将来自 5 周龄小鼠的脱钙股骨的冷冻切片染色并用苏木精（紫色）复染，显示抗酒石酸性磷酸酶（TRAP）活性（红色）。中间图像显示整个骨骼部分，顶部有远端股骨。围绕中心图像的是与中心图像上的编号框对应的高分辨率（400×）图像。方框 1 中显示的区域显示远端干骺端骨膜上的破骨细胞，方框 2 显示骨干骨内膜上的破骨细胞。方框 3 显示紧邻血管初级海绵体中生长板正下方的破骨细胞，方框 4 显示次级海绵体中分离的小梁上的破骨细胞。注意，能够提供 RANKL 的细胞类型可能在不同区域变化。

（4）RANKL/RANK 信号通路与淋巴细胞的关系：RANKL 最初被鉴定为在 T 淋巴细胞中高度表达的 TNF 家族成员。此后不久，一些研究表明，通过 RANKL 表达，活化的 T 淋巴细胞和 B 淋巴细胞可支持体外破骨细胞形成，这表明这些细胞类型是炎症期间 RANKL 的重要来源。随后，人类研究表明，与绝经前妇女或绝经后妇女接受雌激素治疗相比，从绝经后妇女骨髓中分离出的 B 淋巴细胞和 T 淋巴细胞的 RANKL 蛋白水平升高，提示性激素丧失可能与淋巴细胞 RANKL 的表达相关，在增加骨吸收中起重要作用。然而，还没有研究证明在任何细胞类型中通过性激素直接控制 *RANKL* 基因转录。

通过检查缺乏毒性 T 淋巴细胞相关蛋白 4（*CTLA4*）基因的小鼠细胞证实，体内淋巴细胞活化可刺激破骨细胞形成。*CTLA4* 在 T 细胞表面表达，并作为其活化的稳态抑制因子，缺乏该基因的小鼠表现出组成型 T 细胞活化。T 细胞活化与破骨细胞数量增加和骨量减少有关，可通过施用 OPG 逆转。基于该结果，该研究的作者得出结论，RANKL 在活化的 T 细胞上的升高表达可以增加骨吸收。最近的一项研究表明，在 RANKL 存在下，*CTLA4* 直接抑制破骨细胞分化。活化的 T 细胞可以在体外刺激破骨细胞的形成，但 Hiroshi Takayanagi 的一项开创性研究表明，体外分离的活化 T 细胞中抗 CD3 抗体激活，抑制了破骨细胞的形成。这种抑制机制涉及 T 细胞产生 IFN-γ，促进破骨细胞前体中 TRAF6（一种破骨细胞分化必需的支架蛋白）的降解。因此，活化的 T 细胞在体外刺激或抑制破骨细胞分化的能力取决于活化方法和所用培养系统的类型。

在转录水平上，对淋巴细胞中 RANKL 表达的控制知之甚少。只有一项研究检测了 T 细胞模型中 RANKL 启动子-报告基因构建体的活性。该研究证明，佛波醇-12-肉豆蔻酸-13-乙酸酯（PMA）和离子霉素刺激人 Jurkat T 细胞系中约 2kb 近端 5′侧翼区的 RANKL 启动子-荧光素酶构建体，在模拟 T 细胞受体活化的 PMA 和离子霉素处理组中 NF-κB 表达增加。在缺乏 DCR 增强剂小鼠的胸腺和脾中观察到 RANKL 表达降低，可以分别反映 T 细胞和 B 细胞中的表达降低，确定在基质/成骨细胞中介导 DCR 活性相同转录因子结合位点（如 CRE）是否也在淋巴细胞中起作用。

除了在破骨细胞发育中的作用外，还发现 RANKL 在活化的 T 细胞、淋巴结、脾、胸腺、肠淋巴样斑块和未成熟的 $CD4^+/CD8^+$ 胸腺细胞中表达。RANK 在树突状细胞、成熟 T 细胞和造血前体细胞表面表达，其与 RANKL 的相互作用可诱导 Bcl-XL 表达 CD40 和树突状细胞中 IL-12 的产生。此外，RANKL/RANK 相互作用可以激活树突状细胞和 T 细胞的增殖。与 CD40/CD40L 系统相反，RANKL/RANK 信号转导不影响表面分子的表达，并且在 T 细胞初始活化后 48 小时达到最大 RANKL 水平（并且持续 96 小时），而 CD40L 迅速下调。这表明 CD40/CD40L 相互作用可能控制响应的初始阶段，而 RANKL/RANK 可能在稍后的时间点起作用。RANK 和 RANKL 也是淋巴组织发育和骨髓中 T 细胞和 B 细胞前体成熟的重要因子。与 RANK 一样，OPG 在树突状细胞的表面上表达。有人提出 RANKL/RANK 相互作用可能在体外调节树突状细胞功能、T 细胞活化和 T 细胞/树突状细胞间反应，OPG 可能调节这些相互作用，参与这些相应的调节。免疫系统中 OPG 通过 RANKL 刺激树突状细胞减少细胞因子 IL-6 和 IL-11 的产生，并通过 T 细胞增殖减少细胞因子 IL-12 和 IL-15 的产生。

研究已经表明 RANKL 可以增加体内抗原呈递树突状细胞的数量和持久性。令人惊讶的是，体内研究表明，T 细胞对雌激素缺乏引起骨质流失的机制至关重要。切除卵巢的小鼠，T 细胞产生 TNF 和 RANKL 的表达量增加。活化的 T 细胞产生的 RANKL 可以在体外和体内直接控制破骨细胞的发生和骨重塑，这些作用可以通过施用 OPG 来阻断，因此，全身性激活 T 细胞导致骨质流失，表明 T 细胞是体内骨丢失的重要介质。T 细胞的慢性活化可通过 RANKL 产生影响骨重塑，并且慢性糖皮质激素通过诱导 RANKL 表达和降低 OPG 产生导致骨丢失。通过 OPG 抑制 RANKL 功能可以防止自身免疫性疾病中骨的破坏。

3. 经典 Hedgehog 信号通路在强直性脊柱炎中的作用

（1）Hedgehog 信号通路概况：Hedgehog 信号转导对哺乳动物几乎所有器官的发生、再生和体内平衡都很重要。在脊椎动物中调节多个关键发育过程，包括胚胎发生、细胞增殖、细胞发育和凋亡以及组织特异性。在成人中，Hedgehog 信号转导途径在伤口愈合、组织再生和稳态维持中起关键作用。

在脊椎动物中，Hedgehog 信号由 Hh 配体[Sonic hedgehog（Shh）、Indian hedgehog（Ihh）和 Desert hedgehog（Dhh）]启动。除了关键 Hh 信号组分，还需要初级纤毛正确转导 Hedgehog 信号。在没有 Hedgehog 配体的情况下，低水平的磷脂酰肌醇 4-磷酸[PI（4）P]具有 Ptched（Ptch）受体。Ptch 防止纤毛内其积累阻遏平滑（Smo）受体的活性。Smo 与小的泛素相关修饰因子（SUMO）特异性异肽酶相关，如果蝇中的遍在蛋白样蛋白酶 1（Ulp1）和哺乳动物中的 SUMO 特异性肽酶（SENP）家族成员，导致其遍在蛋白降解。Hedgehog 信号通路下游的胶质瘤相关癌基因转录因子（Glis，包括 Gli1、Gli2 和 Gli3）与 Fused 抑制因子（SuFu）和 Kif7 相关，在与微管相关的细胞质中形成复合物。蛋白激酶 A（PKA）、酪蛋白激酶 1α（CKIα）和糖原合酶激酶 3β（GSK3β）促进 Glis 的磷酸化，抑制其转录活性。Glis 是 GliR 阻遏形式，Hedgehog 信号无效（图 4-18a）。在 Hedgehog 配体存在下，Ptch 对 Smo 的抑制作用减轻，导致 Smo 在纤毛上易位和积累。关于 Smo 运动和定位的机制，研究表明扩散是 Smo 的主要运动模式。Hedgehog 信号转导途径需要 Smo 的磷酸化。Hedgehog 刺激提高了 PI（4）P 的产生。PI（4）P 通过精氨酸基序直接结合 Smo，然后触发 Smo 磷酸化和激活。Sumoylation 和胆固醇修饰 Hedgehog 信号激活也需要 Smo。激活后，Smo 易位至初级纤毛的尖端，并通过解离 SuFu-Gli 复合物激活 Glis。Glis 处于活跃状态（GliA）。GliA 进入细胞核调节基因表达（图 4-18b）。Hedgehog 信号通路激活所需的一些分子，如干草叉（Pifo）、G 蛋白偶联受体相关分选蛋白 2（GPRASP2）和生长抑制特异性蛋白 8（Gas8）是 Hedgehog 诱导的必需成分。

Hedgehog 信号通路在昆虫和脊椎动物之间是非常保守的。配体依赖 Smo 介导 Glis 的激活（主要成分：Hedgehog 配体、Ptch1 和 Smo 受体、Glis 转录因子）被称为经典 Hedgehog 信号通路。然而，Glis 激活可能不需要 Smo。Glis 可以通过 Hedgehog 非依赖性机制激活，一些细胞因子（TNF-α 和 IL-1β）激活 Glis 而不激活 Smo。Smo 的下游可能不需要 Glis，或 Hedgehog 组分突变也可以激活 Hedgehog 信号通路。这些统称为非经典 Hedgehog 信号通路。

（2）Hedgehog 信号通路与强直性脊柱炎：Hedgehog 信号通路也可与 Wnt 信号通路相互作用（图 4-19），从而在骨化过程中发挥重要作用。在生理条件下，印第安刺猬蛋白（Ihh）调节软骨细胞增殖和分化，为软骨内骨形成所必需。Wnt 信号通路可通过调节神经胶质瘤

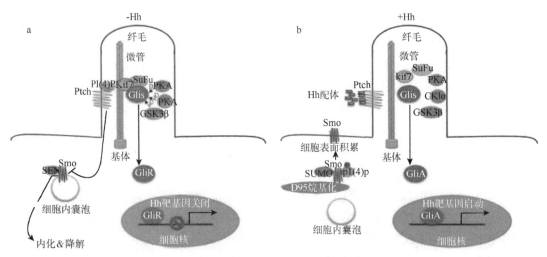

图 4-18　脊椎动物 Hedgehog 信号通路

注：a. 在没有 Hedgehog 配体的情况下，低水平的 PI（4）P 与 Ptch 完整途径。Ptch 通过阻止其在纤毛内积累来抑制 Smo 活性。Smo 与 SENP 家族成员联系，导致其泛素化和退化。Glis 与 SuFu 和 Kif7 结合，形成与微管相关的细胞质中的复合物。PKA，CKIα 和 GSK3β 促进 Glis 的磷酸化以抑制其转录活性（GliR）。b. 在 Hedgehog 配体存在下，Ptch 对 Smo 的抑制作用减轻，导致 Smo 在纤毛上的易位和积累。PI（4）P 直接结合 Smo，然后触发 Smo 磷酸化。H5 的类泛素化修饰和胆固醇修饰也是 Hedgehog 信号通路激活所必需的。Glis 解离 SuFu-Gli 复合物，处于活跃状态（GliA）。GliA 进入细胞核以调节基因表达。

相关原癌基因 *Gli2* 和 *Gli3* 来控制 Hedgehog 信号通路转导。此外，丝氨酸/苏氨酸激酶 Fu 可负向调节 Hedgehog 信号通路，并可与 β-联蛋白形成复合物，负向调节 TCF 依赖的转录过程。

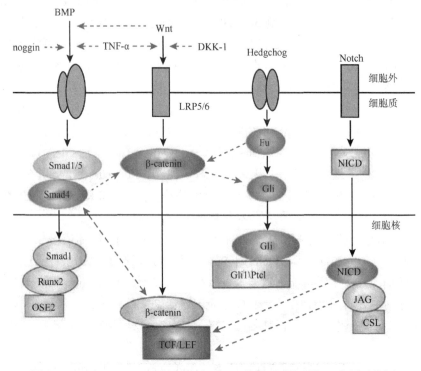

图 4-19　BMP、Wnt、Hedgehog 和 Notch 信号通路之间相互作用示意图

注：虚线箭头表示抑制作用。Runx2，Runt 相关转录因子 2；OSE2，成骨细胞特异性顺式作用元件 2；LRP5/6，低密度脂蛋白 5/6；Ptc1，碎片刺猬蛋白 1；JAG，Notch 配体；CSL，一类 DNA 结合蛋白。

第五节　miRNA 在强直性脊柱炎中的作用

　　微 RNA（microRNA，miRNA）是近年来研究的一个热点，越来越多的研究表明 miRNA 调节成骨细胞、软骨细胞和破骨细胞的分化与功能，提示 miRNA 是骨形成、吸收、重塑和修复过程中的关键调节因子。而强直性脊柱炎的典型病理改变为炎症、骨破坏和新骨形成。

　　miRNA 是长度为 20～22bp 的高度保守的小分子非编码 RNA，最早是 1993 年 Lee 等在秀丽隐杆线虫的线粒体中发现的。一般认为，miRNA 的产生首先是在细胞核内形成初级前体（pri-miRNA），pri-miRNA 在核酸酶和辅助因子的作用下形成 miRNA 前体（pre-miRNA）。随后，pre-miRNA 被转运到细胞质中，经另一种核酸酶剪切形成 miRNA* 双链。这种双链结构在解旋酶的作用下解旋成两条链，其中一条链被降解，通常 5′端碱基配对不稳定的另一条链则结合多种蛋白质因子形成沉默复合物（RNA-induced silencing complex，RISC），与靶 mRNA 进行碱基互补配对，形成部分配对的 miRNA-mRNA 双链分子，通过类似 RNAi（RNA interference）的机制，抑制翻译或降解 mRNA，对基因进行转录后水平调控。从 1993 年首次在线粒体内发现 miRNA 到现在，已发现 28 645 种 miRNA，存在于人体内的有 2661 种，它可能调控着至少 1/3 的人类编码蛋白基因。miRNA 的表达异常或与 mRNA 结合力的异常会使基因表达失控，引起各种疾病。已经有较多研究证实 miRNA 参与了多个系统疾病的发生发展，包括肿瘤、自身免疫性疾病及心功能不全等，且 Mitchell 等和 Gilad 等的检测结果表明，血浆中的内源 miRNA 分子和血清 miRNA 不仅为各种常见病种和疑难杂症的研究开拓了思路和方向，并且其本身就具有极好的生物标志物的潜力。

一、miRNA 的生物发生机制和功能的发展

　　1. miRNA 的合成和调控机制　基因组中的大多数 miRNA 远离注释基因的区域，位于具有自身启动子独立转录单元中。少数 miRNA 来源于编码蛋白质的基因组序列转录的前 mRNA 内含子区域，这些 miRNA 依赖于相关基因启动子区域和 mRNA 剪接机制。此外，还发现一些 miRNA 基因聚集在基因组中，表明它们的转录为多顺反子初级转录本。

　　大多数 miRNA 被 RNA 聚合酶Ⅱ转录为 pri-miRNA 转录物，尽管一些也由 RNA 聚合酶Ⅲ转录。pri-miRNA 由 Drosha 酶和其辅因子 DGCR8 在细胞核中初始处理，以形成导出到细胞质中的 pre-miRNA。pre-miRNA 进一步由 Dicer 加工，形成双链 RNA 片段（20～25bp）。将所得 miRNA 的一条链——miRNA* 双链体（也称为引导链）加载到 RNA 诱导的沉默复合物（RISC）上，形成能够识别和结合其靶 mRNA 的成熟 miRNA。miRNA* 双链选择的机制依赖于双链体端部的相对自由能，如小 RNA，其 5′端较不稳定，优先保持在成熟的沉默复合物中。miRNA* 是真正的反式调节 RNA 分子，在黑腹果蝇中具有明显的内源调节作用。miRNA* 通常与 Argonaute 蛋白结合，类似于它们的互补 miRNA 引导链。此外，

在培养细胞和转基因动物中抑制 miRNA*的活性也验证了它们的功能。

miRNA 内含子的一个子集，称为 Mirtrons，被 Drosha 独立加工。Mirtrons 缺乏较低的发夹和侧翼单链区域。相反，它们由剪接体的小核 RNA 处理。在对套索内含子进行脱支后，剪接的内含子折回到茎环结构中，从而避免了 Drosha 介导的加工。在动物中，通过"种子"或"核心"序列促进 miRNA 与靶 mRNA 的结合。种子序列由 6～8 个核苷酸组成，存在于 5′端，所述 miRNA 在端部 2～8 位置。所述 miRNA "锚"序列（13～16 个核苷酸），或 3′-补充配对，起着目标识别的角色。此外，单个靶 mRNA（特别是 3′非翻译区）具有一个以上不同的 miRNA 结合位点，单个 miRNA 通过与靶 mRNA 的 3′UTR 中的相应结合位点结合，调节多个靶 mRNA。目标种子位点在靶 mRNA 的 3′UTR 中特别保守，表明 miRNA 的主要调节功能来自 3′UTR。然而，最近的研究表明，miRNA 结合位点也发生在编码序列和靶基因启动子区。

2. miRNA 在发育过程中的作用　从各种研究结果中发现 miRNA 在动物发育中的作用。Dicer1（miRNA 加工过程中的关键酶）的丢失对早期小鼠发育是致命的，并且在胚胎第 7.5 天就会出现缺陷。斑马鱼母体和合子 Dicer 的敲减导致原肠胚、脑、体节发育和心脏发育过程中的异常形态发生。敲除海胆胚胎中的 Dicer 和 Drosha，导致 miRNA 不表达，进而导致早期发育缺陷，包括原肠胚形成异常和胚胎致死。

miRNA 是细胞存活和分化的关键调节因子，miRNA 可以作为基因调控网络的转换器和微调器。miRNA lin-4 介导其靶 mRNA lin-14 的翻译抑制，这有助于将秀丽隐杆线虫幼虫从 L1 阶段转换为 L2 阶段，然后转变为 L3 阶段。研究还表明，miRNA 在发育过程中对细胞增殖和凋亡的调节起着重要作用。黑腹果蝇 miRNA dme-miRNA-bantam 通过靶向凋亡基因 *hid* 促进组织生长，而 dme-miRNA-2 家族靶向促凋亡基因 *Grim* 和 *Reaper* 的表达。

在胚胎发育过程中，胚胎内的多种细胞信号通路的配体和形态发生基因（如 TGF-β、Wnt、Hedgehog、Notch、Hippo、EGF、VEGF、PDGF）促进组织发育、生长和形态发生。miRNA 通过放大信号强度充当正调节因子，允许细胞对亚阈值刺激的反应。miRNA-21 在 RAS-RAF-MAPK 和磷脂酰肌醇 3 激酶/AKT 级联情况下，增强了 RTK 信号转导，通过抑制 PTEN、Sprouty 和 miRNA-126，维持 VEGF 信号转导，抑制 SPRED1 和 PIK3R2 的 mRNA 表达。

总之，在发育转变期间，组织特异性 miRNA 上调，其靶基因下调，miRNA 的有效浓度大大增加。发育基因调控网络的转录因子，其蛋白质发挥开关样反应，通过其调节 miRNA 的分子抑制。在这种方式中，miRNA 可精确和迅速地微调基因表达阈值，进而决定细胞命运中一个重要特征。

二、miRNA 在炎症过程中的作用

免疫系统的主要功能是保护机体免受病原体的侵害，如细菌、病毒或寄生虫、肿瘤细胞和内源性刺激如组织损伤。一旦该反应被激活，免疫系统募集各种细胞和分子，其能够识别和消除或中和病原体。免疫系统通过不同的机制协调炎性反应，包括适应性免疫反应

和先天免疫反应。先天免疫基于更特异的受体，并提供依赖于多种抗原受体（免疫球蛋白和 T 细胞受体）的反应机制。先天免疫构成对感染或细胞损伤的快速反应，在大多数生物体中具有识别病原体分子结构的能力。参与先天免疫的主要受体是 TLR 和 NLR。

一些研究表明，miRNA 与疾病的炎症过程有关。在炎症过程中，编码蛋白质的基因在转录水平和 miRNA 上受到调节。炎症可以诱导 miRNA 转录过程，这些分子迅速变得活跃，因为它们不需要被翻译或易位到细胞核中。一方面，miRNA 在不同细胞类型中表达，具有独特的功能，其靶蛋白可参与炎症反应的调节。一些蛋白质，如在炎症反应期间诱导的那些蛋白质可以调节 miRNA 的加工。另一方面，miRNA 还可以调节与炎症的起始和消退有关的几种机制，如氧化应激。

体外研究表明，一些 miRNA，如 miRNA-20a、miRNA-17 和 miRNA-106a，可以促进脂肪组织中的巨噬细胞浸润。这些 miRNA 通过抑制信号调节蛋白 α（SIRP-α）的基因表达，刺激巨噬细胞浸润。在动物的皮下组织中，已观察到 miRNA-26b 和 miRNA-155 的表达与脂肪细胞中浸润的巨噬细胞数量相关。在血管壁中，miRNA-424、miRNA-155、miRNA-503 和 miRNA-222 可以促进单核细胞向巨噬细胞的分化，这与 miRNA-20a、miRNA-106a 和 miRNA-17 不同，后者通过 miRNA-20a、miRNA-106a 和 miRNA-17 来抑制这种机制，抑制转录因子急性髓细胞白血病-1（AML-1）和下调巨噬细胞集落刺激因子受体。

miRNA-21 是参与炎症机制的重要 miRNA，使用 MCF-10A 细胞的体外研究表明，STAT3 在细胞转化过程中直接激活 miRNA-21 的转录。miRNA-21 的靶点，如磷酸酶和张力蛋白同源物（PTEN），当其表达被抑制时，NF-κB 活化。在 LPS 处理的人 PBMC 中观察到 miRNA-21 的上调和较低蛋白质程序性细胞死亡蛋白 4（PDCD4）表达，PDCD4 是肿瘤促炎抑制因子 miRNA-21 的已知靶标。在 RAW264.7 细胞中，观察到 PDCD4 可以抑制 IL-10 mRNA 翻译，miRNA-21 通过增加 IL-10 的产生而具有抗炎作用。有学者评估了 miRNA-21 在调节细胞吞噬作用，抑制单核细胞衍生巨噬细胞的先天免疫反应中的作用。这些学者证实了 miRNA-21 在炎症依赖于细胞分泌决定中的核心作用，miRNA-21 通过阻断 TNF-α-NF-κB 途径下调促炎反应，通过 AP 上调抗炎 IL-10 路径。

miRNA-125 家族与免疫反应有关。收集系统性红斑狼疮患者和正常对照者的血液样品，分离 PBMC 用于 miRNA-125a 表达分析。与正常对照者相比，观察到系统性红斑狼疮患者中 miRNA-125 的表达较低，其靶 Kruppel 样因子 13（KFL13）的表达增加。当 miRNA-125a 在 T 细胞中过表达时，KFL13 和趋化因子 RANTES 的表达降低（在活化时调节正常 T 细胞表达和分泌），miRNA-125 也称为 CCL5。提示 miRNA-125a 的过表达可通过控制其靶基因 *KFL13* 的表达来抑制 RANTES 的水平。发现该 miRNA 在克罗恩病患者的外周 CD4[+] T 细胞中下调。

另一种似乎与某些炎症过程有关的 miRNA 是 miRNA-378。有学者评估了 miRNA-378 在诱导分化的人前脂肪细胞中的表达。用 10ng/ml 的 TNF-α、30ng/ml 的瘦蛋白、30ng/ml 的 IL-6 或 60ng/ml 的抵抗素处理这些细胞。发现在 TNF-α、IL-6 和瘦蛋白刺激后，miRNA-378 的表达显著升高，其结果表明 miRNA-378 可能是与胰岛素抵抗和肥胖相关的分子机制中的新型介质，miRNA-378 在脂肪生成中具有重要作用。在 3T3-L1 前脂肪细胞分化期间以及在高脂肪饮食诱导的肥胖小鼠脂肪组织中 miRNA-378a-3p 表达上调。miRNA-378a 通过靶向 MAPK1 促进脂肪形成。脂联素在 3T3-L1 细胞中的表达通过 miRNA-378 3′UTR 序列结合位点进行调节，这些细胞中脂联素和 miRNA-378 的表达水平与 TNF-α 具有负相关的良好相关性。

　　其他 miRNA 可以调节炎症介质的分泌。在培养的前脂肪细胞中，let-7a/d、miRNA-193a/b、miRNA-145 和 miRNA-26a 影响 CCL-2 和 TNF-α 的分泌。相反，从白种人个体皮下和网膜白色脂肪组织获得的 miRNA-325 和 miRNA-99a，与 IL-6 的分泌呈负相关。有学者研究了 miRNA-221 对从肥胖女性获得的脂肪组织来源的间充质干细胞的影响，分离这些细胞并诱导分化，在此过程中，发现 miRNA-221 下调，并且在第二个实验中，miRNA-221 基因表达减少与 TNF-α 的增加正相关。

　　与 miRNA-155 不同，miRNA-146a 是免疫应答的负调节因子，并且是第一个与 TLR 信号转导相关的 miRNA。这种 miRNA 在炎症反应中的重要性与其靶标已得到证实，TRAF6 与 IL-1 受体相关激酶 1（IRAK-1）、TLR4/NF-κB 途径中的关键分子有关。这种负调节按以下顺序发生：miRNA-146a 基因通过激活 NF-κB 上调，阻止信号转导蛋白的产生。预合成的 TRAF6 和 IRAK1 蛋白继续转导信号，miRNA-146a 的作用可能被延迟，导致炎症信号级联的下调。在此过程之后，在先天免疫细胞中观察到炎症信号级联的逐渐下调。Boldin 等观察到，用 LPS 处理缺失 miRNA-146 基因的小鼠，IL-6、IL-1β 和 TNF-α 等促炎细胞因子的产生显著增加。

三、miRNA 在成骨机制中的作用

　　有学者使用基质细胞系和骨髓基质细胞发现，miRNA-2861 主要在小鼠成骨细胞中表达。表明 miRNA-2861 促进 BMP-2 刺激诱导的成骨细胞分化。组蛋白去乙酰化酶 5（HDAC5）被鉴定为 miRNA-2861 靶标。除了通过直接物理结合抑制 MEF2 转录因子外，HDAC5 还使各种蛋白质的赖氨酸残基脱乙酰化（包括 Runx2）以调节蛋白质功能。据报道，Runx2 的去乙酰化促进其泛素化和降解。miRNA-2861 减少了 HDAC5 的表达，从而增加了 Runx2 的表达水平，促进成骨细胞分化。在同一研究中，用反义 miRNA-2861 体内治疗小鼠，导致骨矿物质密度和骨形成的组织学参数降低。还发现青少年骨质疏松症患者的 miRNA-2861 基因突变。该研究表明，单个 miRNA 可显著影响骨量。然而，由于 miRNA-2861 位于 Cdk9 的启动子区域，基因编码细胞周期调节因子，因此需要进一步研究，以确定 miRNA-2861 功能障碍在青少年骨质疏松症中的因果作用。编码 miRNA-2861 的初级转录物也产生另一种 miRNA，miRNA-3960。miRNA-3960 也可诱导成骨细胞分化，而其抑制作用可降低成骨重量。抑制 Runx 2 表达的 Hoxa 2 受 miRNA-3960 靶向抑制，Runx 2 与 miRNA-3960/miRNA-2861 基因的共同启动子结合并增加其表达，推测 miRNA-3960 会产生一个正反馈回路，在成骨细胞分化时维持 Runx 2 水平。

　　在鉴定与骨质疏松症相关的特定 miRNA 的研究中，发现 miRNA-214 抑制骨形成。miRNA-214 在有骨折史的老年人中表达水平高于没有骨折的老年人。miRNA-214 水平与

骨形成标志物呈负相关。在小鼠模型和体外实验中证实了 miRNA-214 在骨形成中的抑制作用，发现 miRNA-214 抑制激活转录因子 4（ATF4，这是一种促进成骨细胞特异性基因如骨钙素表达的转录因子）。在过表达 miRNA-214 的转基因小鼠骨钙蛋白的细胞（成熟成骨细胞）中，显示其骨形成减少，其通过 miRNA-214 抑制而恢复。在卵巢切除小鼠中抑制 miRNA-24 的表达，小鼠的骨质疏松表型恢复，推测在绝经后这种 miRNA 可能在骨质疏松症中发挥重要作用。在体外研究中发现，miRNA-214 也靶向成骨细胞特异性转录因子（Osterix，OSX），miRNA-214 在成骨细胞系（Saos-2 和 U2OS 细胞）中过表达降低 OSX 表达，而 C2C12 细胞的成骨细胞的分化在 miRNA-214 抑制后增强。

　　miRNA-206 是肌肉特异性 miRNA 之一。在 Inose 等的一项研究中，小鼠体内成骨细胞中 miRNA-206 的异位表达降低了骨量，对骨吸收没有任何影响。miRNA-206 通过下调连接蛋白-43（Gja1，是一种间隙连接蛋白，在成骨细胞和骨细胞功能中起重要作用）抑制成骨细胞分化。敲除 miRNA-206 促进成骨细胞分化。该发现的生物学意义尚不清楚，因为成骨细胞中内源性 miRNA-206 表达较低。

　　在体内研究的另一种 miRNA 是 miRNA-34c。miRNA-34 家族是 p53 的直接转录靶标并介导 p53 的一部分功能。miRNA-34c 在成肌细胞 C2C12 细胞和 BMSC 的成骨细胞分化过程中上调。在过表达 miRNA-34c 的转基因小鼠中显示出与年龄相关的骨质疏松症，原因可能是成骨细胞增殖和分化减少以及骨吸收增加。转录组分析和报告分析鉴定了 miRNA-34c 作为靶标参与 Notch 信号转导途径的几种分子。miRNA-34c 可能通过调节成骨细胞中 Notch 信号转导，间接调节破骨细胞生成。miRNA-34s 过表达还导致 Runx2 和特殊的富含 AT 序列结合蛋白 2（SATB2）的下调，促进成骨细胞分化。

　　在成骨细胞中表达的 miRNA-182 负向调节成骨细胞的增殖和分化。miRNA-182 抑制 FOXO1（一种调节成骨细胞减少和氧化平衡的转录因子）的表达。FOXO1 调节骨量，减少成骨细胞增殖和骨形成。此外，体外 FOXO1 过表达恢复了 miRNA-182 的抗增殖和促凋亡作用。斑马鱼的体内实验证实了 miRNA-182 对骨形成的抑制作用。

　　miRNA-17-92 簇位于人 13 号染色体上，编码 6 个单独的 miRNA（miRNA-17、miRNA-18a、miRNA-19a、miRNA-20a、miRNA-19b-1 和 miRNA-92a）。该簇具有 2 个旁系同源物：miRNA-106b-25 和 miRNA-106a-363 簇。miRNA-106b-25 簇位于人 7 号染色体和 5 号染色体上，由 3 种 miRNA 组成，即 miRNA-106b、miRNA-93 和 miRNA-25，而 miRNA-106a-363 位于染色体 X 上，编码 6 种 miRNA：miRNA-106a、miRNA-18b、miRNA-20b、miRNA-19b-2、miRNA-92a-2 和 miRNA-363。由 miRNA-17-92 及其 2 个旁系同源基因编码的 15 种 miRNA 形成 4 种功能上不同的“种子”家族组（miRNA-17、miRNA-18、miRNA-19 和 miRNA-92）。miRNA-17-92 簇 miRNA 基因是第一个发现其突变导致人类骨骼发育缺陷的 miRNA 基因。一方面，这些基因的缺失导致短轴-指畸形综合征（Feingold 的综合征 II 型）；另一方面，该基因的重复导致可变的骨骼表型，显示骨折过度生长与多指，而另一个突变基因显示身材矮小和指过短。miRNA-17-92 半合子或纯合缺失的小鼠，骨骼生长减少，指头和颅骨骨化延迟。miRNA-17-92 簇 miRNA 在骨祖细胞和胚胎干细胞（ES 细胞）中大量表达，但在成骨细胞分化时减少。该研究还发现，小鼠中 miRNA-17-92 簇基因的单倍体不足导致骨量减少，这可能是由于成骨细胞增殖和分化受损所致。

成骨细胞中的 miRNA 对成骨细胞分化和调节骨形成起关键作用，初步研究已经证实了骨组织中许多特定 miRNA 的功能活性。强直性脊柱炎的成骨过程主要与经典 Wnt 通路、BMP 通路相关。

1. miRNA 在经典 Wnt 通路中的作用　Wnt 蛋白及其受体、调节蛋白等组成的复杂信号转导通路包括 Wnt/β-联蛋白经典信号通路、Wnt/平行极性、Wnt/Ca^{2+}、调节纺锤体定向和不对称细胞分类信号的非经典通路。其中经典通路是介导成骨过程的关键。在经典 Wnt 信号通路中 Wnt 蛋白（Wnt1、Wnt3a、Wnt8a、Wnt10b）等与细胞跨膜特异性受体卷曲蛋白（frizzled，Frz）及辅助受体 LRP5/6 结合后，抑制 β-联蛋白降解复合物的活性，使细胞内 β-联蛋白水平升高，启动下游靶基因转录。DKK1 是经典 Wnt 信号通路的抑制因子，其能够钝化 LRP5/6，减弱 Wnt 蛋白与 LRP5/6 的结合，从而抑制经典 Wnt 信号通路的激活。

大量研究表明，miRNA-29a 在成骨分化过程中起关键作用，与强直性脊柱炎密切相关。研究证实，miRNA-29a 在成骨细胞分化过程中表达上调，其激活位点为经典 Wnt 通路中信号分子 T 细胞因子/淋巴样增强因子-1；增强 miRNA-29a 表达后能有效下调经典 Wnt 信号通路的抑制剂 DKK1，进而强化 Wnt 信号通路。提示 DKK1 是 miRNA-29a 的作用靶点，miRNA-29a 通过下调 DKK1 从而激活经典 Wnt 信号通路促进成骨细胞分化。

Huang 等研究发现，强直性脊柱炎患者 miRNA-29a 表达较类风湿关节炎患者及健康对照组显著增高，并与强直性脊柱炎新骨形成放射学评分（mSASSS）呈正相关，但与疾病活动性无关。有学者发现 miRNA-29a 在强直性脊柱炎患者外周血单个核细胞中高表达，与 Wnt/β-联蛋白通路中 DKK1、GSK3β 的表达呈负相关，与 β-联蛋白表达呈正相关，伴随着成骨相关基因 *Runx* 的高表达，miRNA-29a 可能通过下调 DKK1 调控 Wnt/β-联蛋白通路参与强直性脊柱炎新骨形成。强直性脊柱炎患者的外周血单个核细胞中 miRNA-29a 相对表达量与 β-联蛋白、Runx2、病程、mSASSS 呈正相关，与 DKK1、GSK3β 呈负相关；病程与 mSASSS 亦呈正相关，miRNA-29a 与血清中 CRP、ESR 均无相关性。然而，也有研究发现 miRNA-29a 下调，如 Li 等发现 miRNA-29a 在强直性脊柱炎患者中显著下调，miRNA-29a 主要以 DKK1 和 GSK3β 为靶点调节 TNF-α 介导的骨丢失，从而激活 Wnt/β-联蛋白信号通路。另有研究发现，未经依那西普治疗的活动期强直性脊柱炎患者中的 miRNA-29a 较对照组显著降低，但经过 12 周依那西普治疗后 miRNA-29a 显著上调。研究结果的差异可能与种族、生活方式、样本量大小等因素有关。

Zhang 等研究证实，miRNA-335-5p 通过作用于 DKK1 的 3′UTR 端来下调 DKK1，导致 Wnt 通路增强，GSK3β 磷酸化和 β-联蛋白转录活性增强，从而调节成骨分化；而经过抗 miRNA-335-5p 治疗后 miRNA-335-5p 的作用被颠倒，并且可以下调内生的 miRNA-335-5p。Lin 等发现，miRNA-335-5p 和它的寄主基因 *Mest* 共表达，并且在小鼠 MSC 软骨生成中显著上调。

miRNA-335-5p 过表达导致软骨生成标志基因表达增加；分子机制研究发现，miRNA-335-5p 的靶基因是 *Daam1* 和 *ROCK1*，是一组 Sox9 的负调节因子；Sox9 下调 miRNA-29a 和 miRNA-29b 的表达，同时负调节 Mest 的表达；因此形成一个从 miRNA-335-5p 到 Sox9，再到 Mest/miRNA-335-5p 的正反馈循环。在 mMSC 软骨分化过程中 miRNA-335-5p

以 DKK1 为靶点增加 β-联蛋白/TCF 活性，导致 Mest 转录水平增加。

miRNA-218 也是促进成骨细胞分化的 Wnt 通路的强大的激活者。miRNA-218 在成骨细胞和骨的转移癌细胞中高表达，以 Wnt 的 3 种抑制剂 Sclerostin、DKK1 和 SFRP2 为靶点，通过减少它们的表达来激活 Wnt 通路，并激活自身放大正调节回路。经典 Wnt 通路在骨形成的不同阶段都起作用，miRNA-27 在成骨细胞分化和骨形成中起关键作用。Wang 等研究发现，miRNA-27 在 hFOB1.19 细胞分化过程中表达增高，miRNA-27 的异常表达促进 hFOB1.19 细胞分化，而抑制 miRNA-27 则使细胞分化受到抑制；miRNA-27 的表达水平与 β-联蛋白呈正相关；miRNA-27 以 APC 为靶点并抑制其表达，通过使 β-联蛋白积累来激活 Wnt 通路。

而 Guo 等则发现，在 hPOB1.19 细胞增殖和成骨分化过程中外源的 miRNA-27a 可以显著抑制 sFRP1 的 mRNA 和蛋白水平；miRNA-27 过表达或者敲除 sFRP1 可以显著增加 hFOB 的凋亡率、细胞周期在 $G_2 \sim M$ 期的百分率、关键成骨分化标志（ALP、SPP1、Runx2、ALP 活性）的表达，并使 hFOB 中的 β-联蛋白积累，证明 miRNA-27 通过抑制 sFRP1 的转录水平表达来促进成骨细胞分化。

最近，越来越多的研究表明 miRNA 的表达与多种疾病有关，包括癌症、炎症和自身免疫性疾病。免疫学上，miRNA 可以调节免疫细胞的发育功能；miRNA 生物发生机制紊乱和 miRNA 的失调表达都可能导致免疫细胞的异常发育和分化，特别是 Tr 细胞的抑制功能降低，导致系统性自身免疫性疾病，如系统性红斑狼疮。从机制上讲，miRNA 可能通过靶向多种信号通路（包括 Wnt 通路）中信号级联的关键组分，促进各种自身免疫性疾病的发展。事实上，有一些证据直接或间接表明靶向 Wnt 信号转导的重要性（在自身免疫性疾病发病机理中 miRNA 的免疫调节作用，表 4-5）。越来越多的证据表明，miRNA 通过靶向 Wnt 信号转导途径在系统性红斑狼疮发病机制中发挥重要作用。几项独立的微阵列分析显示了系统性红斑狼疮患者和健康对照者之间 miRNA 谱的显著差异，与健康对照者相比，系统性红斑狼疮患者的外周血单个核细胞中 miRNA 分析谱鉴定出了 29 个在系统性红斑狼疮患者的外周血单个核细胞中下调的 miRNA。通路分析进一步预测这些 miRNA 主要靶向参与多种信号转导途径的信号通路，包括 Wnt 和 MAPK 信号通路。一致地，人狼疮性肾炎（LN）肾组织 miRNA 分析研究，鉴定了相对于对照肾组织失调的 24 种 miRNA（9 种上调，15 种下调）。这些 miRNA 预测的靶基因包括与 Wnt 通路相关联的 β-联蛋白、TGF-β、NF-κB、肝细胞核因子 4α（HNF4α）和 STAT3。此外，进一步鉴定出激肽释放酶相关的肽酶 4（KLK4）为 miRNA-422a 的靶标，miRNA-422a 是狼疮性肾炎肾组织中上调的 miRNA。

表 4-5　miRNA 靶向自身免疫性疾病中的 Wnt 信号转导

miRNA	表达	Wnt 成分的潜在目标	参与自身免疫性疾病调节机制
miRNA-422a	上调	Wnt 信号和 KLK4	参与人狼疮性肾炎调节
miRNA-449a	上调	Wnt 信号和 Notch 信号	参与人乳糜泻（CD）调节
miRNA-663	上调	Wnt 信号转导	下调 APC 以激活 Wnt 信号转导并增加人类风湿关节炎中 FLS 增殖和 MMP-3、纤连蛋白的表达
miRNA-26b	下调	Wnt/GSK3β/β-联蛋白途径	通过靶向 Wnt 信号转导来减轻与类风湿关节炎相关的炎症
miRNA-29a	下调	直接针对 DKK1 和 GSK3β/Wnt 信号	调节人强直性脊柱炎中 TNF-α 介导的骨丢失

miRNA	表达	Wnt 成分的潜在目标	参与自身免疫性疾病调节机制
miRNA-152	下调	通过靶向 DNMT1 和 MeCP2 间接调节	参与类风湿关节炎的发病机制
miRNA-375	下调	Fzd8	大鼠 AIA 模型的关节炎滑膜成纤维细胞生成

注：AIA：佐剂诱发的关节炎；APC：腺瘤性结肠息肉蛋白；DNMT：DNA 甲基转移酶；FLS：成纤维样滑膜细胞；Fzd8：卷曲蛋白 8；KLK4：激肽释放酶相关的肽酶 4；MeCP2：甲基 CpG 结合蛋白 2。

系统性红斑狼疮的标志是 B 细胞不受控制过度活化产生自身抗体，早期 B 细胞因子 1（EBF1）通过 AKT 信号转导途径在 B 细胞的发育、激活和增殖中起关键作用，最近被确定为 miRNA-1246 的靶标，因此，miRNA-1246 可能是系统性红斑狼疮治疗中的新型生物学靶点。类风湿关节炎是另一种自身免疫性和进行性全身性疾病，发病率高。最近的报道显示，miRNA 表达和功能的改变可能在调节类风湿关节炎的炎症先天免疫应答中起重要作用，这暗示了 miRNA 对类风湿关节炎的治疗潜力。与正常受试者相比，在类风湿关节炎患者的外周血单核细胞中发现更丰富的 miRNA-155 转录产物。另外，滑膜成纤维细胞 miRNA-155 的表达上调，并且该 miRNA 在类风湿关节炎滑膜成纤维细胞中比在骨关节炎患者的滑膜成纤维细胞中的表达更高。miRNA-155 表达升高抑制细胞因子和 TLR 配体诱导的 MMP-3 和 MMP-1 的表达，提示 miRNA-155 可能在调节类风湿关节炎滑膜成纤维细胞的破坏性行为中起重要作用。miRNA-146a 是另一个例子，其通过抑制破骨细胞生成的表达也显示出对类风湿关节炎的潜在治疗效果。通过静脉注射体内施用 miRNA-146a 模拟物会导致软骨和骨破坏的抑制。

最近，Miao 等进行的一系列调查表明，几种 miRNA，包括 miRNA-152、miRNA-375 和 miRNA-663，分别通过靶向的 Wnt 信号转导途径参与类风湿关节炎的发病机制。其中，miRNA-152 和 miRNA-375 下调，miRNA-663 在类风湿关节炎患者或大鼠模型中上调。miRNA 的强制表达可以通过靶向滑膜成纤维细胞中 DNMT1 间接上调 SFRP 4 表达，导致经典 Wnt 信号转导的抑制，并导致滑膜成纤维细胞增殖显著降低。miRNA-152 在关节炎大鼠模型中特异性下调，在滑膜成纤维细胞中强制表达 miRNA-152，导致 DNMT1 表达显著下调，这反过来间接上调 SFRP4 表达并依次抑制经典 Wnt 途径激活，导致滑膜成纤维细胞中 Wnt 途径相关基因表达显著下降。miRNA-375 在关节炎大鼠模型的滑膜成纤维细胞中也被下调；增加的 miRNA-375 表达通过直接靶向 Fzd8 抑制经典 Wnt 途径。增加的 miRNA-375 减少了关节炎大鼠模型的发病，通过降低 MMP-3 和纤连蛋白等疾病标志物的表达阻碍类风湿关节炎的发生和发展。

有趣的是，miRNA-375 的这种作用可以在 β-联蛋白活性形式存在下被阻断。使用类似的方法，研究者进一步揭示了，miRNA-663 可以通过直接靶向 APC 来激活经典 Wnt 信号转导途径。在这种情况下，与对照者相比，类风湿关节炎患者滑膜中 miRNA-663 的表达显著上调，APC 表达降低。抑制 APC 表达，通过滑膜成纤维细胞中 β-联蛋白的积累，激活经典 Wnt 信号转导途径。相反，在疾病发展过程中增加 miRNA-663 表达，会诱导滑膜成纤维细胞增殖和 MMP-3 及纤连蛋白的表达。

除了类风湿关节炎和系统性红斑狼疮之外，研究也报道了在其他自身免疫性疾病中参与 Wnt 信号转导途径的 miRNA 的差异表达，如强直性脊柱炎。生物信息学分析进一步表明，miRNA 的潜在靶基因通过靶向信号通路（包括 Wnt 通路）的机制参与细胞增殖、细胞分化、细胞凋亡和信号转导。

2. miRNA 在 BMP 通路中的作用 BMP/Smad 信号通路目前被认为是强直性脊柱炎病理成骨的一条重要途径。BMP 是 TGF-β 超家族的一员，通过激活 Smad 蛋白将 TGF-β 信号由细胞膜转至细胞核，诱导核内成骨基因表达，使组织纤维化、骨化。迄今发现的约 20 多种 BMP 成员中，以 BMP-2、BMP-4、BMP-6、BMP-7 和 BMP-9 在成骨作用方面尤为重要。

Runx 是调控间充质干细胞向成骨细胞分化的特异性转录因子，包括 Runx1、Runx2 和 Runx3，特别是 *Runx2* 是 BMP-2 的靶基因，是骨髓间充质干细胞和成骨细胞分化、骨发育的重要调节因子。近年来，多种与 BMP 信号通路相关的 miRNA 被报道，它们或积极或消极地调节成骨细胞分化（图 4-20）。

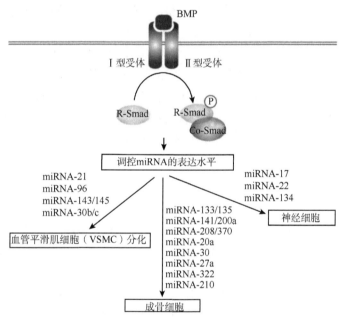

图 4-20 BMP 信号通路和 miRNA 水平的调节

注：BMP 配体诱导 Smad 的磷酸化和易位且进入细胞核，调控 miRNA 转录或转录后过程，miRNA 的加工由 Smad 调节参与完成。

这种 miRNA 水平的调节涉及 BMP 信号转导介导的现象，如血管平滑肌细胞（VSMC）分化、成骨和神经发生。

Zhang 等发现了一系列调控 Runx2 成骨活性和影响成骨细胞成熟的 miRNA，包括 miRNA-23a、miRNA-30c、miRNA-34c、miRNA-133a、miRNA-135a、miRNA-137、miRNA-204、miRNA-205、miRNA-217 和 miRNA-338，证实这些 miRNA 与 Runx2 表达量相反，可直接减少 Runx2 的蛋白积累。Chen 等研究发现，miRNA-23b 在 BMP-9 诱导的 C2C12 成肌细胞中显著下调。在 C2C12 成肌细胞中 miRNA-23b 过表达能够显著抑制成骨分化；另外，研究发现 miRNA-23b 通过作用于 Runx2 3′UTR 的特定位点来负调节 Runx2 的转录后水平。

敲除 C2C12 成肌细胞中的 Runx2 能促进 miRNA-23b 诱导的成骨分化抑制。在成骨细胞系中 Runx2 通常是上调的，与 miRNA-23b 的表达刚好相反。因此认为 miRNA-23b 以 *Runx2* 基因为靶点抑制 BMP-9 诱导的 C2C12 成肌细胞成骨分化。在 BMP-2 介导的 C2C12 成骨分化过程中与成骨分化相关的 miRNA 被下调，其中 miRNA-133、miRNA-135 分别以 *Runx2* 和 *Smad5* 为靶点调节成骨分化（*Runx2* 是骨形成过程中早期必需的 BMP 反应基因，Smad5 是 BMP-2 成骨信号的关键传感器）。

Zeng 等的研究显示，miRNA-100 过表达可以抑制体外人脂肪来源间充质干细胞（human adiposederived mesenchymal stem cell，hASC）的成骨分化，而 miRNA-100 下调则促进此过程。靶点预测分析和双重荧光素酶报告基因证实 miRNA-100 的直接靶基因为 *BMPR-Ⅱ*。通过 RNA 干扰敲除 *BMPR-Ⅱ* 抑制 hASC 的成骨分化，与 miRNA-100 上调的作用类似。Pais 等在蛋白质水平上发现 miRNA-140 通过抑制 Smad3 来抑制 TGF-β 通路，而 TGF-β 可以抑制 miRNA-140 的积聚，由此形成一个双重的负反馈循环。

先前研究了 BMP-2 处理的小鼠前成骨细胞 MC3T3-E1 细胞中 miRNA 表达，观察到 miRNA-141 和 miRNA-200a 下调。miRNA-141 和 miRNA-200a 调节 BMP-2 刺激的成骨前分化。转染实验揭示了 miRNA-141 或 miRNA-200a 显著抑制碱性磷酸酶（ALP，潜在的成骨细胞分化标志物）的活性。miRNA-141 和 miRNA-200a 均靶向远端较低的骨转录因子（Dlx5，调节 BMP-2 诱导的成骨转录主因子的表达，如 Runx 2 和 OSX）。

在 BMP-2 降低处理的 MC3T3-E1 细胞中，miRNA-208 和 miRNA-370 的表达水平也显著降低。在用 miRNA-208 或 miRNA-370 转染的细胞中，通过茜素红染色测定的 ALP 活性和矿化被抑制。此外，过度表达 miRNA-208 或 miRNA-370 的原代鼠成骨细胞中，BMP-2 诱导的成骨细胞分化显著衰减。这些结果表明 miRNA-208 和 miRNA-370 的下调是成骨细胞分化常见的重要现象。miRNA-208 靶向成骨转录因子，V-Ets 骨髓成红细胞增多症病毒 E26 致癌基因同源物 1（Ets1）激活成骨基因的转录，如骨桥蛋白（OPN）、甲状旁腺激素相关蛋白（PTHrP）、Runx2 和肌腱蛋白-C、Ⅰ型前胶原。此外，在 BMP-2 处理的 MC3T3-E1 细胞的增殖阶段，Ets1 高度表达。因此，通过在 BMP 信号上下调 miRNA-208 和 miRNA-370 而增强的 Ets1 表达，可能对成骨细胞分化至关重要。

miRNA-20a 是 miRNA-17-92 簇的成员，miRNA-17-92 簇是 miRNA 被最广泛研究的家族之一。这个家族的成员在组织和器官发育中发挥重要的作用。在成骨分化过程中，内源性 miRNA-20a 的表达显著增加。一致地，将 miRNA-20a 模拟物或慢病毒 miRNA-20a 表达载体转染到人 MSC 中，促进了成骨分化。BMP-2、BMP-4 和 Runx2 的转录和翻译水平均被 miRNA-20a 显著升高，但被抗 miRNA-20a 降低。此外，miRNA-20a 靶向 BMP 信号转导的负调节因子过氧化物酶体增殖物激活受体 γ（PPARγ）、Bambi 和 Crim1。因此，miRNA-20a 是在成骨分化期间激活 BMP 信号转导必需的正调节剂。

SATB2 是一种特殊有效的转录因子，可促进成骨细胞分化和骨再生。SATB2 起蛋白质支架作用，增加两种成骨基本转录因子 Runx2 和 ATF4 的活性。使用 miRNA 微阵列研究了在小鼠骨髓基质细胞中由 SATB2 过表达诱导差异表达的 miRNA，在成骨细胞分化期间观察到 miRNA-27a 下调。miRNA-27a 靶向 BMP-2、BMPR-ⅠB 和 Smad 9，参与 TGF-β/BMP 信号通路。这些结果表明 miRNA-27a 在 SATB2 诱导的成骨分化中的负调节作用，是通过直接靶向 TGF-β/BMP 信号通路的正调节剂介导的。

通过 miRNA 微阵列分析，获得小鼠 ST2 间充质干细胞成骨细胞分化过程中 miRNA 的表达谱，发现 miRNA-210 在这些细胞中高度表达。外源 miRNA-210 通过靶向活化素 A1B 型受体（AcvR1b）正调节 ST2 细胞的成骨细胞分化。AcvR1b 是一种 I 型受体，可将信号传递给 R-Smad、Smad2 和 Smad3，但不能传递给 Smad1、Smad5 或 Smad8，导致细胞增殖抑制调节因子基因的转录。然而，BMP 信号通过其他受体传递，如 AcvR1（Alk2）、BMPR- I A（Alk3）和 BMPR- I B（Alk6），将它们的信号传递给 Smad1、Smad5 和 Smad8，从而启动成骨细胞分化。据报道，Smad2、Smad3 和 Smad1、Smad5、Smad8 信号转导通过与共 Smad、Smad4 的竞争性结合相互干扰。因此，miRNA-210 通过靶向 AcvR1b 抑制 Smad 2、Smad 3 信号通路，作为成骨细胞分化的正调节因子，从而加速 Smad1、Smad5、Smad8 介导的成骨细胞分化。

众多研究表明，头蛋白为 BMP 通路的一种拮抗剂，miRNA 也通过头蛋白来调节 BMP 通路。Ning 等发现，头蛋白 3 是 miRNA-92a 的直接作用靶点：miRNA-92a 失活使头蛋白 3 水平稳定，导致 BMP 信号通路和软骨细胞形成受到抑制；相反，miRNA-92a 异位表达使头蛋白 3 mRNA 的水平加倍降低，结果抑制 BMP 通路并促进细胞凋亡。

四、miRNA 在破骨机制中的作用

1. miRNA 与 RANKL/RANK/OPG 系统的关系　由 NF-κB 受体活化因子配体（RANKL）、NF-κB 受体活化因子（RANK）和护骨因子（OPG）组成的 RANKL/RANK/OPG 系统近些年来被发现在强直性脊柱炎骨代谢和骨损伤的机制中起着重要作用。RANKL、RANK、OPG 三者同属于 TNF 超家族。Shi 等发现 miRNA-17/20a 能显著降低 RANKL 蛋白水平，并减少成骨细胞中地塞米松诱导的 RANKL 表达，荧光素酶报告进一步证实了 miRNA-17/20a 抑制 RANKL 蛋白的后期转录；在破骨细胞和 miRNA-17/20a 过表达的成骨细胞共培养的条件下，地塞米松诱导破骨细胞分化和功能的能力明显下降。

2. miRNA 对破骨细胞的影响　有研究发现在破骨细胞分化的各个阶段有 37 种 miRNA 发生改变，其中 22 种上调，15 种下调。Waki 等发现在标准骨折愈合的第 14 天，5 种 miRNA（miRNA-140-3p、miRNA-140-5p、miRNA-181a-5p、miRNA-181d-5p、miRNA-451a）与不愈合的骨折相比显著升高。Zhao 等研究表明，miRNA-214 在破骨细胞分化过程中起关键作用，骨髓单核细胞（bone marrow monocytes，BMMs）中 miRNA-214 过表达促进破骨细胞生成，反之则抑制。

miRNA-214 通过 P13K/AKT 通路发挥作用。进一步体内研究显示，破骨细胞特定 miRNA-214 转基因小鼠（OC-TG214）中抑癌基因水平下调，破骨细胞活性增加，骨密度降低。Huang 等发现强直性脊柱炎患者中 miRNA-21、PDCD4mRNA 和胶原交联 C 端肽（collagen cross-linked C-telopeptide，CTX）表达显著升高；未服用非甾体抗炎药和抗风湿药的强直性脊柱炎患者 miRNA-2 与 PDCD4 mRNA 呈负相关，而服用柳氮磺吡啶的强直性脊柱炎患者的 miRNA-21 与 PDCD mRNA 和 CTX 却呈正相关；miRNA-21 和 CTX 的水平与病程和活动性呈正相关。

在人 PBMC 中破骨细胞生成期间，显著下调的 miRNA 是 miRNA-125a。miRNA-125a 过表达抑制了破骨细胞生成，而其抑制通过上调直接靶标 TRAF6（破骨细胞生成促进因子）来促进破骨细胞生成。此外，发现破骨细胞促进转录因子 NFATc1 与 miRNA-125a 基因的启动子结合，以抑制转录，可能产生正反馈环。

RANKL 刺激骨髓来源的单核细胞/巨噬细胞前体中的 miRNA 谱分析显示，33 种 miRNA 下调和 38 种 miRNA 在破骨细胞分化时上调。miRNA-21 被 RANKL 调控后极显著上调，还通过调节破骨细胞分化和功能的转录因子（包括 Fos）极显著上调。miRNA-21 的抑制在体外减少破骨细胞生成，其靶基因 *PDCD4* 上调，编码 Fos 的负调节物。miRNA-21 抑制 PDCD4 以增强 Fos 功能，从而促进破骨细胞生成。另一种在小鼠骨髓细胞破骨细胞分化过程中上调的 miRNA 是 miRNA-31，使用 antagomirs 抑制小鼠骨髓巨噬细胞中的 miRNA-31 损害了细胞骨架功能，抑制破骨细胞的形成。造成这种效应的原因似乎是上调 miRNA-31 的靶标 GTP 酶 RhoA。

破骨细胞分化受 IFN-β 抑制，miRNA-155 似乎可部分介导 IFN-β 对破骨细胞生成的抑制作用。在培养的骨髓来源巨噬细胞中，miRNA-155 被 IFN-β 强烈诱导。过表达 miRNA-155 通过靶向破骨细胞生成的正调节因子 Socs1 和 Mitf 来抑制破骨细胞分化。在不同组的人和小鼠细胞中研究了 miRNA-29 的作用，得到了一些矛盾的结果。在人体细胞中，miRNA-29b 在体外破骨细胞分化过程中减少。miRNA-29b 在破骨细胞前体中的过表达降低了 NFATc1、CTSK（组织蛋白酶 K）、MMP-9、TRAP 和 RANK 的表达。通过空隙产生（凹坑形成）测定和胶原蛋白降解评估骨吸收活性。这种效应似乎由于 miRNA-29b 抑制 Fos 和 MMP-2 的表达。

相反，在小鼠细胞中，所有 miRNA-29 家族成员（a、b、c）在原代骨髓来源巨噬细胞以及单核细胞系破骨细胞分化时增加。抑制 miRNA-29 显著降低了这些细胞中的破骨细胞生成。该研究鉴定了几组具有相关功能的 miRNA-29 靶基因。细胞分裂周期蛋白 42（CDC42）和 SLIT-ROBO Rho GTP 酶活化蛋白 2（Srgap 2）对于调节细胞骨架对破骨细胞的功能和迁移都很重要。G 蛋白偶联受体 85（GPR85）和 CD93 可能调节巨噬细胞分化，Nf1A 抑制巨噬细胞和破骨细胞成熟。人和小鼠细胞之间差异的原因目前尚不清楚，miRNA-29 有可能在抑制破骨细胞成熟的同时促进最初的破骨细胞谱系的组成。

3. miRNA 与炎症因子的关系　let-7i 在强直性脊柱炎患者的 T 细胞中过表达，并与腰椎 BASRI 呈正相关，其靶基因蛋白 TLR4 在强直性脊柱炎患者的 T 细胞中减少，而 IFN-γ mRNA 在强直性脊柱炎的 T 细胞中升高。Hou 等也发现强直性脊柱炎患者 T 细胞中 let-7i 表达上调，而胰岛素样生长因子 1 受体（insulin like growth factor 1 receptor，IGF1R）表达下调（IGF1R 位于 T 细胞表面，决定 T 细胞的激活，IGF1R 高水平对于维持 T 细胞活性至关重要），进一步研究表明 IGF1R 是 let-7i 的直接作用靶点，而 let-7i 能够显著抑制 IGF1R 的表达，IGF1R 抑制导致细胞自噬。因此，let-7i miRNA 通过 IGF1R 诱导细胞自噬来保护 T 细胞免于细胞凋亡。Niimoto 等研究发现 6 种 miRNA（let-7a、miRNA-26、miRNA-146a/b、miRNA-150 和 miRNA-155）在产生 IL-17 的 T 细胞中显著升高，其中 miRNA-146a 与 IL-17 的关系更加密切。Krner 等研究发现，在产生 IL-22 的 T 细胞中

miRNA-323-3p 表达升高，而 miRNA-93、miRNA-181a、miRNA-26a 和 miRNA-874 表达下调，分析表明这些不同表达的 miRNA 可以影响 T 细胞的增长、分化和功能；在 IL-22 和 IL-17 双阳性的 T 细胞中 miRNA-323-3p 表达最高，它可以抑制 TGF-β 通路的多种基因，并抑制 T 细胞分泌 IL-22。

miRNA-155 通过诱导促炎因子 TNF 生成来促进炎症。与此发现一致，另一研究发现 miRNA-155 缺陷的小鼠不会患胶原诱导性关节炎。Li 等研究发现 miRNA-130a 与 TNF-α 呈强负相关，在软骨细胞中，miRNA-130a 功能缺失增加 TNF-α 的表达，并促进炎症发生。

五、miRNA 在软骨机制中的作用

在小鼠的研究中，证实了 miRNA 对软骨和骨的全面发育的影响，其中肢芽间充质细胞和软骨细胞中 Dicer 基因缺失。在小鼠断奶时，软骨细胞特异性 Dicer 缺失导致显著的生长缺陷和过早死亡，软骨细胞增殖减少和肥大区域扩张，表明 miRNA 调节生长板软骨细胞的增殖和分化。Dnm3os RNA 从小鼠 Dynamin 3（Dnm3）基因的内含子转录，编码 3 种 miRNA，miRNA-199a、miRNA-199a*和 miRNA-214，在多种细胞类型中表达，包括间充质细胞以及软骨膜细胞和关节周围软骨细胞。Dnm3os 的 5′区域被插入的 lacZ 基因取代，这种修饰导致 3 种 miRNA 减少。突变小鼠显示出生长迟缓、颅面发育不全、背侧脊椎发育不全和骨质减少，强烈暗示这 3 种 miRNA 在正常小鼠骨骼发育中的重要作用。在人类和小鼠间充质干细胞中 miRNA-199 在软骨细胞分化过程中上调。

研究已经发现在斑马鱼和小鼠软骨细胞中 miRNA-140 以一个相对特异性的方式表达。在小鼠中，miRNA-140 的表达主要见于发育中的四肢、肋骨、椎骨、胸骨和颅骨的软骨。miRNA-140 由 Wwp2 基因的内含子序列编码。miRNA-140 表达与 Wwp 2、Sox9 和 COL2A1（编码 Ⅱ 型胶原蛋白）相关。在 ATDC5 细胞形成软骨过程中，Sox9 增加 miRNA-140 表达和细胞增殖。在体外使用细胞周期抑制剂抑制细胞增殖，miRNA-140 的表达受到抑制，Sp1 转录因子被上调，其被建议作为 miRNA-140 的靶标。Nakamura 等在 Sox9 突变斑马鱼体内发现在 miRNA-140 的表达中有类似 Sox9 的调节作用。小鼠研究也证实了 Sox9 和 miRNA-140 的这种关系。该研究还表明，pri-miRNA-140 基因的近端上游区域具有软骨细胞特异性启动子活性，由 Sox9 直接调节。

miRNA-140-null 小鼠显示轻度骨骼生长缺陷，骨软骨内骨短，颅骨纵向生长减少。Miyaki 等发现这些小鼠也显示关节软骨中与年龄相关的骨关节炎变化，可能是由于基质降解酶 Adamts-5 的异常表达，这是 miRNA-140 的直接靶点。在使用独立产生 miRNA-140-null 小鼠的研究中，进一步分析生长板表型，软骨内生长的减少归因于软骨细胞有丝分裂后软骨细胞的过早分化、静息与增殖软骨细胞的延迟分化。通过比较对照小鼠和 miRNA-140-null 小鼠之间 Argonaute2 相关的 RNA 谱发现，编码天冬氨酰氨肽酶的 Dnpep 是 miRNA-140 的直接靶标。除了 Dnpep，多个可能的 miRNA-140 靶基因，包括 PDGFRA、HDAC4、Smad3 和 Rala，已经在各种实验系统中识别。miRNA-140 可能调节软骨和骨骼中这些基因的作用尚不清楚。

在最近的体内研究中，研究者提供了 let-7 miRNA 调节生长板中软骨细胞增殖的证据。通过小鼠软骨中 let-7 抑制剂 Lin28a 的过表达，抑制 let-7 miRNA，由于软骨细胞增殖减少而导致轻度生长受损。过表达 Lin28a 的软骨细胞显示，let-7 靶基因上调，包括周期调节因子、细胞分裂周期蛋白 34（CDC34）和 E2F 转录因子 5（E2F5）。虽然 Lin28 转基因小鼠的表型轻微，但当通过 Lin28a 过表达的 let-7 抑制与缺乏 miRNA-140 相结合时，小鼠显示出显著的生长缺陷。该发现表明，let-7 miRNA 和 miRNA-140 分别通过调节软骨细胞增殖和分化调节骨骼发育。

H19 是非蛋白质编码的母系表达基因，在胚胎组织中丰度较高，已知在 IGF2 基因的表达中起关键作用。H19 从其转录本中产生 miRNA-675，miRNA-675 在鼠和人关节软骨中高度表达。其在软骨细胞中的表达水平和分化状态与 Sox9 和 Col2a1 表达相关。miRNA-675 可正调节人关节软骨细胞中 Col2a1 的表达。miRNA-1247 是小鼠软骨中另一种高表达的 miRNA。miRNA-1247 靶向 Sox9，而 Sox9 负调节 miRNA-1247 的表达。这种相互调节似乎会产生负反馈回路。有学者发现，miRNA-145 在小鼠胚胎间充质细胞（C3H10T1/2 细胞系）的软骨细胞分化过程中下调，miRNA-145 靶向并抑制 Sox9 的表达。miRNA-145 的过表达降低了软骨细胞标记基因 mRNA 水平的表达，包括 Col2a1、Acan（编码聚集蛋白聚糖）、Col9a1、Col11a1 和 Comp（编码软骨寡聚基质蛋白）。相反，miRNA-145 的抑制增加了它们的表达。因此，miRNA-145 负调节软骨细胞分化，其下调似乎是软骨细胞分化的重要调节机制。

Ohgawara 等专注于研究调节 CCN 家族蛋白 2/结缔组织生长因子（CCN2/CTGf）的 miRNA，这是在骨内软骨形成中起重要作用的分子。最初，他们进行计算分析并发现了 CCN2 的 3′非翻译区中的 5 种 miRNA（miRNA-26、miRNA-199、miRNA-375、miRNA-19 和 miRNA-18）的结合位点。然后，他们比较了非软骨细胞（HeLa 细胞）和软骨细胞（HCS-2/8）之间的 miRNA 表达，发现 miRNA-18a 在软骨细胞中表达差异性最显著。随后他们进行荧光素酶测定并显示，miRNA-18a 抑制 CCN2 表达。因此，CCN2 似乎需要抑制 miRNA-18a 的表达，进而影响软骨细胞分化。

Sumiyoshi 等发现，miRNA-1 在肥大细胞的软骨细胞分化时被抑制。人软骨细胞系（HCS-2/8）和鸡原代软骨细胞中 miRNA-1 过表达降低了聚集蛋白聚糖的表达，证明了 miRNA-1 在软骨形成中的抑制作用。Zhong 等比较出生后第 0、21 和 42 天大鼠关节软骨中 miRNA 表达谱，发现 miRNA-146a 和 miRNA-195 上调，而 miRNA-337 随着大鼠生长而下调。miRNA-337 表现出最大的变化。它在出生时以高水平表达，但随着大鼠成年后迅速下调至不可检测的水平。在通过计算程序预测的潜在 miRNA-337 靶标中，通过体外实验确认 Target ScanS 和 Tgfbr2 编码的 II 型 TGF-β 受体可作为靶标。

在人软骨细胞系中过表达 miRNA-337，导致 Tgfbr2 蛋白下调，并抑制软骨细胞分化。鸡软骨细胞大量表达 miRNA-181a。miRNA-181a 抑制 Ccna2（编码细胞周期蛋白 A2）和 Acan 的表达。miRNA-181a 对这些软骨细胞基因的调节可能是负反馈软骨的。对鸡细胞的另一项研究发现，miRNA-221 在抑制软骨细胞分化后表达量增加。阻断 miRNA-221 增加了肢体间充质细胞的增殖。miRNA-221 似乎通过靶向编码肿瘤抑制因子 p53 的 Mdm2 来调节软骨细胞增殖。

　　鸡间充质细胞分化成软骨细胞后，miRNA-375 的表达水平降低。miRNA-375 抑制增加了培养的鸡间充质细胞的软骨形成。在伤口愈合测定中，抑制 miRNA-375，增加细胞迁移促进细胞的形成，随后刺激软骨细胞分化。该研究表明，钙黏蛋白-7 是 miRNA-375 的直接靶点。

　　Guérit 等使用大规模 miRNA 筛选技术鉴定出 miRNA-574-3p 是间充质干细胞软骨形成过程中上调最显著的 4 种 miRNA 之一。miRNA-574-3p 表现出与 miRNA-140 相似的表达模式。在软骨形成的早期阶段，miRNA-574-3p 表达增加，并且在整个分化期间维持升高的水平。维甲酸 X 受体 a（RXRa）在分化过程中表达逐渐减少，被证实为 miRNA-574-3p 的直接靶标。Sox9 结合 *miRNA-574* 基因的启动子区域，在软骨形成过程中正调节其转录。RXRa 抑制 Sox9 活性，因此，miRNA-574-3p 可能是调节软骨形成的正反馈环的组成部分。

　　在小鼠间充质干细胞中，miRNA-24 和 miRNA-199b 在分化为软骨细胞和成骨细胞后，上调超过 5 倍。miRNA-101、miRNA-124a 和 miRNA-199a 也上调，而 miRNA-18 和 miRNA-96 下调。在人类间充质干细胞中，miRNA-199a 在软骨细胞分化后上调 4 倍。

　　miRNA-449 负调节间充质干细胞的软骨细胞分化。在人骨髓间充质干细胞和人软骨肉瘤细胞系中，miRNA-449 抑制 lef-1，这是 Wnt 信号通路的关键组分。这种抑制导致软骨细胞表型的下调，包括 Col2a1 和 Sox9 表达，以及蛋白多糖的产生减少。在小鼠间充质干细胞的软骨细胞分化后，miRNA-335 的丰度显著增加。小鼠间充质干细胞中 miRNA-335 过表达促进了软骨形成。Rock1 和 Daam1 负调节 Sox9，是 miRNA-335 的靶标。miRNA-335 与其宿主基因 *Mest* 共表达，Sox9 下调抑制 *Mest* 表达的 miRNA-29a 和 miRNA-29b。这些 miRNA 及其靶基因可能形成正反馈环。miRNA-335 减少了 Rock1 和 Daam1 的表达，通过抑制 miRNA-29a 和 miRNA-29b 的表达，增加 Sox9，从而增加 *Mest* 和 *miRNA-335* 的转录。

参 考 文 献

Aeberli D，Kamgang R，Balani D，et al，2016. Regulation of peripheral classical and non-classical monocytes on infliximab treatment in patients with rheumatoid arthritis and ankylosing spondylitis[J]. RMD Open，2（1）：e000079.

Ahmadi M，Hajialilo M，Dolati S，et al，2019. The effects of nanocurcumin on Treg cell responses and treatment of ankylosing spondylitis patients：a randomized，double-blind，placebo-controlled clinical trial[J]. Journal of Cellular Biochemistry，121（1）：103-110.

Aita A，Basso D，Ramonda R，et al，2018. Genetics in TNF-TNFR pathway：a complex network causing spondyloarthritis and conditioning response to anti-TNFα therapy[J]. PLoS One，13（3）：e0194693.

Akkoc N，Khan M A，2015. Looking into the new ASAS classification criteria for axial spondyloarthritis through the other side of the glass[J]. Current Rheumatology Reports，17（6）：42.

Al Mudaiheem H，Al Howimel M，Al Jufan K，et al，2018. Cost Per-Responder Analysis of Secukinumab Compared to Adalimumab for The Treatmenmt of Ankylosing Spondylitis Over One Year In Saudi Arabia[J]. Value in Health，21：S81-S82.

Bautista-Caro M B，de Miguel E，Peiteado D，et al，2017. Increased frequency of circulating CD19+CD24hiCD38hi B cells with regulatory capacity in patients with ankylosing spondylitis（AS）naïve for biological agents[J]. PLoS One，12（7）：e0180726.

Biesbroek P S，Heslinga S C，van de Ven P M，et al，2018. Assessment of aortic stiffness in patients with ankylosing spondylitis using cardiovascular magnetic resonance[J]. Clinical Rheumatology，37（8）：2151-2159.

Carbo M J G，Spoorenberg A，Maas F，et al，2018. Ankylosing spondylitis disease activity score is related to NSAID use，especially in patients treated with TNF-α inhibitors[J]. PLoS One, 13 (4): e0196281.

Chan C W S, Tsang H H L, Li P H, et al, 2018. Diffusion-weighted imaging versus short tau inversion recovery sequence: usefulness in detection of active sacroiliitis and early diagnosis of axial spondyloarthritis[J]. PLoS One, 13 (8): e0201040.

Cheng W J, Wei Y L, Wei J C C, et al, 2016. Effects of klebsiella pneumoniae on Toll-like receptor-dependent endoplasmic reticulum stress-related signaling pathways and gene expression and promotes HLA-B27 misfolding[J]. Journal of Pharmacy and Pharmacology, 4: 667-678.

Ciccia F, Guggino G, Rizzo A, et al, 2015. Type 3 innate lymphoid cells producing IL-17 and IL-22 are expanded in the gut, in the peripheral blood, synovial fluid and bone marrow of patients with ankylosing spondylitis[J]. Annals of the Rheumatic Diseases, 74 (9): 1739-1747.

De Rosa M, Covezzoli A, Dellacasa C, et al, 2016. Combined use of administrative data flows with innovative biologic drug registries to assess therapeutic appropriateness: an Italian regional experience[J].Value in Health, 19 (7): A547.

Demontis A, Trainito S, Del Felice A, et al, 2016. Favorable effect of rehabilitation on balance in ankylosing spondylitis: a quasi-randomized controlled clinical trial [J]. Rheumatology International, 36 (3): 333-339.

Deyab G, Hokstad I, Whist J E, et al, 2017. Anti-rheumatic treatment is not associated with reduction of pentraxin 3 in rheumatoid arthritis, psoriatic arthritis and ankylosing spondylitis[J]. PLoS One, 12 (2): e0169830.

Ding M, Guan T J, Wei C Y, et al, 2018. Identification of pathways significantly associated with spondyloarthropathy/ankylosing spondylitis using the sub-pathway method[J]. Molecular Medicine Reports, 18 (4): 3825-3833.

Ding M, Guan T J, Wei C Y, et al, 2018. Identification of pathways significantly associated with spondyloarthropathy/ankylosing spondylitis using the sub-pathway method [J]. Molecular Medicine Reports, 18 (4): 3825-3833.

Guo T M, Yan Y, Cao W N, et al, 2018. Predictive value of microRNA-132 and its target gene NAG-1 in evaluating therapeutic efficacy of non-steroidal anti-inflammatory drugs treatment in patients with ankylosing spondylitis[J]. Clinical Rheumatology, 37 (5): 1281-1293.

Han R, Xia Q, Chen M, et al, 2017. Associations between serum levels of interleukin-23 and the susceptibility and development of ankylosing spondylitis: a meta-analysis[J]. International Journal of Clinical and Experimental Medicine, 10 (12): 15927-15936.

Hemington K S, Rogachov A, Cheng J C, et al, 2018. Patients with chronic pain exhibit a complex relationship triad between pain, resilience, and within-and cross-network functional connectivity of the default mode network[J]. Pain, 159 (8): 1621-1630.

Hu L Y, Lu T, Chen P M, et al, 2019. Should clinicians pay more attention to the potential underdiagnosis of osteoporosis in patients with ankylosing spondylitis? A national population-based study in Taiwan[J]. PLoS One, 14 (2): e0211835.

Ikdahl E, Rollefstad S, Hisdal J, et al, 2016. Sustained improvement of arterial stiffness and blood pressure after long-term rosuvastatin treatment in patients with inflammatory joint diseases: results from the RORA-AS study[J]. PLoS One, 11 (4): e0153440.

Jang H D, Park J S, Kim D W, et al, 2019. Relationship between dementia and ankylosing spondylitis: A nationwide, population-based, retrospective longitudinal cohort study[J]. PLoS One, 14 (1): e0210335.

Jethwa H, Bowness P, 2016. The interleukin (IL) -23/IL-17 axis in ankylosing spondylitis: new advances and potentials for treatment[J]. Clinical& Experimental Immunology, 183 (1): 30-36.

Jiang Y, Wang L, 2016. Role of histone deacetylase 3 in ankylosing spondylitis via negative feedback loop with microRNA-130a and enhancement of tumor necrosis factor-1α expression in peripheral blood mononuclear cells[J]. Molecular Medicine Reports, 13 (1): 35-40.

Kim H W, Kwon S R, Jung K H, et al, 2016. Safety of resuming tumor necrosis factor inhibitors in ankylosing spondylitis patient's concomitant with the treatment of active tuberculosis: a retrospective nationwide registry of the Korean society of spondyloarthritis research[J]. PLoS One, 11 (4): e0153816.

Lafage R, Challier V, Liabaud B, et al, 2016. Natural head posture in the setting of sagittal spinal deformity: validation of chin-brow vertical angle, slope of line of sight, and McGregor's slope with health-related quality of life[J].Neurosurgery, 79 (1): 108-115.

Lee S H, Bourcet A, Kamogawa S, et al, 2018. Improving hospital efficiency using time-driven activity-based costing (Tdabc)in total knee arthroplasty (Tka): a Japanese experience[J]. Value in Health, 21: S81.

Lei L, Long S, Wang Z, et al, 2016. Detection of Toll-like receptors (TLR2, TLR4) expression and apoptosis of lymphocytes in patients with ankylosing spondylitis [J]. International Journal of Clinical and Experimental Pathology, 9 (11): 11106-11118.

Li S, Kay S, Porter S, 2017. A 3D assessment and feedback tool for ankylosing spondylitis from the perspective of healthcare professionals[J]. Informatics for Health and Social Care，42（3）：274-289.

Liu J M，Cui Y Z，Zhang G L，et al，2016. Association Between Dentin Matrix Protein 1（rs10019009）Polymorphism and Ankylosing Spondylitis in a Chinese Han Population from Shandong Province[J]. Chinese Medical Journal，129（6）：657.

Lu M C，Tung C H，Yang C C，et al，2017. Incident osteoarthritis and osteoarthritis-related joint replacement surgery in patients with ankylosing spondylitis：a secondary cohort analysis of a nationwide，population-based health claims database [J]. PLoS One，12（11）：e0187594.

Ma S，Wang D D，Ma C Y，et al，2019. microRNA-96 promotes osteoblast differentiation and bone formation in ankylosing spondylitis mice through activating the Wnt signaling pathway by binding to SOST[J]. Journal of Cellular Biochemistry，120（9）：15429-15442.

Maas F，Arends S，Wink F R，et al，2017. Ankylosing spondylitis patients at risk of poor radiographic outcome show diminishing spinal radiographic progression during long-term treatment with TNF-α inhibitors[J]. PLoS One，12（6）：e0177231.

Maas F，Spoorenberg A，Brouwer E，et al，2015. Spinal radiographic progression in patients with ankylosing spondylitis treated with TNF-α blocking therapy：a prospective longitudinal observational cohort study[J]. PLoS One，10（4）：e0122693.

Magrey M，Bozyczko M，Wolin D，et al，2019. A pilot study to assess the feasibility of a web-based survey to examine patient-reported symptoms and satisfaction in patients with ankylosing spondylitis receiving Secukinumab[J]. Drugs-Real World Outcomes，6（2）：83-91.

McKean D，Kothari A，Chen J，et al，2016. Co-existing Paget's disease and ankylosing spondylitis resulting in panthoracic pagetic vertebral ankylosis[J]. BJR Case Reports，2（2）：1-4.

Min H K，Cho H，Park S H，2019. Baseline severity of sacroiliitis can predict acute inflammatory status of sacroiliac joint in early axial spondyloarthritis of male patients：a cross sectional study[J]. BMC Musculoskeletal Disorders，20（1）：144.

Osman M S，Maksymowych W P，2017. An update on the use of tumor necrosis factor alpha inhibitors in the treatment of ankylosing spondylitis[J]. Expert Review of Clinical Immunology，13（2）：125-131.

Patel D，Park K T，2017. The path of interchangeability of biosimilars in pediatric inflammatory bowel disease：quality before cost-savings[J]. Journal of Pediatric Gastroenterology and Nutrition，65（2）：134.

Perez-Sanchez C，Font-Ugalde P，Ruiz-Limon P，et al，2018. Circulating microRNAs as potential biomarkers of disease activity and structural damage in ankylosing spondylitis patients[J]. Human Molecular Genetics，27（5）：875-890.

Reyes-Loyola P，Rodríguez-Henríquez P，Ballinas-Verdugo M A，et al，2019. Plasma let-7i，miR-16，and miR-221 levels as candidate biomarkers for the assessment of ankylosing spondylitis in Mexican patients naïve to anti-TNF therapy[J]. Clinical Rheumatology，38（5）：1-7.

Robson B，Boray S，2015. Interesting things for computer systems to do：keeping and data mining millions of patient records，guiding patients and physicians，and passing medical licensing exams[C]//2015 IEEE International Conference on Bioinformatics and Biomedicine（BIBM）.IEEE.

Su J，Cui L，Yang W，et al，2019. Baseline high-sensitivity C-reactive protein predicts the risk of incident ankylosing spondylitis：results of a community-based prospective study[J]. PLoS One，14（2）：e0211946.

Temel S，Balkarli A，Tepeli E，et al，2015. AB0019 comparison of IL-23 receptor gene polymorphisms in patients with primary sjögren syndrome，ankylosing spondylitis，and ankylosing spondylitis with sjogren's syndrome[J]. Annals of the Rheumatic Diseases，74：897.

Tsai W C，Ou T T，Yen J H，et al，2015. Long-term frequent use of non-steroidal anti-inflammatory drugs might protect patients with ankylosing spondylitis from cardiovascular diseases：a nationwide case-control study[J]. PLoS One，10（5）：e0126347.

Turina M C，Yeremenko N，van Gaalen F，et al，2017. Serum inflammatory biomarkers fail to identify early axial spondyloarthritis：results from the SpondyloArthritis Caught Early（SPACE）cohort[J]. RMD Open，3（1）：e000319.

Verma A，Somvanshi P，Haque S，et al，2017. Association of inflammatory bowel disease with arthritis：evidence from in silico gene expression patterns and network topological analysis[J].Interdisciplinary Sciences：Computational Life Sciences，11（3）：387-396.

Vishwakarma S K，Lakkireddy C，Sravani G，et al，2018. Association of CD14 and macrophage migration inhibitory factor gene polymorphisms with inflammatory microRNAs expression levels in ankylosing spondylitis and polyarthralgia[J]. International Journal of Immunogenetics，45（4）：190-200.

Wang M，Xin L，Cai G，et al，2017. Pathogenic variants screening in seventeen candidate genes on 2p15 for association with ankylosing spondylitis in a Han Chinese population[J]. PLoS One，12（5）：e0177080.

Wang Y，Luo J，Wang X，et al，2017. MicroRNA-199a-5p induced autophagy and inhibits the pathogenesis of ankylosing spondylitis by modulating the mTOR signaling via directly targeting Ras homolog enriched in brain（Rheb）[J]. Cellular Physiology and Biochemistry，42（6）：2481-2491.

Wei C，Zhang H，Wei C，et al，2017. Correlation of the expression of miR-146a in peripheral blood mononuclear cells of patients with ankylosing spondylitis and inflammatory factors[J]. Experimental and Therapeutic Medicine，14（5）：5027-5031.

Wei J C，Sung-Ching H W，Hsu Y W，et al，2015. Interaction between HLA-B60 and HLA-B27 as a better predictor of ankylosing spondylitis in a Taiwanese population[J]. PLoS One，10（10）：e0137189.

Zhang C，Wang C，Jia Z，et al，2017. Differentially expressed mRNAs，lncRNAs，and miRNAs with associated co-expression and ceRNA networks in ankylosing spondylitis[J].Oncotarget，8（69）：113543.

（李　振）

第五章 强直性脊柱炎发病机制的实验动物学研究进展

针对强直性脊柱炎的动物模型约分为三类：HLA-B27 转基因动物模型、炎症诱导动物模型、其他动物模型。其中炎症诱导动物模型中的蛋白聚糖诱导模型由于制备过程相对简便、周期较短、费用较低，且能较为成功地模拟强直性脊柱炎的发病过程，被广大的研究人员所采用。

第一节 HLA-B27 转基因动物模型

HLA-B27 主要表达于真核细胞表面，通过与配体结合参与相关信号的转导过程。HLA-B27 分子的主要功能是识别和处理抗原肽，之后再呈递给 T 淋巴细胞。HLA-B27 分子由 2 条多肽链组成，1 条 α 链或称重链，包括 α1、α2 和 α3 三条链。重链与另一条 β 链或称轻链即 β2 结合（也称为 β2 微球蛋白）。HLA-B27 是由微球蛋白和 1 条重链结合而成，其中重链是 1 个跨膜糖蛋白，包括了胞外区、跨膜区和胞内区这三部分，其中胞外区存在 1 个特殊的抗原结合位点，此位点能够与抗原中丝氨酸所在位置结合。这也是 HLA-B27 与其他 HLA-B 最主要的区别。*HLA-B27* 基因是 MHC I 类分子 B 位点上的等位基因，位于人类 6 号染色体短臂上，含有 8 个外显子和 7 个内含子，编码产生分子质量为 43kDa 的糖蛋白分子。

1973 年，Brewerton 等首先报道了 HLA-B27 和强直性脊柱炎存在密切的联系。近期的流行病学调查显示，在强直性脊柱炎患者中 HLA-B27 的阳性率高达 90%～95% 或 90%～96%，而在正常人群中 HLA-B27 阳性率仅 4%～9%。Krimpenfort 等研究人员于 1987 年最早建立 HLA-B27 转基因小鼠模型，证实了 HLA-B27 的遗传易感性，之后 HLA-B27 转基因动物模型被广泛运用于脊柱关节炎相关的实验研究和临床新药研制中。在各种类型的脊柱关节炎如银屑病关节炎、强直性脊柱炎、炎性肠病性关节炎、反应性关节炎、幼年特发性关节炎中，强直性脊柱炎是与 HLA 关联性最强的疾病，鉴于 HLA-B27 在强直性脊柱炎发病中的重要性，人们对 HLA-B27 转基因动物模型的研究逐渐深入。现在研究中使用广泛的两种 HLA-B27 转基因动物模型分别为 HLA-B27/人 β2 微球蛋白双转基因大鼠（HLA-B27/human β2m transgenic rat）模型和 HLA-B27/β2 微球蛋白缺陷转基因小鼠（HLA-B27/β2m-/-transgenic mice）模型。

一、HLA-B27/人 β2 微球蛋白双转基因大鼠模型

HLA-B27/人 β2 微球蛋白双转基因大鼠模型的造模过程是制备用 EcoRⅠ酶切含有 HLA-B*2705 基因的质粒，纯化回收以制备 HLA-B*2705 基因片段。Sall-Pvul 酶切含 15kb 片段人 β2 微球蛋白基因的质粒，纯化回收以制备人 β2 微球蛋白基因。将这两个片段等体积混合后，运用显微注射法注入大鼠受精卵的雄原核内，待模型鼠出生后取其尾部提取分离染色体 DNA，后进行聚合酶链反应（PCR）、探针标记等，行 Southern 印迹杂交法进行鉴定。

HLA-B27/人 β2 微球蛋白双转基因模型大鼠会出现以下主要症状：强直性脊柱炎的典型症状骶髂关节炎，外周关节炎症状双后肢关节炎，其他炎症包括胃肠道炎症、银屑病样皮肤，以及一些炎症相关的症状如角化过多、营养不良导致的指甲损害和雄性睾丸炎。少数模型大鼠同时会出现葡萄膜炎及心脏相关疾病。基于之前致病因素中微生物环境对强直性脊柱炎的影响，HLA-B27/人 β2 微球蛋白双转基因大鼠在无特定病原体（SPF）环境中不会表现出关节炎的症状，只有在有微生物存在的普通环境下才能发病。现阶段关于 HLA-B27 引起强直性脊柱炎的机制主要存在 3 个假说。

HLA-B27/人 β2 微球蛋白双转基因大鼠模型表现与强直性脊柱炎临床表现极为相似，但是此转基因大鼠模型的具体发病机制仍未完全阐明。此模型需要用到显微注射技术，操作步骤烦琐，需要技术较为成熟的实验人员，制作成本较高。

二、HLA-B27/β2 微球蛋白缺陷转基因小鼠模型

HLA-B27 转基因动物模型的另一种是 HLA-B27/β2 微球蛋白缺陷转基因小鼠模型。Taurog 等研究人员于 1988 年报道其制备的 HLA-B27 转基因小鼠，在他们的实验中将编码人类 MHCⅠ抗原重链的 HLA-B27 单独导入近交系 C57BL/6（B6）和非近交系的 B6×SJL/J 的二代小鼠的胚胎里，成功建立了 HLA-B27 转基因小鼠模型，但这一转基因模型小鼠并没有表现出自发的炎症疾病。分析其原因可能是随着转入小鼠体内的 HLA-B27 分子与 β2 微球蛋白结合，其属性可能被小鼠的 β2 微球蛋白所改变。1995 年，Khare 等在之前模型的基础上，制备了 HLA-B27/β2 微球蛋白缺陷转基因（HLA-B27/β2 微球蛋白–/–）小鼠模型，此模型将 HLA-B27 转基因技术应用到 β2 微球蛋白缺乏的小鼠中，结果大部分的 HLA-B27/β2 微球蛋白–/–雄性小鼠出现了肌腱端炎、指甲的改变、脱发、强直等自发性关节炎和足跗骨关节进行性僵硬、后爪部肿胀等症状。可使用 PCR 去鉴定纯合子突变的 β2 微球蛋白和 HLA-B27 的存在情况。

HLA-B27/β2 微球蛋白缺陷转基因小鼠的症状在 4～8 个月时出现，且雄性小鼠的成模率更高，症状较雌性严重，发病时间早。除上述此小鼠模型出现的症状外，该小鼠模型在中轴如脊柱和骶髂关节上未发现症状，也未累及眼和其他脏器。但是在外周关节如脚踝和足跗骨关节连接部位有纤维蛋白渗出和白细胞浸润，刺激软骨细胞增殖分化，骨

桥形成（主要集中在软骨的边缘处），导致关节软骨融合，最终出现强直。HLA-B27/β2 微球蛋白缺陷转基因小鼠与 HLA-B27/β2 微球蛋白双转基因大鼠类似，在无菌的环境下不出现上述提及的症状，只有将小鼠置于普通环境（有菌）中 2~4 周内才会出现指甲和关节的改变。

HLA-B27/β2 微球蛋白缺陷转基因小鼠模型中双基因缺陷导致疾病发生的原因尚未确定。可能涉及由于 MHC I 类分子导致 $CD4^+$ T 细胞、$CD8^+$ T 细胞含量的变化，从而引起自身免疫反应而诱发疾病。此模型小鼠表现为雄性发病率高于雌性这样的性别差异与强直性脊柱炎患者中也出现性别差异相似，并出现进行性僵硬、外周关节病变、趾炎和毛发脱落等症状。但是此模型仅仅涉及外周关节的病变，未累及脊柱、骶髂等中轴关节，也未累及眼部和其他脏器，这与强直性脊柱炎的典型表现存在差异。

在 HLA-B27 转基因动物模型中，主要用到的模型动物包括大鼠和小鼠。大鼠通常包括 Lewi 大鼠和 Fishe 大鼠；小鼠通常使用 DBA/1、C-3H、BALB/c、DBA/2、C57BL/6、C57BL/10 以及我国常用实验鼠昆明鼠等。我国关于 HLA-B27 转基因鼠模型的报道较晚，首次报道是在 2000 年，有学者报道了自发性炎症疾病双转基因鼠建立成功。我国在建立 HLA-B27 转基因动物模型时，导入的基因为 HLA-B*2704 亚型和人 β2 微球蛋白基因，通常使用我国昆明鼠为研究对象。

第二节　炎症诱导动物模型

一、蛋白聚糖诱导强直性脊柱炎小鼠模型

本部分对蛋白聚糖（proteoglycan，PG）诱导的强直性脊柱炎模型做一简单综述。为进一步开展强直性脊柱炎相关研究、了解其发病机制、探索中医药临床治疗强直性脊柱炎的理论提供基础。

1. 蛋白聚糖诱导的强直性脊柱炎动物模型中模型动物的选择　常用于强直性脊柱炎造模的动物是雌性 BALB/c 小鼠，早期确定雌性 BALB/c 小鼠在强直性脊柱炎造模过程中的有效性是基于 Mikecz K 等的研究。在此研究中，作者比较了 BALB/c、DBA/2、NZB/j、C57BL/6、C3H 等品系小鼠在接受蛋白聚糖刺激后的细胞免疫、关节炎的发生等情况，结果显示虽然 C3H、NZB/j、BALB/c 小鼠均能对蛋白聚糖产生细胞应答并产生抗体，但是仅有 BALB/c 小鼠可以形成关节炎和脊柱炎。进一步研究发现 BALB/c 雌、雄性小鼠对蛋白聚糖的敏感程度也存在差异，雌性在接受人类胎儿软骨蛋白聚糖刺激后，多发性关节炎和强直性脊柱炎的患病率是 100%，而雄性仅有 60%~70%。基于此经典文献的研究，此后多数强直性脊柱炎相关研究均使用雌性 BALB/c 小鼠作为研究对象。

模型制备开始时 BALB/c 小鼠的年龄具有一定的差异，年龄处于 6~26 周龄。多数研究选用 12 周龄（3 月龄）鼠，可能的原因是此时期相当于发育成熟的成人期，各项检测指标受发育因素的影响较小。另外部分研究采用 24~26 周龄鼠，可能是由于此年龄段对免疫混合物的敏感性较强，更容易成模。

2. 蛋白聚糖的制备、用量及选择　关节软骨是一种无血管的组织，主要成分是蛋白聚糖和胶原，不受自身免疫系统的监视。当软骨被降解后能够暴露和释放蛋白聚糖和胶原，其能够被自身免疫系统识别从而激发免疫反应。机体对这两种大分子的免疫可引起类风湿关节炎、强直性脊柱炎的炎性反应。蛋白聚糖是由氨基聚糖和核心蛋白组成的化合物，分子质量为 2000～3000kDa。蛋白聚糖从软骨组织中提取并作为抗原免疫动物的过程在之前的文献中均有较为详细的阐述，具体可见相关文献。

蛋白聚糖在强直性脊柱炎动物模型造模过程中的使用量不存在差异。在 1987 年发表于 *Arthritis and Rheumatism* 杂志的经典文献中，蛋白聚糖的使用量为 100μg，之后的诸多研究也多数采用此量进行注射。但部分文献表述为使用 2mg 的人蛋白聚糖提取物或人软骨提取物，相当于 100μg 的蛋白聚糖核心蛋白。所以综合文献内容，在由蛋白聚糖诱导产生的强直性脊柱炎动物模型中，蛋白聚糖的使用量在实际操作过程中是一致的[100μg/（只·次）]，只是在文献的表述过程中存在差异。

3. 佐剂选择及注射方式　蛋白聚糖诱导强直性脊柱炎模型常用的佐剂包括弗氏佐剂（完全弗氏佐剂和不完全弗氏佐剂）和双十八烷基二甲基溴化铵（C38H80NBr，dimethyl dioctadecyl ammonium bromide，DDA）两种。佐剂的作用是作为非特异性免疫增强剂，当与抗原一起注射或预先注入机体时，通过改变抗原的物理形状，延长抗原在机体内保留时间，从而达到增强机体对抗原的免疫应答或改变免疫应答类型的效果。弗氏不完全佐剂（FIA）是液体石蜡或液体石蜡与无水羊毛脂按一定比例混合而成的混合液。弗氏完全佐剂（CFA）是在弗氏不完全佐剂的基础上加入减毒卡介苗或灭活结核死菌制成的。DDA 是一种带正电荷的亲脂性四元胺，1966 年就被报道可作为潜在的佐剂，由于 DDA 无副作用，后作为佐剂已被成功应用于儿童和孕妇接种的疫苗中。Hanyecz 等研究表明，软骨蛋白聚糖使用 DDA 作为佐剂较使用弗氏佐剂免疫 BALB/c 小鼠诱发关节炎出现症状的时间明显提前，病情更为严重，且可以避免 CFA 易导致动物腹腔出现肉芽肿等的副作用。更为重要的是 DDA 的第二个优势，弗氏佐剂作为佐剂时，蛋白聚糖诱导 BALB/c 小鼠出现外周关节炎后的 2～4 个月，脊柱炎才会出现，而 DDA 作为佐剂时，在出现关节炎症状的同时大部分小鼠即可检测到脊柱炎。故 DAA 作为蛋白聚糖诱导强直性脊柱炎模型的佐剂，可避免弗氏佐剂的副作用，同时可以明显缩短造模时间。蛋白聚糖和弗氏佐剂乳化或与 DDA 混合后形成的混合物主要通过腹腔注射的方式进入体内，分多次免疫小鼠，也有研究人员运用多点尾部皮下注射或者皮下注射的方法。

4. 模型制备时长　蛋白聚糖诱导 BALB/c 小鼠形成强直性脊柱炎的时间较关节炎长。蛋白聚糖免疫后，小鼠首先外周关节出现炎症，继而侵犯中轴关节诱发脊柱炎。蛋白聚糖诱导 BALB/c 小鼠成模的时长为 9 周、12 周、13～14 周等。雌性 IL-4-/-BALB/c 小鼠或 BALB/c 小鼠于 0 天、21 天、42 天（或描述为第 0 周、第 3 周、第 6 周）分别进行 3 次免疫（蛋白聚糖+DAA 或者蛋白聚糖+弗氏佐剂），12 周、13～14 周造模成功。Mikecz 等于第 0 周、第 1 周、第 4 周使用蛋白聚糖和弗氏佐剂免疫 BALB/c 小鼠，在不同的时间点（如免疫开始后的 5～6 周、10 周、16～18 周等）进行细胞水平及血清抗体的检测等，进而比较小鼠品系、性别、抗原及免疫佐剂等因素对模型的影响。其他研究人员也进行了将蛋白聚糖和弗氏佐剂混合物分 4 次等量于 0 天、7 天、28 天、49 天分别腹腔注射入小鼠体内，若 3～5 天没有相应症状出现，则再进行一次免疫的研究。蛋白聚糖和 DAA 混合物分别在第 0 周、第 3 周、第 6 周、第 9 周（0 天、21 天、42 天、63 天）分 4 次注射入小鼠腹腔后造模结束，进行后续研究。

强直性脊柱炎相关细胞在对强直性脊柱炎的研究中，尚无统一的细胞模型，实验人员多对强直性脊柱炎相关细胞进行研究。近期研究人员使用了前成骨细胞系 MC3T3-E1 Subclone14、单核细胞系 RAW264.7、大鼠成骨细胞、人类骨髓干细胞（hBMSC）、骨先质细胞等。也存在采用组织块法分离培养成纤维细胞，研究强直性脊柱炎中异位骨化机制的研究。

强直性脊柱炎是一种以骶髂关节和脊柱附着点炎症为主要症状的慢性进行性疾病，属于常见风湿免疫性疾病之一。蛋白聚糖诱导小鼠形成的炎症诱导强直性脊柱炎动物模型在强直性脊柱炎的研究中具有重要地位。此模型的造模过程中需要注意小鼠品系的选择、蛋白聚糖的用量、佐剂的选择、注射方法、成模时长等。中医药对强直性脊柱炎的临床治疗虽疗效确切，但是不同的医家使用了不同的方剂，以至于治疗方案较繁杂，作用机制未明。在之后的研究中，可利用动物模型研究治疗强直性脊柱炎经典汤剂的作用机制，为不同方剂的共同治疗效果提供理论支持。

二、脂多糖诱导小鼠强直性肌腱端炎模型

脂多糖（lipopolysaccharide，LPS）是革兰氏阴性菌细胞壁的主要成分，可在革兰氏阴性菌裂解时被释放出来，具有抗原性。在关于炎症机制的研究中，常利用其诱导细胞产生炎症因子和促进与炎症相关基因表达的特性，进行相关研究。

脂多糖诱导小鼠强直性肌腱端炎模型造模过程一般使用的 C57BL/10 小鼠（强直性肌腱端炎易感），对其多次腹腔注射脂多糖。C57BL/10 小鼠经多次注射脂多糖后，先后出现踝关节红肿，后爪、踝和足跗关节进行性僵硬，伴有肠炎。伴随炎症及强直症状的病理表现包括炎症细胞浸润（踝关节等关节周围），随后软骨转化致骨赘形成，继而导致爪、踝等关节僵直。脂多糖诱导小鼠形成强直性肌腱端炎可能的机制是诱导物脂多糖是革兰氏阴性细菌细胞壁上的一种成分，具有免疫原性。此种物质可以有效激活免疫炎症反应，从而诱导多种炎性细胞因子、趋化因子及黏附分子在部分关节的局部聚集，引起对机体自身蛋白聚糖的免疫应答反应。在造模的前期脂多糖诱发先天免疫系统应答，在此模型造模过程的中后期关节炎的发病率不再升高呈现逐渐持平的趋势。

脂多糖诱导小鼠强直性肌腱端炎模型的特点与人类脊柱关节炎有诸多类似之处，C57BL/10 小鼠在一定的环境条件下可自发地出现起止点炎、关节强直的症状和病理表现。在进行多次脂多糖诱导后小鼠可出现肠道炎症和后爪部肌腱端炎。但是此模型的诱导周期较长，成功率低；与 HLA-B27/人 β2 微球蛋白双转基因大鼠模型、HLA-B27/β2 微球蛋白缺陷转基因小鼠模型等模型相似但不完全相同的是，在洁净的无菌环境下无法诱导 C57BL/10 小鼠的肠道炎症和肌腱端炎的形成。

三、TNF$^{\Delta ARE}$ 小鼠模型

ARE（AU-rich-elements）是一类功能上具有调节 mRNA 稳定性，结构上富含腺苷酸、尿嘧啶的脱氧核苷酸序列。ARE 抑制相关基因表达的功能是通过促使 mRNA 快速降解而实现的。TNF$^{\Delta ARE}$ 小鼠模型中，敲除或删除了小鼠的 *TNF* 基因中的 ARE，使 TNF mRNA 转录后调节失衡，导致造血和间质组织（基质组织）中 TNF mRNA 水平升高，从而使得此 mRNA 的表达产物内源性 TNF 的表达持续增加。内源性 TNF 的过度表达与临床上可见的 TNF-α 在强直性脊柱炎患者骶髂关节处的富集表达一致。IL-1、IL-6 等多种细胞因子与 TNF-α（重要的促炎细胞因子）形成局部炎症微环境，进而引起一系列的免疫炎症反应。基于此原因，TNF$^{\Delta ARE}$ 小鼠模型这一动物模型会出现关节肿胀，严重时前后足爪形态畸形，导致行动困难等。此模型可发展为外周关节炎、起止点炎、脊柱和骶髂关节炎、炎性肠病和肌腱端炎等类似于人脊柱关节炎的疾病。

TNF$^{\Delta ARE}$ 小鼠模型具有关节肿胀、关节炎、脊柱和骶髂关节炎等症状，是模拟人脊柱关节炎疾病的小鼠动物模型，但是此模型的成本较高，模型的制备需要的技术难度较大，大规模推广较难。

第三节　其他动物模型

一、强直性附着点病小鼠模型

2004 年，Lories 等研究人员将 12 周龄的雄性 DBA/1 小鼠分笼饲养，每笼饲养 4～6 只，每隔 1 周观察小鼠关节的炎症情况，对不同时间段处死的小鼠进行爪部组织学观察。研究结果发现，强直性附着点病（ankylosing enthesopathy，ANKET）的发病率可达 50%～100%。此模型中的小鼠随着年龄的增长在一定条件下可自发地出现起止点炎的病理表现，与人类脊柱关节炎的表现有许多类似之处。DBA/1 小鼠随着年龄的增长会出现以下主要症状：附着点成纤维细胞增殖、趾炎、肌腱端炎、滑膜炎、软骨下骨破坏、异位软骨和骨形成导致骨桥形成关节强直，此外指甲的畸形也很明显。

最初 DBA/1 小鼠模型被认为是类风湿关节炎的动物模型，但后来的研究发现此模型小鼠的病理表现与脊柱关节炎极为相似，且该模型对研究脊柱关节炎强直的分子机制具有尤其重要的作用。在 DBA/1 小鼠关节炎模型中引起强直性脊柱炎症状的主要机制是一种参与脊索形成的蛋白（头蛋白）与骨形态蛋白结合，从而抑制骨形态蛋白信号转导。有研究显示，施加骨形态蛋白拮抗剂后能有效抑制强直性脊柱炎相关骨赘形成和关节的进行性强直，此研究提示，骨形态蛋白可能作为此疾病的一个治疗靶点。此外，ANKET 除发生于 DBA/1 小鼠外，在有 C57BL/10 遗传背景的近交系小鼠中也可以发生，炎症发生于踝关节和跗骨关节。在发病率方面，DBA/1 品系中 ANKET 的发病率比 C57BL/10 品系中高。与其他多种炎症模型一样，ANKET 模型的发生也需要实验小鼠处于有菌环境中，在无菌

条件下炎症不会出现。此模型的特点是造模方法简单，不需要施加药物处理或者进行转基因或基因敲除等操作，只需要小鼠自然成长，是自发性的模型。且此模型有一定的成功率，但是此模型的制备需要的时间较长。

二、进行性硬化小鼠模型

进行性硬化小鼠模型是指缺失 *ank* 基因（位于常染色体）的小鼠模型，进行性硬化是一种隐性遗传性疾病。此模型与 MHC I 类分子不存在联系。进行性硬化小鼠模型的主要症状包括最初四肢关节出现红肿，之后出现可自发发生纤维化和骨化（关节及关节周围软组织），伴随最后阶段的中轴和外周关节进行性强直，这些症状与人类脊柱关节炎的表现存在很多相似性。进行性硬化小鼠模型在出现症状的同时伴随着以下病理改变：起初中性粒细胞和巨噬细胞浸润（外周关节处），随后软骨转化促使骨赘形成，逐渐关节活动性受限，导致关节僵直。

1988 年，Mahowald 等报道了进行性硬化小鼠模型，实验中观察到此类小鼠的首发症状是外周关节炎，强直性症状的出现顺序是四肢由远到近，前足先受累，再后足受累，中轴关节脊柱的强直最后出现。进行性硬化模型小鼠出现强直性症状的原因为 *ank* 基因编码无机焦磷酸盐转运体，进行性硬化模型小鼠缺失 *ank* 基因，从而导致 *ank* 基因功能的丧失即无机焦磷酸盐转运体缺失，细胞内的焦磷酸盐因为无法转运导致含量增加，而细胞外的焦磷酸盐含量下降，从而导致钙羟磷灰石的沉积，并最终导致软骨或椎间盘钙化，关节或中轴脊柱强直性症状出现。

进行性硬化小鼠模型的特点是其病变与人强直性脊柱炎的 X 线变化非常相似。模型小鼠可出现关节周围软组织纤维化和骨化，中轴关节和外周关节的强直，此类变化可以很好地模拟人类强直性脊柱炎。但是基因型为 *ank/ank* 的纯合体小鼠属于常染色体隐性遗传病小鼠，至今对 *ank* 基因的了解甚微，关于 *ank* 基因表达产物的了解也不全面。

参 考 文 献

林洁华，黄闰月，江泽波，等，2015. 补肾强督治偻方对脂多糖刺激的小鼠 RAW264.7 细胞炎性细胞因子表达的影响[J]. 广州中医药大学学报，32（2）：285-289.

刘亚，张晓军，2016. 外源性骨强化蛋白对强直性脊柱炎小鼠的疗效研究[J].西北药学杂志，31（6）：597-599.

秦雄，2018. miR-17-5p 靶向 ANKH 调控成纤维细胞在强直性脊柱炎中异位骨化的机制研究[D]. 南宁：广西医科大学.

谭希，徐永跃，邱冬妮，等，2017. 强直性脊柱炎动物模型归类及其机制研究与进展[J]. 中国组织工程研究，21（11）：1783-1789.

童文文，李甲，徐卫东，2015. 蛋白聚糖诱导小鼠关节炎模型的研究进展[J]. 第二军医大学学报，36（5）：530-535.

吴琪，吴倩，周晓红，等，2018. 丹皮酚对强直性脊柱炎模型小鼠 Wnt 和 BMP/Smad 信号转导通路的影响[J]. 中国药房，29（11）：1500-1504.

吴倩，任健，吴琪，等，2018. 丹皮酚对蛋白聚糖诱导的小鼠关节炎模型骶髂关节滑膜细胞 BMP-2、Cbfα1 及 Smad1mRNA 表达的影响[J]. 湖北中医药大学学报，20（2）：18-22.

徐波，2016. 强脊阳和汤对强直性脊柱炎骨保护作用的实验研究[D]. 南京：南京中医药大学.

徐永跃，2017. 补肾强督治偻方对强直性脊柱炎动物模型 IL-23/Th17 轴的影响[D]. 广州：广州中医药大学.

赵金柱，袁伟，徐卫东，2015. 脊柱关节炎动物模型的研究现状[J]. 中华骨与关节外科杂志，8（2）：173-176.

周颖燕，2016. 补肾强督法治疗强直性脊柱炎的疗效及抗骨化作用初探[D]. 广州：广州中医药大学.

Dong B, 2018. Protective effects of sinomenine against ankylosing spondylitis and the underlying molecular mechanisms[J]. Medical Science Monitor: International Medical Journal of Experimental and Clinical Research, 24: 3631-3636.

Dong M, Yu D, Duraipandiyan V, et al, 2017. The protective effect of chrysanthemum indicum extract against ankylosing spondylitis in mouse models[J]. BioMed Research International, 2017 (11): 8206281.

Haynes K R, Tseng H W, Kneissel M, et al, 2015. Treatment of a mouse model of ankylosing spondylitis with exogenous sclerostin has no effect on disease progression[J]. BMC Musculoskeletal Disorders, 16 (1): 368.

Hu Z B, Wei B, Wu S K, et al, 2018. Changes in bone mineral density and bone metabolic indexes in ankylosing spondylitis mouse model complicated with osteoporosis[J]. Experimental and Therapeutic Medicine, 16: 811-815.

Li X, Wang J, Zhan Z, et al, 2018. Inflammation intensity-dependent expression of osteoinductive Wnt proteins is critical for ectopic new bone formation in ankylosing spondylitis[J]. Arthritis & Rheumatology, 70 (7): 1056-1070.

Lin S, Qiu M, Chen J, 2015. IL-4 Modulates Macrophage Polarization in Ankylosing Spondylitis[J]. Cellular Physiology and Biochemistry, 35 (6): 2213-2222.

Tseng H W, Pitt M E, Glant T T, et al, 2016. Inflammation-driven bone formation in a mouse model of ankylosing spondylitis: sequential not parallel processes[J]. Arthritis Research & Therapy, 18 (1): 18-35.

Yu Z, Zhang Y, Gao N, et al, 2015. Suppression of development of ankylosing spondylitis through soluble Flt-1[J]. Cellular Physiology and Biochemistry, 37 (6): 2135-2142.

（胡丽丽）

第六章　肠道菌群与强直性脊柱炎发病机制关系的研究进展

人体肠道含有大量的微生物，统称为"肠道微生物组"（表 6-1）。肠道微生物菌群落中古菌、细菌和真核生物均有发现。据估计，属于 1000 多个物种的 10^{14} 种个体细菌存在于哺乳动物肠道中，使其成为地球上数量密度最高的微生物菌群落。人体肠道微生物组的所有基因组预计比人类宿主的所有基因组高 100 倍。许多研究支持肠道微生物菌群在强直性脊柱炎中发挥重要作用的观点，尽管其具体机制尚未完全了解。随着四代测序和生物信息学工具技术的进一步发展，将更深入地了解人类微生物组的表征，并可能提供有关强直性脊柱炎发病机制早期发病的相关信息。未来的研究方向为区分肠道微生物菌群组成对强直性脊柱炎发病率和疾病进展的直接与间接影响。

表 6-1　分类群*主导肠道的细菌微生物菌群

种属/门类	亚属	家族	种	革兰氏染色
放线菌	放线菌	微球菌	罗斯菌属	+
放线菌	放线菌	双歧杆菌	双歧杆菌	+
厚壁菌门	杆菌	链球菌科	链球菌	+
厚壁菌门	杆菌	乳酸杆菌	乳酸杆菌	+
厚壁菌门	杆菌	肠球菌科	肠球菌	+
厚壁菌门	革兰氏阴性菌纲	韦荣球菌科	韦荣球菌	(−)
厚壁菌门	革兰氏阴性菌纲	韦荣球菌科	小杆菌	(−)
厚壁菌门	梭状芽孢杆菌	未分类的梭状芽孢杆菌科	短小杆菌	+
厚壁菌门	梭状芽孢杆菌	消化链球菌科	消化链球菌	+
厚壁菌门	梭状芽孢杆菌	毛螺菌科	粪球菌	+
厚壁菌门	梭状芽孢杆菌	毛螺菌科	多尔菌	+
厚壁菌门	梭状芽孢杆菌	毛螺菌科	罗斯菌	(−)
厚壁菌门	梭状芽孢杆菌	毛螺菌科	丁酸弧菌	(−)
厚壁菌门	梭状芽孢杆菌	瘤胃球菌科	瘤胃球菌	+
厚壁菌门	梭状芽孢杆菌	瘤胃球菌科	粪便菌	+
厚壁菌门	梭状芽孢杆菌	瘤胃球菌科	棍状厌氧菌	+
厚壁菌门	梭状芽孢杆菌	瘤胃球菌科	罕见小球菌属	+
厚壁菌门	梭状芽孢杆菌	梭状芽孢杆菌科	梭状芽孢杆菌	+

续表

种属/门类	亚属	家族	种	革兰氏染色
厚壁菌门	梭状芽孢杆菌	梭状芽孢杆菌科	劳特菌	+
厚壁菌门	梭状芽孢杆菌	优杆菌科	优杆菌	+
厚壁菌门	梭状芽孢杆菌	未分类的菌科	柯林斯菌	+
厚壁菌门	丹毒丝菌纲	丹毒丝菌科	霍尔德曼菌	+
变形杆菌	β-变形菌	产碱杆菌科	萨特菌	−
变形杆菌	β-变形菌	奈瑟球菌科	奈瑟菌	−
变形杆菌	δ-变形菌	脱硫弧菌科	嗜胆菌	−
变形杆菌	γ-变形菌	巴斯德菌科	嗜血杆菌	−
变形杆菌	γ-变形菌	肠杆菌科	肠杆菌	−
变形杆菌	γ-变形菌	肠杆菌科	赛氏杆菌	−
变形杆菌	γ-变形菌	肠杆菌科	埃希菌	−
变形杆菌	γ-变形菌	肠杆菌科	克雷伯菌	−
变形杆菌	γ-变形菌	莫拉菌科	不动杆菌	−
变形杆菌	γ-变形菌	极毛杆菌科	极毛杆菌	−
变形杆菌	γ-变形菌	心杆菌科	心杆菌	−
拟杆菌	拟杆菌纲	普雷沃菌科	普雷沃菌	−
拟杆菌	拟杆菌纲	卟啉单胞菌科	卟啉单胞菌	−
拟杆菌	拟杆菌纲	卟啉单胞菌科	副杆菌	−
拟杆菌	拟杆菌纲	类杆菌科	类杆菌	−
拟杆菌	拟杆菌纲	理研菌科	另枝菌	−
梭杆菌门	梭杆菌纲	梭杆菌科	梭杆菌	−
螺旋菌门	螺旋菌纲	短螺旋体科	短螺旋体菌	−
疣微菌门	疣微菌纲	疣微菌科	阿克曼氏菌	−

注：①通过直接基因鉴定法进行了微生物属的鉴定，主要通过克隆和测序鉴定了 16S rRNA 基因；②括号内的（−）表示革兰氏反应是负的或可变的。

*分类群通常在上胃肠道（口腔至空肠）中占主导地位，但在远端胃肠道（回肠至直肠）中大多不太明显。

　　肠道微生物菌群是体内最大的微生物宿主，在整个胃肠道中以不同浓度与宿主共存，在结肠腔上层的内容物中达到 $10^{11} \sim 10^{12}$ 个细胞/g。该区域为宿主提供一系列功能，包括宿主消化酶难以接近的底物、指导免疫系统、抑制有害微生物的生长。在以往的微生物菌群落结构分析中广泛使用的是低分辨率调查，并使用高通量测序方法对其进行序列测定、功能和生态群落分析。随着高分辨率技术的提高，加速了我们对肠道微生物菌群在健康中作用的整体认识，这是研究与疾病相关的生态失调的先决条件。有几个因素可以干预微生物肠道群落组成，包括遗传、饮食、年龄、药物治疗、吸烟等不良因素（图 6-1）。这些因素如何发挥其重要性尚不清楚，但其中一些与疾病状态直接或间接相关。

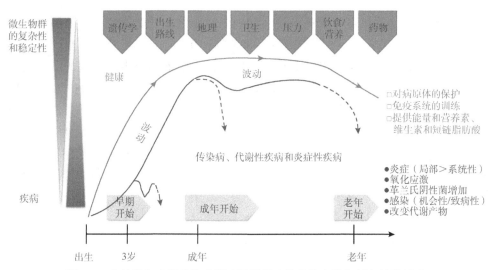

图 6-1　在健康和疾病机体中影响肠道微生物组稳定性和复杂性的因素

注：微生物组的关键特征，包括稳定性、恢复力和复杂性，从婴儿期到成年期和老年期都会受到影响。在健康的肠道中，这些特征有助于重要生理过程的形成（如对病原体的保护，免疫系统的训练，消化食物以提供能量和营养素，包括维生素和短链脂肪酸），许多因素表明在整个微生物组形成过程中影响微生物的群落组成，包括遗传学、饮食、药物等（在图的顶部的灰色方框中标出）。这些因素中的一些因素可能影响微生物组的复杂性和扰动微生物的稳定性，可能引起微生物生态失调。微生物组不平衡的特征包括与氧化应激和炎症环境相关的革兰氏阴性细菌的增加及代谢产物的产生等。

第一节　影响微生物组组成的环境因素

一、饮食对肠道微生物组组成的影响

在出生时肠道微生物菌群开始定植，高度依赖于分娩方式。初次接种后，婴儿多次接触人类微生物菌群，并且微生物的多样性迅速增加。对一名婴儿超过 2.5 年的肠道微生物组组成随访研究表明，随着固体食物的引入，细菌类群发生了相当大的变化，并且在断奶时转向了更稳定的成人样微生物菌群。成人肠道微生物菌群一旦建立，在体内相对恒定。但是，研究进一步表明，不同个体之间存在高水平的变异。这些个体间的差异背后驱动力尚未得到阐明。然而，可能涉及早期环境的暴露。Palmer 及其同事检查了 14 名足月健康婴儿的肠道微生物菌群组成，并发现婴儿之间存在显著差异，与早期研究一致。在一对双卵双胞胎中发现的肠道微生物菌群的显著相似性，突显了环境潜在的重要性。

越来越多的证据表明，饮食和肠道微生物组之间存在关联。对 60 种哺乳动物的粪便 16S rRNA 序列分析表明，根据宿主系统发育、饮食（食草动物、食肉动物和杂食动物）进行了聚类。Shotgun 宏基因组测序还证实了，肠道微生物组与饮食有关的功能演变。例如，参与编码碳水化合物和氨基酸代谢酶形成的微生物基因在食草动物和食肉动物之间是不同的。在人类中，似乎还存在宿主–肠道微生物菌群共生的长期演变。农业的发展和动物的驯化导致人类饮食的扩大，这可能改变了人类肠道微生物组的组成。

将欧洲儿童的粪便微生物菌群与非洲农村儿童的粪便微生物菌群进行对比分析，证实了饮食可以影响微生物菌群组成的结论。两组中最小的孩子肠道中存在细菌种属的相似性，这是因为不同的母乳喂养方式导致肠道微生物种属的不同。然而，在这个年龄组之外，喂养高纤维传统饮食的非洲儿童的肠道微生物菌群与喂养西方现代饮食的欧洲儿童之间存在相当大的差异。最近一项关于饮食对健康人类受试者微生物菌群影响的研究表明，长期的农产品饮食模式与普雷沃菌（*Prevotella*）主导的肠道相关，普雷沃菌是在非洲农村地区人们体内经常观察到的一个种属。长期饮食高动物蛋白、脂肪和低碳水化合物，类似于西方饮食，倡导中发现了数量庞大类杆菌（*Bacteroides*）和少量的普雷沃菌。饮食对微生物菌群的影响目前尚处于早期的表征阶段，其他类型的研究对于增强饮食和微生物菌群之间关系的理解至关重要（图6-2）。

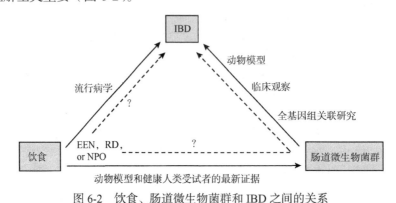

图 6-2　饮食、肠道微生物菌群和 IBD 之间的关系

注：饮食、肠道微生物菌群和 IBD 之间的关系显示在实线箭头附近。用于治疗克罗恩病的膳食干预措施显示在
　　虚线箭头附近。IBD：炎性肠病；EEN：肠内独有营养；RD：限制性饮食；NPO：不给予肠道营养。

影响微生物组组成最重要的环境因素之一是饮食偏好，已经证明饮食偏好可以决定整个哺乳动物进化过程中的微生物菌群组成。虽然没有研究证实某一具体饮食可直接引起、预防或治疗强直性脊柱炎，但在研究疾病肠道微生物菌群作用时，将营养物质和微生物之间的相互作用一起研究非常重要。有学者已经证明，长期饮食模式会影响拟杆菌、普雷沃菌和厚壁菌（*Firmicutes*）的比例，短期的菌群变化可能不会产生重大影响。此外，Zimmer 及其同事研究了严格素食主义者或素食主义者对微生物菌群的影响，并发现拟杆菌属（*Bacteroides spp.*）、双歧杆菌属（*Bifidobacterium spp.*）和肠杆菌科（Enterobacteriaceae）的显著减少，而总细菌数保持不变。由于强直性脊柱炎患者肠道内存在肠杆菌科属分类群，因此未来关于微生物组在强直性脊柱炎的作用研究中，包括短期和长期膳食模式，并且有重要价值。鉴于饮食效应的复杂性，微生物肠道菌群相关信息可能仅在大量的统计研究中发现。

对任何健康人类胃肠道微生物菌群的评估必须考虑的因素包括年龄、性别、种族/民族和饮食。人类微生物组计划在评估个体微生物组之间存在差异时，考虑性别和种族/民族的重要性。在几项研究中还显示，饮食可决定胃肠道微生物菌群的组成。意大利北部儿童的粪便微生物菌群与布基纳法索儿童之间存在大规模差异（即可在细菌门水平检测到）。布基纳法索的健康儿童饮用富含纤维和复合植物碳水化合物的食物。相应地，非洲儿童比意大利儿童胃肠道中含有更大比例的普雷沃菌科（Prevotellaceae）和木聚糖杆菌属

（*Xylanibacter*），老年人食用的蔬菜、水果和肉类的数量与其粪便微生物菌群的组成及其总体健康状况相符。干预饮食 10 天，肠道微生物菌群的组成随饮食的变化相对快速地变化，并可重复改变，如胃肠道总体菌群特征保持相对稳定状态。

二、发育过程对胃肠道微生物菌群的影响

从出生到老年肠道微生物菌群，从初始到定植，胃肠道微生物在消化方面具有营养和免疫调节的作用。人类胃肠道微生物菌群落受多种环境影响，包括生活方式、生活环境、体力活动等。随着对肠道微生物菌群的研究，越来越多地关注健康成年人，并开始深入了解婴儿、儿童和老年人生活的社区环境。这一研究表明，肠道微生物菌群随着宿主的发育和成熟而发生变化，但在不同发育阶段宿主及其肠道微生物菌群的发生不是离散的线性过程。

人们一直认为人类在出生前肠道微生物菌群是不育的，但最近的研究表明，肠道微生物组可以在子宫内产生。从第一胎健康足月新生儿胎粪中成功培养细菌。胎粪的 16S rRNA 基因调查结果显示，胎便中微生物菌群是一个相对简单的群落，由埃希菌属（*Escherichia-Shigella*）、志贺氏菌属（*Enterococcus*）、明串珠菌属（*Leuconostoc*）、乳球菌属（*Lactococcus*）和（或）链球菌（*Streptococcus*）等种属主导。还有证据表明，不同的出生方式（阴道分娩与剖宫产）可能会影响早期微生物菌群的组成。阴道分娩的婴儿最初的微生物菌群包含大量的乳酸杆菌（*Lactobacilli*），与母亲的阴道相似，而剖宫产婴儿最初的微生物菌群包含金黄色葡萄球菌（*Staphylococcous*）、棒状杆菌（*Corynebacterium*）和丙酸杆菌（*Propionibibacterium*），大部分类似于母亲皮肤上的微生物菌群组成。值得注意的是，这些研究主要由一些相对较小的学科及研究人员发现，因此无法得出确切的结论。

出生后，胃肠道微生物菌群迅速发展。专门研究牛奶低聚糖代谢的实验结果表明，通常出生后最早定植的微生物是双歧杆菌（*Bifidobacteria*）。婴儿出生后的第一年，丰富的膳食和暴露的环境开始增加，胃肠微生物菌群的丰富性和复杂性也增加。这个过程一般定性为乱，但胃肠微生物菌群的纵向研究表明，婴儿出生后的第一年，细菌群落的丰富性稳步增长。

婴儿期是微生物菌群按年龄标志划分的一个独特阶段，不仅基于存在的菌群类型和菌群发展的速度，而且还基于菌群功能的逐步完善。相对于成年人，婴儿微生物菌群在获取营养素方面具有专属性，主要摄取 B 族维生素和多种氨基酸，主要原因在于婴儿肠道微生物具有合成原始营养素的能力与肠道微生物的从头合成营养素。例如，婴儿胃肠道菌群富含调节叶酸从无到有合成的基因，而成人微生物菌群含有更多参与膳食叶酸利用的基因。与此相反，成年人胃肠道比婴儿中胃肠道含有更大数量的参与维生素 B_{12}（钴胺素）合成的基因。

当孩子达到 1～3 岁时，他的胃肠道微生物菌群组成与健康成人相似度为 40%～60%。到孩子满 3 岁的年龄时，他的胃肠道微生物已达到成人的状态。而青少年胃肠道微生物菌群组成与幼儿（1～4 岁）相差很大。据报道，尽管儿童和青少年胃肠道微生物菌群包含许多与成人相同的分类群，但拟杆菌属、双歧杆菌属及梭菌属的比例存在显著差异。

有学者提出成人胃肠道微生物菌群在生命的第 3～70 年中保持稳定，青年人（25～40 岁）的胃肠道微生物菌群的组成与老年人（63～76 岁）高度相似。最近的研究表明，即使

在相对稳定的微生物菌群发育期，一些重要的微生物类群及其功能也可能会减少。随着年龄增长，双歧杆菌、普拉梭菌和具有典型特征的厚壁菌门多个成员的比例降低，而大肠杆菌（*E.coli*）、变形菌门和葡萄球菌属的其他亚属成员比例持续增加。导致维生素 B_{12} 生物合成能力和微生物还原酶活性的降低，以及 DNA 损伤、应激反应和免疫系统损害的可能性增加，老年人的胃肠道微生物菌群也可据此与青年人胃肠道微生物菌群的组成区别开来。这些发现表明，老年人胃肠道微生物菌群可能代表促炎表型。

衰老和炎症是混合过程，衰老的关键标志包括胃肠功能和宿主免疫反应的下降，以及慢性低度炎症的发展。年龄较大的老人（65～100 岁）胃肠微生物菌群组成和功能的稳定性与年轻人相比，组间的个体差异更大。这种变异大部分由饮食驱动，它与相对健康指标密切相关，包括炎症和衰老的标志物。

第二节　正常人体肠道微生物组学研究

一、正常肠道微生物的组成

2015 年之前，大部分研究者认为肠道微生物菌群由 500～1000 种微生物组成，但 2016 年的一项大规模研究估计，人体肠道菌群由超过 35 000 种细菌组成。从总细菌基因的角度定义，人类微生物组计划和人类肠道的宏基因组（metagenome/meta HIT）测序结果研究表明，人类微生物组中可能存在超过 1000 万个非冗余基因。丹麦科学家对 123 名非肥胖和 169 名肥胖个体肠道微生物组及其功能进行了研究，按照高基因计数（HGC）和低基因计数（LGC）的概念进行了分类，这两者都对健康和疾病有影响。HGC 微生物菌群包括大肠埃希菌、丁酸弧菌属（*Butyrivibrio crossotus*）、阿克曼氏菌属（*Akkermansia sp.*）和费卡里杆菌属（*Fecalibacterium sp.*）；具有高比例的阿克曼氏菌属、瘤胃球菌属。HGC 微生物组学定义有利于消化健康的特征包括产生丁酸盐生物的比例增加，倾向产氢的比例增加，产甲烷/产乙酸生态系统的进一步发展和硫化氢的产生减少。一方面，正常 HGC 个体具有功能强大的肠道微生物组，较低的代谢紊乱和肥胖症的患病率减少；另一方面，正常 LGC 个体携带较高比例的促炎细菌，如拟杆菌和 gnavus 瘤胃球菌，这两者都是已知的炎性肠病相关联微生物菌属。LGC 细菌的其他成员包括副拟杆菌（*Parabacteroides*）、弯曲杆菌属（*Campylobacter*）、小杆菌属（*Dialister*）、卟啉单胞菌属（*Porphyromonas*）、葡萄球菌（*Staphylococcus*）和厌氧棒状菌（*Anaerostipes*）。正常 LGC 个体中没有还原关键有害作用细菌代谢产物的功能菌属，包括 β-葡萄糖苷酸酶降解、芳香族氨基酸降解和异化亚硝酸盐。

总体而言，健康的肠道微生物菌群主要由厚壁菌门和拟杆菌门构成。其次是放线菌门和疣微菌门。这种肠道微生物菌群的构成在一般情况下保持不变，但肠道微生物菌群会随着不同微生物属级及不同的分布时间和空间而产生差异。当从食管向远端移动到直肠时，细菌的多样性和数量将有显著差异，从食管和胃每克内容物中微生物菌群的含量为 10^1 到结肠和远端肠道每克内容物中微生物菌群的含量为 10^{12}。图 6-3 描绘了随时间和空间的变化，胃肠道微生物菌群从食管远端到结肠的肠道多样性的变化。食管远端、十二指肠和空肠主导菌属是链球菌（*Streptococcus*）。胃中存在的主要微生物属是幽门螺杆菌（*Helicobacter*），它决定了胃部菌群的构成。当幽门螺杆菌作为共生体栖息于胃中时，存在其他优势菌属，构成了丰富的胃肠道微生物菌群多样性，如链球菌（最优势）、普雷沃菌属（*Prevotella*）、韦荣球菌（*Veillonella*）和罗斯菌属（*Rothia*）。一旦幽门螺杆菌获得致病基因的表型时，这种微生物多样性就会缩小。

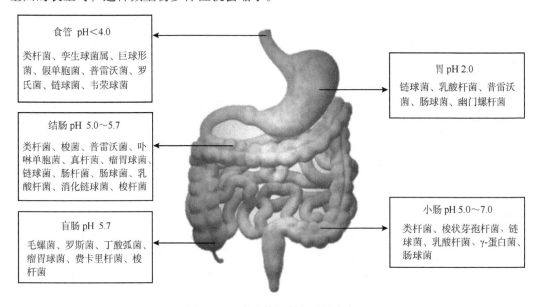

图 6-3　正常人体肠道菌群的分布

大肠中微生物的种类占机体中所有微生物的 70% 以上，通常在疾病状态的背景下讨论的肠道菌群，一般是指结肠菌群（尤其是那些来自粪便宏基因组的数据）。大肠主要存在的微生物菌群包括厚壁菌门和拟杆菌。传统上，厚壁菌门和拟杆菌的比率与疾病状态的易感性有关。在健康个体最近的研究中观察到，人类结肠除了厚壁菌门和拟杆菌，还含有其他主要微生物菌群，如空肠弯曲杆菌、肠道沙门氏菌、霍乱弧菌、大肠杆菌和脆弱拟杆菌等菌属，但丰度较低（0.1%）或整个肠道微生物的含量较少。变形杆菌门的丰度非常低，它的缺失会导致健康的肠道微生物菌群中类杆菌、普雷沃菌属和瘤胃球菌等微生物菌属的改变。除了这种纵向差异之外，还存在从管腔到肠黏膜表面的轴向差异。虽然类杆菌、双歧杆菌、链球菌、肠杆菌科、肠球菌、梭状芽孢杆菌、乳酸杆菌和瘤胃球菌是主要的腔微生物属（可在粪便中鉴定），但只有梭状芽孢杆菌、乳酸杆菌、肠球菌和阿克曼氏菌属是主要的黏膜和与黏液相关的微生物菌属（在黏液层和小肠上皮隐窝）。

二、正常肠道微生物的功能

肠道微生物菌群与肠黏膜保持共生关系，并在健康个体中具有实质的代谢、免疫和肠道保护功能。肠道微生物菌群由宿主膳食成分和脱落的上皮细胞提供营养，是一种具有广泛代谢能力和实质功能的可塑性菌群。肠道微生物菌群研究重点从微生物成员的丰度和多样性转移到功能方面。本节简要概述了正常肠道微生物菌群的主要功能。

1. 营养代谢 肠道微生物菌群主要从膳食碳水化合物中获取营养。通过结肠生物体如脱离近端消化且不可消化寡糖碳水化合物的发酵杆菌、罗斯菌、双歧杆菌、费卡里杆菌属和肠杆菌合成短链脂肪酸（short-chain fatty acid，SCFA），如丁酸、丙酸和乙酸。这些短链脂肪酸是提供能量合成源的主要原料。有学者认为该宿主体内的能量平衡是通过 SCFA 与 G 蛋白偶联受体 GPR41 的配体–受体相互作用介导的。另一种肠内分泌激素 PYY（多肽酪氨酸酪氨酸/胰肽 YY3-36）也与此有关。此外，丁酸盐可以防止有毒代谢副产物如 D-乳酸盐的积累。拟杆菌属是参与碳水化合物代谢的主要微生物种属，通过表达如糖基转移酶、糖苷水解酶和多糖裂解酶来实现这一点。这些微生物种属中最好的例子是拟杆菌，它具有编码 260 多种水解酶的基因组，远远超过人类基因组编码的数量。机体肠中合成的草酸盐被微生物菌群如产甲酸草酸杆菌、乳杆菌属和双歧杆菌碳水化合物发酵和细菌代谢所抵消，从而减少在肾脏中形成草酸盐结石的风险。

研究显示，肠道微生物菌群通过抑制脂肪细胞中脂蛋白脂肪酶的活性，从而对脂质代谢产生积极影响。此外，拟杆菌被证明，通过上调胰脂肪酶脂质消化所需脂肪酶的表达来增加脂质水解的效率。

肠道微生物菌群还富含有效的蛋白质代谢机制，通过微生物蛋白酶和肽酶与人蛋白酶串联起作用。细菌细胞壁上的几个氨基酸转运蛋白促进氨基酸从肠腔进入细菌，其中几种基因产物将氨基酸转化为小信号分子和抗微生物肽（细菌素）。重要的例子包括细菌酶组氨酸脱羧酶将 L-组氨酸转化为组胺，细菌酶组氨酸脱羧酶由细菌 *hdcA* 基因编码；由谷氨酸脱羧酶组成的谷氨酸与 γ-氨基丁酸（GABA），由细菌 *gadB* 基因编码。

肠道微生物菌群的另一主要代谢功能是合成维生素 K 和维生素 B 的几种成分。已经证明杆菌属的部分亚属，可以合成共轭亚油酸。共轭亚油酸是已知的抗糖尿病、抗动脉粥样、抗肥胖、降血脂和具有免疫调节特性的药物。肠道微生物菌群，主要是拟杆菌，具有解除主要胆汁酸脱水的能力，并将其转化为人结肠中的二级胆汁酸脱氧胆酸和结肠酸，大肠杆菌和脆弱拟杆菌在一定程度上也具有此功能。通过增加丙酮酸、柠檬酸、富马酸和苹果酸的浓度，正常肠道微生物菌群也被证明可以在血清中产生健康的微生物代谢组，所有这些都是能量代谢更高的指标。

最近的研究表明，人类肠道微生物菌群也参与饮食中各种多酚（酚类化合物）的消耗和分解。多酚次级代谢产物存在于多种植物、水果和植物衍生产品（茶、可可、葡萄酒）中，如黄烷醇、黄烷酮、黄烷-3-醇、花青素、异黄酮、黄酮、单宁、木脂素和绿原酸，均存在多酚次级代谢产物，最常被肠吸收的是类黄酮和类黄酮亚家族；多酚与糖类结合的糖基化衍生物，以葡萄糖、半乳糖、鼠李糖、核酮糖、阿拉伯糖基糖和阿拉伯呋喃糖的形式存在。饮食中多酚通常以无活性的形式存在，肠道微生物菌群通过相应的生物学机制，去除糖部分之后转化为活性化合物和其他物质。多酚的结构特异性和机体内微生物菌群的丰富度决定了肠道中生物转化机制发生的水平。最终的活性产物经门静脉吸收并传播到其他组织和器官，从而提供抗微生物和其他代谢作用的物质。如无活性异黄酮通过生物转化作用，产生具有抗雄激素和降血脂作用的糖苷配基。表 6-2 显示了存在于各种食物中的膳食多酚类型和导致降解的微生物类型。

表 6-2　存在于各种食物中的膳食多酚类型和导致降解的微生物类型

多酚化合物	分类	含有多酚的食物	肠道菌群
黄烷醇	山柰酚，槲皮素，杨梅素	洋葱，刺山柑，苹果，西兰花，葡萄和李子	拟杆菌，拟杆菌，肠球菌和真杆菌
黄烷酮	橙皮素，柚皮素	柑橘类水果和西红柿	梭状芽孢杆菌，分枝杆菌
黄烷-3-醇	儿茶素，表儿茶素，没食子儿茶素	绿茶，可可，可乐，香蕉，石榴	婴儿双歧杆菌和球菌梭菌
花青素	花青素，天竺葵色素，锦葵花素	越橘，所有红色、蓝色和紫色水果（特别是浆果）	植物乳杆菌，干酪乳杆菌，嗜酸乳杆菌和长双歧杆菌
异黄酮	大豆苷元，三羟异黄酮，芒柄花黄素	大豆，扁豆，鹰嘴豆（豆科）	乳酸杆菌和双歧杆菌
黄酮	木犀草素，芹菜素	谷类，欧芹，百里香，芹菜和柑橘类水果	奥比西丁菌，空肠肠球菌
单宁	没食子酸，单宁	覆盆子，蔓越莓，草莓，核桃，葡萄和石榴	丁酸弧菌
木质素	异花生四烯醇，间苯三酚，松脂醇，松节油醇，异辛酸醇，丁香脂醇	亚麻籽，谷物，草莓和杏子	类杆菌，梭菌，消化链球菌和真菌的种类
绿原酸	咖啡酸，阿魏酸	桃子，李子和咖啡	大肠杆菌，双歧杆菌和加氏乳杆菌

2. 人类肠道微生物菌群宏基因组分析　人体内大多数的微生物存在于肠道中，肠道微生物有助于从食物中获取能量，可对机体的生理作用和营养摄取产生深远影响，同时也是影响人类寿命的关键因素。为了更好地理解和进一步利用肠道微生物对人类健康和福祉的影响，破译微生物肠道群落的类型、多样性和功能就显得尤为必要。基于 16S rRNA 序列的方法揭示了两种细菌分裂（拟杆菌和厚壁菌），占已知微生物系统发育类别的 90% 以上，在远端肠道微生物菌群中占主导地位。研究还显示，健康人的肠道微生物多样性个体差异较小。虽然这种差异在婴儿中尤为显著，但在老年期，肠道微生物菌群类别趋于一致。

宏基因组测序为强大的 rRNA 测序分析替代复杂的微生物菌群落，适用于人体肠道。取自美国或日本的 33 个人粪便样本已经产生了微生物序列。为了更广泛地了解人类肠道微生物基因，研究者使用 Illumina 基因组分析仪（GA）技术对来自 124 名欧洲成年人的粪便样本总 DNA 进行深度测序，产生了 576.7Gb 的序列，几乎是以前所有研究的 200 倍，将其组装成重叠群并预测了 330 万个独特的开放阅读框。该基因目录实际上包含了人类肠道微生物菌群队列中所有主流的微生物基因，为研究肠道细菌生命重要功能提供了更为广泛的视野，并表明不同的个体共有许多相同的微生物物种。短读取宏基因组测序可用于复杂生态环境中遗传潜力的全面表征。

研究者使用了广泛 Illumina GA 短读取测序，建立来自欧洲（北欧和地中海）124 个人粪便总 DNA 非冗余人类肠道微生物基因目录。该目录包含 330 万个微生物基因，比人类基因补体多 150 倍，并且包括肠道微生物菌群队列中的绝大多数（＞86%）流行基因。建立了人群中绝大多数常见肠道微生物基因的目录。70%参考宏基因组数据上有关美国和日本人群的 3 个研究成果，发现这些微生物菌群可以映射到微生物的重叠群；发现了 89 个频繁的肠道参考基因组中约 80%的微生物基因，进一步表明短读取序列可用于表征复杂的微生物组。

到目前为止，Jumpstart 联盟已经制作了 239 个基因组，其中包括 61 个处于不同发育阶段的基因组，对 178 个基因组进行了完全注释和分析。

第三节　机体免疫系统中微生物组学研究进展

肠道作为人体内最大的免疫器官，在机体正常免疫防御中有着非常重要的功能。2012年，Ganal SC 等用不同的病毒感染正常小鼠及无菌小鼠，相比正常小鼠，无菌小鼠的免疫效应大幅降低，并会导致疾病的发生，但如果将正常小鼠体内的肠道菌群移植到无菌小鼠体内后，其免疫效应就能逐渐恢复。在肠道黏膜免疫当中起到关键作用的是分泌型免疫球蛋白 A（SIgA），其对各种内源共生菌及外源入侵的病原体都有抵抗作用，免疫抑制性受体 PD-1 能够维持 IgA 的质量及控制肠道菌群的构成。Kawamoto 的研究发现，PD-1 受体缺失实验鼠的免疫系统会出现过激反应，最终会有自身免疫性疾病的相关症状，如果除去 PD-1 受体缺失实验鼠的肠道内细菌，便不会出现自身免疫性疾病的相关症状。耶鲁大学 Manfredo 发现，肠球菌能够自发地转移到肠道外，进入淋巴结、肝脏和脾脏，在小鼠模型中观察到，在肠道外的组织中，肠球菌开始产生自体抗体和炎症等自身免疫反应特征（图 6-4）。

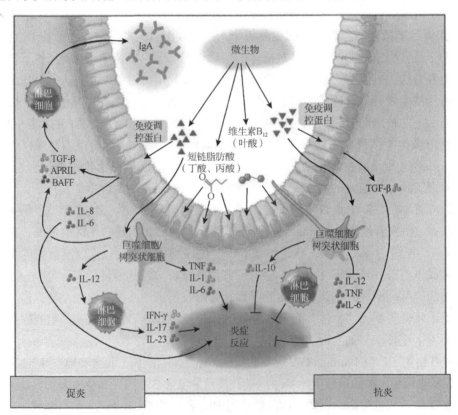

图 6-4　肠道微生物组的免疫调节

注：微生物代谢物通过促炎和抗炎机制调节肠道中的黏膜免疫系统。免疫刺激可以响应于来自上皮细胞、单核细胞和淋巴细胞促炎细胞因子的释放而发生，抗炎反应由来自上皮细胞和单核细胞 TGF-β 和 IL-10 的产生驱动。APRIL：增殖诱导配体；BAFF：重组人 B 细胞活化因子。

此外也证实了这种细菌在自身免疫性疾病患者肝脏中的存在。通过进一步的实验发现可以用抗生素或针对肠球菌的疫苗来抑制小鼠的自身免疫,抑制组织中细菌的生长,并减弱其对免疫系统的影响,这为治疗慢性自身免疫性疾病提供了新的希望和思路。因此,肠道微生物菌群的稳定与肠道免疫系统的形成有着密切的联系,肠道菌群组成的改变将会增加患病风险。

一、肠道微生物菌群对免疫系统的调节作用

1. 肠道微生物诱导调节性 T 细胞　CD4$^+$ T 细胞包括 Th1、Th17 和调节性 T 细胞(CD4$^+$、CD25$^+$、Foxp3$^+$),在非病原共生微生物菌群存在时,它们在维持肠道免疫内环境的稳态方面是十分重要的。只有肠道中存在复杂微生物菌群时,才会产生比较多的 Th1 和 Th17 细胞,在无菌小鼠中这两个细胞的含量非常少。单个细菌群也可诱导调节性 T 细胞反应,如分节丝状菌(segmented filamentous),可以诱导 Th17 细胞反应,Foxp3$^+$调节性 T 细胞也稳定存在于肠道黏膜和肠道相关淋巴组织中,它对于肠道炎性反应是非常重要的。黏膜调节性 T 细胞可以由维 A 酸诱导特定的轴突细胞不断产生。肠道内的梭状芽孢杆菌是诱导黏膜免疫系统和全身免疫系统的重要因子。实验通过对无菌鼠和用特定共生菌组合(altered schaedler flora,ASF)(包括两个乳酸杆菌、1 个拟杆菌、1 个弯枝菌属的螺旋型细菌、4 个氧气极其敏感的梭菌)定植的无菌鼠对比研究,发现 ASF 定植的无菌小鼠结肠固有层黏膜免疫系统中调节性 T 细胞激活和重新产生。在缺少黏膜 Th17 或者 Th1 细胞反应的情况下,为了 CD4$^+$ T 细胞的体内平衡,调节性 T 细胞的诱导是非常重要的。

高效调节 T 细胞的激活需要 Toll-like 受体衔接分子 MyD88 和 Ticam-1。另外,肠道内 CD4$^+$ T 细胞体内平衡的建立要依靠白细胞介素-10 受体(IL-10R)信号。但是,IL-10R 信号不能影响调节性 T 细胞的诱导和激活。由于调节性 T 细胞的激活会引起黏膜免疫偏差(进行 Th1 和 Th17 细胞反应),这就需要野生型调节 T 细胞来弥补,所以共生肠道微生物诱导调节性 T 细胞是有重要作用的,不管功能性调节 T 细胞激活与否,ASF 的组成和非侵害性的特性是一致的。这个发现说明,在非共生调节性 T 细胞反应不存在的情况下,免疫偏差朝着 Th17 细胞反应进行,这个结果与肠道中不存在分节丝状菌时的结果一致。因此,微生物在肠道内定植后,对于肠道免疫内环境稳态的维持,肠道调节性 T 细胞的共生诱导是一个重要的机制,它为一系列免疫反应的建立奠定了基础。

一方面普通器官中的调节性 T(egulatory T,Tr)细胞含有对自身抗原特异的 T 细胞受体,而肠道中表达叉头样转录因子 3 的 Tr 细胞则不同,它含有一套独特的 T 细胞受体组,可产生 IL-10,作用于髓系细胞,通过激活 STAT3 来抑制对膳食中无害抗原和共生微生物抗原的免疫应答。除髓系细胞外,Th17 细胞也表达高水平的 IL-10 受体 α(IL-10Rα),因此 IL-10 可同样抑制 Th17 的活性。如在小鼠中,多糖 A 产生的叉头翼状螺旋转录因子(Foxp3$^+$ Tr)抑制 Th17 活性,从而促进细菌肠道定植,被用于炎性肠病的治疗;另一方面,共生细菌及其代谢物也可促进并诱导黏膜耐受的 Tr 细胞产生。在经典的狼疮性肾炎模型小鼠 MRL/lpr 中使用乳酸杆菌后,其肾功能改善,存活时间延长,其作用机制可能是乳酸杆菌减少了肠道中的 IL-6,而 IL-10 增加,降低了血液循环中 IgG2a 的浓度,并减少其在

肾脏的沉积；同时在肾脏中，乳酸杆菌促进 Tr 细胞表达的增加。一些代谢产物，如短链脂肪酸和吲哚，也可作为信号分子，参与调节 Tr 细胞的功能。

2. 肠道微生物调节 B 细胞　对无菌（GF）小鼠的研究表明，肠道微生物菌群是正常免疫系统成熟所必需的，包括肠道相关的淋巴组织发育，其在肠道黏膜中对自身抗原的耐受性诱导中起重要作用。这些 GF 小鼠显示 CD4$^+$ T 细胞的数量减少，浆细胞分泌的 IgA 和抗微生物肽降低，黏液层和淋巴集结变薄。GF 小鼠的脾脏和淋巴结异常发育，生发中心和滤泡旁区域的 B 细胞和 T 细胞数量减少。

肠道微生物菌群与体液免疫反应之间存在重要关系。分泌的 IgA 通过抑制肠道微生物菌群与肠上皮细胞和固有层侵入的结合，保护机体免受共生细菌对肠道的感染。B 细胞分泌的 IgA 具有屏障功能，并通过抗体介导的免疫反应影响微生物菌群组成。

B 细胞通过依赖性辅助 T 细胞或辅助 T 细胞独立机制分化成浆细胞。在潘氏细胞中，辅助 T 细胞发生依赖性反应并进行同种型 T 细胞的转换，诱导分泌 IgA 的浆细胞对抗原具有高亲和力。辅助 T 细胞非依赖性反应主要由 B1 细胞介导，B1 细胞分化为多克隆 IgA 分泌浆细胞，对抗原的亲和力较低。在肠道中依赖性辅助 T 细胞和与辅助 T 细胞无关的免疫反应，在文献中得到了广泛的证实。

肠道微生物菌群还诱导固有层中的树突状细胞，进而诱导 IgA$^+$ B 细胞中涉及因子[如 B 细胞活化因子和增殖诱导配体（APRIL）]的表达。因此，微生物菌群影响树突状细胞和滤泡树突状细胞及诱导分泌 IgA 的浆细胞，反过来，IgA 调节肠道菌群（图 6-5）。为了确认微生物菌群与宿主之间互惠关系的重要作用，有研究显示激活诱导的胞苷脱氨酶缺陷型 GF 小鼠，小鼠肠道微生物菌群降低和血浆细胞的数量改变。

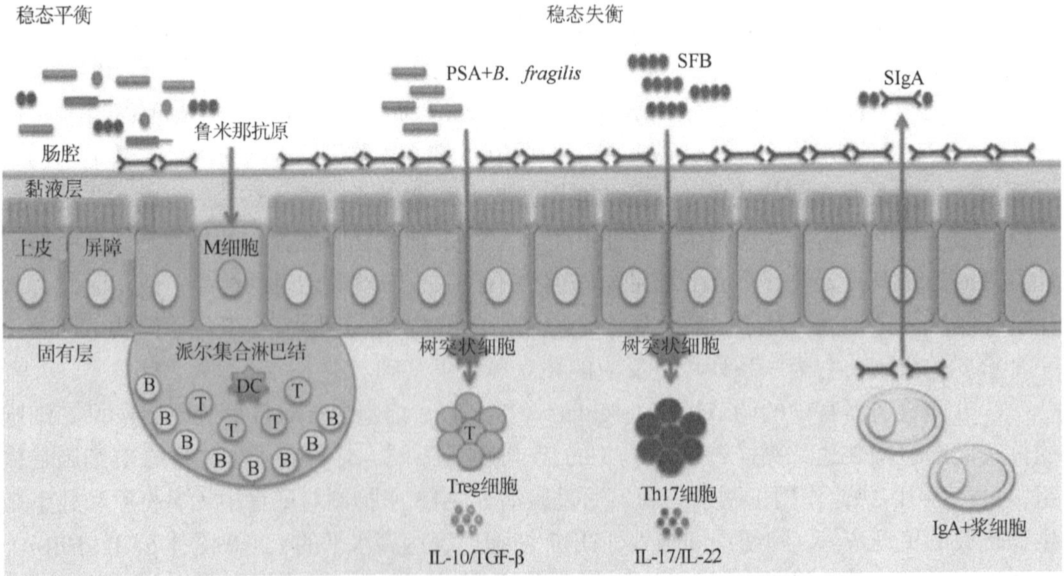

图 6-5　共生微生物菌群与免疫系统之间相互作用的示意图

注：在稳态下，肠道黏膜中存在微生物菌群多样性和免疫稳态。共生微生物指导树突状细胞诱导分泌 IgA 细胞进行分化，IgA 调节肠道微生物菌群的组成。在稳态失调期间，共生微生物菌群多样性降低，免疫细胞与这些微生物之间相互作用失调。一些特定的细菌，如脆弱拟杆菌，诱导 Tr 细胞分化和抗炎细胞因子的分泌，而 SFB 促进 Th17 细胞分化和促炎细胞因子的分泌，在几种自身免疫性疾病中发挥作用；PSA：共生因子多糖 A；SIgA：分泌型免疫球蛋白 A；SFB：分段丝状菌；*B. fragilis*：脆弱拟杆菌

3. 肠道微生物调节巨噬细胞　巨噬细胞作为先天免疫的重要组成部分,因其激活后产生包括 TNF-α、IL-6、IL-10、转化生长因子 β 在内的大量促炎细胞因子和各种活性氧,在肠道微生物与人类免疫系统之间起了极为重要的作用。一般来说,巨噬细胞激活包括经典活化型(M1 型)和替代活化型(M2 型)两种类型,M1 型具有促炎作用,而 M2 型相反。M1型巨噬细胞通过激活多种促炎性反应因子来根除细胞内的感染,是主要的"杀菌"成员。而不受管制的 M1 型巨噬细胞的活性反而诱导组织损伤,如在糖尿病肾病早期,在糖基化终末产物和 TNF-α 的作用下,可观察到促炎性的 M1 型巨噬细胞被激活。此外,微生物反过来可影响巨噬细胞的功能。另一项研究结果显示,大肠微生物发酵产物丁酸酯通过信号转导和转录活化因子 STAT6/H3K9 通路,促进体外和体内的 M2 型巨噬细胞极化,同时可减轻右旋硫酸葡聚糖钠诱导的小鼠结肠炎模型中结肠的炎性反应。

4. 肠道微生物诱导 IgA 蛋白　IgA 是一种抗体,它在黏膜免疫中起着重要作用,在黏膜内产生的 IgA 比其他类型的抗体多很多,每天有 3～5g 的 IgA 被分泌到肠腔。这个量占人体产生的全部免疫球蛋白的 15%,IgA 异常会引起许多免疫方面的疾病,如 IgA 肾病、脂泻病、过敏性紫癜(henoch-schnlein purpura,HSP)、线性 IgA 大疱的皮肤病、IgA 的天疱疮等,由于这些疾病较难治愈。因此,研究肠道微生物对 IgA 的影响机制具有很重要的临床意义。

实验利用无菌动物和肠道内有共生细菌的动物研究,揭示了黏膜对于共生微生物有高度的适应性,虽然这些适应的全部功能意义还没有完全理解,存在共生微生物时,整个肠道黏膜分泌 IgA 大于人体总分泌免疫蛋白的 70%;然而,现在还不清楚分泌的 IgA 是简单地限制了肠道内共生微生物的生长,还是带有 IgA 的共生微生物被抑制穿透表层上皮,像其他病原菌一样,共生微生物表达物质可以被全身免疫系统的 Toll-like 受体检测到。虽然共生微生物和它的代谢产物可以诱导 B 细胞和 T 细胞,但是他们不会诱发产生病原体感染的特性(中性粒细胞的渗入和典型的炎性反应)。

用一定剂量的阴沟肠杆菌(enterobacter cloacae)和其他小白鼠的共生微生物给小白鼠进行灌胃,证明了肠道共生微生物是如何进入肠道树突状细胞而诱导 IgA 产生的。给 C5BL/6 的野生型小白鼠的胃内灌入一定剂量的阴沟肠杆菌,培养一段时间后通过清洗肠系膜淋巴结(mesenteric lymph node,MLN)回收菌种,发现在 60 小时内,菌种数目维持在 200～800,在小鼠的脾细胞和其他系统组织中没有发现细菌;细菌培养后通过荧光激活细胞分类,发现活着的共生细菌被认为存在于树突状细胞(dendritic cell,DC)中,不能从肠系膜淋巴结和淋巴结的巨噬细胞中培养细菌,因为巨噬细胞可以高效地杀死渗透的共生微生物,而树突状细胞是相对低效的。小鼠注入伤寒沙门氏菌后培养 18 小时,发现沙门氏菌可以从脾脏细胞和肠系膜淋巴结中的树突状细胞及巨噬细胞中培养获得。

因此,共生细菌与病原体是不同的,共生细菌可以高效地被巨噬细胞杀死,只有少数的共生细菌可以在树突状细胞中生存,对胃内灌入阴沟肠杆菌培养后的小白鼠肠道分析发现,共生细菌在黏膜位置被树突状细胞携带,并随其一起转移到肠系膜淋巴结,阴沟肠杆菌被吞噬后树突状细胞就被激活。对小白鼠反复进行胃内灌入阴沟肠杆菌,小白鼠黏膜和血清里 IgA 被选择性地诱导,非黏膜和血清 IgA 没有被检测到。IgA 由 B 细胞分泌,而且 IgA$^+$B 细胞仅在有携带阴沟肠杆菌的树突状细胞情况下诱导。总之,虽然共生微生物可以快速地被巨噬细胞杀死，但是仍然有少数的共生微生物可以进入树突状细胞存活几天，这时含有共生微生物的树突状细胞就会选择性地诱导产生大量的IgA来防御共生微生物的黏膜渗透。最近一项成年人用益生元（低聚糖）处理的研究证明：一是益生元可以改变肠道共生微生物的组成；二是粪便中IgA的增加与肠道共生微生物密切相关。这些研究结果表明肠道微生物参与调控IgA，为IgA相关疾病的治疗指明了新思路。

5. 肠道微生物对免疫抗菌肽表达的影响　抗菌肽（antimicrobial peptides，AMPs）几乎在所有植物和动物中均有发现，在哺乳动物中，上皮细胞在稳定状态下和免疫细胞在有炎性反应时都会表达抗菌肽。抗菌肽是带正电的多肽，它可以通过破坏细胞膜的完整性而杀死微生物。抗菌肽除了有抗菌作用外，在免疫方面还有促/抗炎性反应的作用，据报道抗菌肽cathelicidins对于自身免疫性疾病（系统性红斑狼疮、血管炎、牛皮癣等）是有重要作用的。这些疾病都是由于中性粒细胞过量表达cathelicidins，非肥胖型自身免疫性疾病的开始机制与这些是相同的。

通过给正常小鼠和非肥胖型糖尿病小鼠注入cathelicidins进行研究，得出一些结论，肠道微生物通过控制短链脂肪酸的合成来控制小鼠胰腺内分泌细胞生产抗菌肽，通过对调节性T细胞的诱导，可以维持胰腺巨噬细胞和常见的树突状细胞免疫内环境稳态，同时进行积极的免疫调控作用。因此，实验中，在短链脂肪酸合成有缺陷的雌性非肥胖型糖尿病小白鼠中，发现胰腺抗菌肽的含量非常低，这就说明这个小白鼠将会有胰腺炎和自身免疫性疾病。抗菌肽对各种天然免疫细胞（中性粒细胞、巨噬细胞、常见的树突状细胞等）都有直接的趋化现象，有报道证明在有感染的情况下，抗菌肽首先利用天然免疫细胞进行防御，然后依靠这些细胞的活力避免免疫病理的组织损害。

内分泌细胞生产抗菌肽须依靠短链不饱和脂肪酸和它们的相关受体GPR41和GPR43，这些受体由β细胞表达。肠道微生物凭借短链脂肪酸在胰腺中形成免疫环境来调控自身免疫性疾病。由于肠道微生物可以调整结肠上皮与肠道免疫系统之间的关系，所以它对各种自身免疫性疾病（如1型糖尿病）是有作用的。降低1型糖尿病患者在肠道微生物中生产丁酸盐的细菌，病情就可以得到改善。在实验中，将雄性小白鼠的肠道微生物转移到有非肥胖型糖尿病的雌性小白鼠肠道内，发现有保护糖尿病的作用，同时发现非肥胖型糖尿病的雌性小白鼠肠道内生产丁酸盐细菌的比例增加。这个结果说明肠道微生物凭借短链脂肪酸的补充途径可以调整非肥胖型糖尿病。肠道微生物可以凭借短链脂肪酸合成途径来控制抗菌肽的生产，从而达到维持免疫内环境稳定和阻止自身免疫性疾病发展的作用。

二、肠道微生物菌群与炎症反应的关系研究

炎症是身体抵抗伤害的防御反应。"炎症"一词起源于拉丁语"ignis"，意思是火，传统意义上炎症的特征是发红、肿胀、疼痛、发热、身体功能受损、血液流动增加，内部和外部因素都可以引发炎症。炎症的强大诱因是微生物存在于不属于它们应在的部位，微生物组的组成与构成机体的结构不同。例如，细菌和真菌具有细胞壁，病毒具有独特形式的DNA和RNA。参与炎症防御系统的细胞和分子迅速对外来抗原产生反应，它们是机体危

险的信号释放。

机体组织和细胞受伤会引发炎症。当身体细胞受损时，通常隐藏于组织细胞内的化合物释放，并作为内源性危险信号发挥作用。所有形式的免疫反应都会导致炎症防御系统的激活。炎症可以通过感染、创伤（如手术或事故）和自身免疫或过敏引起机体组织分解来引发。在自身免疫中，特异性免疫系统攻击机体细胞和组织并释放炎症因子，在过敏中，炎症由特定免疫系统激发，免疫系统被激活以抵抗环境中不同类型的无害化合物作为抗原的侵入，如食物和花粉。

炎症过程由已经存在于组织中的细胞引发，如常驻巨噬细胞、树突状细胞和肥大细胞。危险信号触发并激活这些细胞，使炎症介质释放，启动了能够导致炎症临床症状的过程。炎症过程涉及四个阶段：①血管变宽，导致血流增加（导致发红和发热）；②血管的渗透性增加，导致流体和血浆蛋白流出到组织中，表现为肿胀；③白细胞从血液循环中募集到组织中；④通过增加血液中的葡萄糖水平调节新陈代谢，可发生如发热、疲劳和食欲缺乏的症状。

当炎症过程开始时，将沿着某一过程发生，直到炎症的来源被消除并且愈合过程可以开始为止。然而，如果不能消除炎症的原因，炎症将持续发生，发生强度通常随时间而变化。在急性炎症中，炎症组织存在中性粒细胞的累积，而在慢性炎症中，组织中的淋巴细胞、巨噬细胞和浆细胞将积聚，并且会浸润连接组织。然而，在过敏反应中，嗜酸性粒细胞、T淋巴细胞及中性粒细胞会迅速积累。导致急性炎症的代表性实例是细菌感染，但心肌梗死处的细胞死亡或癌症肿瘤的分解也将导致急性炎症。慢性炎症的典型原因是细胞内细菌感染，而自身免疫性疾病则是接触性过敏和对外来因素的反应。

在急性炎症反应中，急性期蛋白质如C反应蛋白（creactive protein，CRC）和血清淀粉样A（serum amyloid A，SAA）蛋白的浓度急剧增加并升至基线以上10 000倍。急性炎症的不同标志物需要更加密切的监测，须考虑机体全身性的改变。这种类型的标志物轻微升高可称为"低度炎症"或"亚临床炎症"。因此，在这种情况下，不考虑炎症标志物短期的急剧波动，而须考虑机体全身长期的标志物浓度，如血液胆固醇和血压。低度全身炎症，主要表现为CRP升高，与心血管疾病风险增加有关，肥胖者CRP水平高于正常体重者。

肠道免疫系统具有严格的控制机制，用以优化对病原体的保护，同时避免不必要的免疫活动。肠道是外来抗原接触的主要部位，与几种类型的淋巴器官相关联，统称为肠道相关淋巴组织。肠道相关淋巴组织是人体内最大的淋巴组织集合，由淋巴组织组成，包括肠系膜淋巴结、淋巴集结、独立的淋巴滤泡和隐窝淋巴结，以及固有层和肠上皮中分散的淋巴细胞、树突状细胞。其中一些如Payer淋巴结和独立的淋巴滤泡，都在黏膜内。确定耐受性或炎症反应解剖位置的关键检查指标是肠道淋巴液是否进入肠系膜淋巴结。

肠道免疫系统与肠道微生物菌群之间存在复杂的关系，上皮细胞和黏膜免疫系统对于区分致病因子和非致病因子至关重要。肠上皮细胞能够检测细菌抗原并启动及调节先天性和适应性免疫应答（图6-6）。来自细菌的信号通过上皮细胞表面上表达的分子[如主要组织相容性复合体Ⅰ、Ⅱ分子和Toll样受体（TLR）]，传输到相邻的免疫细胞（如巨噬细胞、树突状细胞和淋巴细胞）。大多数微生物上存在的TLR预警性免疫系统含有高度保守的微生物抗原，通常称为病原体相关分子模式（PAMP）。常见的 PAMP 包括脂多糖（LPS）、肽聚糖、鞭毛蛋白和微生物核酸。TLR 之所以如此命名，是因为它们与果蝇中首次发现的受体相似，这是一种由 Toll 基因编码的蛋白质。目前已知的有至少 10 种类型的人类 TLR。在健康成人中，TLR 在大多数组织中表达，包括髓单核细胞、树突状细胞、内皮细胞和上皮细胞。TLR 和细菌相互作用的分子模式导致细胞内复杂的信号转导级联激活、炎性基因上调、促炎细胞因子、干扰素产生及骨髓细胞募集。能够刺激抗原呈递细胞，并诱导呈递细胞进行适应性免疫应答时所需共刺激分子的表达。例如，结肠上皮细胞高度表达 TLR3、TLR4、TLR5 和 TLR7，TLR3 表达量最高，而宫颈和阴道上皮细胞 TLR1、TLR2、TLR3、TLR5 和 TLR6 表达量较高。TLR4 识别革兰氏阴性菌细胞壁的组成部分——脂多糖，而TLR2 与更广泛的细菌产物反应，如脂蛋白、肽聚糖和脂磷壁酸，它们可在革兰氏阳性菌和革兰氏阴性菌中表达。

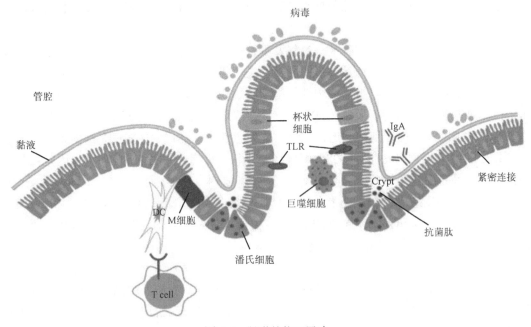

图 6-6   肠道的物理屏障

注：单层肠上皮细胞（IEC）是将肠腔及其栖息的共生细菌与下面的固有层分开。这些 IEC 缝合在一起，形成紧密连接并调节细胞间通量。IEC 还分泌对肠内稳态至关重要的可溶性因子，如黏蛋白和抗微生物肽（AMP），包括溶菌酶、IgA、防御素和 C型凝集素如 RegⅢγ。将这些分子释放到管腔中可以防止微生物侵入隐窝微环境及限制细菌-上皮细胞接触。TLR 也在 IEC 上表达，以感知屏障或细菌入侵的破坏。在 IEC 下，固有层包含 T 细胞、细菌树突状细胞和巨噬细胞。

一方面，除了 TLR 之外，还有用于检测的膜结合受体家族，称为 NOD 样受体蛋白或富含亮氨酸重复序列的核苷酸结合结构域蛋白质（NLR）。已经确定了 20 多种不同的 NLR，最具特色的家族成员是 NOD1 和 NOD2。NLR 位于细胞质中，用于检测进入哺乳动物细胞的细菌 PAMP。在胃肠道的上皮细胞中，NLR 对于 TLR 低水平表达的组织尤为重要，细胞与微生物菌群持续接触，同时可避免对细胞过度刺激，从而引起 TLR 的表达下调。另一方面，如果这些肠上皮细胞被侵入的细菌或与细胞膜直接相互作用的细菌感染，它们将与 NLR 接触并激活防御机制。NLR 还参与感知其他内源性预警信号，这些信号将导致炎症信号通路的激活，如核因子-κB（NF-κB）和丝裂原活化蛋白激酶（MAPK）。NOD1 和 NOD2 都识别细菌的肽聚糖部分。NOD1 可以检测主要与革兰氏阴性细菌有关的内消旋-二氨基庚二酸的肽聚糖。NOD2 能够更宽范围检测细菌的胞壁酰二肽基序。NLR 具有调节核因子的能力[如 NF-κB 信号和白细胞介素 1β（IL-1β）]，表明 NLR 可用于治疗人类炎症性疾病。

　　NLR 和 TLR 在调节细菌炎症反应中相互作用（图 6-7）。肠上皮细胞上 TLR 具有复杂的表达机制，可防止 TLR 过度刺激和永久性激活。肠道微生物菌群以不同方式发生相互作用以改变这种反应。淋巴集结是小肠黏膜上卵圆形高起的淋巴组织，在回肠中特别丰富。上皮细胞含有较短的绒毛并含有特化细胞，称为微细胞（M 细胞）。在 M 细胞上皮部位具有许多微粒，专门捕获来自肠腔室的可溶性抗原、凋亡上皮细胞或细菌，并将它们转运到淋巴结中，对树突状细胞或巨噬细胞起破坏作用。树突状细胞将局部抗原呈递给 T 细胞，迁移到 T 细胞区或肠系膜淋巴结，或与记忆 B 细胞相互作用。致病性和非致病性细菌也可通过固有层固定的树突状细胞进入黏膜组织，树突状细胞通过上皮细胞紧密连接，延伸其树突。此外，位于上皮细胞的上皮内淋巴细胞可识别微生物抗原。

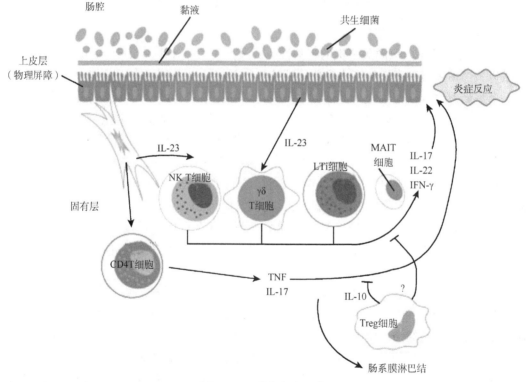

图 6-7　肠道的免疫屏障

注：在胃肠道中存在大量树突状细胞（DC）和巨噬细胞。它们密集地存在于肠固有层并形成广泛的微生物传感网络。活化 DC 可以分泌许多细胞因子和趋化因子，包括 IL-23、IL-6 和 IL-1，激活 IL-23 应答细胞。肠黏膜富含产生 IL-23、IL-17 和 IL-22 的细胞，已知 IL-17 和 IL-22 是肠道健康的重要调节剂。IL-17 在肠内稳态中起重要作用，包括维持上皮屏障紧密连接。LTi 细胞：淋巴组织诱导细胞；MAIT 细胞：黏膜相关恒定 T 细胞；NK T 细胞：自然杀伤 T 细胞；Treg 细胞：监管 T 细胞；TNF：肿瘤坏死因子；？：肠系膜对维持黏膜屏障中的确切作用尚不清楚。

除肠上皮细胞外，上皮细胞还包括一些特殊细胞，如杯状细胞——分泌限制细菌和上皮细胞接触，并保护黏液层；潘氏细胞——位于小肠隐窝并分泌杀菌肽；分泌型 IgA 是肠道分泌物中已发现的主要类型的免疫球蛋白，由驻留在固有层中的浆细胞产生，并通过多聚免疫球蛋白受体转运到腔内。IgA 分子通过捕获抗原促进特异性免疫，从而抑制黏膜渗透。

炎症是过敏和自身免疫性疾病的症状，如关节炎、1 型糖尿病、多发性硬化和克罗恩病，但是低度全身性炎症也是机体代谢综合征和衰老的特征。长期炎症会增加患心脏病和心血管疾病及非酒精性脂肪性肝病的风险，还会增加患癌症和痴呆症的风险。2 型糖尿病和肥胖以低度炎症为特征，但仍不清楚炎症为其病症的原因，还是仅为其产生的后果。肠道的细菌菌群（微生物菌群）与炎症具有显著相关性，因此有利于肠道微生物菌群组成的因素可以减轻炎症。摄取益生菌（健康有益细菌）可以影响常驻肠道微生物菌群的组成，但益生菌也可能对免疫系统和黏膜的渗透性有更直接的影响。黏膜的屏障效果越好，源自肠道微生物菌群促炎成分易位的风险越小。

三、肠道微生物菌群与类风湿关节炎

1. 肠道菌群与类风湿关节炎的相关性 类风湿关节炎（rheumatoid arthritis，RA）是一种以关节滑膜慢性炎性病变为主要病理特征的系统性自身免疫性疾病，发病时伴有严重的关节疼痛感。Scher 等通过对类风湿关节炎患者和健康者粪便中的肠道细菌样品进行 16S 测序发现，类风湿关节炎初诊患者粪便中的普雷沃菌数量比健康者或慢性已接受治疗的类风湿关节炎患者更多，普雷沃菌数量过多可能与拟杆菌属等有益菌减少相关，首次证明了肠道普雷沃菌可能在类风湿关节炎的发病机制中具有潜在的作用。近期 Marietta 等在研究普雷沃菌属细菌组织普雷沃菌对关节炎易感小鼠的影响时进一步证实了 Scher 等的观点。Marietta 等利用普雷沃菌属细菌组织普雷沃菌处理一组 II 型胶原诱导的关节炎易感小鼠，同时选取未治疗小鼠作为对照。最终发现组织普雷沃菌可以通过黏膜调节抑制关节炎，使处理的小鼠与对照组相比表现出显著降低的关节炎发生率，而且症状的严重程度也明显降低。

在超过一半的类风湿关节炎患者中，N-乙酰氨基葡萄糖-6-硫酸酯酶（N-acetylglucosamine-6-sulfatase，GNS）和细丝蛋白 A（filamin A，FLNA）两种蛋白均能够引发 T 细胞与 B 细胞的免疫反应，而健康人体内却没有此类效应。因此，它们被认为是类风湿关节炎患者的自身抗原。HLA-DR 提呈的 GNS 与普雷沃菌属和副拟杆菌属的硫酸酯酶蛋白的表位具有同源性序列，HLA-DR 提呈的 FLNA 与普雷沃菌属和丁酸弧菌属蛋白的表位具有同源性。基于这些，肠道微生物分泌的 GNS 和 FLNA 两种蛋白质很可能引发类风湿关节炎患者体内出现异常免疫反应。

2. 肠道菌群-黏膜失衡诱导类风湿关节炎 肠道黏膜表面介导微生物与外界环境接触，许多外源性致病菌通过肠道感染宿主，但宿主黏膜平衡及内环境稳态受到有效的先天性和适应性免疫系统的保护。几乎 80% 的身体免疫活性细胞都属于黏膜相关免疫系统，这些细胞中的大多数存在于胃肠道的组织中。在生理条件下，肠道被体内最大的上皮表面覆盖（人体约为 200m²），它包含了多种不同形态和功能的肠道细胞，这些细胞能调节正常细菌菌群的抗原反应。黏蛋白层是肠道内容物和肠上皮细胞之间的第一道屏障，可保护免疫系统，使其免于与共生细菌及其代谢产物直接接触，避免细菌刺激免疫细胞释放免疫因子、引起过度免疫应答、诱发类风湿关节炎。

参与黏膜屏障功能的上皮细胞是结肠中的细胞，其中杯状细胞产生上皮生长和修复所需的黏液和三叶肽，肠内分泌细胞产生具有旁分泌作用的神经内分泌分子，潘氏细胞分泌抗菌肽防御素。神经肽（神经系统的产物）能够增加紧密连接对大分子的渗透性，从而改变黏膜屏障功能。这些都是维持黏膜屏障功能必不可少的组成成分。肠道内稳态的维持，除了上述细胞功能的正常发挥，更需要与肠道微生物相互协调。正常肠道微生物参与宿主营养吸收、药物代谢，维持肠道黏膜结构完整性，调节免疫系统，对抗病原体定植。动物实验证实，将从类风湿关节炎患者粪便中分离出的屎肠球菌和短乳杆菌，再定植到大鼠肠道中，可破坏肠道菌群-黏膜平衡，诱导大鼠类风湿关节炎的发生。

肠道黏膜稳态的建立要追溯到生命最初，即胎儿脱离母体成为婴儿的时刻。婴儿离开母体，身体各系统独立发育，微生物也在此时占据宿主。特殊的是，有研究发现常驻菌群定植的时刻也是免疫系统发育时段，这一事件并非偶然，肠道微生物的定植与免疫系统成熟的相互作用对今后黏膜稳态极其重要。Bäckhed 等研究表明，婴儿分娩方式及第一年的营养状况会影响其肠道菌群的定植。在此期间，黏膜和皮肤成为菌群的"殖民地"并对免疫系统发育产生极大的影响。人体肠道内菌群的最初定植期，也是黏膜相关免疫系统发育的关键时期，免疫细胞与这些菌群相互接触，将它们视作"自己人"，形成适应性免疫，若肠道菌群结构改变，肠道黏膜平衡破坏，则可诱发免疫炎症反应。Jubair 等研究发现，在没有完整的微生物菌群的情况下，患有胶原诱导型关节炎（collagen induced arthritis，CIA）的小鼠不会产生强烈的类风湿关节炎症状。研究者提出 CIA 临床前阶段的微生物生态失调与黏膜变化有显著关系，并指出类风湿关节炎病程发展依赖于某种微生物，而微生物紊乱与黏膜失衡参与免疫性疾病的全身症状。因此，肠道菌群与黏膜细胞相互协同，共同维持肠道健康，最初定植的肠道菌与黏膜免疫细胞、因子接触，从而识别人体健康状态下的菌群。当各种因素导致肠道菌群改变时则推动疾病进展，而且将患者肠道内异常的菌群移植到健康小鼠肠道内时能引起肠道黏膜平衡破坏，诱发类风湿关节炎。

3. 肠道菌群与免疫应答　几十年来，肠道微生物的研究通常与感染或肠道疾病有关，科研人员常常是从微生物的角度去分析菌群与疾病的关系。然而，近年来研究者发现，肠道菌群不仅作用于肠道本身，还参与了免疫系统的发育，影响着机体的其他疾病。有研究指出，宿主免疫系统和微生物菌群之间的复杂相互作用对于人体内环境稳态是必需的。当宿主和微生物菌群之间的共生关系被破坏时，如肠道菌群失调、宿主免疫力降低、全身免疫炎症反应等，会诱导免疫系统疾病，引起全身反应。

肠道菌群与免疫应答之间的研究最早始于无菌小鼠。无菌小鼠免疫系统发育不良，IgA 生成浆细胞数量减少，CD4$^+$ T 细胞百分比减少，导致肠道中的 T 细胞数量减少。基于这种特有的免疫系统，无菌小鼠常被用于研究肠道菌群与宿主的免疫应答。目前，已有许多研究证实类风湿关节炎患者与正常人相比肠道菌群发生紊乱，而无菌小鼠可以通过定植，检验某种特定的微生物是否参与类风湿关节炎发病及其潜在机制，这为类风湿关节炎早期诊断和治疗提供了新的方向。Feng 等研究发现，分段的丝状菌可以促进 Th17 细胞的分化。

Th17 具有明显的促炎症作用，减少分段的丝状菌有助于减轻类风湿关节炎的炎症反应。Atarashi 等发现，梭菌属细菌的分化可促进 Tr 细胞的发育，而 Tr 细胞发育成熟后参与类风湿关节炎的免疫炎症反应。若抑制梭菌属细菌的增殖、分化，可减轻关节炎的症状。Teng 等研究显示，肠道共生细菌——分节丝状菌（segmented filamentous bacteria，SFB）是引起全身性关节炎必不可少的菌群，SFB 通过驱动肠道黏膜下派氏集合淋巴结（Peyer's patches，PPs）中滤泡辅助 T 细胞（follicular helper T cell，Tfh）的分化和移动，远程调节全身性关节炎疾病。这些研究探讨了特定菌群与免疫细胞间的作用，而先前肠道菌群的研究多是采用粪便移植的方法，将不同实验组小鼠的粪便灌胃移植，这种方法虽然也能确定疾病与肠道菌群之间的关系，但是无菌小鼠模型的出现，更进一步探究了特定菌种与免疫细胞、免疫因子的作用机制。

免疫系统既能防御外来致病菌的干扰，也能与肠道常驻菌共生进化，这对维持肠道稳态十分重要。其中的机制是，肠道驻留吞噬细胞对微生物配体和共生细菌的反应较弱，当受到刺激时，它们不会产生生物学上显著水平的促炎分子，而外来致病菌在肠道免疫形成阶段，没有与免疫细胞接触，在免疫系统发育成熟后，被机体视作异己成分，发动吞噬细胞将其清除，以此维持肠道系统稳态。

当黏膜处于平衡状态下时，上皮屏障完整，常驻共生细菌不能诱导 IL-1β 前体加工成有生物活性的 IL-1β，从而维持免疫低反应性状态，不引发免疫应答。在黏膜失衡的状态下，致病菌肠道病原体（如鼠伤寒沙门氏菌和铜绿假单胞菌）的感染可以通过 Nod 样受体 C4（Nod-like receptor C4，NLRC4）的激活，促进胱天蛋白酶 1（caspase 1）的活化，从而诱导 IL-1β 前体的加工。因此，缺乏 NLRC4 或 IL-1 受体（IL-1R）的 BALB/c 小鼠对鼠伤寒沙门氏菌的胃肠道感染高度敏感。IL-1β 在肠道免疫中的保护作用，部分是由其诱导内皮黏附分子表达的能力介导的，内皮黏附分子有助于中性粒细胞募集和肠道中的病原体清除。通过以上机制，人体可对外来致病菌做出正确的免疫应答，清除有害菌群，维持肠道菌群稳定。

四、肠道微生物与系统性红斑狼疮

目前已有实验证实，狼疮患者的肠道微生物与健康人群间存在差异。在一项病例对照研究中，利用 16S rRNA 测序的方法，发现在病情缓解的系统性红斑狼疮女性患者中，其肠道厚壁菌与拟杆菌的比例较健康人群降低。另外，在对系统性红斑狼疮患者肠道微生物的代谢组学的研究中发现，除外体质量指数（body mass index，BMI），免疫因素与肠道微生物合成分解的功能异常相关，如在系统性红斑狼疮患者中观察到原卟啉和中卟啉的积聚，可能降低铁的吸收及血红蛋白的合成。至今为止，由于对系统性红斑狼疮患者与肠道微生物之间关系的研究多为观察性的病例对照研究，受单一时间点的设计所限，难以判断肠道微生态的异常与系统性红斑狼疮发病之间的因果关系，而且由于样本数量的相对不足，可能得到假阳性的相关，尚有待大样本研究及相关基础理论证实。

在 20 世纪 70～80 年代，仅有少数证据提示某些细菌与系统性红斑狼疮之间存在联系。例如，在系统性红斑狼疮及皮肤狼疮的患者皮损处可分离得到细胞壁缺陷的痤疮丙酸杆菌、表皮葡萄球菌等。最早将细菌抗原与系统性红斑狼疮联系在一起的是利用细菌 DNA 诱导系统性红斑狼疮小鼠模型产生抗双链 DNA（double-stranded DNA，dsDNA）抗体，这提示细菌的 DNA 是具有免疫原性的。之后实验发现，通过注射细菌脂多糖诱导小鼠抗 dsDNA 抗体的产生，并发现能够促进免疫复合物在肾脏的沉积，加重狼疮肾炎的症状并导致长期的肾脏功能异常。由肠道正常菌群提供的对致病菌和潜在致病菌在肠道中的定植和增殖的抵抗能力被称为定植抗力（colonization resistance，CR）。第一项对于系统性红斑狼疮患者肠道微生物组组成的研究发现，疾病活动期的系统性红斑狼疮患者的定植抗力倾向于较健康人群下降（$P=0.09$），并提出假设认为系统性红斑狼疮中由于定植抗力的下降导致更多不同种类的细菌穿过肠壁，外来细菌在肠道内的异常定植导致肠道微生态失调，肠道内细菌易位产生交叉反应并最终导致抗体的产生。一项病例对照研究中，通过肾穿刺标本活检发现幽门螺杆菌感染所产生的抗体与狼疮肾炎存在相关性，这是发现人类共生的微生物可能与系统性红斑狼疮的发病之间存在一定关系的较早的证据之一。

不同研究表明，肠道微生物通过与宿主免疫系统多种形式的相互联系，在狼疮的发病机制中有潜在的重要作用。一项关于肠黏膜淋巴组织与 B 细胞分化成熟的研究提示，肠黏膜相关淋巴组织处的抗原去除自身免疫活性的 B 细胞，是 B 细胞阴性选择的重要节点。在系统性红斑狼疮中，未成熟的 B 细胞由于肠归巢受体 α4β7 表达减少，不能充分被肠黏膜淋巴组织选择，因此产生自身免疫性 B 细胞及自身抗体，该研究同时发现在系统性红斑狼疮患者中 T 细胞 α4β7 表达水平降低及肠黏膜内 CD8 细胞的减少，可能与系统性红斑狼疮的发病相关。动物实验提示，在新生动物中，抗核抗体（antinuclear antibodies，ANA）的产生受到肠道微生物的影响，尤其与分段丝状菌及 IL-17 信号通路相关，肠黏膜固有层内表达淋巴毒素 β 受体（lymphotoxin-βreceptor，LTβR）的 RORγt⁺固有淋巴细胞对于维持自身免疫耐受至关重要。

利用肠道微生物进行系统性红斑狼疮的诊断与通过肠道微生态的重建治疗系统性红斑狼疮尚有待更多深入的研究支持。实验发现，在狼疮易感小鼠肠道中，乳杆菌的减少及毛螺菌的增加在早期即可出现，与病情的严重程度相关并持续存在至疾病晚期，引入视黄酸的饮食干预、恢复减少的乳杆菌，与狼疮症状改善相平行，显示了通过饮食调节肠道微生物治疗狼疮的潜在可能。另一项狼疮易感小鼠的实验中发现，给予酸性饮用水的小鼠疾病进展相对缓慢，自身抗体及促炎因子（IL-17、IL-21、IFN-α）水平也较饮用中性水的小鼠低，进一步对肠道微生物的分析发现酸性水可以促进厚壁菌的生长，以上提示通过饮用水 pH 变化可以调节肠道微生物，影响狼疮的发病率。已有研究表明，通过饮食调节，如全谷物饮食可提高厚壁菌/拟杆菌的比例。但这种调节是否有助于狼疮症状的改善尚有待进一步的研究证实。

五、肠道微生物与脊柱关节炎

脊柱关节炎为与 HLA-B27 相关的附着点炎症，主要包括强直性脊柱炎、银屑病关节炎、反应性关节炎、炎性肠病相关脊柱关节炎及未分化脊柱关节炎等。在一项大型前瞻性队列研究中，炎性肠病发生于 5.1% 的新发脊柱关节炎患者中。亚临床的肠道炎症被证实存在于约 50% 的脊柱关节炎患者中，不同类型的肠道炎症则与疾病活动度及疾病进展、预后相关。近来的研究通过 16S rRNA 测序法发现，毛螺菌科、韦荣球菌科、紫单胞菌科、拟杆菌科在强直性脊柱炎患者肠道中显著富集，而毛螺菌科、普雷沃菌科与强直性脊柱炎患者中炎性肠病的发生强烈相关。

近十余年已有多项针对不同亚型脊柱关节炎患者的肠道菌群及相关免疫反应的研究。硫酸盐还原菌被认为与炎性肠病的发生相关，在第一项针对强直性脊柱炎肠道菌群的研究中，强直性脊柱炎患者粪便中的硫酸盐还原菌较健康人群明显增加，并且在后续的实验中发现，强直性脊柱炎患者的外周血单核细胞在自体拟杆菌的刺激下产生较低水平的 IL-10。最新研究提出，小杆菌属的富集程度与强直性脊柱炎病情活动度评分（ankylosing spondylitis disease activity score，ASDAS）相平行，是潜在的衡量强直性脊柱炎疾病活动性的生物学指标。另外，在银屑病关节炎患者中发现，其肠道内细菌多样性较健康人群下降，其中以瘤胃球菌属、假丁酸弧菌属等减少为主，并且伴有 IgA 水平升高及 NF-κB 受体活化因子配体（receptor activator for nuclear factor-κB ligand，RANKL）水平的降低。在儿童的肠炎相关性关节炎中发现柔嫩梭菌较对照组减少。

既往动物实验表明，共生肠道细菌的存在对于小鼠 B27 相关肠炎及脊柱关节炎的发生起决定性作用。在 HLA-B27 转基因的无菌小鼠中，肠腔内引入厌氧菌是发生外周型脊柱关节炎的必要条件，而乳酸杆菌则有保护性作用。此外，在 SKG 小鼠模型中，肠道无菌环境可减轻热凝胶诱导的急性关节炎症反应，并发现回肠 IL-23 的表达及淋巴结 IL-17A 的产生均为肠道微生物依赖性。以上研究显示了通过调节肠道微生物治疗 HLA-B27 相关疾病的可能性，然而已有的一项临床研究表明，联合应用益生菌对于活动期的脊柱关节炎的治疗疗效尚不确切。

第四节　肠道微生物菌群对强直性脊柱炎的影响

近年来，越来越多的研究表明人类疾病与肠道微生物密切相关，肠道微生物宏基因组也因此被称为"人类第二基因组"，2007 年人类微生物组计划（human microbiome project，HMP）的启动标志着肠道菌群研究的热潮已经到来。肠道是人体内非常重要的消化吸收场所和最大的免疫器官，在正常免疫防御中有着非常重要的作用。已有研究表明强直性脊柱炎的发生、发展与肠道菌群相关，肠道菌群结构的改变对强直性脊柱炎的诊断及治疗有一定的价值，通过膳食、药物调节，重建肠道微生态有助于改善疾病症状。

一、肠道微生物菌群与强直性脊柱炎相互关联的证据

在无菌环境中培育 HLA-B27 转基因大鼠，强直性脊柱炎的表现特征不明显。然而，当将如拟杆菌等共生细菌引入这些无菌模型时，强直性脊柱炎就会进一步发展。HLA-B27 转基因大鼠转移至常规饲养环境中，出现与强直性脊柱炎类似的症状。这些研究表明微生物菌群在炎症反应的启动和遗传易感性中具有重要作用。

在牙周病中口腔微生物菌群（口腔内有 700 多种细菌）起作用，反过来又在牙周炎中发挥作用。据报道，牙周炎与强直性脊柱炎有关，强直性脊柱炎患者更容易患牙周炎。将强直性脊柱炎患者与健康人进行比较，强直性脊柱炎患者具有更高水平的抗牙龈卟啉单胞菌，再次表明某些特定微生物菌群与强直性脊柱炎之间可能存在相互作用。

尽管强直性脊柱炎遗传率非常高，但双胞胎发病的一致率不是100%。微生物环境可在 HLA-B27 的遗传背景下发挥作用。然而，传染性微生物菌群在强直性脊柱炎中的作用尚无一致性的结论，存在着较大争议。随着高通量技术的快速发展，对人体微生物菌群的组成和功能有了更深入的了解。Martínez 等的一篇有趣报道显示，建议强直性脊柱炎患者肠道微生物菌群的感染与其病程密切相关。他们的研究表明，56%的患者多种生理系统均有感染：包括上呼吸道感染、泌尿系统感染和肠道感染。此外，HLA-B27 阳性患者的感染率较高，肠道感染最常见。

据报道，一些细菌在强直性脊柱炎发病机制中起重要作用，如肺炎克雷伯菌和拟杆菌。然而，细菌的数量通常涉及免疫反应的发生和发展，一般不涉及生理系统的感染。事实上，许多研究表明肺炎克雷伯菌在该疾病的发病机制中起作用。Ebringer 等表明当疾病处于活跃的炎症状态时，强直性脊柱炎与粪便肺炎克雷伯菌密切相关。在类似的研究中发现，HLA-B27 阳性患者的外周滑膜炎也与粪便克雷伯菌的存在显著相关。此外，一些研究还表明，强直性脊柱炎患者肠炎的纵向发展与肺炎克雷伯菌抗体的存在密切相关。然而，其他研究未发现类似现象。Stone 等未发现肺炎克雷伯菌与强直性脊柱炎之间存在因果关系。这些相互矛盾的结果可能是手术错误或患者处于不同阶段导致的。

二、肠道微生物菌群在强直性脊柱炎中的作用

人体肠道内有数万亿个细菌，构成了肠道微生物菌群复杂的微生物系统，在肠道健康中起着关键作用。肠道菌群紊乱可导致许多疾病，包括糖尿病、肥胖症、慢性肾病和炎性肠病，约70%的患者具有肠道炎症亚临床症状，这表明这几种疾病具有共同起源的相似实体，即肠道生态失调。已经表明脊柱关节炎的发生受肠道微生物菌群的影响。许多研究证实，肠道微生物在强直性脊柱炎发病中具有重要作用，强直性脊柱炎与炎性肠病有关。在疾病的活跃期，大多数患者血清总 IgA 水平升高，表明微生物易位和肠屏障衰竭。最近的一项研究表明，回肠末端的微生物菌群与健康对照相比，强直性脊柱炎患者有较高丰度的 5 个细菌科（毛螺菌科、普雷沃菌科、理研菌科、紫单胞菌科和拟杆菌）和高丰度两种细

菌家族（瘤胃菌科和理研菌科）。Tito 等研究表明，肠道的炎症状态与强直性脊柱炎患者黏膜微生物菌群的组成密切相关，而小杆菌属可能是强直性脊柱炎疾病活动中潜在的微生物标志物。Stebbings 等研究表明，强直性脊柱炎患者粪便中硫酸盐还原菌的数量较高，推测与炎性肠病发病机制有关。蒙托亚等发现了母乳喂养可以防止强直性脊柱炎发展的证据，母乳喂养的婴儿与由奶瓶喂养的婴儿相比，诱导的胃肠道微生物菌群组成显著不同。他们认为母乳喂养影响强直性脊柱炎发展的可能原因是人乳蛋白质或脂质，与婴儿免疫系统直接相互作用，或与婴儿肠道菌群间接相互作用。总之，多种证据证明肠道微生物组可能是强直性脊柱炎发病机制的一个可能原因。因此，与强直性脊柱炎相关的微生物菌群组成的表征及肠道微生物组在疾病进展中功能作用的确切机制是近年来研究的焦点。

三、肠道微生物菌群如何影响强直性脊柱炎

虽然肠道微生物菌群在强直性脊柱炎进展中的作用证据越来越多，已经提出了几种机制解释微生物菌群在强直性脊柱炎病因学中的作用，如肠道通透性的改变、免疫反应的刺激和分子模拟（图 6-8）。当肠道微生物菌群发生干扰时，肠道微生物菌群与免疫系统之间存在串扰。

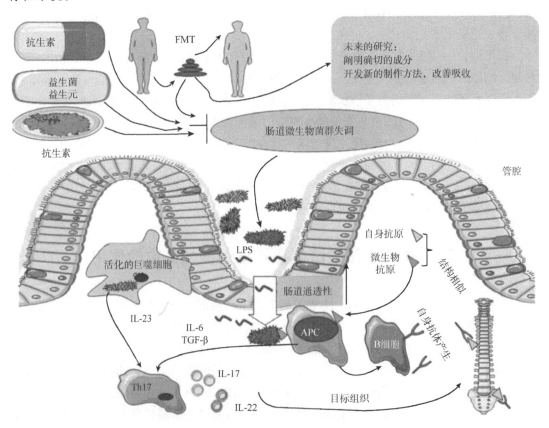

图 6-8　概述肠道微生物菌群失调引起强直性脊柱炎炎症的可能机制

注：APC，抗原呈递细胞；FMT，粪便微生物移植；LPS，脂多糖。

1. 肠道微生物菌群增加肠道通透性　肠上皮是抵御共生和病原微生物的重要的物理和生物化学屏障，其保护宿主–微生物相互作用并维持组织稳态。当上皮细胞之间紧密连接能力出现问题时，导致肠渗透性增加，称为渗漏肠。肠道微生物菌群生态失调可导致黏膜屏障损坏和共生菌群的渗透增加，在疾病发生和发展过程中起着重要的作用。

在强直性脊柱炎患者及其亲代或子代及实验动物模型中发现，肠道通透性增加可能导致肠道微生物菌群的改变，并对机体产生危害。有作者研究结果显示，HLA-B27 大鼠肠道通透性几乎是健康对照大鼠的 5 倍，并随着年龄的增长而增加，肠道通透性变化改变发生在肠道炎症发病之前。脂多糖是内毒素的毒性部分，如果进入血液，会诱发严重的全身炎症反应。一些证据初步表明，强直性脊柱炎患者血清中含有较高水平的脂多糖和脂肪酸结合蛋白，与肠道通透性显著相关。

2. 通过调节先天免疫和 IL-23/Th17 轴增加炎症的肠–关节轴反应　先天免疫系统，也称为内生非特异性免疫系统，保护宿主体免受病原体侵袭的第一道防线。在这种先天免疫反应过程中，肠巨噬细胞在保护肠屏障功能和抵御共生细菌侵袭中起着重要的作用。巨噬细胞的受体可识别攻击的入侵者，如细菌或病毒。一些报道指出，肠巨噬细胞的功能障碍可能会增加炎性肠病的发病率，细菌可诱导巨噬细胞分化为不同类型和不同功能的巨噬细胞。巨噬细胞分为两种类型：M1 型或 M2 型。M1 型巨噬细胞产生相对较高水平的促炎细胞因子，包括肿瘤坏死因子 α（TNF-α）和白细胞介素-12（IL-12），而 M2 型巨噬细胞产生许多抑制疾病的炎症因子。

在患有肠道炎症的强直性脊柱炎和克罗恩病患者中观察到 M1 型巨噬细胞增加。同时，在强直性脊柱炎患者中 M2 型巨噬细胞也显著增加。尽管极化 M1 型巨噬细胞增加，但一些强直性脊柱炎患者未发现严重的肠道炎症。推测 M2 型巨噬细胞的显著增加可以抵消 M1 型巨噬细胞的促炎作用。Vandooren 等在外周脊柱关节炎研究中发现，M2 型标志物 CD163 和 CD200R 表达增加，M1 型衍生的促炎介质减少，包括 TNF-α 和 IL-1β。有趣的是，另一项研究表明，与正常对照标本相比，来自强直性脊柱炎患者的软骨骨髓 M2 型巨噬细胞产生的 IL-23 水平显著增加。尽管进行了上述研究，强直性脊柱炎患者中不同巨噬细胞亚群的表现仍不清楚，并且强直性脊柱炎患者的急性和慢性肠组织炎症状态可能代表不同的病理疾病情况。

有证据表明，细胞因子的分泌模式影响强直性脊柱炎和肠道免疫的发病机制，IL-23/Th17 信号转导轴作为检测慢性炎症重要的标志性指标。简而言之，该途径主要引起幼稚 CD4 阳性细胞向 Th17 表型的极化，其与 IL-17 和 IL-22 的产生显著相关。这种分化是由 IL-23（及 IL-6 和 TGF-β）参与 IL-23/Th17 途径引起的。

在外周血、肠和骨骼肌组织中 IL-17 和 IL-23 的表达升高。虽然 IL-17 和 IL-23 由肠产生，但微生物菌群如何影响细胞产生 IL-23/IL-17 的作用机制仍在研究中。据推测，微生物抗原可能导致细胞因子（如 IL-23 和 IL-17）表达增加。例如，IL-23 可由沙眼衣原体引发，这与反应性关节炎有关。在另一项研究中，发现肠炎沙门氏菌在动物反应性关节炎模型中诱导局部 Th17 反应。在患有强直性脊柱炎的人群中，发现表达 IL-23R 的先天性淋巴样细胞能够从肠道迁移到外周血、骨髓和关节。在肠道中，微生物菌群生态失调能够诱导先天性免疫细胞中 IL-17 的快速释放。

IL-23 是调节强直性脊柱炎先天和适应性免疫反应的关键细胞因子。在强直性脊柱炎患者中，发现 IL-23 在软骨骨髓细胞和纤维组织的一些巨噬细胞中表达。此外，Ciccia 等研究表明，IL-23 表达增加的原因是单核细胞的浸润，IL-23 的过表达是强直性脊柱炎亚临床肠道炎症的重要特征。有人提出 IL-23、IL-17 和 IL-22 参与炎症肠关节轴中炎性反应的形成和发展。IL-17 表现出促炎性质，可导致破骨细胞生成和炎性骨质流失。而 IL-22 可能导致骨膜炎和强直性脊柱炎患者骨外层软组织肿胀。在凝胶多糖处理的 ZAP-70W163C 突变体 BALB/c（SKG）小鼠中，IL-23 可导致关节炎、肌腱骨止点炎和回肠炎的形成。IL-22 影响机体的不同组织，IL-22 可能导致骨炎，同时对回肠起保护作用。IL-17 与肌腱骨止点炎有关。一项研究表明，强直性脊柱炎患者与黏膜相关恒定 T（MAIT）细胞分泌 IL-17A+ 表达量升高，滑液中 MAIT 细胞富集。另外，刺激强直性脊柱炎 MAIT 细胞中 IL-7 的表达，可使 IL-17 升高。MAIT 细胞参与多种自身免疫性疾病，如多发性硬化、炎性肠病和类风湿关节炎。这些研究表明，在强直性脊柱炎患者和靶向 IL-23/Th17 细胞响应途径中重要的特征是 IL-23/Th17 细胞免疫应答异常激活。

3. 分子模仿或交叉反应　外源抗原和自身抗原之间的序列或结构相似性定义为分子模拟或交叉反应。这些外来抗原主要来自入侵的微生物，并激活免疫细胞产生抗体。这些病原体特异性抗体不仅与微生物反应，而且与宿主自身抗原结合，导致炎症和组织损伤。分子模拟或交叉反应假说是触发强直性脊柱炎另一种可能的机制，而分子模拟是风湿热的主要机制。

HLA-B27 可与革兰氏阴性细菌交叉反应。例如，克雷伯菌属微生物具有各种抗原，与 HLA-B27 或自身其他抗原分子具有相似性和免疫交叉反应性（图 6-9、图 6-10）。在 HLA-B27.1 抗原（残基 72-77）和肺炎克雷伯菌固氮酶（残基 188～193）之间发现了 6 种同源氨基酸。克雷伯菌支链淀粉酶的 Pul-D 分泌蛋白 DRDE 序列（残基 596～599）与 HLA-B27 的 DRED 基序（残基 74～77）相似。5 种肠道细菌（克雷伯菌、肠杆菌、沙门

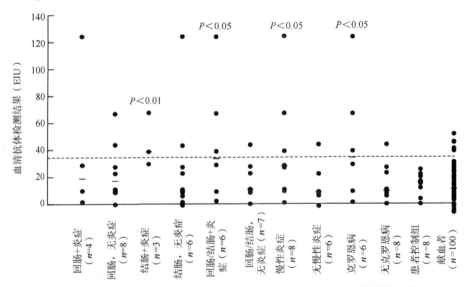

图 6-9　轴型强直性脊柱炎患者血清中肺炎克雷伯菌的 IgA 类抗体浓度

注：同时显示了患有其他风湿性疾病和健康对照的患者的结果。P 与健康对照组比较时给出的值。虚线为健康献血者的平均值（2SD）的抗体值。EIU：酶联免疫单位。

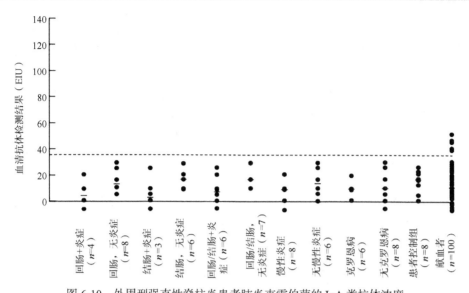

图 6-10　外周型强直性脊柱炎患者肺炎克雷伯菌的 IgA 类抗体浓度

注：同时显示了患有其他风湿性疾病和健康对照的患者的结果。虚线为健康献血者的平均值（2SD）的抗体值。

EIU：酶联免疫单位。

氏菌、志贺氏菌和耶尔森菌微生物）的抗原提取物，与兔淋巴细胞 HLA-B27 阳性免疫后产生的抗体间发生免疫阳性反应，表明存在共有的交叉反应抗原。克雷伯菌可刺激宿主产生不同类型的跨反应性抗体，每种类型抗体瞄准机体的特定部分（如 HLA-B27 抗原高表达）。此外，克雷伯菌支原体酶 A 和胶原蛋白（Ⅰ型、Ⅲ型和Ⅳ型）之间也存在分子模拟，从而为强直性脊柱炎脊柱位置病理性的病变提供了可能的解释。因此，抗克雷伯菌抗体可能作为针对 HLA-B27 和脊髓胶原的自身抗体起作用，因此强直性脊柱炎也被定义为自身免疫性疾病。虽然许多研究表明微生物菌群与强直性脊柱炎有关，但潜在的机制仍然未知，因此需要进一步研究。

4. 膳食结构通过肠道菌群影响强直性脊柱炎　肠道菌群紊乱与强直性脊柱炎、炎性肠病等疾病的发生、发展密切相关。膳食是胃肠道与外界最直接的联系，越来越多的研究表明，膳食会影响肠道微生物的基因及其组成，不同代谢底物的优势菌群差异明显，从而影响肠道菌群的结构和功能。2016 年，中南大学陆前进教授针对系统性红斑狼疮小鼠饮食结构的研究发现，高盐饮食可以通过增加 Tfh 细胞及抗双链 DNA 抗体的含量等，从而促进狼疮小鼠的病程进展。

相关机制研究进一步表明，高盐能够通过羟甲基化酶 TET2 促进 CD4+T 细胞处于低甲基化状态，即处于活化状态，并且可以通过调控 T 细胞分化相关基因 *spn* 等诱导 Tfh 细胞的分化，该课题组前期的研究表明，CD4+ T 细胞的 DNA 低甲基化在系统性红斑狼疮发生发展中发挥着重要作用。

2017 年，暨南大学尹芝南教授采用小鼠实验性自身免疫性脑膜炎（模拟人类多发性硬化）的模型，系统性地研究了多种可乐型饮料对自身免疫性疾病的影响。结果表明，长期大量摄入无咖啡因的高糖型可乐饮料将引起机体菌群结构的显著变化，并显著上调肠腔内 ATP 的水平，这些变化使得表达 IL-17 的致炎性 Th17 细胞水平显著上升，并最终加重小鼠实验性自身免疫性脑膜炎疾病的发生。

　　膳食结构通过调控肠道菌群，用于改善疾病症状将会是很好地辅助治疗的途径。肺炎克雷伯菌的感染可引发强直性脊柱炎的发生，已被多项研究证实。Zhang 等从基因学说、受体学说、分子拟态等方向总结了肺炎克雷伯菌感染参与强直性脊柱炎发病的可能机制，许多抗生素都可以抑制肺炎克雷伯菌（如四环素类、氯霉素等）。然而，抗生素的使用易产生超级耐药菌株，并有很强的副作用，减少了治疗感染的价值。Finegold 等研究表明，在高碳水化合物/低蛋白饮食的个体中，粪便中的肺炎克雷伯菌浓度的平均值是低碳水化合物/高蛋白饮食人的 40 倍，这一发现表明除了使用的抗炎和免疫调节药物外，低淀粉饮食摄入可能有助于强直性脊柱炎患者的治疗。因此我们建议，一旦确诊为强直性脊柱炎，患者除常规治疗药物外，在整个病程还应坚持低淀粉饮食。

第五节　肠道微生物菌群分析方法的研究进展

　　肠道微生物对机体功能有着十分重要的影响。但到目前为止，肠道微生物菌群落的组成尚不十分清楚，这为肠道微生物功能的研究带来了不少困难。研究肠道微生物的传统方法主要为培养技术，虽然这些年培养技术取得了重大进展，然而肠道中可培养的微生物仍然只是极少数。近年来，原核生物核糖体小亚基 rRNA（16S rRNA）基因（16S rDNA）的序列分析被认为是目前研究和分析微生物菌群落结构最有效的方法之一，已成为研究微生物组组成的通用方法。16S rDNA 长度约为 1500bp，其序列包含 10 个高变区和与之相间的 11 个保守区。高变区和保守区核酸是鉴定不同科、属、种微生物的分子基础。高变区因微生物而异，且变异程度与微生物的系统发育密切相关。而保守区片段反映了生物物种间的亲缘关系，可以用来设计几乎能与所有微生物核糖靶位点结合的通用引物，从而鉴定所研究的微生物。

　　目前可用于肠道微生物菌群落研究的 16S rRNA 基因技术有变性梯度凝胶电泳（denaturing gradient gel electrophoresis，DGGE）、温度梯度凝胶电泳（temperature gradient gel electrophoresis，TGGE）、扩增核糖体 DNA 限制性分析（amplified ribosomal DNA restriction analysis，ARDRA）、16S rDNA 克隆文库、基因芯片、焦磷酸测序、单链构象多态性（single-strand conformation polymorphism，SSCP）、宏基因组测序等。例如，Zhan 利用 DGGE 方法比较分析了溃疡性结肠炎与非溃疡性结肠炎患者肠黏膜相关淋巴组织的微生物多样性；Hayashi 等结合 T-RFLP 与 16S rDNA 克隆文库分析了 3 个老年人空肠、回肠、盲肠和直肠内容物的微生物菌群落，了解了不同肠段微生物菌群落的差异，其中空肠和回肠的微生物菌群落较简单，多是链球菌、乳酸杆菌、γ-变形杆菌、肠球菌和拟杆菌等一些兼性厌氧菌或厌氧菌；而盲肠的微生物菌群落比空、回肠复杂；上肠道中不会出现的梭菌属在粪便中占大部分。焦磷酸测序、基因芯片与宏基因组测序则是新近发展的方法，已得到广泛的重视与研究。

一、焦磷酸测序分析

　　目前焦磷酸测序分析技术已经逐渐成为实验室非常重要的 DNA 分析新手段（图 6-11），

在很多方面都得到了广泛应用，受到越来越多研究者的关注。为了分析 154 个肥胖和瘦的同卵双胞胎和异卵双胞胎成年小鼠粪便菌群 16S rDNA 的 V2（位置 3，9846±232）和 V6（位置 24，7866±1403）高变区域，Peter 等结合系统发育树和分类学，用焦磷酸测序分析技术检测出相对于瘦小鼠，肥胖小鼠粪便中放线菌占菌群的比例较大，但拟杆菌门少，同时微生物菌群落多样性也明显减少。这个结果与以前比较肥胖和瘦身后肠道拟杆菌属所发生的变化一致，因此此技术可用于肠道菌群的研究。Thomas 等用焦磷酸测序分析技术检测年龄分别为 1 周、1 个月、1 周岁湿疹婴儿和没有过敏表现的婴儿粪便样品中的微生物，发现湿疹婴儿微生物菌群落的多样性低于正常婴儿，其中包括拟杆菌门和变形杆菌门。这个研究也证明了肠道微生物菌群落与免疫疾病有关。

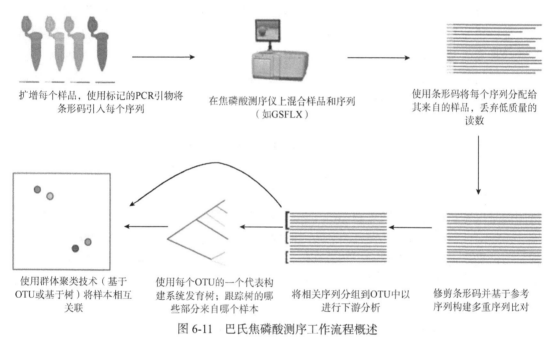

扩增每个样品，使用标记的PCR引物将条形码引入每个序列　　在焦磷酸测序仪上混合样品和序列（如GSFLX）　　使用条形码将每个序列分配给其来自的样品，丢弃低质量的读数

使用群体聚类技术（基于OTU或基于树）将样本相互关联　　使用每个OTU的一个代表构建系统发育树；跟踪树的哪些部分来自哪个样本　　将相关序列分组到OTU中以进行下游分析　　修剪条形码并基于参考序列构建多重序列比对

图 6-11　巴氏焦磷酸测序工作流程概述

注：在 PCR 步骤（用于扩增测序）或通过连接（用于宏基因组学）期间，将样品特异性标签引入每个样品中。测序后，可以使用它们包含的标签将单个序列追溯到单个样品。然后将每个样品的序列分离、比对，然后直接用于基于分类群的分析或用于构建系统发育分析的树。OTU：分类单位。

此外，肝硬化患者粪便的微生物 16S rDNA V3 区经焦磷酸测序发现，相对于正常人，患者拟杆菌门比例明显降低，而变形杆菌和梭菌门微生物上升幅度却很大。对于肠道微生物菌群落，焦磷酸测序分析技术拥有实时监测、快速、高通量、定量性能好、结果准确和自动化的优点，且人为影响因素更少，便于构建标准化的操作流程。总体来说，其具有大通量、自动化程度高、便于操作、很适合大样本、快速检测、省时省力等特点。但是目前的焦磷酸测序分析技术对 DNA 片段序列分析的读序长度有限，而且成本较高。

二、基因芯片分析

由于人类肠道微生物结构能够调节机体的代谢及免疫等功能，影响宿主健康，所以分析肠道菌群可以为疾病的诊断提供参照。基因芯片具有可在一张芯片上同时对多个患者进行多种疾病检测等独特的疾病诊断优势，目前以快速、灵敏等特点应用于肠道微生物的检测。例如，Carey 等用基因芯片研究了益生菌鼠李糖乳杆菌在宿主细胞内的相互作用。而Paliy 等用基因芯片发现了人类肠道的 775 种细菌，从而可以相应评估机体这个环境的代谢活力。因为某一环境所拥有的代谢活力与该环境中的微生物有着紧密联系，所以对肠道中的微生物所得的信息越多，就越能了解机体的代谢。Rigsbee 等也采用基因芯片检测人类粪便中的微生物，通过比较不同种类细菌的代谢活力，发现 Clostridium 和 Bacteroides 对淀粉和纤维的降解力较强，但螺旋体属和古菌的代谢则较差。

近些年，检测肠道微生物菌群落的基因芯片包括系统发育微阵列和人体肠道内芯片，以系统发育微阵列用得较多。Kang 和 Paliy 的实验室采用系统发育微阵列检测肠道微生物，显示能够快速并准确评估肠道微生物多样性。但是目前基因芯片技术尚未成熟，还存在着如信号检测的灵敏性及特异性不好、芯片制备较为复杂、样品准备与标记较为烦琐、技术成本高等问题，且人类对各种环境的未知信息被忽视。尽管存在这些缺陷，基因芯片与传统的检测方法相比仍具有高通量、微型化和平行分析等高效率的特点。

三、宏基因组测序与生物信息分析

宏基因组学由 Handelsman 在 1998 年首次提出，并得到 Pachter 等的明确定义。宏基因组学是以特定环境下的微生物菌群落为研究对象，以微生物多样性、种群结构、进化关系、功能活性、相互协作关系及与环境之间的关系为研究目的的新型微生物研究方法。目前，通过采集土壤、海洋浮游生物等环境样品，成功构建了宏基因组文库，筛选到多种新的生物活性物质如各种酶类及一些次生代谢产物等。医学领域肠道微生物宏基因组学相关研究还相对较少，然而发展却非常迅速。

2010 年，华大基因研究院对 124 个欧洲人肠道样本进行宏基因组测序分析，得出人肠道中存在约 1000 种细菌，平均每个人体内约含有 160 种优势菌种，并且这些细菌是绝大部分个体所共有的，鉴别出了与糖代谢、氨基酸合成、蛋白质复合体等相关的看家基因。另外，这项研究得到 330 万个非冗余的人体肠道宏基因组，78%为新发现的未知基因。这项研究在人类肠道宏基因组研究领域取得了突破性进展。

2006 年，Turnbaugh 等通过对肥胖和正常的同/异卵双胞胎肠道微生物的 16S rDNA 进行宏基因组测序发现，肠道微生物的两大主要优势菌群厚壁菌门和拟杆菌门在肥胖与健康个体中的相对丰度有明显区别，其中肥胖个体中厚壁菌门比例显著上升，而拟杆菌门则明显降低。厚壁菌门可以帮助多糖发酵，使得宿主更有效地摄取食物中的热量，促进体内脂肪的贮积、导致肥胖。一些糖尿病研究结果也表明，该疾病与肠道菌群功能紊乱密切相关。这些研究将对人类自身健康与肠道微生物的微妙关系做出科学的诠释，还有助于预防和干预由肠道菌群引发的肥胖、肠炎和糖尿病等疾病。

此外，Gill 等建立了人肠道微生物菌群的宏基因组，并对其代谢特征进行了分析。Manichanh 等利用宏基因组方法对比研究了正常人和节段性回肠炎患者肠道微生物多样性，发现患者肠道微生物多样性降低，尤其是厚壁菌门大大减少。因此，肠道宏基因组应用于临床并不遥远。

一方面，宏基因组测序在人体不仅应用于分析肠道细菌，也可用于分析肠道病毒。Breitbart 等利用宏基因组方法分析了人粪便中病毒群体，发现该群体中包含 1200 个病毒基因型，对其序列分析表明大多数是未知的。宏基因组学不仅能够对机体肠道微生物菌群落的数量和组成结构进行研究，而且使我们从整体上认识微生物菌群落自身及其与宿主之间的关系，帮助分析肠道微生物对人体健康的影响等。此外，宏基因组学可以研究具有不同遗传背景、不同地域背景的人在不同状态下与肠道微生物菌群落结构和功能之间的相互影响，从而分析人体正常菌群共有的结构和功能特征。另一方面，宏基因组学可以比较分析正常和疾病状态下、疾病不同进程中人体肠道微生物菌群落的结构和功能变化。例如，正常人及某些疾病患者的肠道中微生物菌群体多样性分析及对比分析，新发传染病病原及未知病原的发现。

近几年，随着微生物基因组数据管理系统的不断更新，新型数学运算法则及 MEGAN 软件开发，先进测序分析技术、多位点序列分型、多基因表达谱预测，以及 Visualization 统计学方法在宏基因组学领域中的应用，为宏基因文库所包含海量信息的精确分析奠定了坚实的理论基础。由宏基因高通量测序带来的海量数据和突破性成果，将极大地推动肠道宏基因组学研究的快速发展，使大规模的宏基因组学与疾病的关联研究得以相继展开，使得疾病的研究模式也发生重大转变。

四、各种肠道微生物菌群落分析方法适用范围

随着人们对微生物的认识正逐渐从外部结构特征转向内部基因结构特征，微生物的检测也相应地从生化、免疫方法转向基因水平的检测。对于用培养等传统方法不能检测的微生物，基因检测更显其优势。从 Woese 等首次应用 rRNA 分析细菌以来，rRNA 数据库迅速扩大，在研究细菌多样性、进化、系统发育过程中被广泛采用。16S rRNA 基因作为细菌的标志，将逐渐成为临床细菌分类、鉴定的金标准，在细菌鉴定中形成一个新的分支——微生物基因诊断学。

以 16S rRNA 基因为基础的研究方法各有其优势。DGGE 是操作较为简单的一种方法。T-RFLP 则较为方便快捷。而焦磷酸测序能自动化检测大量的样本。基因芯片以高通量为特点，适合临床应用。宏基因组测序能检测环境中所有微生物，保留样本中弱势菌的信息。这些方法中的宏基因组学研究肠道微生物的多样性正逐渐盛行。

通过宏基因组测序发现肠道菌群结构改变，再结合其代谢特征分析，可使得肠道微生物与代谢性疾病相联系。而基因芯片在比较个体间肠道群落的灵敏性较好。但因这些技术是众多学科、众多技术相互融合、相互渗透的结果，在某些方面仍不甚完善，有一些关键问题亟待解决。且这些方法都受制于从样本中获得的 DNA 及其 PCR 效果。但随着科学技术的不断发展，相信这些问题会得到解决，相关技术一定会在肠道微生物的研究中发挥更加重要的作用。

参 考 文 献

Ahuja M, Schwartz D M, Tandon M, et al, 2017. Orai1-mediated antimicrobial secretion from pancreatic acini shapes the gut microbiome and regulates gut innate immunity[J]. Cell Metabolism, 25（3）: 635-646.

Asquith M, Elewaut D, Lin P, et al, 2014. The role of the gut and microbes in the pathogenesis of spondyloarthritis[J]. Best Practice & Research Clinical Rheumatology, 28（5）: 687-702.

Babaie F, Hasankhani M, Mohammadi H, et al, 2018. The role of gut microbiota and IL-23/IL-17 pathway in ankylosing spondylitis immunopathogenesis: new insights and updates[J]. Immunology Letters, 196: 52-62.

Bazin T, Hooks K B, Barnetche T, et al, 2018. Microbiota composition may predict anti-tnf alpha response in spondyloarthritis patients: an exploratory study[J]. Scientific Reports（Nature Publisher Group）, 8: 1-11.

Bedaiwi M K, Inman R D, 2014. Microbiome and probiotics: link to arthritis[J].Current Opinion in Rheumatology, 26（4）: 410-415.

Bisanz J E, Suppiah P, Thomson W M, et al, 2016. The oral microbiome of patients with axial spondyloarthritis compared to healthy individuals[J]. PeerJ, 4: e2095.

Castelino M, Eyre S, Upton M, et al, 2013. The bacterial skin microbiome in psoriatic arthritis, an unexplored link in pathogenesis: challenges and opportunities offered by recent technological advances[J]. Rheumatology, 53（5）: 777-784.

Ciccia F, Guggino G, Rizzo A, et al, 2017. Dysbiosis and zonulin upregulation alter gut epithelial and vascular barriers in patients with ankylosing spondylitis[J]. Annals of the Rheumatic Diseases, 76（6）: 1123-1132.

Costello M E, Elewaut D, Kenna T J, et al, 2013. Microbes, the gut and ankylosing spondylitis[J]. Arthritis Research & Therapy, 15（3）: 214.

Costello M E, Robinson P C, Benham H, et al, 2015. The intestinal microbiome in human disease and how it relates to arthritis and spondyloarthritis[J].Best Practice & Research Clinical Rheumatology, 29（2）: 202-212.

Cristea D, Trandafir M, Bojinca V C, et al, 2019. Usefulness of complex bacteriological and serological analysis in patients with spondyloarthritis[J]. Experimental and Therapeutic Medicine, 17（5）: 3465-3476.

DeFilippis E M, Longman R, Harbus M, et al, 2016. Crohn's disease: evolution, epigenetics, and the emerging role of microbiome-targeted therapies[J]. Current Gastroenterology Reports, 18（3）: 13.

du Teil E M, Gabarrini G, Harmsen H J M, et al, 2018. Talk to your gut: the oral-gut microbiome axis and its immunomodulatory role in the etiology of rheumatoid arthritis[J]. FEMS Microbiology Reviews, 43（1）: 1-18.

Dubey D, Kumar S, Chaurasia S, et al, 2018. NMR-based serum metabolomics revealed distinctive metabolic patterns in reactive arthritis compared with rheumatoid arthritis[J]. Journal of Proteome Research, 18（1）: 130-146.

Eppinga H, Konstantinov S R, Peppelenbosch M P, et al, 2014. The microbiome and psoriatic arthritis[J]. Current Rheumatology Reports, 16（3）: 407.

Gilis E, Mortier C, Venken K, et al, 2018. The role of the microbiome in gut and joint inflammation in psoriatic arthritis and spondyloarthritis[J]. The Journal of Rheumatology Supplement, 94: 36-39.

Gill T, Asquith M, Brooks S R, et al, 2018. Effects of HLA-B27 on gut microbiota in experimental spondyloarthritis implicate an ecological model of dysbiosis[J]. Arthritis & Rheumatology, 70（4）: 555-565.

Gill T, Asquith M, Rosenbaum JT, et al, 2015. The intestinal microbiome in spondyloarthritis[J]. Current Opinion in Rheumatology, 27（4）: 319.

Gominak S C, 2016. Vitamin D deficiency changes the intestinal microbiome reducing B vitamin production in the gut.The resulting lack of pantothenic acid adversely affects the immune system, producing a "pro-inflammatory"state associated with atherosclerosis and autoimmunity[J]. Medical Hypotheses, 94: 103-107.

Hermansen L T, Loft A G, Christiansen A A, et al, 2017. No diagnostic utility of antibody patterns against Klebsiella pneumoniae capsular serotypes in patients with axial spondyloarthritis vs.patients with non-specific low back pain: a cross-sectional study[J]. Scandinavian Journal of Rheumatology, 46（4）: 296-302.

Kragsnaes M S, Kjeldsen J, Horn H C, et al, 2018. Efficacy and safety of faecal microbiota transplantation in patients with psoriatic arthritis: protocol for a 6-month, double-blind, randomised, placebo-controlled trial[J]. BMJ Open, 8（4）: e019231.

Manasson J, Scher J U, 2015. Spondyloarthritis and the microbiome: new insights from an ancient hypothesis[J]. Current Rheumatology Reports, 17（2）: 10.

Manasson J, Shen N, Garcia Ferrer H R, et al, 2018. Gut microbiota perturbations in reactive arthritis and postinfectious spondyloarthritis[J]. Arthritis & Rheumatology, 70（2）: 242-254.

Mandl T, Marsal J, Olsson P, et al, 2017. Severe intestinal dysbiosis is prevalent in primary Sjögren's syndrome and is associated with systemic disease activity[J]. Arthritis Research & Therapy, 19（1）: 237.

Miller P G, Bonn M B, Franklin C L, et al, 2015. TNFR2 deficiency acts in concert with gut microbiota to precipitate spontaneous sex-biased central nervous system demyelinating autoimmune disease[J]. The Journal of Immunology, 195（10）: 4668-4684.

Picchianti-Diamanti A, Panebianco C, Salemi S, et al, 2018. Analysis of gut microbiota in rheumatoid arthritis patients: disease-related dysbiosis and modifications induced by etanercept[J]. International Journal of Molecular Sciences, 19（10）: 2938.

Regner E H, Ohri N, Stahly A, et al, 2018. Functional intraepithelial lymphocyte changes in inflammatory bowel disease and spondyloarthritis have disease specific correlations with intestinal microbiota[J]. Arthritis Research & Therapy, 20（1）: 149.

Rodrigues I K, Andrigueti M, de Oliveira Gil I D, et al, 2015. An investigation into the relationship between anti-Helicobacter pylori and anti-Saccharomyces cerevisiae antibodies in patients with axial spondyloarthritis and Crohn disease [J]. Rheumatology International, 35（2）: 359-366.

Rogier R, Ederveen T H A, Boekhorst J, et al, 2017. Aberrant intestinal microbiota due to IL-1 receptor antagonist deficiency promotes IL-17-and TLR4-dependent arthritis [J]. Microbiome, 5（1）: 63.

Rogier R, Koenders M I, Abdollahi-Roodsaz S, 2015. Toll-like receptor mediated modulation of T cell response by commensal intestinal microbiota as a trigger for autoimmune arthritis[J]. Journal of Immunology Research, 2015: 527696.

Rosenbaum J T, Asquith M, 2018. The microbiome and HLA-B27-associated acute anterior uveitis[J]. Nature Reviews Rheumatology, 14（2）: 1.

Rosenbaum J T, Lin P, Asquith M, et al, 2014. Does the microbiome play a causal role in spondyloarthritis? [J]. Clinical Rheumatology, 33（6）: 763-767.

Sato K, Takahashi N, Kato T, et al, 2017. Aggravation of collagen-induced arthritis by orally administered Porphyromonas gingivalis through modulation of the gut microbiota and gut immune system[J]. Scientific Reports（Nature Publisher Group）, 7: 1-13.

Scher J U, 2018. The microbiome in psoriasis and psoriatic arthritis: joints[J].The Journal of Rheumatology Supplement, 94: 32-35.

Scher J U, Ubeda C, Artacho A, et al, 2015. Decreased bacterial diversity characterizes the altered gut microbiota in patients with psoriatic arthritis, resembling dysbiosis in inflammatory bowel disease[J]. Arthritis & Rheumatology, 67（1）: 128.

Steves C J, Bird S, Williams F M K, et al, 2016. The microbiome and musculoskeletal conditions of aging: a review of evidence for impact and potential therapeutics [J]. Journal of Bone and Mineral Research, 31（2）: 261-269.

Stoll M L, Kumar R, Lefkowitz E J, et al, 2016. Fecal metabolomics in pediatric spondyloarthritis implicate decreased metabolic diversity and altered tryptophan metabolism as pathogenic factors[J]. Genes and Immunity, 17（7）: 400-405.

Stoll M L, Kumar R, Morrow C D, et al, 2014. Altered microbiota associated with abnormal humoral immune responses to commensal organisms in enthesitis-related arthritis[J]. Arthritis Research & Rherapy, 16（6）: 486.

Teng F, Klinger C N, Felix K M, et al, 2016. Gut microbiota drive autoimmune arthritis by promoting differentiation and migration of Peyer's patch T follicular helper cells[J]. Immunity, 44（4）: 875-888.

Wang Q, Xu R, 2019. Data-driven multiple-level analysis of gut-microbiome-immune-joint interactions in rheumatoid arthritis[J]. BMC genomics, 20（1）: 124.

Watad A, Bridgewood C, Russell T, et al, 2018. The early phases of ankylosing spondylitis: emerging insights from clinical and basic science[J]. Frontiers in Immunology, 9: 2668.

Wen C, Zheng Z, Shao T, et al, 2017. Correction to: quantitative metagenomics reveals unique gut microbiome biomarkers in ankylosing spondylitis[J]. Genome Biology, 18（1）: 142.

Zhou X, Devescovi V, Liu Y, et al, 2019. Host-microbiome synergistic control on sphingolipid metabolism by mechanotransduction in model arthritis[J]. Biomolecules, 9（4）: 144.

（李　振）

第七章　强直性脊柱炎的临床表现

第一节　一般情况

　　强直性脊柱炎也称 Bechterew 病，是一种主要累及脊柱、骶髂关节、肌腱、韧带，以腰背僵硬或腰骶部疼痛为特征性临床表现的慢性炎症性疾病。疾病晚期可引起脊柱僵直、畸形和严重的功能障碍，致残率较高。除了中轴关节病变外，该疾病也常常引起周围关节病变，包括膝关节、髋关节、肩关节、手及足关节等。部分病例还可出现虹膜睫状体炎，心脏、肾脏病变等关节外表现。罕见病例可并发心脏传导系统和主动脉瓣病变，引起心动过缓、主动脉瓣关闭不全、心力衰竭等严重并发症，部分患者需植入永久性起搏器。

一、临 床 特 点

　　强直性脊柱炎起病较隐匿，急骤者少见。典型病例累及中轴关节、附着肌腱和外周关节，典型的症状为晨起腰背部疼痛和僵硬。

　　1. 全身症状　　患者主诉易疲劳、发热、食欲缺乏和体重不同程度的下降。值得一提的是，疲劳越来越引起广泛关注，Calin 等研究了 1950 例强直性脊柱炎患者，结果显示，50% 的患者认为疲劳是疾病早期的主要不适。在另一项临床试验中，Jones SD 等利用问卷的形式调查了 350 例患者，采用 $0\sim10$ 分制描述疲劳的程度，其中无疲劳分数为 0，极度疲劳分数为 10 分。回访率为 85%，其中 65% 的患者认为疲劳是主要症状。BASDAI 量化统计结果显示，疲劳与疾病程度的其他指标，包括疼痛（$P<0.001$）、晨僵（$P<0.001$）、活动受限（$P<0.05$）等呈现显著正相关。基于这一临床试验，作者认为，疲劳是大多数强直性脊柱炎患者的主要症状，尤其是在重症患者中多见，并且往往伴随其他症状，以单一症状出现的病例少见；疲劳可作为判断疾病活动指标之一。甚至 Dernis-Labous E 等认为，疲劳可作为评价强直性脊柱炎的独立指标。

　　2. 中轴关节炎症相关的腰骶部疼痛　　此症状较常见，与腰椎和骶髂关节病变相关。大约见于 75% 的患者。起病到症状明显一般至少需 3 个月，大多数患者主诉轻微的非持续性腰骶部疼痛，疼痛发作间期常常存在明确的缓解期，主要特点为晨起腰骶部僵硬，一般持续超过 30 分钟，休息后疼痛无缓解，适当活动后好转，这一点与退行性变和机械损伤引起的腰背部疼痛不同，后者起病急，疼痛剧烈并且活动后疼痛加剧。中轴关节炎症进一步进展可由腰骶部逐渐累及胸椎和颈椎，出现背部和颈部疼痛，使活动受限，强直性脊柱炎早期引起的疼痛和活动受限主要与局部肌肉痉挛有关。如未经正确治疗，疾病晚期可导致新骨形成，出现关节融合、强直，表现为脊柱侧弯、前弯和颈部活动障碍显著，脊柱生理弯曲消失，典型病例出现驼背，易发生骨折。严重者可引起肺扩张受限，导致呼吸困难。关于中轴关节病变的体格检查，应主要检查腰椎是否前凸消失、腰椎乃至整个脊柱活动是否受限（枕墙距、指地距及 Schober 试验）、胸廓扩张是否受限等。

3. 外周附着点炎和关节病变 临床资料统计显示，30%～50%的患者存在外周肌肉和骨骼病变。受累部位的肌腱和韧带的骨骼附着点发生炎症性改变，常见受累部位为跟骨、髌骨、髂嵴等处。另外，肩胛骨远端、大转子、坐骨、肋骨与脊柱结合处、外上髁及尺骨远端等处受累也有报道，但不多见。附着点炎常常引起晨起剧烈疼痛，如不及时治疗，病变可进一步进展，导致骨炎及骨膜骨化。目前可根据马斯特里赫特强直性脊柱炎附着点炎评分（Maastricht ankylosing spondylitis enthesitis score，MASES）和斯托克附着点炎指数（Stoke enthesitis index，SEI）量化附着点病变程度，采用 4 分制，临床试验结果显示 MASES与其他病变活动指标，如晨僵、腰骶部疼痛、C 反应蛋白、红细胞沉降率及脊柱功能活动受限等呈显著正相关。

强直性脊炎患者除了引起中轴关节炎性病变外，外周关节受累也并不少见，常见受累的外周关节为髋关节、肩关节、踝关节及胸锁关节等；少数病例也可见非对称性的末端小关节炎症，如足趾关节，严重者可出现腊肠样改变，颞颌关节受累罕见报道。外周关节受累患者就诊时常表现为关节红、肿、疼痛、僵硬等症，一般无功能障碍等后遗症。

4. 关节外表现

（1）葡萄膜炎：也称虹膜炎或虹膜睫状体炎。强直性脊柱炎患者中，最常见的关节外受累器官为前葡萄膜。20%～30%的强直性脊柱炎患者出现葡萄膜炎。根据临床流行病学统计资料显示，30%～50%的急性前葡萄膜炎患者与强直性脊柱炎密切相关，并且HLA-B27阳性人群中葡萄膜炎的发病率显著高于阴性人群。强直性脊柱炎相关性葡萄膜炎通常起病较急，一侧受累，受累眼部疼痛、结膜充血、畏光、流泪及视物模糊，规范治疗 2～3 个月后，病情缓解，一般无视力受损等后遗症；但少数严重患者可出现永久性视力损伤，且该并发症易复发。葡萄膜炎还可见于反应性关节炎、银屑病关节炎和炎性肠病相关性关节炎等，应注意鉴别。

（2）心血管系统：强直性脊柱炎患者并发心血管系统疾病较为少见。资料显示，少于 10%的患者可有此并发症，多见于病情严重者。炎症多累及降主动脉瓣、二尖瓣及房室传导系统，引起主动脉关闭不全、二尖瓣关闭不全及房室传导阻滞；这类患者临床表现为呼吸困难、头晕，严重者可并发心力衰竭。内科药物治疗的同时，严重心动过缓、三度房室传导阻滞患者需安装起搏器。美国的一项调查结果发现心血管系统疾病与HLA-B27 密切相关。

（3）泌尿系统：强直性脊柱炎引起肾脏损伤较少见，病情较重患者中偶见报道。此类患者强直性脊柱炎一般较难控制，长期处于活动期，红细胞沉降率和 C 反应蛋白处于较高水平。持续存在的炎症反应可能引起肾脏损伤，尿液检查出现蛋白尿，严重者可出现肾功能不全乃至肾衰竭。偶有 IgA 肾病、肾脏淀粉样变和肾结石等零星报道。

（4）呼吸系统：往往发生于疾病晚期，由于胸肋骨、胸椎病变，导致胸廓扩张受限，肺部损伤十分罕见，双侧肺尖纤维化偶见报道，易导致真菌感染。患者常主诉咳嗽、呼吸困难，也可见咯血。

（5）胃肠道系统：临床调查资料表明，约占 60% 的强直性脊柱炎患者存在无症状性肠道炎症，受累部位多见于近端结肠和回肠末端。已明确诊断的强直性脊柱炎中发生溃疡性结肠炎和克罗恩病并不常见。

（6）神经系统：目前认为，强直性脊柱炎患者并发该系统损伤属于继发性病变，不是炎症反应的直接结果。多见于晚期已存在脊柱融合的病例。融合后的脊柱易发生骨折，以致损伤相应的神经。部分患者可见寰椎不全脱位，引起颈脊髓病变。重症患者脊柱骨折后并发胸主动脉瘤偶见报道。

（7）代谢性骨病：晚期强直性脊柱炎往往并发新骨形成，好发于脊柱和周围附着点炎症部位。骨密度测定和 MRI 检查等影像学资料显示，此类患者仍然存在骨量减少甚至骨质疏松现象。因此，强直性脊柱炎患者创伤后出现剧烈颈部或背部疼痛，应高度警惕代谢性骨病引起的病理性骨折，以免延误诊治。

二、临 床 分 类

强直性脊柱炎起病一般较为隐袭，具有症状多样性的特点，根据症状及临床流行病学的不同，临床上大致分为以下 3 类。

1. 以中轴关节病变起病　此类型临床较多见，也称成年型强直性脊柱炎（adult onset ankylosing spondylitis，AoAS），主要见于青年男性，好发年龄为 20～30 岁：95% 的患者 HLA-B27 阳性，患者就诊时常主诉腰骶部疼痛，以晨起和长时间静坐后较明显，日间活动、热敷后好转（这一特点有助于与机械性腰背部损伤所致疼痛进行鉴别）。随着疾病的进展，疼痛从腰骶部向上延伸至胸椎和颈椎，患者可出现类似胸膜炎的症状。大约 25% 的患者可累及外周关节，包括膝关节、肩关节和髋关节等，周围小关节受累的病例比较少见。临床医师进行体格检查时可发现患者骶髂关节压痛，腰椎正常曲度消失，腰部活动受限。疾病早期可能与肌肉痉挛有关，晚期则主要由骨融合引起。除了以上特点外，患者还可表现为扩胸运动受限。此类患者中虹膜睫状体炎较为常见，其中大部分患者起病急，常为单侧受累，双侧受累病例也有报道；少数患者可表现为慢性结膜充血、视物模糊等症状。强直性脊柱炎如不及时治疗，疾病晚期可导致脊柱僵直、胸椎后凸，生理弯曲消失伴明显活动障碍。

2. 以外周关节病变起病　此类型患者多见于 5～16 岁的儿童，也称为幼年型强直性脊柱炎（juvenile onset of ankylosing spondylitis，JoAS）。Calin A 等的一项研究显示，女性强直性脊柱炎患者后代此型发病率较男性患者后代明显增加。2008 年，美国加利福尼亚大学对 79 例 JoAS 和 323 例 AoAS 患者进行了多中心的研究，比较了两种不同类型之间的临床表现、病变部位的功能影响及影像学资料，结果发现与 AoAS 相比，JoAS 患者中女性略多于男性。临床特点为中轴关节表现多不明显，主要累及膝、髋关节及附着点，特征性的临床表现为附着点炎，脊柱和骶髂关节病变多于发病数年后出现；外周关节炎，尤其是髋关节、末端关节炎和指（趾）炎较为多见；JoAS 重症患者需要进行的关节成形术率明显高于 AoAS 患者；JoAS 患者常有全身症状出现，如发热、体重下降、贫血及白细胞计数增多等。JoAS 首诊时，脊柱和骶髂关节影像学检查通常正常或者病变不典型，因此，此型患者的诊断更大程度地依赖于遗传学资料，即 HLA-B27 阳性。对 JoAS 患者的长期随访资料证实，成年后患者的临床表现与 AoAS 相似。Williams 和 Wilkins 等在 2006 年的一项研究中，对 2021 例 AoAS 与 326 例 JoAS 进行了比较，结果发现，由于临床表现不典型，JoAS 的诊断延误率明显高于 AoAS，并且功能受损程度较重。

近年来，有学者在儿童患者中报道了一组综合征。临床表现为血清类风湿因子阴性、附着点炎症（如足弓炎症）和关节炎；对以上患儿的临床随访资料显示：很大一部分在青年时代发展为典型的强直性脊柱炎。因此，以跗骨炎症就诊的患儿，应高度警惕早期强直性脊柱炎的可能，认真进行随访，以免造成漏诊。

3. 女性强直性脊柱炎　临床资料显示，强直性脊柱炎在女性中较少见，约为男性患者的 1/3。Hoyle E 等认为，这一特点可能与女性对强直性脊柱炎易感因素的阈值较高，而与人类 X 染色体无直接关系。女性发病年龄较晚，中轴关节病变多不明显，膝关节受累多见，致残率明显低于男性患者，预后好。有文献报道，女性患者的后代与男性者后代相比较，患 AS 的概率明显增加，另外，Marder R 等的研究发现，1.5%～10.0%的强直性脊柱炎患者临床症状不典型，容易延误诊断，建议将强直性脊柱炎分为 4 种亚型，即①临床症状和影像学检查结果典型；②临床症状不典型，但影像学表现典型；③临床症状不典型，但伴有关节外表现；④临床症状典型，影像学检查结果正常。由于强直性脊柱炎患者临床表现的多样性，临床应高度警惕，减少误诊和漏诊，使患者得到及时诊治。

第二节　强直性脊柱炎的肌肉关节表现

一、晨　僵

1. 概述　强直性脊柱炎起病较为隐匿，晨僵是较为常见的早期症状之一，僵硬部位与受累关节相一致。晨僵是大约 75%的患者就诊时的第一主诉，往往与受累关节疼痛同时发生。晨僵是评价病变活动的指标之一，并且对早期诊断很重要。女性患者晨僵表现不明显，很容易被忽略。

2. 临床表现　患者就诊时常常主诉腰背部僵硬，严重者伴有活动障碍；以晨起、夜间卧床休息或较长时间坐位时较明显，休息后症状加重，适当活动或者洗热水浴后缓解。随着疾病的进展，晨僵可逐渐累及脊柱（腰、胸和颈椎）及外周关节，如髋、肩、膝及踝关节等。强直性脊柱炎引起的腰背部疼痛定义：晨僵持续时间超过 30 分钟，活动后症状改善，夜间痛发生于下半夜，常与臀部疼痛交替出现，患者常常由于夜间疼痛而惊醒，如果患者的症状均符合上述特点，对强直性脊柱炎诊断的特异性约为 81.2%，敏感性约为 70.3%。

由于强直性脊柱炎患者主要累及中轴关节，对于晨僵患者，应检查脊柱前弯、侧弯、旋转、直腿抬高、胸廓的活动度及是否存在压痛，患者可表现为不同程度的脊柱活动受限及炎症部位压痛。晨僵和疼痛主要是由疾病早期脊柱炎症导致的肌肉痉挛引起，NSAIDs能够明显缓解症状，但晚期患者，疼痛和晨僵均不明显，只对炎症存在活动的部位有作用。

3. 临床意义　强直性脊柱炎疾病活动期，患者血清学检查示 C 反应蛋白、红细胞沉降率、β2 微球蛋白及结合珠蛋白水平常较高。埃及和土耳其学者对 93 例患者进行了研究，结果提示晨僵持续时间、严重程度与 C 反应蛋白水平关系密切（$P < 0.05$）。由此可见，晨僵可作为评价强直性脊柱炎病变活动的指标之一，与血清学检查相比，具有简便易行的优点。

对男性患者的研究发现，晨僵与患者的性功能有关。Pirildar T 等观察了 65 例男性患者，其中晨僵较为严重者 22 例（晨僵持续时间超过 4 小时），其性功能指数明显低于晨僵轻微患者（晨僵持续时间小于 2 小时）[（18.3±1.6）：（26.5±2.4），$P < 0.05$]。

由于多数患者早期表现为晨僵，可视为早期较为特异的诊断线索之一。如前文所述，强直性脊柱炎患病率与 HLA-B27 关系密切，因此对晨僵患者，进行该蛋白的血清学检测十分重要。

目前，临床诊断强直性脊柱炎标准之一为修改的纽约标准（1984 年修订），包括临床标准和影像学标准两方面。其中超过 3 个月的炎症性腰骶部疼痛与晨僵是重要的临床标准之一，而大量的临床试验资料证实，炎症性腰骶部疼痛与晨僵和骶髂关节影像学改变关系密切。

病变关节晨僵也可见于骨性关节炎，休息 30 分钟至 1 小时后多能缓解，可资鉴别。

腰背部疼痛与僵硬是十分常见的临床症状。病因多种多样，如椎间盘突出压迫神经根、脊椎结核、骨质疏松、髂骨致密性骨炎、化脓性骶髂关节炎及脊椎、骨盆原发或转移肿瘤等。临床应根据患者的发病年龄、性别、病例特点、血清学检查及影像学资料等综合判断，得出正确的诊断，以免延误病情。其中病史资料可起到初步的疾病筛选作用。Calin A 等对138 例患者的研究显示，典型的慢性炎症性腰骶部疼痛伴晨僵对强直性脊柱炎诊断敏感性为 95%，特异性为 85%。

综上所述，慢性腰骶部疼痛伴晨僵是强直性脊柱炎较为特异的临床表现，尤其是发生在青年男性患者，应警惕该疾病的可能，及时进行血清学及影像学检查，早期诊断，早期治疗，改善患者预后。

二、脊　柱　表　现

1. 概述　由于强直性脊柱炎是一种慢性炎症性疾病，可累及多个系统，临床表现具有多样性。典型的临床特征、治疗措施和患者的预后很大程度上取决于脊柱（包括脊柱、颈椎、胸椎、腰椎、肌腱和韧带）受累的程度。首例累及脊柱病变患者由 Andersson O 于 1937年报道，第 2 例于 1959 年由 Romanus R. 等报道。随着医学对强直性脊柱炎认识的逐渐完善、影像学检查的普及及方法学的不断更新，发现大多数患者存在脊柱病变。

强直性脊柱炎累及脊柱时，至少存在两种不同的阶段：炎性病变期和非炎性病变期，目前，关于该疾病从炎性病变期向新骨形成以致最终发展为关节融合的机制，还不十分清楚。

2. 临床特点 由于强直性脊柱炎主要累及中轴关节，因此脊柱病变在诊断中非常重要。脊柱受累主要表现为炎症相关的疼痛，大约见于75%的患者。起病到症状明显一般至少需3个月，大多数患者主诉轻微的非持续性腰骶部疼痛，疼痛发作间期常常存在明确的缓解期。主要特点为晨起腰骶部僵硬，一般持续超过30分钟，休息后疼痛无缓解，适当活动后好转。这一点与退行性变和机械损伤引起的腰背部疼痛不同，后者起病急，疼痛剧烈并且活动后疼痛加剧。强直性脊柱炎进一步进展可由腰骶部逐渐向上累及胸椎和颈椎，出现背部和颈部疼痛，活动受限。强直性脊柱炎早期引起的疼痛和活动受限主要与局部肌肉痉挛有关。如未经正确治疗，疾病晚期可导致新骨形成，出现关节融合、强直。表现为脊柱侧弯、前弯和颈部活动障碍显著，脊柱生理弯曲消失。典型病例出现驼背，易发生骨折。严重者可引起肺扩张受限，导致呼吸困难。

三、外周关节表现

1. 概述 强直性脊柱炎是一组慢性、进行性、致残性的疾病。除侵犯中轴关节外，外周关节炎亦是常见的临床表现。多表现为四肢关节非对称性肿胀，少数或单关节及下肢大关节受累居多。其中25%患者累及髋关节，关节受累则是其致残最为关键的病变。

2. 临床表现 强直性脊柱炎累及外周关节以膝、髋、踝和肩关节居多，肘、手和足小关节偶有受累，胸锁关节、颞颌关节、环状与勺状软骨关节、耻骨联合均可累及。非对称性、少数关节或单关节及下肢大关节的关节炎为本病外周关节炎的特征。除髋关节外，膝和其他关节的关节炎或关节痛多为暂时性，几乎不引起骨质破坏，很少发展为关节变形。

（1）髋关节受累：强直性脊柱炎外周关节表现中应予重视的是髋关节受累，髋关节破坏、强直是强直性脊柱炎致残的主要原因，是影响强直性脊柱炎预后的主要因素。国外报道强直性脊柱炎患者髋关节受累的发生率在17%~36%，国内报道达60%左右，其中有X线异常者占20%。髋关节病变常为隐匿起病，早期症状不典型，可为单侧或双侧髋关节间断疼痛，不引起人们的关注，但腱端炎和滑膜炎不断发展。当出现明显的髋关节疼痛甚至活动受限时，髋关节软骨已有破坏，关节间隙已变狭窄，可发展为关节强直，其中大多数为双侧。Carette对142例强直性脊柱炎患者进行长期随访发现，强直性脊柱炎的髋关节受累绝大多数发生在发病的前10年内，如果发病10年内无髋关节受累，之后几乎不再发生髋关节病变。Vander等认为发病年龄小，以及中轴病变重的患者易发生髋关节病变，早期或发病初即有髋关节受累，较明显的炎症和免疫反应是易于出现髋关节破坏性病变的可能因素。Brophy等的研究证实，真正影响强直性脊柱炎预后的因素是髋关节的损害，他们运用分层分析的统计学方法，校正各因素之间的相互混杂。结果发现，髋关节的损害是影响强直性脊柱炎预后的因素，而不是发病年龄，因为在没有髋关节损害的强直性脊柱炎患者中，少年起病者与成人起病者的严重程度并无显著的差别。但是少年起病的强直性脊柱炎，髋关节受累率显著高于成年起病者，这是少年起病型强直性脊柱炎预后较差的原因。除了疼痛症状困扰强直性脊柱炎患者的日常生活之外，强直性脊柱炎最主要的损害是脊柱的强直。然而在多数情况下，单纯脊柱的强直主要是影响患者的体型，以及导致活动的不便利，很少丧失生活自理能力。但是，严重髋关节损害的后期，往往导致患者的严重致残。不但行走困难，下蹲和坐位更困难，可使患者部分或完全丧失生活自理能力。临床上不少强直性脊柱炎患者由于长期不合理地使用激素来控制症状，导致股骨头坏死，也是强直性脊柱炎患者表现为髋关节的问题。强直性脊柱炎的髋关节病变与股骨头坏死在影像学上有明显的区别，在临床症状方面也不难鉴别。强直性脊柱炎的髋关节病变夜间疼痛明显，髋关节的活动度下降；而股骨头坏死没有夜间疼痛，只是在进行负重活动时疼痛明显，关节的被动活动度一般没有障碍。生物制剂治疗可能缓解髋关节进展，对于髋关节受累患者，建议早期应用生物制剂。因此，在强直性脊柱炎的诊治中，需要注意了解患者是否有髋关节疼痛，以及出现髋关节疼痛的频度、严重程度和持续时间，以判断髋关节损害的程度，并与股骨头坏死进行鉴别。

（2）膝关节受累：国外报道，白色人种女性与男性强直性脊柱炎患者膝关节受累发生率分别为50%和25%。韩国Beak HJ报道，在发病初膝关节受累发生率为30.8%，在疾病过程中曾有膝关节受累发生率达到92.3%。膝关节因滑膜肥厚和关节软骨面破坏较轻，很少发生骨吸收，症状多出现在强直性脊柱炎活动期，较少表现为持续性，有鉴别意义。肿痛明显时伴膝关节活动受限，代偿性弯曲，使行、走、坐、立等日常生活困难；个别患者膝关节肿胀重、关节积液多，形成膝关节后侧腘窝囊肿，也可造成破坏。病情得到控制和膝关节肿痛消失后功能可望恢复。

（3）肩关节受累：一般为15%～35%，Beak HJ等报道受累达59.7%。大多表现为肩关节非对称性肿胀，关节活动受限较疼痛更加明显，并有梳头、抬手等活动受限。

（4）其他外周关节受累：亦有一定的比例，多表现为短时的关节痛伴或不伴暂时性的关节肿胀、功能障碍。韩国Beak HJ报道，强直性脊柱炎发病初，腕、手、踝、足、肘关节受累发生率分别为2.6%、0、7.7%、2.6%、2.6%；在疾病过程中曾有腕、手、踝、足、肘关节受累发生率分别为17.9%、23.1%、38.5%、23.1%、25.6%。

四、肌腱端炎

肌腱端炎是强直性脊柱炎的特征性病理特征，它可出现在身体多个部位。附着骨的部分韧带、腱鞘、包膜囊出现炎症反应即为肌腱端炎。

它的临床表现——肌腱端的疼痛可以是轻微的或中度或严重的疼痛，甚至功能障碍。约90%强直性脊柱炎患者最先表现为骶髂关节炎，之后上行发展至颈椎，表现为反复发作的腰痛、腰骶部僵硬感、间歇性或两侧交替出现腰痛和两侧臀部疼痛，可放射至大腿，无阳性体征，直腿抬高试验阴性。但直接按压或伸展骶髂可引起疼痛，所以与坐骨神经痛不同。有些患者无骶髂关节炎症状，仅X线检查发现有异常改变。约3%强直性脊柱炎颈椎最早受累，之后下行发展至腰骶部。7%的强直性脊柱炎为颈腰脊柱段同时受累。外周肌腱端炎中下肢肌腱端炎发生率高于上肢，其中足跟肌腱端炎发病率最高。国外报道原发性强直性脊柱炎外周肌腱端炎的阳性率为25%～58%，足跟肌腱端炎阳性率可达81%，髌韧带和股四头肌是另两个高发部位。上海交通大学附属第六人民医院报道，30 例强直性脊柱炎患者中，外周附着端阳性率为 53.3%，骶髂关节阳性率为 76.67%，跟腱阳性率为 43.3%，髌韧带阳性率为 33.3%，腓侧副韧带阳性率为 10%，胫侧副韧带阳性率为 10%，股直肌肌腱阳性率为 10%。Baek HJ 报道，附着端阳性率高达 82.1%。外周肌腱端炎往往在有脊椎关节症状或放射学异常之前出现，可以在病程某个阶段出现，也可以在疾病病程的所有阶段存在。有时外周肌腱端炎是主要症状，但是外周肌腱端炎在强直性脊柱炎中往往未被诊断。第一个原因是常与运动和过度活动关节造成的病理变化混淆，在青少年，髌韧带肌腱端炎常易与骨突炎混淆；第二个原因是一些肌端炎的部位：髌韧带、股四头肌肌腱、桡骨的屈肌和尺骨腕端的肌腱，因为在关节附近，往往归结于关节滑膜炎。与此同时，肌腱端炎与疾病活动表现密切相关，药物控制疾病可以减轻肌腱端病变。

第三节　强直性脊柱炎的关节外表现

一、强直性脊柱炎伴发的葡萄膜炎

强直性脊柱炎是一种病因尚未明确并主要累及中轴骨骼的慢性脊椎关节疾病，与 HLA-27 抗原密切相关，20%～30% 的患者发生前葡萄膜炎。在男性急性前葡萄膜炎患者中，强直性脊柱炎是最常合并的全身性疾病之一。它的临床表现主要有眼外和眼部的表现。

1. 眼外表现

（1）腰骶部疼痛：患者最常见的症状为腰骶部疼痛，呈钝痛，难以定位，可以向髂嵴或大腿后放射，咳嗽、喷嚏或突然扭转背部时疼痛往往加重；腰骶部疼痛以早晨起床后最为明显；早期疼痛可是单侧性、间断性，后期可发展为双侧性和持续性。

（2）脊柱强直和畸形：患者另外一个常见的症状为脊柱强直感。此种表现在早晨起床后最为明显，所以也被称为晨僵，活动或锻炼后晨僵可得以缓解或减轻，严重者可以出现胸廓活动受限、永久性的脊柱强直，患者失去正常姿势，腰部脊柱前凸消失，胸部形成脊柱后凸，胸部变平，腰部隆凸，脊柱活动在所有平面均受限制。

（3）其他：除脊柱和骶髂关节受累外，膝关节、髋关节、肩关节、踝关节、肘关节均可受累。

2. 眼部改变　强直性脊柱炎引起的眼部病变主要为葡萄膜炎，此外在少数患者尚可引起巩膜炎和结膜炎。巩膜炎多为轻度至中度的炎症，表现为弥漫性前巩膜炎，通常发生于强直性脊柱炎出现之后。

强直性脊柱炎伴发的葡萄膜炎主要是急性非肉芽肿性前葡萄膜炎，表现为突发的眼红、眼痛、畏光、流泪和视物模糊。在有反应性视盘水肿和黄斑囊样水肿时，患者往往出现视力下降。检查发现有睫状充血或混合性充血、大量尘状角膜后沉着物。前房闪辉+～+++，前房炎症细胞+++～++++，严重者房水中出现大量纤维素性渗出，易发生前房积脓。由于此种前房积脓常伴有大量纤维素性渗出，因此前房积脓不易随患者体位变化而变化。

眼后段一般不受影响，但偶尔可引起玻璃体炎症、反应性视盘炎或视盘水肿或黄斑囊样水肿。在极少数患者尚可引起脉络膜视网膜炎、视网膜血管炎等。

葡萄膜炎通常累及双侧，但一般为双侧先后发病，并且双眼交替复发。虽然葡萄膜炎可以发生于强直性脊柱炎之前，但绝大多数发生于关节炎之后。强直性脊柱炎伴发葡萄膜炎的主要特征：①绝大多数患者为男性；②绝大多数患者的葡萄膜炎为前葡萄膜炎；③绝大多数患者的葡萄膜炎为急性炎症；④绝大多数患者的葡萄膜炎为非肉芽肿性炎症；⑤绝大多数患者的葡萄膜炎为复发性炎症，间隔3周至9年；⑥绝大多数患者为HLA-B27抗原阳性；⑦绝大多数患者的葡萄膜炎出现于强直性脊柱炎发生之后；⑧大多数患者在葡萄膜炎发作时视力下降不明显；⑨多数患者被诊断为葡萄膜炎时，并不知道患有强直性脊柱炎；⑩通常葡萄膜炎累及双眼，但多是先后发病，双眼葡萄膜炎交替发作，多数患者视力预后良好（若治疗方法正确）。前葡萄膜炎持续时间一般为4～8周，如治疗方法正确，可以不产生任何并发症和后遗症，但治疗不当，则可出现虹膜后粘连、并发性白内障、继发性青光眼等并发症，严重者可导致不良后果。

二、心血管表现

强直性脊柱炎患者心脏受累多表现为亚临床型，即无明显的临床表现，仅5%的患者出现胸部症状，早期容易漏诊。常见的症状有胸闷、胸痛、心悸、气短。有文献将强直性脊柱炎分成活动性和非活动性，在疾病活动时患者发生胸闷、胸痛等症状明显高于非活动时患者。体检时病史长的患者可能有胸廓畸形、心界扩大、血压升高。有主动脉关闭不全时，胸骨左缘主动脉瓣区第二听诊区可闻及较弱的舒张期杂音，主动脉炎随病情的发展可发生心绞痛，病程后期可以出现充血性心力衰竭。有二尖瓣脱垂的患者，在心尖区可闻及收缩早期喀嚓音。传导系统障碍可以呈间歇性、可逆性，听诊时发现心率缓慢、心律不齐、期前收缩、停搏等。偶尔可发生完全性房室传导阻滞或阿-斯综合征。

进一步检查可以发现25%～30%患者有心电图异常、ST-T改变、左心室高电压、传导阻滞、低电压、频发室性期前收缩、窦性心动过速、窦性心动过缓。传导阻滞包括房室传导阻滞、不完全右束支传导阻滞、左前分支传导阻滞，国外报道少数患者并有三度房室传导阻滞。ST-T改变提示有心肌缺血的表现，占异常心电图的57%。这些异常的心电图改变在活动期较非活动期明显。左室高电压可能与主动脉瓣膜损害，导致血流动力学发生异常密切有关。传导阻滞可能与异常的纤维组织侵犯心脏的传导系统有关。因为传导系统障碍呈间歇性、可逆性，故定期、反复行心电图及动态心动图检查，将有助于及早发现。

超声心动图能观察心脏形态、血流动力学、心室舒张功能改变。Roklan等对44例强直性脊柱炎进行超声心动图检查发现82%患者存在主动脉根或瓣膜病变，包括主动脉根增厚、管壁弹性减退和扩张、主动脉瓣和二尖瓣关闭不全。Sun等研究20例不伴心血管表现的强直性脊柱炎患者超声心动图检查显示，舒张期心室充盈时间、E峰及A/E值明显异常。部分患者可发现左室流出道内径及室间隔的厚度明显增加及心包积液，可能的机制为心肌局部炎症反应及纤维组织增生，累及心肌和心包。超声心动图检查能发现强直性脊柱炎亚临床型患者以避免漏诊，应作为常规检查手段之一。治疗过程中一旦发现有手术指征的强直性脊柱炎引起主动脉关闭不全，可考虑手术治疗；有严重房室传导阻滞者可考虑安装起搏器。

三、肺 部 表 现

1. 胸廓硬变

（1）症状：主要症状为胸痛，发病数年甚至十几年才开始出现，但也有少数患者早期就有胸痛。疼痛常发生于双侧胸上部，以胸锁关节、肋胸关节、柄胸联合及胸骨上段多见，有因"心绞痛"就诊者。疼痛深吸气时加重，也可因咳嗽或打喷嚏时胸痛加剧而被误诊为"胸膜炎"。患者上胸壁、胸骨、锁骨头及肋软骨感觉过敏，诉有触痛和压痛，柄胸联合受累时局部肿胀、发热。上述胸、锁骨所处三角区的关节痛极少见于其他关节病，是诊断强直性脊柱炎胸廓受累硬变的可靠依据。

（2）体征：柄胸联合红肿，有触压痛，有时胸锁关节、肋胸关节也有肿痛；上胸壁感觉过敏，可有触痛；胸骨、肋软骨有压痛，须与白血病及 Tietze 病鉴别。随着病情进展，受累锁骨头有小突起，柄胸联合也可摸及有触痛的粗隆。患者胸廓扩张度均≤2.5cm。

2. 肺囊性纤维化　比胸廓硬变发生较晚，多数发生于病程 15～20 年或以上，发生率为 1.3%～10.0%，但也有在强直性脊柱炎早期发病的报道。

（1）症状：起病缓慢，半数患者无明显症状，随着病情的进展，渐感胸闷、气短，劳累加重。有时伴零星咳嗽，间有少量白黏痰，但因缺乏特异性易被认为慢性支气管炎。部分患者病变发展较快，双上肺纤维化，出现囊性变，甚至有空洞形成。此时患者咳嗽加重，痰量增多，气促明显，可有咯血，临床上有难以同肺结核鉴别的病例。晚期肌腱、韧带、骨附着点炎症加重，肋椎、肋胸关节融合固定，肋间肌萎缩，胸活动受限，肺功能进一步受损，此时易继发呼吸道感染。肺部感染一旦发生，治疗较一般肺炎困难，病程也长，部分患者可致呼吸衰竭而死亡，也有因咯血致死的报道。

（2）体征：开始体征不明显，胸廓扩张度减少，环状软骨至胸骨切迹距离增大，常大于患者自身三横指，肺界下移，双上肺呼吸音低，合并感染及出血时上肺可闻及中、小水泡音和痰鸣音，感染严重者有发绀、气促等表现。

四、神经系统表现

1. 强直性脊柱炎合并马尾综合征　自 1961 年 Bowie 等首次报道强直性脊柱炎可合并马尾综合征，至今世界累积已超过 60 例以上报道。主要表现为尿道和肛门括约肌功能不全，伴疼痛和大腿及臀部痛性感觉缺失，逐渐发展为大小便失禁与阳痿，偶可发生跟腱反射缺失。其原因是强直性脊柱炎可合并蛛网膜炎，继而形成憩室样囊肿并不断增大，引起椎管扩大，椎体后部和（或）椎弓、椎板骨质压迫性缺损，也可压迫脊髓圆锥和马尾神经。病变出现于腰段脊椎，表现为马尾综合征或腰骶神经受损症状。另外，也可能与蛛网膜炎引起神经脱髓鞘、缺血而发生萎缩有关。

2. 强直性脊柱炎与压迫性神经病　强直性脊柱炎可引起脊髓和周围神经受压而产生相应症状。压迫性脊髓病主要见于脊椎的半脱位或破坏性病变、滑囊炎或慢性炎性纤维组织的增生等，可见于脊髓的任何水平，常为硬膜外或硬膜内病变，偶有硬膜下或蛛网膜病变。主要临床表现：①腰骶段脊髓病：腰骶部和双下肢疼痛，节段性客观感觉减退或消失多位于鞍区，即双下肢无力，部分肌肉萎缩，腱反射减弱或消失，大小便功能障碍等（圆锥马尾综合征）；②上颈段脊髓病：主要为第1～2颈椎的半脱位，向后半脱位。侧方和垂直半脱位或第2～6颈椎多节段融台（阶梯状脊柱）。齿状突向上疝入枕骨大孔会影响到椎动脉血流，偶然情况下会引起致命性延髓压迫。另外，还可引起寰枢椎半脱位发生，产生相应症状和体征，如颈椎的关节弹响和不稳定，头颈部主动或被动活动可引起突然的麻木或 Lbermitt 征，颠簸会引起全身的突然电击样感觉，第2颈神经受压引起枕部或颈部疼痛，一过性椎动脉供血不足（包括复视、视物障碍、眩晕、麻木或瘫痪等）。偶可引起三叉神经功能障碍（这可能与三叉神经脊髓束下降至第2颈髓有关）。另外，双下肢锥体束征较为常见。关节位置觉及其他本体感觉功能丧失，不仅可见于下肢，也可见于上肢，且可早期出现，但压迫的晚期可以出现四肢瘫痪、大小便功能障碍易于被忽略。

压迫周围神经病的主要表现：①坐骨神经嵌压综合征；②腓神经嵌压综合征。这主要是腰椎间盘突出、腘窝上部的 Baker 囊肿压迫所致。

另外，强直性脊柱炎还可引起周围神经症状，如四肢末端麻木、感觉迟钝、烧灼感等。其发生机制一般认为是多因素的，包括脱髓鞘病变、血供不良、早期蛛网膜炎及骨突关节和邻近组织炎症、多发性肌腱韧带附着病、肌肉僵硬和骨损伤等。

3. 强直性脊柱炎与椎间盘病　虽然早在1937年 Andersson 首次在放射学上注意到强直性脊柱炎伴有腰椎间盘损害，但其确切发生率目前国内外尚不清楚。Wn 曾报道在其收集220例患者中，有35例患者伴有椎间盘损害，占15.9%，这35例患者均为中国人，男31例，女4例，年龄为24～70岁。这些损害发生在罹患强直性脊柱炎3.510年后。其中有8例行手术治疗。术后椎间盘病理改变：椎间盘正常结构消失，代之以纤维组织和（或）纤维软骨呈中至重度纤维坏死和囊性退变。椎间盘纤维环前外侧外层纤维中形成的韧带骨松，纵向延伸，最后成为直接相邻两个椎体的骨桥结构，并可引起局部骨化，同时椎骨也可发生骨质疏松、脊柱旁肌肉萎缩。

这35例强直性脊柱炎有37个椎间盘损害，其部位分布为第9～10胸椎（3例）、第10～11胸椎（2例）、第11～12胸椎（6例）、第12胸椎至第1腰椎（9例）、第1～2腰椎（6例）、第2～3腰椎（7例）、第3～4腰椎（1例）、第4～5腰椎（3例），其中2例患者同时发生两个损害，3例患者两个损害发生是不同时的。从以上资料可看出，强直性脊柱炎的椎间盘损害以第11胸椎至第3腰椎这一段最为常见。

国内隋孝忠也报道一组158例强直性脊柱炎中有32例合并有腰椎间盘突出，占20.25%，分别累及第3～4腰椎（2例）、第4～5腰椎（21例）、第5腰椎至第1骶椎（9例）。椎间盘 CT 扫描均显示为侧方突出。以上资料说明，强直性脊柱炎早期及纤维强直期均可发生椎间盘病，这主要是以强直性脊柱炎的病理形态为基础的。由于强直性脊柱炎的椎间纤维环及其周围组织的骨（钙）化与椎间关节的炎症改变，使椎间盘的缓冲能力及脊柱运动受到一定限制，一旦腰部活动过度，更易损伤脊柱结构，造成纤维环破裂，髓核脱出。这样强直性脊柱炎的存在增加了发生椎间盘突出的发生率。

Cawley 等曾将强直性脊柱炎的脊椎损伤分为 3 型，Ⅰ型主要是椎间盘周边部受累，Ⅱ型主要是椎间盘中心部分软骨区受损，Ⅲ型则是椎间盘中心及周边区域皆受到损害。这些损伤可由外伤或椎间盘炎所致，Ⅰ型、Ⅱ型损伤常见于早期强直性脊柱炎，而Ⅲ型损伤常见于晚期强直性脊柱炎。Ⅰ型损伤常有脊柱后突，组织学表现为纤维环及邻近脊柱外侧纤维为血管纤维组织所代替，骨质疏松则可使椎体破损。Ⅱ型损伤则可见到软骨终板受累。虽然以上损伤的原因不清楚，但认为与骨质疏松产生的软骨下区域的骨缺失有关，并可致椎间盘内容通过软骨终板疝入椎体。就此而言，人们对强直性脊柱炎早期出现的椎体骨质疏松应倍加重视。此外，脊突病变使横跨椎体连接处的力量增加，导致软骨下或软骨终板破坏，产生继发性椎间盘突出。Ⅲ型损伤多见于晚期，其损伤多由创伤或过重体力负荷所致。

五、肌 肉 受 累

强直性脊柱炎肌肉受累可表现为病变处关节周围的肌肉痉挛、疼痛及僵硬感，以晨起明显；也可表现为夜间痛，经活动或服用止痛药后缓解。随着病情发展，关节疼痛逐渐减轻。由于疼痛，患者往往减少活动或不活动，久之可引起肌无力、肌肉萎缩。长期强直性脊柱炎患者胳膊和腿肌肉力量有显著减少，肌肉萎缩与肌肉力量减小显著相关。强直性脊柱炎患者肌肉组织学研究表明，所有病例都有程度不同的改变，如肌肉组织异常肥大、菱角状萎缩和粒细胞中心性迁移，以及Ⅰ型、Ⅱ型肌纤维萎缩等。既往有人报道强直性脊柱炎的肌酶及肌电图均在正常范围中，但新近的研究发现，患者血清肌酶高于对照，46.4%患者肌电图异常，66%患者肌组织异常。但以上变化均与临床表现不存在相关关系，而与肌腱接头病变活动性指标有关，提示肌肉症状为疼痛所致活动减少引起。也有人认为引起肌肉损害的机制可能为脊神经根炎，是一种非特异性的，所有肌肉均可受累。

六、肾 脏 损 害

强直性脊柱炎肾脏受累临床表现根据病因或病理类型的不同而轻重不一。可有无症状性镜下血尿、肉眼血尿、蛋白尿或肾病综合征，并可出现有急性（多为药物引起）或慢性肾功能异常。

其中强直性脊柱炎合并系膜增生性肾小球肾炎的临床表现较轻，多为血尿伴/不伴蛋白尿，也有尿检正常者；肉眼血尿不常见，极少数患者有肾病综合征表现，肾功能损伤也较轻。强直性脊柱炎合并 IgA 肾病者以血尿为主，单纯性蛋白尿则少见；而强直性脊柱炎合并膜性肾病者则大多表现为肾病综合征、持续性蛋白尿。

强直性脊柱炎继发淀粉样蛋白沉积型肾淀粉样变者以单纯性蛋白尿为主要表现，其中部分患者可表现为肾病综合征，大约 50%的患者可有不同程度的高血压，血尿相对少见，肾功能不全者常见。

而因治疗强直性脊柱炎药物如 NSAIDs 引起的肾小管间质损伤，临床可表现为血尿、蛋白尿和肾功能不全，肾病综合征者少见，不少患者可在短期内出现急性肾小管坏死。在某些易感因素前提下，如老年患者、原有肾脏疾病、肾功能不全或本身处于肾脏低灌注状态者（如大量体液丢失、休克等），应用 NSAIDs 会加重肾缺血，导致急性肾衰竭，出现少尿，血尿素氮、肌酐升高，进一步发生急性肾小管坏死。但这种肾损害如能及时诊断，尽早停用 NSAIDs 并积极处理往往是可逆的。与 NSAIDs 所致肾损害表现不同的是，金制剂和青霉胺引起的肾损害临床则多表现为蛋白尿，肾病综合征常见。

强直性脊柱炎肾脏损害的尿检常见镜下血尿、蛋白尿，红细胞形态分析为多形性，蛋白尿从微量至肾病综合征水平的大量蛋白尿程度不等。出现肾功能损害者可有肾小球滤过率下降或肾小管功能减退，如尿中性 α-葡萄糖苷酶或 β2 微球蛋白升高、尿液酸化或浓缩稀释功能减退等。肾活检为确诊强直性脊柱炎肾脏损害及相关病理类型的重要依据。

最近研究还发现，强直性脊柱炎伴有蛋白尿者血清尿酸和 IgA 水平明显高于强直性脊柱炎无肾损害患者，提示血清尿酸和 IgA 可以作为评估强直性脊柱炎肾脏损害的血液学指标。

强直性脊柱炎肾脏损害并不少见，临床医师应予以足够重视。当强直性脊柱炎患者出现以下情况时，应考虑强直性脊柱炎相关性肾损害：①血尿（包括肉眼血尿及镜下血尿，且尿沉渣红细胞形态为多形性）；②不同程度的蛋白尿；③肾功能异常（血清尿酸值升高）；④血 IgA 水平；⑤肾小管功能异常；⑥肾活检（常规光镜及免疫荧光检查、刚果红染色等）为确诊肾损害的主要依据。

目前国内仍缺乏关于强直性脊柱炎继发肾脏损害的多中心、大样本的流行病学调查，对于相关的发病机制、病理类型及治疗预后等也有待于进一步研究。临床上对于有尿检异常的强直性脊柱炎患者，应该引起足够的重视，肾活检的普遍开展为深入了解强直性脊柱炎继发肾病提供了有效的手段。目前，国内外有病例报道，肿瘤坏死因子抑制剂对改善强直性脊柱炎继发的肾淀粉样变有一定的疗效，但仍有待大样本临床研究进一步证实。

七、前列腺损害

男性强直性脊柱炎患者合并前列腺炎者临床上并非少见，但国内外相关的文献报道，尤其是近年来的深入研究还较缺乏。

强直性脊柱炎和前列腺炎的关系早在 19 世纪 20 年代就有学者提出。Visher 等调查了87 名慢性前列腺炎男性患者中，其中有 36 位接受了 X 线影像学检查，证实有 20 例（55%）患者合并脊柱和骶髂关节炎。此后，Mason 等在 54 例男性强直性脊柱炎患者中，通过前列腺液的检查发现有 45 例（83%）患者存在慢性前列腺炎，与类风湿关节炎组患者前列腺炎的发病率（28%）存在显著差异（$P < 0.01$）。而 Romanus 等同样发现强直性脊柱炎患者存在"前列腺-骶髂关节"联合炎症的比例高达 91%（110 例/120 例）。最近，德国学者调查了 134 例男性强直性脊柱炎患者，发现有 37 例患者存在泌尿生殖系统的感染，其中 18例为前列腺炎，17 例为尿道炎，龟头炎和附睾炎各 2 例。以上相关研究说明强直性脊柱炎和泌尿道炎症，尤其是前列腺炎之间确实存在密切联系。

　　强直性脊柱炎患者合并前列腺炎的临床表现和单纯性慢性前列腺炎者大致相同，但其中部分患者可以没有症状，或临床症状轻微，通常伴有尿道炎。临床症状明显者主要表现为尿频、尿急、尿痛、夜尿增多及排尿困难等尿路症状，也可出现会阴部不适感。有时射精后痛和不适是突出特征，可有全身不适、疲乏甚至失眠等类似神经症症状，不少患者还可出现性功能紊乱。直肠指检前列腺可有肿大、压痛。尿道拭子、前列腺液检查及外周血相关病原体抗体检测等有助于进一步诊断和鉴别。有关强直性脊柱炎和前列腺炎的关系还有待于继续深入的研究和探讨。

八、消化系统表现

　　临床调查资料表明，约占 60% 的强直性脊柱炎患者存在无症状性肠道炎症，受累部位多见于近端结肠和回肠末端。已明确诊断的强直性脊柱炎中发生溃疡性结肠炎和克罗恩病并不常见。目前有关强直性脊柱炎在消化系统中的表现文献报道较少，其中多以药物不良反应为主。

九、血液系统表现

　　由于强直性脊柱炎血液系统损害相对于其他系统比较轻，除了脊椎关节症状外，患者常无明显的血液系统的症状和体征。且疾病在活动期和静止期时症状有差异，活动期时症状稍明显。部分患者可以主诉有头晕、乏力等不适，体检时可发现眼睑结膜苍白，指甲也可有轻度苍白。血常规检查发现 15% 有轻至中度的低色素性贫血，伴血小板及白细胞计数升高。血黏度高时也可能出现头晕、胸闷等症状。但上述症状均不具有特殊临床意义，且易被患者强直性脊柱炎本身的症状所覆盖而未能引起重视，不能被及时发现和纠正。偶有强直性脊柱炎伴有严重贫血的报道，有学者等报道了 1 例强直性脊柱炎合并自身免疫性溶血的患者，该患者临床除了强直性脊柱炎典型症状外，还伴有明显的贫血、轻度黄疸，外周血网织红细胞计数升高、Coomb 试验阳性等，对糖皮质激素治疗有效。国外亦有类似报道。近来还有一些强直性脊柱炎合并其他血液系统疾病的报道，包括良性和恶性的疾病，如强直性脊柱炎合并血栓性血小板减少性紫癜、皮肤血管炎、白血病、骨髓增生异常综合征、阵发性睡眠性血红蛋白尿、单纯红细胞再生障碍性贫血等血液系统疾病。一旦合并血液系统疾病，患者除了强直性脊柱炎的关节和关节以外的症状，同时合并有相应的血液病的一些特征性的临床表现。但是由于两种疾病同时存在，鉴别时比较困难，容易造成误诊或漏诊。同时在制订治疗方案时不够完善，导致强直性脊柱炎及相应血液病的治疗效果不满意，影响患者的预后，须引起高度重视。另外，有研究者认为，强直性脊柱炎伴有血液系统损害，其发病可能具有共同的免疫学基础，在病因及细胞因子水平上可能存在有共同的通路，从而产生各自的免疫损伤效应。目前的临床研究也支持上述观点，如国内学者邓小虎等使用益赛普治疗强直性脊柱炎患者，经治疗，患者的外周血白细胞数较治疗前轻度下降，贫血得到一定纠正，血小板数量亦有明显下降。国外研究也证实，经 6 个月的抗 TNF-α

制剂治疗，强直性脊柱炎伴有贫血的患者中，有81%的患者其炎症性贫血明显改善，贫血指标在血红蛋白、平均红细胞体积、血清铁、铁蛋白方面均有明显好转。因此，关于治疗方面的研究已经逐渐开展，相信不久的将来，这方面的研究成果会越来越多，为疾病的治疗带来更多选择。

十、耳鼻喉表现

主要临床表现：①慢性中耳炎；②不同程度听力减退，对高频受损尤甚；③鼓膜穿孔；④重度耳聋。强直性脊柱炎患者的听力减退表现多为双侧渐进性的，各个频率都有累及。Eryilmaz A 等测定 59 例（118 耳）强直性脊柱炎患者（用 250Hz、500Hz、1000Hz、2000Hz、4000Hz 和 6000Hz）纯音水平（puretone average，PTA）阈，和对照组 52 例（104 耳）相比，其听力明显减退。另外还发现患者右耳的纯音要高于左耳。Casellini C 等报道 22 例强直性脊柱炎患者，病程 12.5～26.2 年（平均 20 年），2 例（9.1%）有耳硬化症，13 例（59.1%）有听感觉神经减退（sensorineural hearing loss，SNHL），其中年龄在 45～59 岁的减退最为严重。

研究表明，听力损害的程度与强直性脊柱炎的病变范围、病情活动性、分期和 Fries 功能指数密切相关。强直性脊柱炎病变范围大和病情活动性明显的，其各个频率双侧纯音测听指标均明显高于范围小和活动性不明显的。反之，强直性脊柱炎病情轻组（1～2 级）和 Fries 功能指数佳的患者双侧各个频率的纯音测听指标均明显优于病情重组（3～4 级）和功能差组。这些发现提示强直性脊柱炎患者的耳部病变常与其他部位损害并存。

强直性脊柱炎分期与活动功能评估标准：强直性脊柱炎分期依据美国风湿病学会所规定的 4 级法：

第 1～2 级（早期）：①X 线影像学无破坏性变化；②X 线影像学有骨质疏松变化。

第 3 级（中期）：①X 线片有骨质疏松变化，有或无轻度软骨破坏；②有关节活动受限，无关节畸形；③邻近肌肉有萎缩；④有关节外软组织病变，如结节和腱鞘炎。

第 4 级（晚期）：①除骨质疏松外，X 线有软骨和其他骨组织破坏表现；②关节畸形如半脱位，尺侧偏或过伸，关节间隙消失，骨致密带消失，骨小梁通过，已呈骨性强直；③广泛性肌萎缩；④有关节以外软组织病变，如结节、腱鞘炎等。

患者日常生活、活动状态和功能评估标准采用 Fries 的功能障碍调查问卷，该问卷为自评问卷，共分八大项内容：①穿衣、化妆；②起立；③进餐；④步行；⑤个人卫生自理；⑥上肢上举；⑦手抓状态；⑧活动。每项均为 4 级评分法：无困难 0 分，有困难 1 分，需帮助 2 分，不能完成 3 分。

十一、皮　肤　表　现

强直性脊柱炎的皮肤表现同其他风湿性疾病的皮肤表现。一些风湿性疾病专著都把皮肤病变作为强直性脊柱炎的关节外表现，但极少有强直性脊柱炎皮肤表现的专题研究报道。

　　有报道银屑病是强直性脊柱炎的常见关节外表现，但缺乏发病情况的总结报道。有报道幼年型银屑病关节炎是幼年型脊椎关节病（juvenile-onset spondyloarthropathies，JOSPA）的发展类型，即早期以炎症为主的未定型和之后具有临床某些疾病特征性改变的疾病型，包括幼年型强直性脊柱炎、幼年型瑞特综合征、幼年型反应性关节炎、幼年型银屑病关节炎和幼年型炎性肠病关节炎。有学者报道 262 例强直性脊柱炎中有 29.8% 在儿童期发病。Burgos 等报道，在美国 1033 例、英国 220 例、加拿大 428 例的幼年型脊椎关节病患儿中，确定为强直性脊柱炎的分别为 7.0%、16.8% 和 1.4%。国内有学者报道 190 例幼年型脊椎关节病，其中 106 例（55.8%）患儿符合 1984 年修订的强直性脊柱炎纽约标准；另有 17 例（8.9%）为幼年型反应性关节炎，14 例（7.4%）为幼年型瑞特综合征，2 例（1.1%）为幼年型银屑病关节炎。

　　有学者报道 1 例强直性脊柱炎合并系统性红斑狼疮。患者男性，31 岁，因反复腰背痛 10 年，皮疹半年、水肿 12 天就诊。检查：HLA-B27（+），AINA（+），抗 dsDNA（+），抗 Sm 抗体（+）。骶髂关节 CT 薄层扫描显示双侧骶髂关节炎Ⅳ级。右前臂皮肤活检病理显示空泡界面性皮炎伴表皮萎缩和真皮乳头层显著水肿，符合亚急性皮肤型红斑狼疮。肾活检病理符合狼疮性肾炎。经糖皮质激素和免疫抑制剂治疗，关节和肾脏病变好转，皮疹消退。

　　随着对风湿病和强直性脊柱炎的关注和研究加强，其皮肤表现会有更多的报道。

十二、骨 质 疏 松

　　1. 疼痛　是骨质疏松最常见的、最主要的症状。其原因主要是骨转换过快，骨吸收增加。在骨吸收过程中，骨小梁的破坏、消失，骨膜下皮质骨的破坏均会引起全身骨痛，以腰背痛最为多见。另一个引起疼痛的重要原因是骨折，即在受外力压迫或非外伤性脊椎椎体压缩性骨折、楔形和鱼椎样变形而引起的腰背痛。此外，根据负重能力调查表明，健康人负重力达 76kgf（1kgf=9.8N），而骨质疏松患者仅能负重 26kgf，明显低于正常人。因此，骨质疏松患者躯干活动时，腰背肌必须进行超常的活动，经常处于紧张状态，逐渐导致肌肉疲劳，出现肌痉挛，从而产生肌肉及肌膜性腰背疼痛。

　　据有关资料统计，骨质疏松患者中 67% 为局限性腰背疼痛，9% 为腰背痛伴四肢放射痛，1% 腰背痛伴带状痛，4% 腰背痛伴麻木感；还有一些人不仅有腰背痛，而且伴有四肢麻木和屈伸腰背时出现肋间神经痛和无力感。

　　2. 身长缩短、驼背　是继腰背痛后出现的重要临床体征之一。由松质骨和密质骨组成的骨骼中，松质骨更易发生骨质疏松性改变，特别是脊椎椎体前部几乎全部由松质骨组成，而且是支持身体的支柱，负重量大，因此更易产生症状。骨质疏松时，椎体内部骨小梁破坏，数量减少，这种疏松而脆弱的椎体受压，易导致椎体变形。轻者，变形只累及 1～2 个椎体；重者，累及整个脊椎椎体。有资料统计表明，妇女在 60 岁以后、男性在 65 岁以后逐渐出现身高缩短。女性到 65 岁时平均缩短 4cm，75 岁时平均缩短 9cm。特别是那些活动度和负重量较大的椎体，如第 11 胸椎、第 12 胸椎和第 3 腰椎，变形显著或出现压缩性骨折，均可使脊柱前倾、背屈加重，形成驼背。驼背的程度越重，腰背痛越明显。此外，除驼背外，有的患者还出现脊柱后侧凸、鸡胸等畸形。

3. 骨折 在骨质疏松中，脆而弱的骨骼骨折阈值明显降低，受轻微外力就易发生骨折。骨折给患者造成的痛苦最大，并严重限制患者的活动，甚至缩短寿命。骨质疏松骨折发生的特点：在扭转身体持物、开窗等室内日常活动中，即使没有较大的外力作用也可发生骨折；骨折发生部位比较固定，好发部位为胸腰椎椎体、桡骨远端、股骨上端、踝关节等。各种骨折的发生，分别与年龄及绝经时间及骨质疏松的程度有一定的关系。

4. 呼吸系统障碍 骨质疏松所致胸腰椎压缩性骨折导致脊柱后凸、胸廓畸形，可引起多个脏器的功能变化，其中呼吸系统的表现尤为突出。虽然临床患者出现胸闷、气短、呼吸困难及发绀等症状较少见，但通过肺功能测定发现：胸椎压缩性骨折表现在上位胸椎时，肺活量和最大换气量均减少，1 秒钟用力呼气量与用力肺活量比值（FEV_1/FVC）和护骨因子的阳性表达残气率（残气量/肺总量）无明显变化。表现在下位胸椎时，上述肺功能指标均正常。另外，随背、胸廓畸形程度的加剧，S3（上叶前区域）小叶型肺气肿的发病率增加，在胸廓严重畸形的病例，S3 小叶型肺气肿的发病率达 40%。

参 考 文 献

程勇军. 强直性脊柱炎合并系统性红斑狼疮 1 例. 浙江省医学会肾病学分会. 2008 年浙江省肾脏病学术年会论文汇编[C].浙江省医学会肾脏病学分会：浙江省科学技术协会，2008：203.

祁军，张萍萍，林智明，等，2015. 强直性脊柱炎 HLA-B27 亚型及其首发临床表现特征[J].实用医院临床杂志，12（05）：54-57.

Dihingia P，Das D，Chaliha M S，et al，2014. A clinical study of ankylosing spondylitis with special reference to cardiopulmonary manifestation[J]. Indian Journal of Rheumatology，9（supplement1）：S46.

Fallahi S，2017. Association of HLA-B27 and its subtypes with ankylosing spondylitis and clinical manifestations of ankylosing spondylitis in different HLA-B27 subtypes：comment on the article by Lin et al[J]. Rheumatology International，37（10）：1683.

Kassimos D G，Vassilakos J，Magiorkinis G，et al，2014. Prevalence and clinical manifestations of ankylosing spondylitis in young Greek males[J]. Clinical Rheumatology，33（9）：1303-1306.

Ma H J，Yin Q F，Wu Y，et al，2017. TNF-α-308 polymorphism determines clinical manifestations and therapeutic response of ankylosing spondylitis in Han Chinese[J]. Medicina Clinica（English Edition），149（12）：517-522.

Pandey A，2018. Clinical manifestations of chikungunya fever in patients with ankylosing spondylitis[J]. Indian Journal of Rheumatology，13（4）：425-432.

（郝慧琴　王　泽）

第八章 强直性脊柱炎的实验室检查

第一节 强直性脊柱炎的非特异性检查

一、C 反应蛋白

C 反应蛋白（C reactive protein，CRP）是在 1930 年由 Tillet 和 Francis 发现的蛋白质物质，是一种急性疾病的反应性蛋白，是由肝细胞分泌合成的蛋白质，CRP 是机体非特异性免疫机制的一部分，它结合 C-多糖，在 Ca^{2+} 存在时可结合细胞膜上磷酸胆碱，激活补体的经典途径，增强白细胞的吞噬作用，促进巨噬细胞组织因子的生成。CRP 在健康人血清中浓度很低（<5mg/L），但其具有多种生物活性，被认为是最敏感的炎症指标之一。当机体出现感染、炎症反应及组织损伤时，其浓度显著升高，故被认为其最有价值。

CRP 的确切生物学功能尚不明确，可能参与免疫炎症反应，在感染、组织损伤和炎症反应时，其在血中浓度迅速上升，较少受其他因素影响。有研究表明，CRP 直接刺激血管内皮素和白细胞介素-6 的释放，且在低浓度水平（5mg/L）即可发挥作用。CRP 可使内皮细胞一氧化氮合酶 mRNA 的稳定性降低。

人 CRP 主要生物学功能：通过与配体（凋亡与坏死的细胞，或入侵的细菌、真菌、寄生虫等的磷酰胆碱）结合，激活补体和单核吞噬细胞系统，将载有配体的病理物质或病原体清除。

CRP 属于急性反应蛋白，血清 CRP 在感染发生后 5~8 小时即开始产生，24~48 小时内迅速升高，48 小时达到高峰，高峰值可达正常的数百倍，与组织损伤及炎性反应呈正相关，随着病变消退，组织、结构和功能的恢复，其迅速下降，1 周内恢复正常水平。此反应不受放疗、化疗、皮质激素治疗的影响。因此，CRP 的检测在临床应用相当广泛，包括急性感染性疾病的诊断和鉴别诊断，手术后感染的监测；抗生素疗效的观察；病程检测及预后判断等。具体临床应用如下。

1. 评估疾病活动性和疗效监测 CRP 升高的程度反映炎症组织的大小或活动性，在急性炎症和感染时，CRP 与疾病活动性有良好的相关性。这种情况与慢性炎症不相符，尽管在一些重要情况下，如类风湿关节炎、节段性回肠炎和风湿性多肌痛时，这种相关性足以用来作为治疗监测。

（1）CRP 值为 10~50mg/L，表示轻度炎症，如局部细菌性感染（如膀胱炎、支气管炎、脓肿）、手术和意外创伤、心肌梗死、深静脉血栓、非活动性结缔组织病、许多恶性肿瘤和多数病毒感染。

（2）CRP值升为100mg/L左右表示有较严重的疾病，它的炎症程度必要时需静脉注射。

（3）CRP值大于100mg/L，表示有严重的疾病过程并常表示有细菌感染的存在。

CRP的测定，可用来对下列情况治疗监测：①在许多急性感染时，作为最有效使用抗生素治疗的依据；②在高危患者缺少微生物学诊断时，进行抗生素治疗；③在CRP下降至正常时，中断抗生素治疗；④根据CRP的水平变化来决定抗炎药物的剂量；⑤在有些难以进行临床评估的风湿性疾病中，快速选择合适的抗风湿治疗；⑥估计并发症的开始，如风湿性多肌痛患者中巨细胞动脉炎的发展。

2. 血清CRP测定在常见疾病中的应用

（1）成人术后阶段。

（2）急性胰腺炎。

（3）心肌梗死。

（4）痛风性关节炎：在痛风中，轻到重度的CRP升高较常见，然而在假痛风中不太上升。

（5）骨关节炎：这种情况CRP升高主要是退化变性而不是炎症。

（6）胃肠疾病、肠道炎症性疾病。

（7）风湿性多肌痛这种以中年以上人群为主的疾病，表现为严重的晨僵如肩膀臂围区域的疼痛，它与弥散性的系统症状相关联，如压迫和不适。血清CRP和红细胞沉降率通常一起升高，虽然经常不相平行，但在重要的疾病中，它们是很有用的。不治疗的话，大约有30%的患者会发展为浅颅动脉炎，伴随严重的视力危险。CRP在用皮质类固醇治疗有反应时，快速降至正常，它的检测对监测和调整治疗很有用。而红细胞沉降率变化较快。

（8）恶性肿瘤。

（9）结缔组织病：类风湿关节炎患者CRP与疾病相关性较大，系统性红斑狼疮（SLE）则差。但有的报告则认为SLE、血管炎、肌炎皆有CRP升高。

（10）儿科感染性疾病等。

CRP的预后评估：持续升高的CRP值表示炎症无好转，常是治疗失败和预后差的证明，如恶性疾病、感染和心肌梗死。

关于CRP与强直性脊柱炎活动性的关系报道结果不一。大多研究显示，CRP对强直性脊柱炎的诊断不具有特殊性，有研究提示CRP在强直性脊柱炎的活动期升高且有统计学意义，可以作为强直性脊柱炎的活动性评价指标。但临床上不能单独利用CRP诊断任何疾病，只有结合其他实验室检查及临床症状、体征等方可有诊断学上的意义，有辅助诊断的作用。但在临床上可以应用CRP来评价强直性脊柱炎的病情活动情况，作为强直性脊柱炎的活动性评价指标。

强直性脊柱炎患者全都存在骶髂关节炎症及其他类型的关节炎症，由肝脏合并形成的CRP在炎性反应中直接参与了其中的反应过程，并且强直性脊柱炎患者的CRP水平较正常人群看，明显高于健康人群的水平，特别是在强直性脊柱炎的活动期，血清中的CRP水平会出现异常显著的升高。强直性脊柱炎患者血清中CRP水平的明显升高，提示强直性脊柱炎患者的体液免疫系统功能发生了改变。因为CRP是存在于急性强直性脊柱炎时期的一种反应蛋白，它可作为炎症组织损伤程度的参考指标，CRP 在急性时期的生理应激作用比较明显，可以将免疫复合物进行清除，通过与补体 Clq 的结合激活补体，并且通过与 Fcγ 受体的结合介导吞噬细胞对免疫复合物及凋亡的细胞碎片进行清除，对单核细胞表面存在的细胞因子等进行刺激，从而导致血清中的 CRP 水平升高。有学者研究发现，血清中 CRP 水平的高低与疾病的炎性反应程度密切相关，当机体有炎症存在时，CRP 会呈现明显升高趋势。强直性脊柱炎合并感染时 CRP 会迅速明显升高，其升高的程度与感染的严重程度呈正相关，临床症状得到改善，CRP 也会随之下降。并且炎症性疾病的 CRP 浓度显著高于非炎症性疾病，炎症急性期显著高于慢性期。这有助于炎症性疾病与非炎症性疾病、炎症急性期与慢性期的鉴别诊断。CRP 的检查为常规检查，操作简便，用时较少，因此观察 CRP 的变化能够及时掌握强直性脊柱炎病情的进展情况，为以后的治疗提供可靠的参考依据。

二、红细胞沉降率

红细胞沉降率（erythrocyte sedimentation rate，ESR）是以红细胞第一小时末在血管中垂直下降的毫米数来表示红细胞的沉降速度，简称血沉。健康人血沉数值波动于一个较狭窄范围内，健康成年男性<15mm/h，女性<20mm/h。影响血沉的因素有很多，故血沉为非特异性指标。但如果血沉持续明显增高，多提示有病变存在。一般认为，用魏氏法测定的血沉，>25mm/h 为轻度增快，>50mm/h 为重度增快。在生理情况下，如妇女月经期、妊娠 3 个月以上及 60 岁以上的高龄者，血沉可以轻度增快。血沉是重要的炎症指标，在多种风湿病的活动期常表现异常，血沉较 CRP 受影响因素多，如红细胞形态、血红蛋白异常、贫血及测定条件等。

（一）血沉的测定方法

血沉测定的方法有多种，如魏氏法（Westergren 法）、库氏法（Coulter 法）、温氏法（Wintobe-Landsbrey 法）、潘氏法。我国在 1983 年全国临床检验方法学学术会议上推荐魏氏法作为参考方法。魏氏法正常参考范围：成年男性 0～15mm/h，成年女性 0～20mm/h。潘氏法正常参考范围：成年男性 0～10mm/h，成年女性 0～12mm/h。在许多病理情况下血沉明显增快。血流中的红细胞，因胞膜表面的唾液酸具有的负电荷等因素而互相排斥使细胞间距离约为 25nm，故彼此分散悬浮而下沉缓慢。如血浆或红细胞本身发生了改变，则可使血沉发生变化。

（二）临床上血沉增快和减慢的主要情况

1. 血沉增快

（1）生理性增快：妇女月经血沉略增快，可能与子宫内膜破伤及出血有关，妊娠 3 个月以上血沉逐渐增快，可达 30mm/h 或更多，直到分娩后 3 周，如无并发症则逐渐恢复正常。其增快可能与生理性贫血、纤维蛋白原量逐渐增高、胎盘剥离、产伤等有关。60 岁以上的高龄者因血浆纤维原蛋白量逐渐增高等，也常见血沉增快。

（2）病理性增快：①各种炎症：细菌性急性炎症时，血中急性反应相物质（acutephase reactant）迅速增多，包括 α_1 抗胰蛋白酶（α_1-antirypsin）、α_2 巨蛋白（α_2-mactoglobulin）、C 反应蛋白、肝珠蛋白、运铁蛋白、纤维蛋白原等。以上成分或多或少地均能促进红细胞的聚集，故炎症发生后 2～3 天即可见血沉增快。风湿热的病理改变为结缔组织性炎症，其活动期血沉增快。慢性炎症如结核病时，纤维蛋白原及免疫球蛋白含量增加，血沉明显增快。临床上最常用血沉来观察结核病及风湿热有无活动性及其动态变化。②各种原因导致的高球蛋白血症（hyperglobuinemia）：亚急性感染性心内膜炎、黑热病、系统性红斑狼疮等所致的高球蛋白血症时，血沉常明显增快，各种原因引起的相对性球蛋白增高如慢性肾炎、肝硬化时血沉亦常增快。多发性骨髓瘤、巨球蛋白血症时，浆细胞的恶性增殖致使血浆病理性球蛋白高达 40～100g/L 或更高，故血沉增快。巨球蛋白症患者，血浆中 IgM 增多，其血沉理应增快，但若 IgM 明显增多而使血浆黏稠度增高，即高黏综合征时，反而抑制血沉，可得到一个正常甚至减慢的结果。另外，恶性肿瘤、组织损伤及坏死、贫血、高胆固醇积压症均可导致血沉增快。

2. 血沉减慢　意义较小，可因红细胞数量明显增多及纤维蛋白原含量严重减低所致，见于各种原因所致的脱水和血液浓缩、真性红细胞增多症和弥散性血管内凝血等。

在强直性脊柱炎活动期中，80%患者血红蛋白、红细胞减少，血沉增快，白细胞增加，但临床上不能单独应用血沉指标来诊断强直性脊柱炎，只有在临床症状及影像学表现支持强直性脊柱炎时起一定的辅助支持作用。

至于能否应用血沉来判断强直性脊柱炎的活动性，目前仍有争议。一直以来人们寻求一个全面实用合理的方法来评价强直性脊柱炎活动性，但至今尚无真正意义上的"金指标"。由于疾病活动与否同治疗、预后密切相关，对其评价显得尤为重要。血沉、C 反应蛋白常用于评价风湿性疾病活动，在评价类风湿关节炎活动性时有重要意义。然而强直性脊柱炎不同于类风湿关节炎，其病理为附着点炎症，以骶髂关节受累为主，与人类白细胞抗原（HLA-B27）相关，对非甾体抗炎药反应敏感，关于血沉在强直性脊柱炎活动评价中的价值尚有争议。强直性脊柱炎 75%的患者血沉升高，但目前大多研究显示其和临床活动性无明显联系。有学者研究结果显示 72%的强直性脊柱炎患者血沉升高，无论以 Cowling 临床评价（Cowling clinical assessment of disease activity）还是 BASDAI 评价强直性脊柱炎病情活动性，均显示活动组与静止组之间血沉差异无统计学意义，血沉与 Cowling 临床评价和 BASDAI 评价强直性脊柱炎病情活动性均无相关性，提示血沉升高并不表明强直性脊柱炎处于活动期，血沉对强直性脊柱炎病情活动性评价意义不大。

但有临床研究显示，约有 75%的强直性脊柱炎患者可见血沉升高，但其与强直性脊柱炎活动没有明显的相关性，但是基线水平血沉的变化情况仍对强直性脊柱炎生物治疗效果判定具有一定临床价值。血沉对于强直性脊柱炎患者的诊断虽然拥有较低的特异性，但是血清中血沉的明显升高可以间接地反映出有炎症和组织损伤的存在，并且通过相关性分析可以得出，血沉的上升速度和升高的程度与组织的损伤程度和炎症程度呈正相关，故血沉可以作为检测疾病活动情况的指标。

血沉和 C 反应蛋白在感染、炎症、创伤、肿瘤及其他多种疾病时均可以增快或增高。

因此，这两项检查属非特异性试验。但这两项检查，尤其C反应蛋白与疾病活动性相关。强直性脊柱炎患者在疾病活动初期（或在有外周关节炎时，或在病变未得到控制而继续发展等情况下），80%的强直性脊柱炎患者血沉增快，50%以上的患者有血清C反应蛋白增高的情况。因此，对强直性脊柱炎患者检查血沉和C反应蛋白有助于了解疾病是否活动，并可作为判断治疗效果的指标。通常在活动性病变控制后，血沉和C反应蛋白也可相应恢复到正常水平。

三、类风湿因子

类风湿因子（rheumatoid factor，RF）是一种抗人或动物IgG分子Fc片段抗原决定簇的抗体，是以变性IgG为靶抗原的自身抗体。RF最初由Rose等（1984年）在类风湿关节炎患者血清中发现。类风湿关节炎患者体内有产生RF的B细胞克隆，在变性IgG或EB病毒的直接作用下可大量合成RF。RF主要为IgM类自身抗体，但也有IgG类、IgA类、IgD类和IgE类。

检测RF对类风湿关节炎的诊断、分型和疗效观察有重要意义。RF在类风湿关节炎患者中的检出率很高，RF阳性支持早期类风湿关节炎的倾向性诊断，如对年轻女性应进行类风湿关节炎和风湿热间的鉴别。而对非活动期类风湿关节炎的诊断，需参考病史。在类风湿关节炎患者，RF的滴度与患者的临床表现呈正相关，即随症状加重而效价升高。但RF并不是类风湿关节炎独有的特异性抗体。在系统性红斑狼疮患者有50%RF阳性，在其他结缔组织病如干燥综合征、硬皮病、慢性活动性肝炎及老年人中均可有不同程度的阳性率，另外，60%的强直性脊柱炎患者Ig增高，以IgA轻中度增高为主。

用胶乳法只能测到IgM型的类风湿因子。除血清游离的类风湿因子外，一部分类风湿因子与变性的IgG结合后形成抗原抗体复合物存于血清中，一般方法检测不到，只有将复合物解离后才能测出，称为隐匿性类风湿因子。隐匿性类风湿因子的检测可提高类风湿因子的阳性率，对类风湿关节炎等的诊断鉴别有一定的意义。

虽然RF对类风湿关节炎等的鉴别有一定意义，但强直性脊柱炎患者RF的阳性率却并不高于正常人群的阳性率，即<5%，但因为95%以上的强直性脊柱炎患者血清缺乏RF，故RF阴性有利于支持诊断强直性脊柱炎，RF阳性有利于排除强直性脊柱炎，当然，诊断必须结合其他实验室检查及临床影像学检查。

四、血　常　规

血常规是指通过观察血细胞的数量变化及形态分布从而判断血液状况及疾病的检查，随着检验现代化、自动化的发展，现在的血常规检验是由机器检测完成的。血常规检查包括红细胞、血红蛋白、白细胞、白细胞分类及血小板计数等，通常可分为三大系统，即红细胞系统、白细胞系统和血小板系统。

血常规中的许多项具体指标都是一些常用的敏感指标，对机体内许多病理改变都有敏感反应，其中又以白细胞、红细胞、血红蛋白和血小板计数最具有诊断参考价值，许多患者在病因不明时，可以做血常规检查对其进行辅助诊断。此外，血常规检查还是观察治疗效果、用药或停药、继续治疗或停止治疗、疾病复发或痊愈的常用指标。

少数强直性脊柱炎患者可见轻度贫血、白细胞计数及血小板计数增高，结合其他实验室检查、临床及影像学检查有助于了解强直性脊柱炎患者的病情变化。

五、尿液及肾功能

尿液检查是医学的一种检测方式，包括尿常规分析、尿液中有形成分检测（如尿红细胞、白细胞等）、蛋白成分定量测定、尿酶测定等。尿液检查对临床诊断、判断疗效和预后有着十分重要的价值。许多风湿病可累及肾脏而出现尿液的异常，故临床上风湿病患者经常需要做尿常规检查。如系统性红斑狼疮、多动脉炎、系统性硬皮症等均有肾脏的损害，出现蛋白尿、血尿及管型尿。肺出血-肾炎综合征、淀粉样病、风湿性肾炎等，尿液异常更为常见。因此，尿常规检查对判断上述疾病有无肾脏损害及治疗后的变化均有一定的意义。但是极少数有肾淀粉样变的强直性脊柱炎患者可出现蛋白尿。

六、血清免疫球蛋白

血清免疫球蛋白（Ig）的测定是检查体液免疫功能最常用的方法。通常检测的 IgG、IgM、IgA，就可以代表血清 Ig 的水平。IgG 7.6～16.6g/L，IgA 0.71～3.35g/L，IgM 0.48～2.12g/L，IgD 0.01～0.04g/L，IgE 0.001～0.009g/L。临床上 Ig 表现分为以下两种。

1. Ig 显著减低　见于先天性低丙种球蛋白血症，如 IgG、IgA、IgM 三种全缺的 Bruton 病（仅限于男性），三种 Ig 缺某一或两种（减少或无能）的丙种球蛋白异常血症，后者最多见的是 IgA 缺乏症（隐性遗传），见于获得性低丙种球蛋白血症（如肾病综合征、蛋白质丢失性肠病、先天性风疹病等）及瑞氏（Swiss）胸腺发育不全伴无丙种球蛋白血症。

2. Ig 明显增高　见于免疫性疾病，如系统性红斑狼疮急性期、慢性活动性肝炎、类风湿关节炎活动期等。见于多发性骨髓瘤，可按其所产生 Ig 不同而有 G 型（IgG 增多）、A 型（IgA 增高）、D 型、E 型（后两型极少见）等。见于感染如慢性化脓性感染、肺结核、肝脓肿、血吸虫病、瘤型麻风等，可有 IgG 升高。见于恶性肿瘤，如消化道癌、呼吸道癌、泌尿生殖系统癌，绝大多数患者均有 IgA 增多。喉癌、结肠癌、直肠癌、前列腺癌 IgM 亦有升高。过敏性疾病、寄生虫病可有 IgE 增高。

临床上多种疾病，特别是免疫性疾病时免疫球蛋白含量常发生变化，主要表现为多克隆增高，即 IgG、IgM 和 IgA 同时增高。在系统性红斑狼疮中以 IgG 增高为主，在类风湿关节炎中以 IgM 增高为主，而在强直性脊柱炎中，特点为持续性的 IgA 增高。IgA 增高是微生物抗原持续在血清阴性脊柱关节病发病机制中起重要作用的可能证据之一。虽然外源性因素引发强直性脊柱炎慢性炎症尚未完全证实，但推测微生物可能通过肠道起作用，因为 60%以上的患者可出现肠道的亚临床改变。强直性脊柱炎患者 IgA 水平明显升高，并且血清浓度与 C 反应蛋白显著相关。IgA 抗体不仅与强直性脊柱炎患者肠道损害密切相关，同时血清 IgA 的水平是强直性脊柱炎活动性的评价指标之一。

强直性脊柱炎患者血清 IgA 水平可轻度升高，IgA 水平与强直性脊柱炎病情活动有关，伴外周关节受累者可有 IgG、IgM 升高，也可有血清补体 C3 碎片和 C4 升高。

七、肿瘤坏死因子 α

肿瘤坏死因子 α（TNF-α）是一种主要由巨噬细胞和单核细胞产生的促炎细胞因子，并参与正常炎症反应和免疫反应。TNF-α 在许多病理状态下产生增多，包括败血症、恶性肿瘤、心力衰竭和慢性炎症性疾病等。在重症类风湿关节炎患者的血液及关节中都可发现 TNF-α 增多。TNF-α 抑制剂用于强直性脊柱炎的治疗，可对疾病的活动性进行良好控制，促进关节功能得到有效的改善，进而促进患者生活质量的提高。TNF-α 水平也是评价 TNF-α 抑制剂治疗效果的一个重要指标，TNF-α 可准确反映强直性脊柱炎患者的功能状态。

八、可溶性白细胞介素-2 受体

可溶性白细胞介素-2 受体（solubleinterleukin-2 receptor，sIL-2R），作为 T 淋巴细胞的激活产物，已对多种疾病的辅助诊断、病情变化及预后判断提供了重要参考。多数学者认为强直性脊柱炎与多种遗传免疫信息网络的异常有关，会引起一些免疫学指标的异常改变，如强直性脊柱炎患者的 sIL-2R 浓度显著升高。在强直性脊柱炎患者中 sIL-2R 水平较健康对照组显著升高（$P < 0.01$），sIL-2R 水平升高的强直性脊柱炎患者大多处于疾病的活动期，在应用血浆置换等方法治疗后，其水平可随病情缓解而降低。因此，sIL-2R 也可以作为判断强直性脊柱炎病情变化及监测的一个参考指标。有学者采用夹心酶联免疫吸附试验检测 HLA-B27 阳性活动性标本和 HLA-B27 阴性非活动性标本各 35 份的血浆 sIL-2R 后，发现两者之间有显著差异，表明 sIL-2R 可作为临床医师了解强直性脊柱炎患者免疫状态的一个客观指标。

第二节　强直性脊柱炎的特异性检查

一、HLA-B27 抗原

HLA 抗原是人类主要组织相容性复合体（major histocompatibility complex，MHC）的表达产物，在免疫系统中主要负责细胞之间的相互识别和诱导免疫反应，调节免疫应答的功能。根据 HLA 抗原结构、功能与组织分布的不同，可分为三类：Ⅰ类分子为 HLA-A、HLA-B、HLA-C 系列抗原，广泛分布于各组织有核细胞表面，包括血小板和网织红细胞，成熟的红细胞一般不含 HLA 抗原；Ⅱ类分子为 HLA-D（DR、DP、DQ）系列抗原，主要在 B 细胞和抗原呈递细胞上表达，这两类抗原都与移植有关，其中Ⅱ类抗原更为重要；Ⅲ类分子为补体成分。

HLA-B27 是人体白细胞抗原，属于 HLA-B 位点之一。*HLA-B27* 基因属于Ⅰ型 *MHC* 基因，基本上表达在机体中所有有核的细胞上，尤其在淋巴细胞的表面有丰富的含量。HLA-B27 阳性的健康者与脊柱病患者可能有遗传差别，如所有 HLA-B27 个体都有一个恒定的 HLA-B27M1 抗原决定簇，针对此抗原决定簇的抗体可与 HLA-B27 交叉反应。

HLA-B27 基因位于人类第 6 号染色体的短臂上，是人类分子 B 位点的等位基因，在临床上，人们早在 20 多年前就已经发现了 HLA-B27 抗原与强直性脊柱炎的发生情况具有高度的相关性，超过 90% 的强直性脊柱炎患者 HLA-B27 的抗原表达为阳性。普通人群中仅 5%～10% 为阳性，而强直性脊柱炎由于症状与许多疾病相似而难以确诊，因此 HLA-B27 的检测在疾病诊断中有着重要意义。在脊柱性关节病这一类的疾病中除了强直性脊柱炎外，还有许多其他的疾病与 HLA-B27 抗原的表达有着或多或少的相关性，因此 HLA-B27 的检测在这些疾病的诊断中是一个非常有价值的指标。HLA-B27 阳性者仅有 5%～20% 是强直性脊柱炎患者，故患者仅有 HLA-B27 阳性并不能确诊，但 HLA-B27 对本病的诊断有很高的特异性，HLA-B27 阳性提示诊断本病的可能性将大大增加，现已证明 HLA-B27 阳性者比 HLA-B27 阴性者发生强直性脊柱炎的机会要大得多。

HLA-B27 与遗传因素有很大的关系，遗传因素在强直性脊柱炎的发病中具有重要作用。据流行病学调查，强直性脊柱炎患者 HLA-B27 阳性率高达 90%～96%，而强直性脊柱炎普通人群 HLA-B27 阳性率仅为 4%～9%；HLA-B27 阳性者强直性脊柱炎发病率为 10%～20%，而普通人群发病为 1‰～2‰，相差约 100 倍。有报道，强直性脊柱炎一组亲属患强直性脊柱炎的危险性比一般人高出 20～40 倍，国内调查强直性脊柱炎一级亲属患病率为 24.2%，比正常人群高出 120 倍。HLA-B27 阴性健康者，亲属发生强直性脊柱炎的概率远比 HLA-B27 阳性强直性脊柱炎患者亲属低。所有这些说明 HLA-B27 在强直性脊柱炎发病中是一个重要因素。

但是应当看到，一方面 HLA-B27 阳性者并不全部都发生脊柱关节病；另一方面有 5%～20% 脊柱关节病患者检测 HLA-B27 呈阴性，提示除遗传因素外，还有其他因素影响强直性脊柱炎的发病，因此 HLA-B27 在强直性脊柱炎表达中是一个重要的遗传因素，但并不是影响本病的惟一因素。

有几种假设可以解释 HLA-B27 与脊柱关节病的关系（表 8-1）：①HLA-B27 充当一种感染因子的受体部位；②HLA-B27 是免疫应答基因的标志物，决定对环境激发因素的易感性；③HLA-B27 可与外来抗原交叉反应，从而诱导产生对外来抗原的耐受性；④HLA-B27 增强中性粒细胞活动性。

表 8-1　疾病与 HLA-B27 阳性率的关系

疾病	HLA-B27 阳性率（%）
强直性脊柱炎	＞90
银屑病关节炎	55
Reiter 综合征	37

续表

疾病	HLA-B27 阳性率（%）
反应性关节炎	0
沙门氏菌感染	29.7
志贺氏菌感染	20.7
耶尔森菌感染	17.6
淋病双球菌感染	14.0
正常人群	2~7

近年来，许多医学领域的研究者对 HLA-B27 抗原和强直性脊柱炎的相关性进行了研究，并表明强直性脊柱炎的发生与 HLA-B27 抗原的表达有着明显的相关性。有实验研究发现，强直性脊柱炎患者 HLA-B27 阳性率为 76.67%，而为健康人群的对照组中 HLA-B27 的阳性率为 0，因此，HLA-B27 抗原对强直性脊柱炎的诊断和鉴别具有重要的辅助作用。

通过 Cowling 法检测、C 反应蛋白检测和 HLA-B27、血沉检测得出强直性脊柱炎组患者在静止、活动、可疑活动及血沉和 C 反应蛋白水平、心电图的异常率和 X 线片的改变率均高于健康人群（$P<0.05$），因此，影响强直性脊柱炎的因素主要有血沉、C 反应蛋白及 HLA-B27。血沉、C 反应蛋白的水平变化可以作为强直性脊柱炎病情情况的反应指标，与强直性脊柱炎的病情活动密切相关。HLA-B27 具有较高的特异性和敏感性，可以增加强直性脊柱炎诊断的可能性，HLA-B27 的阳性率变化可以为强直性脊柱炎患者的诊断和病情的发展提供帮助，在临床治疗中有效降低强直性脊柱炎的炎症情况，对于改善患者的病情有很大帮助。

二、基质金属蛋白酶

基质金属蛋白酶（matrix metalloproteinase，MMP），是一种能降解细胞外基质蛋白的蛋白水解酶，因其需要 Ca^{2+}、Zn^{2+} 等金属离子作为辅助因子而得名。MMP 在病理性的关节组织损害中被认为是一种重要的表达活性酶，由各种细胞因子和其他蛋白酶水解激活。MMP 可由多种基质细胞和炎症细胞产生，共分为 4 类：胶原酶类、基质溶解酶类、明胶酶类、膜型 MMP 类。胶原酶类主要由成纤维细胞、内皮细胞、破骨细胞、角化细胞、软骨细胞、单核巨噬细胞等产生。基质溶解酶类主要由各种结缔组织细胞和巨噬细胞产生。明胶酶类，如 MMP-9 来源于中性粒细胞和巨噬细胞，MMP-2 主要由结缔组织细胞产生。膜型 MMP 是一种特殊的蛋白酶，主要存在于细胞膜上。其家族成员具有相似的结构，一般由 5 个功能不同的结构域组成：①疏水信号肽序列；②前肽区，主要作用是保持酶原的稳定，当该区域被外源性酶切断后，MMP 酶原被激活；③催化活性区，有 Zn^{2+} 结合位点，对酶催化作用的发挥至关重要；④富含脯氨酸的铰链区；⑤C 端区，与酶的底物特异性有关。其中酶催化活性区和前肽区具有高度保守性。MMP 成员在上述结构的基础上各有特点。各种MMP 间具有一定的底物特异性，但不是绝对的。同一种 MMP 可降解多种细胞外基质成分，而某一种细胞外基质成分又可被多种 MMP 降解，但不同酶的降解效率可不同。

MMP 抑制物（matrix metalloproteinase inhibitor，TIMP）是组织中一些调节 MMP 活

性的抑制分子，由有活性的相关结缔组织分泌 TIMP，TIMP 能抑制 MMP 对结缔组织的降解。现已发现有 TIMP-1、TIMP-2、TIMP-3、TIMP-4 共 4 种，它们有相似的二、三级结构。其分为 2 个功能区，N 端功能区的半胱氨酸残基与 MMP 的 Zn^{2+} 活性中心结合，C 端功能区与 MMP 的其他部位结合，形成 MMP-TIMP 复合体，从而阻断 MMP 与底物结合，抑制 MMP 的活性。TIMP-1 主要抑制活化的 MMP-9 和 MMP-3，TIMP-2 主要抑制 MMP-2 的活性和抑制细胞增生，TIMP-3 诱导细胞死亡。TIMP-3 主要通过减少解聚素金属蛋白酶 17 的活性来缓解 TNF-α 的炎性作用。Mahmoodi 等通过动物实验，经 TIMP-3 免疫的动物和未被 TIMP-3 免疫的动物注入相同抗原，经检测分析发现，在已免疫的动物实验过程注入抗原的初期，血浆中的 TNF-α 明显上升，但 7~14 天后数值又下降到原发水平。这充分证明 TIMP-3 对 TNF-α 有抑制作用。

MMP 和它的组织抑制因子都表达在脊柱关节病患者血清和关节滑液中，其中表达最高的是 MMP-3 因子。Chen 等通过对已确诊的 42 例强直性脊柱炎疾病患者，用 Bath 强直性脊柱炎计量指标方法检测出的 Bath 强直性脊柱炎计量指数≥4 分的患者中，MMP-3 水平明显要高于强直性脊柱炎低活性状态者和正常人。在随访观察和两种不同的酶联免疫吸附试验中，MMP-3 的水平测定与 Bath 强直性脊柱炎计量指数之间相对稳定（$r=0.464$，$P=0.096$）。因此，用血浆中的 MMP 表达水平作为生物标志物来与血沉和 C 反应蛋白比较，前者能更好地判定发病程度的高低，表明 MMP-3 是一种非常有用的生物标志物，其判定强直性脊柱炎活性度要强于血沉和 C 反应蛋白。研究结果显示，MMP-3 表达水平可作为临床评价抗肿瘤坏死因子药物治疗有效性的评价标准，MMP-3 是最具有潜力的功效蛋白酶。MMP 及其抑制因子在脊柱关节病患者的血清和关节液中均表达，在关节液中表达程度与侵袭细胞损伤关节的活动度密切相关，并且以 MMP-3 显著。MMP-1 和 MMP-3 在抗肿瘤坏死因子作用下都呈下行性表达，并在致病过程中明显促进骨和软骨的吸收。

近来有研究表明：MMP-3 在强直性脊柱炎患者中显示炎症活动性，且与血沉、C 反应蛋白水平相关，强直性脊柱炎治疗后症状缓解与 MMP-3 下降平行，因此推测 MMP-3 是参与强直性脊柱炎局部病理过程的重要因素。检测 MMP-3 在血清或组织中的水平是否可作为强直性脊柱炎诊断和监控病情进展的参考指标值得进一步研究。

第三节　强直性脊柱炎实验室检测技术

强直性脊柱炎实验室检查方法有多种，其中主要分为两种检测水平，①抗原水平：微量细胞毒法检出率 84%，ELISA 85%，磁珠酶联免疫分析（IMS-ELISA）88%，流式细胞术法 93%；②基因水平：聚合酶链反应–序列特异性引物（PCR-SSP）96%。

一、抗 原 水 平

1. 微量细胞毒法　如果受试者淋巴细胞表面表达有相应的 HLA-B27 抗原，就可以与 B27 抗体结合，形成抗原抗体复合物激活补体，发生对细胞膜的破坏及细胞杀伤作用，通过染色法观察，死细胞的细胞膜通透性改变，染料能够进入使之着色，而活细胞细胞膜完整不被染色。根据死细胞占全部细胞的百分比，可以判断受试者淋巴细胞表面是否存在HLA-B27抗原及其与抗体的反应强度。

优点：不需特殊仪器设备，易于操作，一般的实验室都可开展。

缺点：标本存放不能超过 8 小时，感染可以使细胞膜表面的 B27 分子的数量或结构改变，影响金属-配体电荷迁移（MLCT）的结果，易出现假阴性。

2. IMS-ELISA 法　利用磁性分离原理将免疫磁珠技术与 ELISA 法相结合，在高品质磁珠上偶联 HLA-B27 抗体，与气血中白细胞上的 HLA-B27 抗原结合、再加入辣根过氧化物酶（HRP）标记单抗，以吸光度来反应 HLA-B27 抗原的有无或强弱。

优点：操作简单，不需特殊仪器、反应时间短（1 小时内完成）。对标本新鲜度要求不高，2~8℃静置 4 天之内可用。

缺点：人为影响因素多。

3. 流式细胞术　单克隆抗体和荧光素的开发使得流式细胞仪在各个领域得到空前的发展，多参数同时测定使得流式细胞术得以快速、灵敏、特异地检测某一特定细胞群中某一特异性抗原的表达。与传统方法相比，用流式细胞仪来检测 HLA-B27 的表达，灵敏度可达 100%，特异性达 97.4%，阴性结果强直性脊柱炎的排除率为 99.9%。测定值高于参比值者为阳性，反之为阴性。利用荧光标记的 HLA-B27 单克隆抗体，与细胞表面的 B27 抗原结合，使结合后的淋巴细胞具有一定的荧光强度，这种荧光强度可由流式细胞仪测得的通道值来反映，以值的高低判断 HLA-B27 抗原表达百分比，从而判断 HLA-B27 是否阳性。

优点：全自动仪器检测，减少了人为因素的影响，重复性高，操作简单，自动化程度高；灵敏度可达 100%，特异性达 97.4%；结果稳定，样本之间、不同仪器之间、不同实验室之间可重复性高。结果判断准确，为目前较为理想的方法，国外已将流式细胞术检测 HLA-B27 作为强直性脊柱炎诊断的常规检测方法。

缺点：仪器昂贵，目前只在较大医院应用，且荧光易猝灭。

二、基 因 水 平

原理：通过设计基因序列特异的引物 SSP，特异性地扩增出标本中的 *HLA-B27* 基因片段，以琼脂糖凝胶电泳分析 PCR 扩增产物，若出现目的条带则表示 HLA-B27 为阳性。

优点：基因水平的检测，直接对 *HLA-B27* 原基因进行扩增分型，灵敏度高、特异性强。

缺点：耗时长，需要跑电泳，需要特定的实验仪器及严格的实验条件，在临床上普遍开展此项检查有一定的难处。

强直性脊柱炎患者多数实验室检查：血清 C 反应蛋白增高、血沉增快、HLA-B27 为阳性、类风湿因子为阴性；血常规检查：血红蛋白不同程度地降低、白细胞和血小板少部分患者有增高的现象，肌酸磷酸激酶增高、碱性磷酸酶减低、γ 球蛋白减低、白蛋白减低；尿常规检查：有血尿，尿蛋白阳性，以上检查结果只能作为辅助检查。因为 20%~30% 强直性脊柱炎患者在早期或恢复期以上检查结果均取于正常，而 X 线和 CT 检查骶髂关节已发生病变，患者常伴有腰部酸痛现象，在这种情况下可确诊为强直性脊柱炎的发病初期或缓解期。中后期强直性脊柱炎已经发展到腰椎、胸椎、颈椎出现病变，可毫无疑问地诊断为强直性脊柱炎，再根据发病的时间长短和骨关节的钙化情况可分为初期、中期、晚期。

参 考 文 献

陈永前，娄玉钤，李静雅，等，2013. 强直性脊柱炎中医证候研究概况[J]. 风湿病与关节炎，2（11）：74-77.
付金钰，唐锐，李晓娟，等，2016. 八段锦联合五劳七损方对强直性脊柱炎患者躯体功能及心理健康状况的影响[J]. 西部中医药，29（6）：124-126.
李晓玉，2016. 中药内服联合拔罐治疗强直性脊柱炎 36 例[J]. 西部中医药，29（8）：125-127.
秦曼妮，梁逸仙，2018. HLA-B27、血沉、CRP 诊断强直性脊柱炎的临床意义[J]. 心电图杂志（电子版），7（02）：249-252.
杨晓路，马大庆，2015. 强直性脊柱炎生存质量及活动影响因素探讨[J]. 中国现代医生，56（16）：80-82.
杨晓松，2017. 强直性脊柱炎诊疗进展[J]. 中国全科医学，20（S3）：218-221.
赵传浩，2015. 大灸疗法治疗强直性脊柱炎及对 ESR、CRP 影响的临床研究[D]. 济南：山东中医药大学，32（26）：415-416.
朱秀惠，蒋富斌，武占成，等，2013. 应用络病理论探讨强直性脊柱炎的中医发病机制及治疗[J]. 中国医药导报，10（21）：112-114.
Deodhar A，Braun J，Inman R D，et al，2015. Golimumab administered subcutaneously every 4 weeks in ankylosing spondylitis：5-year results of the GO-RAISE study[J]. Annals of Rheumatic Diseases，74（4）：757.

（刘　杨　陈　浩）

第九章　强直性脊柱炎的辅助检查

强直性脊柱炎的病程呈慢性经过，其病变常从骶髂关节开始，沿中轴骨骼发展，逐渐累及脊柱、中轴骨骼及四肢大关节，并以椎间盘及其周围组织纤维化、骨化为主要病变特点，最终可导致关节强直。故临床诊断可依靠病理学检查及影像学检查等辅助检查。

第一节　强直性脊柱炎的病理改变

强直性脊柱炎的基本病理变化为骨关节（尤其是中轴骨关节）慢性进行性炎症过程，以原发性的血管翳破坏性炎症为主要特征，并继发椎间盘、纤维环组织及肌腱、韧带和关节囊等骨关节附着点的非特异性炎症，以及纤维化、钙化及骨化等病变。而椎间盘、纤维环组织、肌腱、韧带和关节囊的钙化及骨化是本病区别于类风湿关节炎的最显著的病理特征。

一、骨关节的基本病理变化

强直性脊柱炎多自骶髂关节开始，沿中轴骨骼发展，逐渐累及整个脊柱。

本病的早期病理变化为以肉芽组织增生为主要特点的非特异性滑膜炎，与类风湿关节炎的早期病理变化相似。显微镜下观察，可见关节滑膜衬里层细胞增生并伴滑膜增厚、绒毛形成，纤维素渗出，浆细胞（免疫组织化学染色显示以 IgG 型和 IgA 型为主）、淋巴细胞等炎症细胞在小血管周围呈轻度、巢状聚集性浸润（并可见吞噬单核细胞，即吞噬了变性粒细胞的巨噬细胞），结缔组织反应性增生；血管翳形成，向软骨表面侵蚀；骨小梁边缘成骨细胞活跃；关节腔滑液内炎症细胞也以淋巴细胞为主，粒细胞相对较少。而类风湿关节炎的早期病变则以 IgM 型浆细胞浸润为主，同时，类风湿关节炎患者关节腔滑液的淋巴细胞较强直性脊柱炎患者少，而粒细胞较多。

强直性脊柱炎的晚期病理变化则表现为以韧带、肌腱及关节囊的骨附着点为中心的慢性炎症过程（或称肌腱端病变），而关节破坏相对较轻，且很少发生骨质吸收或脱位。这是与类风湿关节炎的病理变化截然不同的。骨附着点炎症常侵犯活动性较差的关节，如肱骨大结节和肱骨内外髁、胸锁关节、肋骨软骨连接、脊椎关节突关节、颈胸腰椎棘突、骶髂关节、髂嵴和髂骨前后棘、坐骨结节、股骨粗隆、收肌结节、股骨内外髁、胫骨粗隆、胫骨内外髁、腓骨头、足跖筋膜和足跟腱附着点等处。骨附着点炎症也常作为判断强直性脊柱炎病情严重程度及活动性的重要临床指标。强直性脊柱炎的骨附着点炎症病变局部表现为以淋巴细胞和浆细胞为主的炎症细胞浸润，并伴少数粒细胞浸润，可侵蚀骨附着点，引起骨附着点附近骨髓充血、水肿、炎症细胞浸润，并促进肉芽组织形成。肉芽组织的形成，既破坏骨松质，又向韧带、肌腱或关节囊内蔓延。而在后期组织修复过程中，骨质生成活动过度活跃，新生骨组织不但填补缺损的骨松质，还向附近的韧带、肌腱或关节囊内延伸，形成韧带骨赘及纵轴骨小关节的关节囊骨化。关节邻近的骨膜也呈反应性骨质增生，并可延伸及干骺端，致骨皮质表面不光滑。

二、脊柱的病理变化

强直性脊柱炎患者椎体的病理变化主要体现为以椎骨的局灶性破坏为特征的Anderson缺损，以椎间盘及椎间盘纤维环骨化病变为特征的脊柱"竹节样"改变及椎体的骨附着点炎症。

强直性脊柱炎患者椎骨的局灶性破坏可以表现为椎体中心部缺损和椎体外围部缺损。强直性脊柱炎晚期患者因出现骨质疏松及炎症细胞在软骨下骨质内浸润，加之患者应力方向的改变，可反复损伤椎间盘与椎骨接触面，从而导致部分椎间盘组织突入椎体骨质内，从而在椎间盘相连处的椎体中心部形成缺损区，称为软骨疝或Schmorl软骨结节。部分患者由于椎体骨质疏松，支持力不足，致相邻椎骨前部塌陷，从而表现为椎体外围部的缺损，该病变的发生机制与老年性脊椎后凸（即驼背）的机制相似。

椎间盘及椎间盘纤维环骨化病变也是强直性脊柱炎患者椎骨病变的又一重要特点。显微镜下观察，可见邻近脊椎的椎间盘软骨增生、骨化，椎间盘的纤维环外周纤维细胞增生，并发生软骨化生。最终导致相邻脊椎的外周呈骨性融合。骨赘形成并纵向延伸，在相邻两个椎体间连接形成骨桥。椎间盘纤维环与椎骨连接处的骨化使椎体变方，从而使脊柱整体外观呈"竹节样"。椎体骨质表面硬化，炎症可蔓延至相邻的前纵韧带。当并发椎间假关节形成时，椎间病灶和相邻椎体终板的病理表现为椎间盘和椎体终板组织坏死，与纤维组织、血管增生同时存在。

椎体的骨附着点炎症可以使椎体小关节局部肌肉、韧带、关节囊水肿和松弛，加之炎症局部骨质脱钙，可导致关节稳定性下降。尤其是颈椎受累时，可合并脊神经受压症状，占临床强直性脊柱炎总病例数的20%～50%。对于病程较长和病情较重的患者，会因发生病变颈椎的肌腱、韧带骨附着点长期慢性炎症而引起寰枢横韧带松弛，导致寰枢关节的稳定性下降，同时由于寰椎、枢椎之间的小关节面接近于水平状，当颈部活动用力过猛或受外力影响时，可致寰椎、枢椎的肌腱、韧带骨附着点局部撕脱，引起寰椎、枢椎的脱位，造成颈段脊髓受压，严重时可导致四肢瘫痪，甚至因高位截瘫引起呼吸肌麻痹而导致死亡。

三、骨关节外的病理变化

强直性脊柱炎属自身免疫性疾病，因此除累及骨关节系统外，还可侵犯全身多个系统，并伴发多种疾病。强直性脊柱炎的关节外靶器官主要包括心脏、肺、眼（虹膜）、肾脏、神经和肌肉等。

（一）强直性脊柱炎的心脏病变

强直性脊柱炎多可累及心脏传导系统（约见于 8% 的强直性脊柱炎患者）和主动脉瓣、二尖瓣。炎症或纤维组织增殖累及心脏传导系统可引起房室传导阻滞、束支传导阻滞等，严重者可因完全性房室传导阻滞而引发阿-斯综合征。炎症和瘢痕形成可导致瓣膜环扩张和瓣膜收缩、钙化，造成主动脉瓣闭锁不全（约见于 1% 的强直性脊柱炎患者）、主动脉瓣纤维化、二尖瓣关闭不全、二尖瓣脱垂等瓣膜病变。主动脉瓣和二尖瓣关闭不全均可导致心室负荷增加，引发左心室肥厚扩张，可发生左心衰竭和全心衰竭。若主动脉瓣病变累及冠状动脉口，可引发心绞痛。此外，少数强直性脊柱炎患者还可出现主动脉瘤、心包炎和心肌炎等病理改变。

（二）强直性脊柱炎的肺部病变

强直性脊柱炎患者肺部受累的病理变化主要表现为胸廓硬变、肺上部囊性纤维化等。

1. 胸廓硬变　慢性炎症累及胸锁关节、肋胸关节、柄胸联合，可导致胸廓硬变。患者可出现胸痛及胸骨上移。多见于病程较长的患者。

2. 肺上部囊性纤维化　强直性脊柱炎伴发肺囊性纤维化多见于病程 15 年以上患者，阳性率为 1.3%～10.0%。肺受累部位均限于双上肺叶（可能与肋胸、肋椎关节病变导致肺部通气不良，同时膈肌代偿难以改善上肺叶通气有关）。可见上叶肺纤维化、胸膜增厚，炎症细胞和成纤维细胞浸润，肺泡间纤维化伴玻璃样变。肺间质病变主要包括小叶间质骨质增生、小叶间隔增厚、肺部磨玻璃影、胸膜下线等。

（1）小叶间质骨质增生：细支气管和小叶间动脉周围及肺泡间隔内结缔组织骨质增生，呈放射状，与小叶间隔和胸膜相连，使其毛糙，形成界面征。

（2）小叶间隔增厚：肺小叶间隔内间质增生和淋巴管扩张，导致小叶间隔增厚。小叶内间质可出现纤维化。

（3）肺部磨玻璃影：肺内可见边界模糊或清楚的、无一定形状的、密度轻度增高的云雾状淡薄影，其内可见血管纹理及支气管壁。因为外观像磨砂玻璃，故称为磨玻璃影。主要表现为肺间质炎症（包括肺泡间隔水肿、炎症细胞浸润、肺间质增生）及肺泡内水肿和细胞浸润。

（4）胸膜下线：是指与胸膜的距离 <1cm，并与胸膜面平行的弧线样致密影，厚度一般为几毫米，也称胸膜下弧线（subpleural curvilinear shadow）。强直性脊柱炎患者出现胸膜下线多与胸膜下的细支气管周围间质增生或肺不张有关。

（三）强直性脊柱炎的眼部病变

强直性脊柱炎患者的眼部病变主要累及虹膜，表现为反复发作性的虹膜炎，多为单侧发生，表现为非肉芽肿性前葡萄膜炎，可见虹膜水肿、粘连，淋巴细胞、浆细胞等炎症细胞浸润，但不形成肉芽肿结节。30%～40%的强直性脊柱炎患者可以出现上述眼部病变，发生率与患者的病程长短、病情的严重程度及疾病活动性有关。若不经治疗，可引起青光眼或失明。个别强直性脊柱炎患者的眼部病变可发生在出现关节症状之前。

（四）强直性脊柱炎的泌尿系统病变

强直性脊柱炎患者的肾脏病变以肾脏淀粉样变性和 IgA 肾病多见。肾脏的淀粉样变性早期仅见肾小球有淀粉样物质沉积（主要是非可溶性的纤维蛋白质），HE 染色呈浅粉色，刚果红染色呈砖红色；晚期可见淀粉样物质广泛沉积于肾小球毛细血管基膜，基膜增厚并可导致毛细血管闭塞，肾小球玻璃样变性或纤维化。免疫荧光显微镜观察，可见免疫球蛋白 IgG、IgM、补体 C3 等阳性。电子显微镜观察，可见大量直径 5～10nm、无分支、僵硬的束状淀粉样纤维蛋白丝，呈杂乱排列。强直性脊柱炎患者伴发 IgA 肾病是泌尿系统的另一常见病变，表现为血液中可测出 IgA 及 IgA 循环免疫复合物。此外，部分患者还可出现慢性前列腺炎。

（五）强直性脊柱炎的神经系统病变

强直性脊柱炎合并蛛网膜炎，脊髓可形成憩室样囊肿，并不断增大，从而引起椎管扩张，椎体后部及椎弓、椎板骨质压迫性缺损，同时造成脊髓（多见于腰段脊髓）和马尾神经受压，表现为腰骶神经受损及马尾综合征的临床表现。强直性脊柱炎所致的脊椎半脱位或椎体破坏性病变、滑膜炎及慢性纤维组织增生等病变，可以导致脊髓和周围神经受压症状。脊髓受压病变可见于脊髓的任何水平，常为硬膜外或硬膜内病变，偶有硬膜下或蛛网膜病变。此外，强直性脊柱炎患者还可并存多发性硬化、癫痫、肝豆状核变性、帕金森病等神经系统病变。具体机制尚不清楚，有待进一步研究。

（六）强直性脊柱炎的其他系统病变

1. 肌肉组织　强直性脊柱炎患者的肌肉组织病变各异，可表现为肌肉组织异常肥大、菱角状萎缩、粒细胞中心性迁移及 I 型、II 型肌纤维萎缩等。

2. 血液系统　强直性脊柱炎患者合并血液系统病变，以阵发性睡眠性血红蛋白尿较为多见，表现为成熟红细胞胞膜表面由糖基磷脂酰肌醇锚接的一组膜蛋白（包括 CD16、CD55、CD59 等）丢失，从而造成红细胞易被补体破坏，而导致血管内溶血，为一种后天获得性造血干细胞病变。多见于青年男性，病因尚待探讨，可能与骨髓造血干细胞异常有关。

第二节　强直性脊柱炎的影像学检查

影像学检查是诊断强直性脊柱炎的关键。脊柱、骨关节的影像学检查，不仅可以显示脊柱、骨关节的疾病特征，而且也是术前评估及手术方案选择的重要依据，同时也是术后随访和预后评判的重要手段。

一、强直性脊柱炎的 X 线检查

X 线检查是基于 X 射线的穿透性、可吸收性、荧光效应和感光效应等特点的一种临床辅助检查方法，是影像学检查中最常使用和最基本的检查。同样，X 线检查也是强直性脊柱炎诊断最经典的检查方法。

（一）强直性脊柱炎 X 线检查的优缺点

1. X 线检查的优势 相对而言，X 线检查的操作较为简便，价格相对较低，可进行多角度的观察，得出结果的速度也相对较快。

2. X 线检查的不足 X 线片将人体的三维结构转变为二维平面图像，缺失了许多立体结构的相关信息；同时，X 线成像原理是 X 线穿过不同密度和厚度的人体组织时，会被这些组织不同程度地吸收，从而使得到达 X 线接收装置（如荧屏、胶片或特殊装置）的 X 线量出现差异，因而关节软骨、半月板及滑膜、韧带、肌腱等软组织往往在 X 线片上不能清晰显像，因而难以发现强直性脊柱炎的早期病变，不利于疾病的早期诊断；再者，X 线具有潜在致畸风险，育龄期及婴幼儿患者需特别注意。

（二）强直性脊柱炎 X 线显像的主要特征

对于强直性脊柱炎患者，骶髂关节、脊柱及髋关节病变的 X 线检查最常见，且最为重要。

1. 骶髂关节的 X 线显像

（1）骶髂关节的 X 线显像的基本特征：由骶骨和髂骨构成的骶髂关节属于滑膜关节，呈裂隙状，两个耳状面覆以关节软骨，周围衬以滑膜。关节的前下 2/3 属滑膜部分，后下 1/3 属韧带部分。滑膜部的关节软骨在髂骨侧主要为纤维软骨，厚度很薄（不足 1mm），其下是一薄层致密的软骨下骨板，含有与软骨表面平行的哈氏系统，其排列与主要受力面垂直，变形能力很强，受到异常刺激时可形成骨组织，导致软骨下硬化，使其变形能力减弱，从而减弱关节的功能；骶骨侧关节软骨较厚（为 2~4mm），主要为透明软骨，其软骨下骨板较厚，下方是松质骨，呈多孔网状，含有丰富的血管，骨小梁间为骨髓，髂骨侧松质骨密度较骶骨侧高。上述解剖结构的差异，造成了在骶髂关节炎症性病变或退行性病变中，髂侧关节更易受累，且病变较为严重。病变一般从骶髂关节的下 2/3 处开始，多呈双侧对称性发展。在强直性脊柱炎早期，骶髂关节无明显变化，关节间隙大多正常，但可出现关节面模糊，关节面下轻度骨质疏松，软骨下可见局限性毛糙和小囊变，这种改变主要发生于关节的髂骨侧。随着病情进展，至中期，关节软骨已破坏，表现为关节间隙宽窄不一，并可有部分融合；关节面侵蚀破坏、囊变，呈毛刷状或锯齿状，可有骨质硬化。至病变晚期，骶髂关节间隙狭窄、消失，最终发展为骶髂关节融合强直；可见粗糙、条状骨小梁通过关节间隙，造成骨性融合；关节面软骨下硬化带消失，可伴有明显的骨质疏松。

（2）骶髂关节炎的分级标准：根据 1984 年修订的强直性脊柱炎纽约标准骶髂关节炎 X 线分级标准（简称纽约标准），骶髂关节 X 线的特征性影像学可分为 0～4 等级。

0 级：骶髂关节解剖结构正常。

1 级：骶髂关节出现疑似改变。

2 级：骶髂关节轻微异常，关节局部出现小区域性的侵蚀或硬化，但骶髂关节间隙的宽度无改变。

3 级：骶髂关节明显异常，中度或晚期骶髂关节炎，并伴有关节面侵蚀、硬化征象，关节间隙增宽或狭窄，或部分关节出现强直。

4 级：骶髂关节严重异常，关节完全性强直。

根据上述分级标准，如果 X 线检查发现双侧骶髂关节分级至少为 2 级，或者单侧骶髂关节分级至少为 3 级，则认为患者骶髂关节炎的影像学证据为阳性。

（3）骶髂关节炎病理变化与 X 线显像：骶髂关节炎包括附着点炎和滑膜炎两种类型。其中关节囊、肌腱、韧带的骨附着点炎症是强直性脊柱炎的主要病理特点，原因在于附着点的纤维软骨是强直性脊柱炎免疫应答攻击的主要目标。同时，早期骶髂关节炎的滑膜炎及关节旁骨髓炎是强直性脊柱炎的另一病变特点。在疾病发展过程中，可出现滑膜缺失、软骨旁骨质破坏、软骨表面破坏、软骨深部破坏、软骨化生、软骨内新骨形成、滑膜关节纤维化或骨桥形成等病理变化。

1）骶髂关节炎病变早期：骶髂关节炎纽约标准分级 Ⅰ 级，即骶髂关节出现轻微异常。此期骶髂关节的主要病理变化表现为滑膜衬里细胞层增厚，疏松结缔组织内可见少量淋巴细胞、浆细胞及大量巨噬细胞浸润；并可见血管翳形成，软骨表面侵蚀；骨小梁边缘可见成骨细胞活跃，骨髓造血细胞减少，成熟的浆细胞、淋巴细胞增多；未发现附着点炎症表现，以及软骨明显破坏表现。此期如见到软骨骨化、软骨下骨板钙盐沉着及血管翳形成等，可评定为 Ⅰ 级。

2）骶髂关节炎病变中期：骶髂关节炎纽约标准分级 Ⅱ～Ⅲ 级，即骶髂关节出现轻微至明显的改变。此期骶髂关节的主要病理变化表现为软骨破坏、不连续；软骨下骨板侵蚀破坏、硬化，在 X 线上表现为骨板侵蚀、关节腔增宽、关节旁骨密度增高（上述病变尤以骶髂关节的髂骨侧较为明显）。骶髂关节大部分由纤维化肉芽组织代替；软骨化生及软骨内骨化，关节间隙变窄甚至观察不到；骨髓造血细胞减少，成熟浆细胞、淋巴细胞增多；部分病例可见附着点炎症。

3）骶髂关节炎病变晚期：骶髂关节炎纽约标准分级 Ⅳ 级，即骶髂关节出现严重异常。此期骶髂关节的主要病理变化表现为软骨关节已由分化成熟的小梁骨取代，软骨下骨板破坏严重；无明显的炎症细胞浸润；大量死骨形成，骶髂关节关节腔消失。

2. 脊柱的 X 线显像　本病多自下而上发展，即由骶髂关节开始，向上逐渐累及腰椎、胸椎及颈椎，最终可累及全脊柱，因此腰椎往往是脊柱最早受累的部位。X 线检查主要应观察有无韧带钙化、脊柱有无"竹节样"改变、椎体方形变，以及椎小关节和脊柱生理曲度改变等。早期强直性脊柱炎患者 X 线可表现为普遍性骨质疏松，并随病情的进展而逐渐显著。椎体前缘上下角骨炎形成，导致椎体前缘的正常凹面结构消失，可形成方形椎（椎体方形变）。椎体破坏较为少见，如有破坏，常伴有终板附近骨硬化。关节突间小关节表现为关节面模糊毛糙、侵蚀破坏及软骨下硬化。两侧椎弓关节囊骨化及棘上、棘间韧带骨化时，与正位照片显示三条并行致密影。椎肋关节可发生骨性强直。晚期强直性脊柱炎患者X线可见广泛的椎旁软组织（包括前纵韧带、后纵韧带、黄韧带及棘上、棘间、肋椎韧带）钙化，可见椎体上、下角鸟嘴状突起，椎间盘纤维环的外层可见钙化，并跨越椎间隙边缘，形成垂直走行的薄骨桥（韧带纤维性骨赘），反映纤维环本身及韧带的骨化。少数患者可出现椎间盘钙化。最后形成典型的"竹节样"脊柱。椎体小关节的关节囊和关节周围韧带组织，发生骨化呈两条平行的"铁轨状"阴影，棘上韧带骨化则表现为一条正中垂直致密影（手推车辙征）。脊柱强直后可造成较为严重的脊柱后凸畸形，又因活动减少而引起椎体明显的骨质疏松。

3. 髋关节的 X 线显像　髋关节是强直性脊柱炎最常受累的关节之一，同时髋关节受累也是本病预后不佳的危险因素之一。强直性脊柱炎髋关节受累的X线表现主要有以下特征。

（1）病变早期：髋关节骨质疏松，关节面下骨质囊状改变，闭孔变小，关节间隙正常或略窄。骨赘形成，多见于股骨头外侧面，为局限性的小隆起，可形成环绕着股骨颈的项圈状骨增生。

（2）病变中晚期：可出现一致性髋关节间隙变窄，系血管翳或炎症性滑膜组织对关节软骨侵蚀所致，可导致股骨头内移，并最终发生髋臼内突。股骨头、髋臼、骨质轻度破坏，髋臼和股骨头边缘骨质增生。后期髋关节间隙消失、融合或部分强直，股骨头及髋臼关节面骨质虫蚀状破坏明显，股骨头变形，髋臼及股骨头骨质增生明显。

4. 耻骨和耻骨联合的 X 线显像　因耻骨下缘的肌腱附着点炎症，可见肌腱附着部位骨赘形成；耻骨缘可被侵蚀，表现为关节面糜烂并伴有周围骨质硬化。耻骨联合间隙增宽或变窄，联合面骨皮质毛糙模糊、骨质侵蚀破坏。

5. 骨炎的 X 线显像　在坐骨结节、耻骨、坐骨、股骨大粗隆及跟骨结节等肌腱附着处的附着点炎症可引起骨膜增生，表现为羽毛状或"胡须样"改变；一般自肌腱或韧带附着处的骨块开始出现局部骨质增生、硬化及囊状侵蚀破坏，并逐渐延伸到韧带和肌腱，密度逐渐增高。

（三）强直性脊柱炎的 X 线检查方法

1. 骶髂关节的 X 线检查　常规X线片应常规拍摄骨盆正位像（前后位像），除观察骶髂关节外，还便于了解髋关节、坐骨、耻骨联合等部位的病变。在正位像上，关节间隙两侧对称，表现为密度减低的狭窄的带状影（宽约3mm），关节面骨皮质表现为连续致密的"骨白线"。阅X线片时，应注意骶髂关节间隙是否正常，有无变窄或增宽，关节面及周围骨质有无破坏及增生、硬化。

2. 脊柱的 X 线检查　X线检查脊柱，必须包括正位像和侧位像。如需观察颈椎椎间孔和腰椎峡部时，要用斜位像。如需观察寰、枢椎时，要用正位开口或前屈后伸的功能位。X线片应包括脊柱周围软组织（如颈前软组织等），应注意包括具有解剖结构特征的脊柱段（如拍摄腰椎时，应包括邻近的胸椎和骶椎），以便于确定病变部位。拍摄局部病变，可用体层摄影或放大摄影等。

3. 放射性核素骨扫描　强直性脊柱炎的早期病变在 X 线显像上一般不易发现。放射性核素骨扫描是通过放射性核素检测骨组织的形态或代谢异常，它与常规骨骼 X 线影像学检查的不同之处在于，骨扫描检查前先要注射放射性药物（骨显像剂），等骨骼充分吸收后再用放射性显像仪器（如 γ 照相机等）探测骨骼放射性分布情况，若骨骼对放射性的吸收异常增加或减退，即有放射性异常浓聚或稀疏现象，而骨放射性吸收异常正是骨代谢异常的反应。因此，相比常规 X 线检查，放射性核素骨扫描可以发现骶髂关节炎的早期病灶，对提高无阳性 X 线表现或仅疑有异常的早期强直性脊柱炎患者的诊断率很有帮助。此外，放射性核素骨扫描检查还有助于判断病变活动与否，以及有无合并其他病变（如骨折、假关节形成等）。但是，尽管放射性核素骨扫描的敏感性较普通 X 线显像有所提高，但其特异性较差，即任何部位的放射核素集聚增多或减少都无特征性。因此，放射性核素骨扫描检查的定位性较好而定性则较难，所以仍需结合临床表现及常规 X 线显像才能进行确诊。

二、强直性脊柱炎的 CT 检查

与传统 X 线检查相比，CT 成像展现的是机体某个断层的组织密度分布图像，具有图像清晰、密度分辨率高、无断层外组织干扰等特点，调高了对机体病变的检出率，也是影像学检查中较为常用的检查手段。

（一）强直性脊柱炎 CT 检查的优缺点

1. CT 检查的优势　与传统 X 线检查相比，CT 图像由不同灰度的像素排列而成，属经数字转换的模拟图像，从而可以应用灰度值结合 CT 值（单位为亨氏单位）来对组织结构进行量化评估，这是 X 线检查所不能实现的。同时，CT 图像的分辨率为 X 线图像的 10～20 倍，即使对于 X 线吸收差异较小的软组织而言，在 CT 图像上也可有明显的对比显像，这也是 X 线检查所不能达到的。基于上述优势，CT 检查能发现强直性脊柱炎患者骶髂关节炎的解剖部位和骨内分布范围、骨皮质的完整性及邻近组织的侵犯情况，有利于早期诊断，对于常规 X 线成像难以确诊的病例，可以提高诊断率。此外，为了清晰显示组织结构和发现病灶，可以采用 CT 造影检查，即对某一器官或结构进行造影后，再行 CT 扫描显影。如 CT 关节造影，即在关节内注入空气或 CO_2 等气体，或 X 线透过性差的对比剂，以更加清晰地观察关节的解剖结构，如关节骨端和软骨、关节内结构及关节囊等。

与 MRI 检查相比，CT 检查相对简单、费用较低，较为适合基层医院开展。同时，CT 检查时间相对较短，如对于骶髂关节的检查，CT 检查仅需 1～2 分钟，而 MRI 检查，则需患者在仪器内平躺 15 分钟以上，这对于已经出现脊柱变形而不能平卧的强直性脊柱炎患者来说，CT 检查相对可以减轻痛苦。此外，骨窗下 CT 对骨皮质的检查更为清晰。

2. CT 检查的不足之处　CT 检查本质上仍为一种 X 线检查，CT 设备仍有一定量的 X 线输出，所以对于特殊人群如孕妇、婴幼儿仍应注意辐射防护，尤其是骶髂关节轴位 CT 扫描时，因与生殖器官相毗邻，对于育龄期的强直性脊柱炎患者来说，存在生殖器辐射风险。同时，对比剂的使用，可以增加肾脏负担，对于已有肾功能损害的患者，可能会引起对比剂肾中毒；同时，对比剂还可引起个别患者的过敏反应，如恶心呕吐、荨麻疹、血管性水肿、喉头水肿、支气管痉挛等，甚至引起呼吸困难、休克等。

（二）强直性脊柱炎 CT 显像的主要特征

1. 骶髂关节的 CT 检查　骶髂关节是强直性脊柱炎最早累及的关节，早期发现骶髂关节病变，对于控制病情有重要意义。

（1）关于骶髂关节的 CT 检查：骶髂关节由骶骨和髂骨的耳状面构成，两个关节面凹凸不平但相互嵌合，骶骨的耳状关节面朝向后外，髂骨的耳状关节面朝向前内，因而骶髂关节腔从前外斜向后内。骶髂关节一般平行第 1～2 骶椎平面。30 岁前，双侧骶髂关节一般对称，宽为 2.5mm。但随着年龄增加，双侧髂骨软骨下关节面可出现硬化，双侧骶髂关节逐渐不再对称。在轴位 CT 图像中，骶髂关节下部 2/3 的滑膜关节的关节面清楚锐利，而骶髂关节下部为韧带性的，关节间隙变宽且不规则，软骨下骨板边界不清，并可见由部分容积效应造成的骨性强直样表现。阅骶髂关节 CT 片时，应注意骶髂关节间隙是否正常，有无狭窄或增宽，关节面骨质及周围骨质有无破坏及增生、硬化。

（2）骶髂关节炎 CT 检查的基本特征：主要体现为关节软骨与关节面改变、关节间隙改变、关节面下骨质硬化、骶髂韧带钙化等改变。

1）关节软骨与关节面改变：骶髂关节滑膜部的关节间隙高密度钙化影，髂骨侧较为显著，并呈髂骨侧向骶骨侧延伸的趋势，关节面毛糙、高低不平或有穿凿样改变。

2）关节间隙改变：骶髂关节间隙不同程度狭窄，或关节间隙增宽，部分患者可见关节间隙真空征，即关节间隙内见点状、线条状、气体样低密度影。

3）关节面下骨质改变：可表现为骨质吸收（关节间隙近关节面处骨密度减低，可见与残存骨关节面平行的不规则低密度影）、骨质侵蚀样改变和囊样改变（骨关节面下可见局限性低密度影，周围伴不同程度硬化）、骨质硬化（在骨质吸收、侵蚀样改变病灶周围可见不同程度的骨质增生、硬化，密度增高影）、骨质疏松（骨密度降低）。

4）骶髂韧带钙化：骶髂后间韧带可见钙化，呈高密度影，近髂骨侧较为显著。

（3）骶髂关节炎的 CT 分级标准

1）根据 Lee 等制订的骶髂关节炎螺旋 CT 分级标准（简称 Lee 标准），强直性脊柱炎骶髂关节的 CT 影像改变可以分为 0～Ⅳ级。

0 级：关节面及关节间隙正常。

Ⅰ级：局限性骨侵蚀仅见于单个层面，关节面模糊，可见局灶性骨质疏松，而关节间隙正常。

Ⅱ级：骨侵蚀见于<25%的层面，局灶性骨质疏松和硬化，不伴关节间隙改变。

Ⅲ级：骨侵蚀见于≥25%的层面，关节面硬化，可见明显的骨质疏松和囊样改变，伴有关节间隙改变和（或）部分强直。

Ⅳ级：关节严重骨质破坏，关节完全强直。

2）根据因斯布鲁克骶髂关节炎高分辨率 CT 分级标准（简称因斯布鲁克标准），强直性脊柱炎骶髂关节的 CT 影像改变同样也可以分为 4 级（每一级别又分为 A、B 两级）：

Ⅰ（A）级：关节间隙>4mm。

Ⅰ（B）级：关节间隙<2mm。

Ⅱ（A）级：关节面不规则。

Ⅱ（B）级：骨侵蚀。

Ⅲ（A）级：软骨下骨硬化。

Ⅲ（B）级：骨赘形成。

Ⅳ（A）：骨桥形成。

Ⅳ（B）：关节强直。

（4）骶髂关节炎的临床分期与 CT 表现

1）临床早期：骶髂关节炎常累及双侧，最先出现在骶髂关节的前下 1/3，且髂骨关节面受累较早。CT 分级为Ⅰ~Ⅱ级：双侧骶髂关节对称性受累，骨性关节面骨皮质毛糙、中断，皮质白线消失，关节面下囊性改变，关节髂骨面轻度硬化。

2）进展期：骶髂关节的滑膜和关节软骨进一步损害，软骨下骨质破坏区域逐渐扩张，反应性硬化更加显著。CT 分级为Ⅲ级：骶髂关节关节面不光滑，呈锯齿状或毛刷样改变（累及双侧，髂骨面和骶骨面均受累，但髂骨面更重一些，关节面周围可见明显的增生、硬化）；关节面下小囊状骨质破坏；关节面周围明显增生、硬化（进展期病例均见此征）；关节间隙增宽（关节腔积液所致）；当骨膜完全破坏时，关节间隙不规则狭窄。

3）稳定期：关节滑膜和韧带均可受累，部分或全部滑膜被骨质取代，关节间隙消失，关节强直。CT 分级为Ⅳ级：韧带骨化、关节间隙消失、关节骨性强直及明显骨质疏松、硬化。

2. 脊柱的 CT 检查

（1）脊柱的 CT 检查方法

1）扫描断层定位图像：根据临床拟诊断的病变平面而选择扫描的脊椎节段，从而进行的颈段、胸段或腰段脊柱的扫描定位。

2）层厚选择：应根据已确定的扫描范围，依部位确定层厚。多用 8~10mm 层厚，特定部位采用薄层扫描，颈椎椎间盘层厚为 1~2mm，腰椎椎间盘则用 4~5mm。

3）靶 CT 技术：是在像素数目不减少的前提下，使 CT 图放大，显像结果不影响空间分辨力，有助于观察脊柱横断层各部分结构的细节。

4）扫描角度：扫描层面应与椎体间隙平行，并垂直于椎管的长轴，从而使扫描层面可以适应脊柱的正常生理弯曲。

5）造影检验：主要是通过静脉注射非离子型对比剂进行脊髓造影，用于椎管内病变的显影和定位。检查时患者侧卧位进行腰椎穿刺，穿刺成功后连续注入非离子型对比剂。对于显影效果欠佳的患者，可以静脉注射肾排泄的水溶性碘对比剂，进行造影增强扫描，以强化病变。行腰段检查的患者，注药后应先仰卧 2~3 分钟，然后俯卧 2~3 分钟后，再行 CT 扫描；行颈、胸段检查的患者，腰椎穿刺应头低足高位 5~10 分钟后，再行 CT 扫描。

6）窗技术：对脊柱进行 CT 检查时，应对骨组织和软组织结构分别进行观察：一般观察骨组织，窗宽为 1000Hu，窗位为 150Hu；观察软组织则窗宽为 350Hu，窗位为 50Hu。

7）重建技术：是指在横断面扫描的基础上，利用 CT 软件的重建功能，进行冠状面、矢状面的重建，以便于多轴位观察病变，以及观察病变与周围组织结构的关系。三维 CT 重建图像能够产生具有立体感的浮雕图像，有助于显示脊柱某些复杂区域的解剖结构，以及对骨组织结构与病变的关系。

（2）脊柱的 CT 阅片方法：观察脊柱 CT 片时，应从以下几方面重点观察。

1）椎体结构的完整性及有无骨质增生和破坏。

2）椎间孔大小是否发生改变，是否对称。

3）椎间盘位置是否发生改变，有无突出或膨出。

4）椎小关节有无增生、肥大，关节间隙是否正常。

5）椎管有无狭窄，椎体后缘骨质是否增生，后纵韧带及黄韧带是否增生、肥厚及钙化。

6）观察颈椎的钩突及钩椎关节是否对称，钩椎骨质是否增生，以及钩椎关节是否变窄。

3. 髋关节病变的 CT 检查　髋关节发病多出现于发病的前 10 年，是强直性脊柱炎致残的主要原因，也是提示预后不佳的最为敏感的临床指标。其主要的 CT 改变为：股骨头骨质疏松，或其内密度不均匀，可出现轴向移位；股骨头及髋臼缘出现囊状、虫蚀状或锯齿状骨质缺损，髋臼的骨白线中断；髋臼及股骨头边缘明显硬化，可见骨赘形成及韧带骨化；髋关节间隙狭窄；多为双侧对称性分布的病变，关节间隙均匀一致性狭窄，部分关节面及关节间隙模糊；晚期常显示双侧髋关节关节间隙消失、骨性强直。

（三）强直性脊柱炎的 CT 介入检查

CT 检查虽然在强直性脊柱炎的早期诊断中具有较为明显的优势，但仍然显示的是强直性脊柱炎骨关节的影像学改变，结果的判定与阅片者的经验有很大的关系。而近年来发展的 CT 介入技术，将影像学技术与组织病理学技术相结合，在 CT 显影的介导下，探针可以准确地、直接地到达病变部位，获得骨关节内的活检标本，并可以进行后续的组织病理学检查。不仅有利于早期诊断，而且提高了检验结果的准确性。

三、强直性脊柱炎的磁共振成像检查

磁共振成像（MRI）是利用强外磁场中的氢质子在特定射频脉冲的作用下产生磁共振现象，在强直性脊柱炎的早期诊断中具有较为明显的优势。

（一）强直性脊柱炎 MRI 检查的优势及局限性

1. MRI 检查的优势

（1）多参数成像：包括 T_1 值、T_2 值、质子密度等，每个参数所提供的信息不同，多参数联合有助于强直性脊柱炎的诊断和鉴别诊断。

（2）多方位成像：MRI 可直接获取任意方位的断层图像，与 CT 成像比较，更有利于显示骨关节内部及韧带、肌腱等软组织结构之间的解剖关系。

（3）软组织的分辨率高：软骨异常改变、关节内结构改变的 MRI 显像效果要优于 CT，包括骨髓水肿、关节软骨和关节面下骨髓脂肪的信号改变、软骨的炎性病变、关节周围组织炎性病变及水肿等。因而，MRI 能早期发现强直性脊柱炎的活动性病变，并能监测病情发展。

（4）没有 X 线辐射损伤的危险：MRI 是基于氢质子所产生磁共振而成像的，故避免了 CT 和 X 线成像多存在的 X 线辐射损伤。

2. MRI 检查的局限性

（1）患者接受检查时间较长：多序列成像需要较长时间进行对比观察，不利于急症患者或难以制动患者的检查。

（2）容易产生伪影：常见运动性、磁场不均匀性及梯度相关性伪影的形成，给后期的阅片工作带来了困难。

（3）对钙化、骨化不敏感：虽然 MRI 对于软组织的成像具有不可比拟的优势，但对于组织的钙化显像不如 CT 检查。

（4）MRI 检查的禁忌证：因为 MRI 设备会产生高强磁场，因此安装心脏起搏器的患者、体内有金属性内植物（如手术夹、内固定器、假体、假关节等）的强直性脊柱炎患者严禁进行 MRI，进入 MRI 检查室的人员（如患者、患者亲属及医务人员等）严禁携带金属物体和磁性物体（如金属配饰、硬币、金属医疗器械等）。妊娠 3 个月以内及幽闭恐惧症也是进行 MRI 的禁忌证。此外，MRI 增强检查所用对比剂有可能引起肾源性系统性纤维化，故强直性脊柱炎合并肾功能不全的患者禁用此类对比剂。

（二）强直性脊柱炎 MRI 检查的主要特征

1. 骶髂关节的 MRI 检查

（1）正常骶髂关节的 MRI 表现：正常骶髂关节关节软骨和骶髂两侧关节骨皮质呈"低信号–中等信号–低信号"的三层连续且粗细均匀的平行线状影。关节旁骨髓内可见少量条、片状脂肪沉积，T_1WI、T_2WI 均为高信号，脂肪抑制成像为低信号或等信号。关节旁髂侧骨质可见轻度骨质硬化，各序列均为低信号。阅片时应注意有无关节软骨破坏、骨质侵蚀、骨质硬化、骨髓内水肿和脂肪沉积。

（2）序列技术选择：骶髂关节 MRI 扫描常规序列推荐：Ax T_1 FSE；Ax T_2 Fs FSE；Ax DWI；CoR STIR；CoR T_1 FSE。使用钆喷酸二甲基葡胺作为对比增强剂的动态增强磁共振成像，不但可以发现骶髂软骨下骨板 1mm 的侵蚀，以及关节囊、关节旁骨髓炎症等骶髂关节炎的早期表现，还可对强直性脊柱炎早期病变及骶髂关节炎的急性、慢性病变程度进行量化分析，为目前早期骶髂关节炎最常用的磁共振检查方法，也是早期诊断强直性脊柱炎骶髂关节病变和判定病情活动性的最佳显影手段。

（3）强直性脊柱炎骶髂关节 MRI 改变：强直性脊柱炎累及骶髂关节时，可出现关节软骨病变、骨质破坏、关节面下骨髓水肿或脂肪沉积等表现，其基本表现包括以下几种特征。

1）早期病变：关节软骨水肿，T_1WI 呈低信号，T_2WI 压脂呈高信号；如存在关节积液时，呈长 T_1 及长 T_2 信号；关节面下骨髓病变表现为线性软骨信号的增强或消失、软骨信号不规则或呈扭曲样改变，T_1WI 呈低信号，T_2WI 压脂信号可增强；软骨侵蚀时则为表面的不规则，T_1WI 呈低信号，T_2WI 压脂信号不规则增高。关节周围骨髓内出现脂肪蓄积，T_1WI 呈片状高信号，T_2WI 压脂时抑制序列呈低信号。

2）中晚期病变：关节面骨质增生，双侧骨关节面下可见不同程度的片状或带状骨质增生、硬化，T_1WI 及 T_2WI 压脂序列均为低信号。

3）晚期病变：骶髂关节不同程度的骨性强直，关节间隙变窄甚至消失，增生的骨小梁 T_2WI 压脂序列信号减低。

2. 脊柱的 MRI 检查

（1）脊柱的 MRI 特征

1）椎体和椎弓：椎体内的骨髓脂肪和水形成椎体的影像，SE T_1 加权像呈高信号，低于皮下脂肪而高于骨皮质；在 T_2 加权像信号减低，低于脑脊液而略高于骨皮质。椎体表面和椎弓的骨皮质在各成像序列上均表现为低信号。颈椎钩突的基底部因有少量骨髓，故在 T_1 加权像上表现为高信号。椎小关节为滑膜关节，关节软骨在 T_1 和 T_2 加权像上表现为低信号，不易与其下方的骨皮质相鉴别，但在梯度回波像上则为高信号，其厚度为 2～4mm。

2）椎间孔：在矢状面上，神经根位于椎间孔的上部，在 SE T_1 加权像上，神经根呈圆形结构，周围为高信号的脂肪。在 SE T_2 加权像上，硬脊膜外脂肪的信号减低，与硬脊膜（低信号）及神经根袖内的脑脊液（高信号）形成对比。采用钆-喷酸二甲基葡胺进行增强扫描时，背侧的脊神经节可发生强化。

3）椎间盘：在 T_1 加权像上，呈较低信号，分不清髓核与纤维环（致密纤维带）；在 T_2 加权像上，椎间盘中心部因含水量高而表现为高信号，椎间盘外缘的纤维环（致密纤维带）T_1 和 T_2 加权像上均为低信号。椎体终板及其上覆盖的软骨与椎间盘相连，在梯度回波像及 SE T_1、T_2 加权像上一般为低信号。在 T_2 加权像上，髓核的高信号中心可见水平状低信号线影（可能为原始脊索生骨节分隔纤维化引起），多见于 30 岁后。

4）脊柱韧带：由胶原纤维构成，在 T_1 和 T_2 加权像上和梯度回波像上均表现为低信号，但黄韧带中由于弹力纤维成分较高，在 SE T_1 和 T_2 加权像上一般表现为中等信号，在梯度回波像上表现为高信号。

脊柱前纵韧带的起点为枕骨与寰枕前结节，止于骶骨，紧贴椎体和椎间盘的前面和前侧面，在各种成像序列上均表现为低信号，难以与椎体和椎间盘前缘区分。

脊柱后纵韧带沿椎体和椎间盘后缘走行，起于第 2 颈椎，止于骶椎，与纤维环后缘和椎体后面上、下缘紧贴，韧带与椎体后缘中部之间有 1～2mm 的间隙，其中有结缔组织、脊柱前内静脉丛和脂肪组织。

脊柱黄韧带呈节段性分布，附着上方椎板的前下面，止于下方椎板的后面，自枢椎与第 3 颈椎连接部延伸至第 5 腰椎与骶椎连接处，形成椎管的软组织后壁。韧带中 80% 为弹性硬蛋白，而 Ⅰ 型胶原仅占 20%，因此黄韧带的 MRI 信号不同于其他韧带。在 SE T_1 加权像上一般为中等信号，略高于骨皮质和其他韧带，低于脂肪；而在 SE T_2 加权像上则高于骨皮质信号，略低于脑脊液信号；在快速小翻转角梯度回波像上表现为高信号，与脑脊液信号和椎小关节软骨信号相似。

　　寰椎十字韧带由一条横行韧带（横韧带）和纵行韧带构成。横行韧带位于齿状突后方，横跨寰椎椎弓，可以固定齿状突，在冠状面和轴面上显示最佳。纵行韧带起自横韧带，上行至枕基底部，向下至枢椎椎体。

　　棘上韧带起自第 7 颈椎棘突，向上与项韧带相连，向下附着于棘突顶部。

　　棘间韧带位于相邻棘突之间，相对较薄，由腹侧的黄韧带斜向背侧的棘上韧带沿展。颈段棘间韧带不易显示。

　　（2）脊柱的 MRI 检查：首先识别图像所使用的扫描序列，脊髓周围脑脊液在 T_1 加权像和 T_2 加权像分别为黑色低信号和白色高信号。T_1 加权像显示解剖结构更为清晰，而 T_2 加权像显示病变更为敏感。

　　可在矢状位 MRI 图像上观察脊柱的生理曲度是否正常。

　　脊柱检查通常选用自旋回波序列做 T_1 和 T_2 加权矢状面和 T_1 或 T_2 轴位扫描，必要时加做冠状面扫描。在至少一种平面同做 T_1 和 T_2 加权像。矢状面及冠状面扫描层厚一般为 5mm，轴面扫描层厚一般为 8～10mm；椎间盘和颈椎检查不宜超过 3mm 和 1.5mm。使用快速的梯度回波序列（如 GRASS 和 FISP）等可缩短检查时间，改善图像质量。应用梯度回波三维成像薄层扫描，颈椎椎间孔的解剖结构可较好地显示。MR 脊髓造影可做梯度回波成像，脑脊液呈高信号，脊髓呈低信号，脊柱黄韧带呈高信号，可与骨皮质区分（呈低信号）。强直性脊柱炎患者脊柱的 MRI 主要表现为椎体炎症水肿，椎骨的侵蚀，骨质疏松，脊柱小关节间隙变窄，椎间盘钙化，脊柱强直呈"竹节样"。通常随着疾病的进展，炎性病变可由骶髂关节向上逐渐累及腰椎、胸椎、颈椎乃至全脊柱。

　　3. 髋关节的 MRI 检查　30%～50%的强直性脊柱炎患者可出现髋关节受累，其病变的早期 MRI 特征可表现为关节软骨病变、关节软骨下小囊肿形成、关节滑膜及血管翳增生、骨髓水肿；中晚期病变的 MRI 主要表现为骨质疏松、股骨头及髋臼骨质破坏及囊性改变、髋关节间隙变窄、圆韧带骨化及骨盆骨炎等。

　　4. 强直性脊柱炎的 MRI 活动期指标及分级　Bollw 等应用动态增强 MRI 将增强前所见骶髂关节炎的关节间隙、关节囊、软骨下骨板、关节旁骨髓等病变作为病变的慢性期指标，而增强后的变化作为病变的活动期指标，并提出如下分级。

　　（1）活动期指标

　　X 级：增强≤25%为无骶髂关节炎。

　　A 级：增强 25%～70%为中度骶髂关节炎。

　　B 级：增强≥70%为严重骶髂关节炎。

　　在某些早期病例，如骶髂关节间隙未能发现炎症，但关节囊或关节旁骨髓中发现增强后的变化，则增强后的测定意义同上。

　　（2）慢性指标

　　0 级：关节无慢性改变。

　　Ⅰ级：骨髓出现局限性脂肪堆积和（或）局限性软骨硬化和（或）≤2 处侵蚀。

　　Ⅱ级：中度脂肪堆积和中度软骨下硬化和（或）>2 处无融合的侵蚀。

　　Ⅲ级：关节间隙假性扩大和（或）轻度部分强直，严重软骨下硬化，普遍脂肪堆积。

　　Ⅳ级：肯定强直。

慢性指标≥Ⅰ级者，提示存在骶髂关节炎；活动性指标≥A级者，提示炎症处于活动阶段。

四、强直性脊柱炎的超声检查

超声诊断是影像学诊断的重要组成部分，是利用超声波（指声源振动频率在 20 000Hz 以上，超过人耳听觉范围的声波）的物理特性和人体组织声学参数（即入射超声在不同人体组织中传播，经过不同组织界面时，由于界面两侧介质的声阻抗不同，发生不同程度的反射、散射等物理现象）进行的成像技术。该技术目前发展迅速，在强直性脊柱炎临床诊断中的应用逐渐普及。

（一）强直性脊柱炎超声成像的优势及局限性

1. 超声成像的优势

（1）安全性高：超声波属于机械波，与 CT、X 线成像技术相比，不存在放射性损伤。

（2）同时获得功能和形态学方面的信息：超声检查能够实时动态显示器官运动功能和血流动力学状况，同时可以对身体各部位的任意方位断面进行实时成像，因而可以同时获得器官或组织的形态和功能等多方面的信息，有利于检出病变，并进行相应的诊断。同时，二维超声还能清楚地显示肌肉及周边软组织的层次结构，能准确地对病灶进行穿刺定位。

（3）操作方便和费用低廉：超声设备较为轻便，便于操作，不但可以进行床边检查，而且可以进行术中检查；同时，超声检查的费用相对较低，可以在短期内进行多次反复检查。

2. 强直性脊柱炎超声成像的局限性　超声成像时，由于骨骼对入射超声的全反射，可影响成像效果；超声成像显示的是局部断面图像，因而一副声像图上难以显示较大病变或器官的整体空间构型；超声波可以产生机械效应、热效应和空化效应，操作不当的话，可能会对胎儿和眼球等敏感组织产生损伤。此外，相对而言，超声检查在很大程度上依赖于操作技师的技术水平和经验，因而在诊断的准确性和一致性上具有一定的局限性。

（二）强直性脊柱炎的超声成像特征

1. 骶髂关节炎的超声检查　骶髂关节和脊柱呈倒"八"字形结构，位置较深，由于超声的穿透力较差，因而无法直接显示骶髂关节的关节内软骨及骨皮质的细微破坏。由于骶髂关节处于炎症活动期时，滑膜发生渗出性炎性反应，滑膜内毛细血管通透性增加，同时毛细血管扩张、大量增殖，最终可形成血管翳。因此，利用超声检查强直性脊柱炎患者骶髂关节早期炎性改变，是一种较为经济、便捷、重复性强、安全且高效的检查方法，可以与 CT、MRI 形成很好的互补关系，即对于超声发现骶髂关节血流信号丰富、血流阻力指数降低的腰背痛患者，再行 CT、MRI 检查，更具性价比。因此，可以把超声检查作为具有疑似临床症状的患者筛查强直性脊柱炎的常规检查方法。同时，利用超声检查可以动态观察强直性脊柱炎的病变发展和对比药物治疗前后的效果。有研究报道，运用彩色多普勒超声和能量多普勒超声检测对强直性脊柱炎患者在应用抗肿瘤坏死因子生物制剂治疗前后的骶髂关节和腰椎椎旁血管的血流阻力指数进行检测，发现抗肿瘤坏死因子经治疗后，患者骶髂关节血流信号减弱甚至消失，血流阻力指数显著增加，提示与 CT、MRI 相比，彩色多普勒超声可能是一种更为经济、更为简单的评估抗肿瘤坏死因子治疗强直性脊柱炎疗效的影像学方法。

对于处于活动期的强直性脊柱炎患者，其骶髂关节内的血流丰富程度（包括动脉和静脉）较健康人明显增多，而且血流阻力指数值较健康者低，不仅表现在骶髂关节内，关节周围也可有更多血流信号，但关节内发现血流信号改变的意义更大。因此，彩色多普勒超声可以通过检测到异常的血流信号变化，提示骶髂关节存在异常；同时，应用彩色多普勒超声检查到骶髂关节血流丰富程度及低阻的血流信号，在判断强直性脊柱炎的活动性方面价值很大。但是彩色多普勒超声易受声速与血流方向间夹角的影响，对滑膜内低速血流敏感性不高。而能量多普勒超声不受角度限制，能探测较低速血流，在滑膜血流信号的检出率方面较密闭尿道引流管系统有显著提高。有研究报道，能量多普勒超声与 MRI 在骶髂关节炎检出率方面的差异不具有统计学意义，并发现患者的炎症指标越高，能量多普勒超声所显示的骶髂关节的血流阻力指数越低，提示血流阻力指数的高低与强直性脊柱炎的活动性具有很好的一致性。同时，近年来利用超声造影观察组织的血流灌注情况，可以极大地提高骶髂关节滑膜内低速血流的显示率，提高了超声检查在强直性脊柱炎疾病（尤其是亚临床骶髂关节炎）中的应用价值。微血流成像技术是一种基于彩色多普勒的原理，并利用自适应算法，从而区别真正的血流信号和组织运动所产生的噪声，并采用特殊的滤波技术显示组织微血管内的低速血流信号的超声血流显示模式。该技术不仅能够清晰显示更为低速的血流信号，而且还可减少运动伪象，具有高分辨率及高帧频的特点，可以明显增加滑膜内低速血流检出率。

2. 附着点炎的超声检查

（1）附着点炎超声检查的主要特征：附着点炎是指韧带、肌腱、腱膜和关节囊插入骨部位的炎症，是强直性脊柱炎的特征性表现之一。既往对附着点炎的诊断，多参考临床表现和 X 线诊断，但灵敏度较低；MRI 的分辨率较高，但存在检查时间长、费用高等缺点。由于附着点的解剖位置一般较为表浅，随着肌骨超声技术的发展，有研究证实，肌骨超声检查在发现血清阴性脊柱关节病患者的肌腱附着点异常病变等方面的敏感性和特异性更高，可以作为附着点炎诊断的首选。根据类风湿关节炎临床试验疗效评估标准定义，附着点病变在超声上主要表现为异常的低回声区和（或）骨插入点增厚的肌腱或韧带（可能会出现持续存在的高回声钙化），在两个垂直平面可出现多普勒信号和（或）包括骨赘、骨侵蚀及骨质不规则在内的骨改变等。

肌腱端增厚的超声成像特征主要是肌腱端回声减低、纹理模糊、失去正常纤维状结构等回声改变，这与肌腱端的炎性改变有关，早期炎症可导致组织水肿、肌腱端增厚、回声减低；炎症后期可出现肌腱端内钙化灶和肌腱端骨质损伤，关节滑膜和韧带均可骨化，同时在骨质损伤修复过程中又可出现软骨膜过度增生产生新骨而形成骨赘。

滑膜炎的发生率仅次于肌腱端增厚，滑膜炎分为增生性和渗出性滑膜改变，表现为滑膜增厚、滑囊积液及滑膜血流丰富（血管翳形成）等。滑膜的复杂变化可导致免疫及炎症细胞浸润，微血管增多，伴随黏蛋白缺失的关节软骨表面的损害、软骨胶原骨架的损害及侵蚀都与滑膜的病理改变密切相关。滑膜炎的存在对于后期的骨质破坏起到了预后指示的作用，若无滑膜炎，则不会发生骨质破坏。因此，早期发现滑膜炎，可预防骨质破坏的出现。

在正常的肌腱端一般无法探及多普勒血流信号，而在炎症活动期，由于血管内皮生长因子诱导微血管增生，使新生炎性血管扩张，导致肌腱端血流增多，血流信号检出率增高。血流信号多位于肌腱端骨皮质插入处，部分在滑膜中也可检测到。

超声纵向探查可见附着点肌腱出现序列平行的条带样排列结构，横扫肌腱多呈圆形结构，内部回声均匀分布。附着点的炎性反应累及肌腱时可出现肌腱厚度不同程度的增加，呈现出回声排列紊乱不齐，回声不均匀，但肌腱厚度增加并不能确定反应都是病理性改变。炎症累及骨组织导致骨皮质连续性中断时，即我们经常说的骨侵蚀，进一步破坏会出现骨质缺损。纤维软骨在超声上的声像图主要反映为骨皮质和肌腱之间的一层薄的无回声组织，压之亦不可回缩，而且在骨皮质侵蚀的部位纤维软骨可逐渐变窄甚至消失。病理性的滑囊炎可见周围囊壁明显增厚，滑囊中可见填充增生的滑膜液体，滑囊炎的超声主要表现为肌腱嵌插入骨部位的局限的、可压缩性的低回声或无回声区，滑膜炎的严重程度和积液量有一定关系。骨赘的表现为高于骨面的高回声隆起带，是骨质退行性变的表现。

（2）格拉斯哥超声附着点炎评分系统：是目前比较常用的对附着点炎进行评价的标准，是对下肢主要肌腱附着点包括髌骨上缘-股四头肌肌腱附着点、髌骨下缘-髌韧带髌骨端附着点、胫骨粗隆-髌韧带胫骨端附着点、跟骨上缘-跟腱附着点、跟骨下缘-足底筋膜附着点等部位的肌腱进行附着点超声探查，从肌腱厚度、滑囊炎、骨侵蚀、骨赘形成4个维度进行积分。发现上述任意一项表现形式异常积1分，正常积0分，双下肢肌腱附着点炎总得分共计36分。评分细则如下：

1）髌骨上缘-股四头肌肌腱附着点：股四头肌肌腱厚度≥6.1mm（0分或1分），髌上滑囊炎（0分或1分），股四头肌肌腱附着端骨侵蚀（0分或1分），股四头肌肌腱附着端骨赘（0分或1分）。

2）髌骨下缘-髌韧带髌骨端附着点：髌韧带髌骨端厚度≥4.0mm（0分或1分），髌韧带髌骨附着端骨侵蚀（0分或1分），髌韧带髌骨附着端骨赘（0分或1分）。

3）胫骨粗隆-髌韧带胫骨端附着点：髌韧带胫骨端厚度≥4.0mm（0分或1分），髌骨下滑囊炎（0分或1分），髌韧带胫骨附着端骨侵蚀（0分或1分），髌韧带胫骨附着端骨赘（0分或1分）。

4）跟骨上缘-跟腱附着点：跟腱厚度≥5.29mm（0分或1分），跟骨下滑囊炎（0分或1分），跟腱附着端骨侵蚀（0分或1分），跟腱附着端骨赘（0分或1分）。

5）跟骨下缘-足底筋膜附着点：足底筋膜厚度≥4.4mm（0分或1分），足底筋膜附着端骨侵蚀（0分或1分），足底筋膜附着端骨赘（0分或1分）。

（3）马德里超声附着点指数：与格拉斯哥超声附着点炎评分系统相比较，马德里超声附着点指数不但新加入了双上肢的肱三头肌肌腱，而且最大的变化是将多普勒血流信号纳入到评分系统，并对不同表现形式进行了更深的分级，与病情更密切的表现形式积分更高，使得该评分更能实际反映患者的病情活动。马德里超声附着点指数的评分细则如下：

1）跟骨远端：趾底筋膜结构（0分或1分），趾底筋膜厚度＞4.4mm（0分或1分），骨侵蚀（0分或3分），附着点钙化（0～3分），趾底筋膜多普勒信号（0分或3分）。

2）跟骨近端：跟腱结构（0分或1分），跟腱厚度＞5.29mm（0分或1分），跟骨后滑囊炎（0分或1分），跟骨骨侵蚀（0分或3分），附着点钙化（0～3分），多普勒信号（0分或3分）。

3）胫骨粗隆：髌腱止点结构（0分或1分），髌腱厚度＞4mm（0分或1分），滑囊炎（0分或1分），骨侵蚀（0分或3分），附着点钙化（0～3分），附着点多普勒血流（0分或3分）。

4）髌骨远端：髌腱起点结构（0分或1分），肌腱厚度＞4mm（0分或1分），髌腱起点骨侵蚀（0分或3分），附着点钙化（0～3分），附着点多普勒血流（0分或3分）。

5）髌骨近端：股四头肌肌腱结构（0分或1分），肌腱厚度＞6.1mm（0分或1分），髌骨近端骨侵蚀（0分或3分），附着点钙化（0～31分），附着点多普勒血流（0分或3分）。

6）鹰嘴粗隆：肱三头肌肌腱结构（0分或1分），肌腱厚度＞4.3mm（0分或1分），鹰嘴骨侵蚀（0分或3分），附着点钙化（0～3分），附着点多普勒血流（0分或3分）。

参 考 文 献

陈孝平，汪建平，赵继宗，2018. 外科学[M]. 9版. 北京：人民卫生出版社：765-766.

高岱，李坤鹏，文琼芳，等，2016. 骶髂关节CT不同分级标准在强直性脊柱炎诊断和随访中应用价值的比较[J]. 中华医学杂志，96（39）：3137-3141.

葛均波，徐永健，王晨，2018. 内科学[M]. 9版. 北京：人民卫生出版社：825-827.

何羿婷，2015. 类风湿关节炎及强直性脊柱炎中西医诊治[M]. 北京：人民卫生出版社：82-103.

胡春洪，崔磊，2015. 脊柱四肢影像学图解[M]. 北京：人民军医出版社：1-69.

刘志飞，李亮洁，2017. X线、CT和MRI在早期强直性脊柱炎骶髂关节病变诊断中的应用价值对比[J].中国急救医学，A01：192-193.

谢光辉，吴慧忠，曾伟锋，等，2015. X线、CT和MRI在强直性脊柱炎骶髂关节病变早期的影像学价值对比观察[J]. 现代诊断与治疗，（4）：916-917.

徐克，龚启勇，韩萍，2018. 医学影像学[M]. 8版. 北京：人民卫生出版社：8-25.

Hu Z，Xu M，Wang Q，et al，2015. Colour Doppler ultrasonography can be used to detect the changes of sacroiliitis and peripheral enthesitis in patients with ankylosing spondylitis during adalimumab treatment[J]. Clinical and Experimental Rheumatology，33（6）：844-850.

Lee Y H，Hong Y S，Park W，et al，2013. Value of multidetector computed tomography for the radiologic grading of sacroiliitis in ankylosing spondylitis[J]. Rheumatology International，33（4）：1005-1011.

Ohrndorf S，Messerschmidt J，Reiche B E，et al，2014. Evaluation of a new erosion score by musculoskeletal ultrasound in patients with rheumatoid arthritis：is US ready for a new erosion score[J]. Clinical Rheumatology，33（9）：1255-1262.

Primack S J，2016. Past，present，and future considerations for musculoskeletal ultrasound[J]. Physical Medicine and Rehabiltation Clinics of North America，27（3）：749-752.

（刘　杨）

第十章　强直性脊柱炎的诊断及鉴别诊断

第一节　强直性脊柱炎的诊断

临床研究表明，只有在未发生重大结构破坏或局限于轻度异常的情况下，强直性脊柱炎的治疗才能取得最佳疗效。因此，建立在强直性脊柱炎早期诊断基础上的早期干预，是强直性脊柱炎治疗的关键。研究表明，强直性脊柱炎从最初症状出现到疾病确诊往往要持续 5～10 年。临床上强直性脊柱炎早期诊断的失败主要由以下几个原因导致：①炎性背痛出现的滞后；②尽管骶髂关节炎的影像学异常出现较晚，但仍被列为强直性脊柱炎诊断的重要条件；③强直性脊柱炎的诊断缺少特异性的临床或者实验室指标。此外，一些报道认为 HLA-B27 阴性、家族史阴性及发病年龄较早也是强直性脊柱炎诊断延迟的危险因素。

强直性脊柱炎的诊断主要依靠患者的症状、关节体征和关节外表现及家族史，结合影像学检查，并可参考 HLA-B27 检查结果。根据患者腰骶部和脊柱的功能状态及典型的体态，结合 X 线骶髂关节炎表现和脊柱"竹节样"改变，典型的强直性脊柱炎的诊断相对容易。但对于一些早期症状、体征不典型，X 线表现为轻度（1～2 级）骶髂关节炎的患者来说，诊断比较困难。所以对于强直性脊柱炎来讲，早期诊断是控制病情、降低致残的关键。

一、诊 断 要 点

（一）强直性脊柱炎的临床诊断线索

对本病诊断的线索主要基于患者的症状、体征、关节外表现和家族史。强直性脊柱炎最常见的和特征性的早期主诉为下腰背晨僵和疼痛。由于腰背痛是普通人群中极为常见的一种症状，但大多数为机械性非炎性背痛，而本病则为炎性疼痛。2009 年国际强直性脊柱炎评估工作组炎性背痛专家推荐诊断炎性背痛标准：以下 5 项中至少满足 4 项：①发病年龄<40 岁；②隐匿起病；③症状活动后好转；④休息时加重；⑤夜间痛（起床后好转）。符合上述 5 项指标中的 4 项，诊断为强直性脊柱炎性背痛。其敏感性为 79.6%，特异性为 72.4%。

1. 病史　强直性脊柱炎发病多在 20～30 岁，男女比例为 3∶1，常见于青壮年男性，多有阳性家族史，即家庭成员中可有强直性脊柱炎、银屑病等患者。临床表现有腰痛、晨僵、外周关节炎。关节外有急性前葡萄膜炎或虹膜炎、主动脉瓣关闭不全和传导阻滞、上肺纤维化等表现。

2. 临床表现

（1）20～35岁青壮年男性，有慢性腰痛发作，棘突有交锁压痛；或伴有散在性压痛；腰背僵硬，活动障碍；行走、站立时感倦乏无力，休息时疼痛；同时检查发现红细胞沉降率加快，可考虑为强直性脊柱炎。

（2）持续性腰背疼痛，尤以下背部疼痛伴有僵硬感，若患者同时患类风湿关节炎，则应警惕合并强直性脊柱炎的可能。

（3）青壮年男性腰背疼痛，伴有臀、髋关节、大腿后及内侧、胸锁关节、肘关节、腕关节、肩关节、膝关节等疼痛，理疗、针推、水杨酸钠制剂等治疗效果不佳，或初期有效，随病情进展而效果减退明显，若伴有红细胞沉降率加快，应考虑强直性脊柱炎。

（4）骶髂关节X线检查无明显改变，脊柱关节突也无变化，但临床表现明显，如腰背部疼痛、僵硬、活动受限，尤以后伸受限突出，可考虑强直性脊柱炎。

对于临床上出现的可诊断为强直性脊柱炎的线索，应仔细评判并随访观察。定期的影像学检查、HLA-B27抗原检查对于强直性脊柱炎的诊断有很大意义。

（二）体格检查

全身体格检查，尤其是中轴关节的检查，在早期诊断中至关重要。

1. 肌腱端病　检查可发现坐骨结节、股骨大转子、脊柱棘突、胸肋关节、髂嵴等出现压痛。

2. 脊柱和胸廓　早期体征轻微，但在过伸、过度侧弯或旋转时出现腰椎活动受限。随病情进展，胸廓与脊柱各方向活动度下降。需要注意，椎旁肌肉压痛可增加脊柱活动限制，髋关节的代偿常使直腿弯腰试验不能反映脊柱真实的活动情况。

（1）改良的Schober试验：能够准确反映腰椎前屈和侧弯运动的受限情况。检查时患者保持直立，在腋中线任意20cm距离做标记后尽量侧弯或在背正中髂后嵴水平标记，再向上10cm做标记，嘱患者在保持双腿直立下尽量向下弯腰，然后测量两标记间变化的距离，5～10cm为正常，小于5cm则提示腰椎活动度下降。

（2）指地距试验：患者在保持双腿直立下尽量向下伸臂，测量指尖至地面间距离。可反映总的适应性和髋部状态。

（3）枕墙距试验：患者靠墙直立，足跟贴墙，收颏，眼睛平视前方，测量枕骨结节与墙之间的距离，正常枕骨结节可触及墙壁，异常则触不到。

（4）扩胸度：患者直立，用软尺测量第4肋间隙（女性为乳房下缘）深呼气与吸气的胸围差，正常大于5cm，小于2.5cm提示胸廓活动度下降。

3. 骶髂关节　直接按压发炎的骶髂关节常引起疼痛，通过如下检查也常引起骶髂关节疼痛。仰卧位时按压患者两侧髂骨翼；最大程度屈曲一侧髋关节，同时尽量外展另一侧髋关节（Gaenslen试验）；最大程度屈曲、外展和外旋髋关节（"4"字试验或Patrick试验）；患者侧卧位时压迫其骨盆；或在俯卧位时直接压迫其骶骨等。部分患者无上述体征，一方面是因为骶髂关节由强大坚固的韧带包围，运动度小；另一方面是因为晚期炎症病变已被纤维化或骨性强直所替代。

（三）影像学检查

强直性脊柱炎的特征性放射学改变很久才能出现，主要见于中轴关节，尤其是骶髂关节、椎间盘椎体连接、骨突关节、肋椎关节和肋横突关节。X 线变化具有确定诊断意义。强直性脊柱炎最早的变化发生在骶髂关节，X 线片显示骶髂关节软骨下骨缘模糊、骨质糜烂、关节间隙模糊、骨密度增高及关节融合。通常按 X 线片骶髂关节炎的病变程度分为 5 级。0 级：正常；Ⅰ级：可疑；Ⅱ级：有轻度骶髂关节炎；Ⅲ级：有中度骶髂关节炎；Ⅳ级：关节融合强直。脊柱的 X 线片表现有椎体骨质疏松和方形变，椎小关节模糊，椎旁韧带钙化及骨桥形成，晚期广泛而严重的骨化性骨桥表现称为"竹节样"脊柱。耻骨联合、坐骨结节和肌腱附着点（如跟骨）的骨质糜烂，伴邻近骨质的反应性硬化及绒毛状改变，可出现新骨形成。在行 X 线检查时，强直性脊柱炎患者的脊柱常显示有韧带骨化，其特点是上一个椎体的下缘与下一个椎体的上缘（即椎间盘两侧）有骨赘相连，常为对称性，故称为"竹节样"改变。同时，胸肋关节和肋横突关节面亦可损伤，因而在扩胸、打喷嚏或咳嗽时，由于受到刺激而疼痛。脊柱韧带骨化或所谓骨赘的形成，与银屑病脊柱炎不同，后者韧带骨化常为脊柱旁韧带骨性联合，椎旁两侧韧带骨性联合常常不对称，且较粗、较长，并常发生在两个邻近椎体的中部。对于临床早期或可疑病例，可选择 CT 或磁共振成像检查，由于 CT 的辐射较普通 X 线大，应仅作为诊断使用，不应反复检查。

1. X 线检查　强直性脊柱炎的诊断标准中影像学标准必不可少。骶髂关节炎是最早和最持久的 X 线征象。通常一个简单的骶髂关节后前位 X 线片足以判断有无病变。骶髂关节的 X 线片最初表现为骶髂面边缘不规则，然后逐步出现关节面破坏，关节间隙变宽，关节面软骨下骨硬化，后期发展为关节间隙变窄、消失甚至完全融合。由于骶髂关节形状不规则，S 形关节结构从侧面到中间的倾斜，引起髂骨和骶骨在仰卧位的标准前后位（AP 位）影像有大量重叠，使得关节间隙模糊。而在英、美国家则喜欢采用后前位成像。患者取俯卧位，球管角度倾斜 25°～30°，可以消除仰卧 AP 位成像的缺陷。但是，这种方法是否比其他方法更具优越性，目前国际上并未达成一致。

脊柱病变常由脊柱的下部开始，逐渐向上发展累及全部脊柱（上行性病变）。少数可以由胸、腰椎开始，向下累及脊柱的其余部分（下行性病变），或是始于骶髂关节和颈椎，而胸、腰椎却是正常的（跳跃性病变）。炎性损伤累及纤维环的表层，在其锥体角的附着部位，引起反应性骨增生，在 X 线上表现为密度增高影和随后的骨吸收（破坏），这导致椎体的方形变和纤维层逐渐钙化，形成椎体间骨桥（韧带骨赘），这种变化常从胸椎和上腰椎开始出现。炎症同时可使骨突关节强直和脊柱韧带钙化，最后病程长和病情严重的强直性脊柱炎患者形成脊柱完全融合（"竹节样"脊柱）。

由于脊柱强直和活动减少，常出现脊柱骨质疏松，在肌腱和韧带附着于骨的部位，尤其是在坐骨结节、髂骨翼、鹰嘴、股骨大转子和脊柱棘突部位常见骨的骨质糜烂，伴有邻近骨质的反应性硬化及绒毛样改变，可出现新骨形成。

髋关节受累引起双侧对称性间隙狭窄、软骨下骨不规则硬化、髋和股骨头关节面外缘的骨赘形成，还可引起骨性强直。肩关节受累也可引起对称性同心圆样间隙狭窄，主要发生在股骨头外上侧。

2. CT 检查 典型的病例简单的后前位 X 线片通常已经足够，但对于病变处于早期的患者，X 线检查可能显示骶髂关节正常或可疑，CT 检查则可增加敏感性，且特异性不减。对可疑病例提倡行 CT 检查以利于早期诊断。CT 在显示诊断强直性脊柱炎的细小改变方面，有相对高的敏感性，因此提高了病变的检出率，能把骶髂关节分层显示，基本上避免了结构上的重叠。其优势主要表现在对关节病变的细微征象如轻度骨硬化、模糊、侵蚀及关节间隙的轻度变窄、不对称显示更加确定上，从而有利于临床早期确诊，并对疗效进行更准确的追踪观察。但目前尚未有关于强直性脊柱炎的骶髂关节 CT 评价标准，CT 分级与 X 线片的评判标准基本相同。

3. 放射性核素骨显像检查 是一种反映骨代谢的显像方法。在诊断强直性脊柱炎方面，放射性核素骨显像可以比 X 线检查早 2~6 个月。但对于该方法的早期诊断价值尚有争议，其原因可能为性别、年龄对正常人 SI/S 值影响较大。在强直性脊柱炎早期，炎性病变主要局限于骶髂关节 SI/S 值增大；随着病情发展，骶髂关节局限性炎症侵犯骶骨及周围组织，骶髂关节及骶骨部位放射性均增高，导致中期患者 SI/S 值下降；至强直性脊柱炎晚期，骨关节发生强直融合，局部血流量及代谢较强直性脊柱炎早期明显降低，放射性药物的吸收减少，SI/S 值接近于正常。

4. 磁共振成像（MRI） 比 X 线片更能早期发现骶髂关节的变化。众多研究表明，MRI 对骶髂关节的早期及活动期炎症表现均具有较高的敏感性。MRI 能观察到骨髓水肿、软骨的异常改变及骨髓内脂肪沉积，可作为强直性脊柱炎、骶髂关节炎的早期诊断方法。2009 年强直性脊柱炎评估工作组/类风湿关节炎临床试验疗效评估标准 MRI 工作组发布共识，明确提出 MRI 诊断骶髂关节炎的标准仅包括骨髓呈水肿征象。其中骨髓水肿征象在伴脂肪抑制的 T_2 序列或 STIR 序列中表现为高信号，应出现于软骨下或关节周围区域；如一个层次内仅一个区域有骨髓水肿，则须在另一层次发现相似病变，如有两处或更多区域出现水肿信号，则须一个层次即可诊断；单独出现的滑膜炎、附着点炎或滑囊炎等，而不伴有骨髓水肿/骨炎，不足以定义 MRI 骶髂关节炎。

5. 穿刺活检 单从诊断出发无须行脊柱病变的活检，但对可疑病例行外周关节穿刺活检可能有助于强直性脊柱炎的诊断。强直性脊柱炎患者周围关节病理显示滑膜增生、淋巴样浸润和血管翳形成，其滑膜组织可能比类风湿关节炎的浆细胞浸润更明显，但这和轻度的炎性关节液改变一样，均属于非特异性表现。另外，它缺少类风湿关节炎常见的滑膜绒毛增殖、纤维源沉淀和溃疡形成。在强直性脊柱炎病理改变中，软骨下肉芽组织增生常引起中央软骨破坏。其他慢性脊柱关节病也可见到相似的滑膜病理，但赖特综合征的早期病变则突出表现为更显著的多形核白细胞浸润。有对 109 例怀疑骶髂关节炎的患者进行穿刺活检，通过与 CT、MRI 诊断手段相比较发现，在早期诊断骶髂关节炎方面，穿刺活检技术比 MRI 敏感性更好，检出更早。但这项检查为有创检查，是否能够得到患者的广泛接受目前还不明确。

（四）实验室检查

活动期强直性脊柱炎患者可见红细胞沉降率增快，C 反应蛋白增高。轻度贫血和免疫球蛋白轻度升高。类风湿因子多为阴性，但类风湿因子阳性并不排除强直性脊柱炎的诊断。

虽然强直性脊柱炎患者 HLA-B27 阳性率达 90%左右，但无诊断特异性，因为健康人也有阳性。HLA-B27 阴性患者只要临床表现和影像学检查符合诊断标准，也不能排除强直性脊柱炎可能。

1. 血液生化检查　强直性脊柱炎无诊断性或特异性检查。血常规可有轻度白细胞和血小板增高，15%患者可有轻度正细胞正色素性贫血。75%以上的患者常出现红细胞沉降率增快，急性期或炎症反应重者还可有 C 反应蛋白的升高。

2. 免疫学检查　类风湿因子阳性率不高。血清 IgA 可有轻中度升高，并与强直性脊柱炎病情活动有关，伴有外周关节受累者可有 IgG、IgM 升高。研究发现强直性脊柱炎患者可有血清补体 C3、C4 升高，抗肽聚糖抗体、抗果蝇 93 000 抗体、抗肺炎克雷伯菌固氮酶还原酶抗体等抗体水平升高，抗组蛋白 3 亚单位抗体与患者虹膜炎密切相关。

3. 微生物学检查　强直性脊柱炎患者大便肺炎克雷伯菌的检出率高于正常人。

4. HLA-B27 检测　对于强直性脊柱炎的诊断有一定意义，但绝大多数患者只有通过病史、体征和 X 线检查才能确诊。尽管 HLA-B27 检测对某些种族来说有很高的敏感性，但对腰痛的强直性脊柱炎患者而言，并不作为常规检查，也不作为诊断和排除诊断的筛选试验。

5. 病理检查　骶髂关节炎是强直性脊柱炎的病理标志，也常是其最早的病理标志之一。骶髂关节炎的早期病理变化包括软骨下肉芽组织生成、组织学上可见滑膜增生和淋巴样细胞及浆细胞聚集、淋巴样滤泡形成，以及含有 IgG、IgA 和 IgM 的浆细胞。脊柱的最初损害是椎间盘纤维环和椎骨边缘连接处的肉芽组织形成，纤维环外层可能最终被骨替代，形成韧带骨赘，进一步发展将形成 X 线所见的"竹节样"脊柱。脊柱的其他损伤包括弥漫性骨质疏松、邻近椎间盘边缘的椎体破坏、椎体方形变及椎间盘强直。其他脊柱关节病也观察到相似的中轴关节病理改变。骨骼的侵蚀和软骨的破坏随之发生，然后逐渐被退变的纤维软骨替代，最终发展至骨性强直。

肌腱端炎是在韧带或肌腱附着于骨的部位发生的炎症，常发生在强直性脊柱炎患者的脊柱和骨盆周围，最终可能导致骨化，这是脊柱关节病另一病理标志，在其他脊柱关节病则以外周如跟腱附着于根骨的部位更常见。

6. 关节液检查　与其他炎性关节病相比，关节液检查无特异性表现。

（五）超声检查

近年来超声检查被认为是评估肌腱受累的金标准。肌腱及剑鞘增宽、丧失正常结构、周围水肿、肌腱内有弥漫或局灶的低回声等均提示肌腱炎症存在。另外，通过超声检查可以了解关节腔积液等情况。

二、诊　断　标　准

（一）常用标准

关于强直性脊柱炎的诊断，目前仍多采用 1984 年修订的强直性脊柱炎纽约标准。但强直性脊柱炎患者早期表现通常不典型，放射学标准只反映骶髂关节的形态学变化，当骶髂关节出现放射学改变时，患者发病可能已非早期，不利于早期治疗。因此，对于这些暂时不符合上述标准者，可参考有关脊柱关节炎（SpA）的诊断标准进行治疗，目前这些标准主要包括欧洲脊柱关节病研究组（ESSG）和 2009 年国际脊柱关节炎评估工作组（ASAS）推荐的中轴型 SpA 的分类标准。

1. 1984 年修订的强直性脊柱炎纽约标准　其内容包括：①下腰背痛持续至少 3 个月，疼痛随活动改善，但休息不减轻；②腰椎在前后和侧屈方向活动受限；③胸廓扩展范围小于同年龄和性别的正常值；④双侧骶髂关节炎Ⅱ～Ⅳ级，或单侧骶髂关节炎Ⅲ～Ⅳ级。如患者具备④并分别附加①～③条中的任何 1 条可确诊为强直性脊柱炎。该标准提高了诊断强直性脊柱炎的敏感性，但存在一定的弊端，患者平均发病 7 年左右才能被诊断，对早期或不典型者很容易漏诊。

2. ESSG 诊断标准　临床上对于一些病情较轻或不典型，尚不能完全符合纽约标准的患者可参照 ESSG 诊断标准。其内容包括：炎性脊柱痛或非对称性以下肢关节为主的滑膜炎，并附加以下任何 1 项：①阳性家族史；②银屑病；③炎性肠病；④关节炎前 1 个月内的尿道炎、宫颈炎或急性腹泻；⑤双侧臀部交替疼痛；⑥肌腱端病；⑦骶髂关节炎。符合者可列入此类进行诊断和治疗，并随访观察。

3. 2009 年 ASAS 推荐的中轴型 SpA 的分类标准　该标准明显提高了 SpA 的早期诊断率，可指导进行早期干预治疗。该标准敏感性为 82.9%，特异性为 84.4%。在临床研究中能可靠分类患者，有利于早期中轴型 SpA 患者的诊断。其内容包括：起病年龄＜45 岁和腰背痛＞3 个月的患者，加上符合下述中 1 种标准：①影像学提示骶髂关节炎加上≥1 个下述的 SpA 特征；②HLA-B27 阳性加上≥2 个下述的其他 SpA 特征。其中影像学提示骶髂关节炎指的是：①MRI 提示骶髂关节活动性（急性）炎症，高度提示与 SpA 相关的骶髂关节炎；②明确的骶髂关节炎影像学改变（根据 1984 年修订的纽约标准）。SpA 特征：①炎性背痛；②关节炎；③起止点炎（跟腱）；④眼葡萄膜炎；⑤指（趾）炎；⑥银屑病；⑦克罗恩病，溃疡性结肠炎；⑧对 NSAIDs 反应良好；⑨SpA 家族史；⑩HLA-B27 阳性等。

（二）历史标准

1. 罗马标准　该标准是 1961 年罗马会议提出的强直性脊柱炎最早的诊断标准（表 10-1），包括临床症状和放射学改变标准两部分。如患者同时具备双侧 X 线骶髂关节炎和一项临床标准，或同时具有至少 4 项临床症状者可诊断为强直性脊柱炎。此标准的特点是不一定要以放射学的标准作为诊断证据，缺点是达到临床诊断标准者疾病已非早期，故该标准缺乏早期诊断的意义，同时关节炎未下定义，也未制订严重程度判定指征。

2. 纽约标准　1966 年纽约会议对罗马标准进行修订，称为纽约标准（表 10-2）。该标准要求诊断强直性脊柱炎需要明确的骶髂关节炎，并对 X 线骶髂关节炎做了明确定义，并进行了严重程度分级，诊断的特异性和敏感性较罗马标准提高。但该标准过于严格，也不利于强直性脊柱炎的早期诊断。

表 10-1　强直性脊柱炎的罗马标准

临床标准	1. 下腰痛、晨僵 3 个月以上，休息不能缓解
	2. 胸部疼痛、僵硬
	3. 腰椎活动受限
	4. 胸廓扩张受限
	5. 虹膜炎现在症、既往史或后遗症
放射学标准	X 线双侧强直性脊柱炎特征性骶髂关节炎表现（应除外双侧骶髂关节骨关节炎）
诊断	符合放射学标准和 5 项临床标准之一，或具备 4 项临床标准者，可诊断强直性脊柱炎

表 10-2　强直性脊柱炎的纽约标准

临床标准	1. 腰椎前屈、侧弯、后伸 3 个方向活动受限
	2. 腰背痛史或现有症状
	3. 胸廓活动受限（在第 4 肋间测定活动度<2.5cm）
X 线骶髂关节炎分级	0 级：正常
	Ⅰ级：可疑变化
	Ⅱ级：轻度异常，可见关节面局限性侵蚀、硬化，但关节间隙无改变
	Ⅲ级：明显异常，为中度或进展性骶髂关节炎，伴有以下 1 项或 1 项以上改变：侵蚀、硬化、关节间隙增宽或狭窄，或部分强直
	Ⅳ级：严重异常，完全性关节强直
诊断	肯定强直性脊柱炎：双侧Ⅲ～Ⅳ级骶髂关节炎加 1 项以上临床标准；单侧Ⅲ～Ⅳ级或双侧骶髂关节炎加第 1 项或 2、3 项临床标准

3. 临床筛选标准　　上述罗马标准和纽约标准在敏感性与特异性上均不能满足强直性脊柱炎的临床诊断需要，尤其是强直性脊柱炎的早期诊断。于是在众多学者的努力下，新的诊断方案应运而生，1977 年提出"强直性脊柱炎临床筛选标准"（表 10-3）。该标准提纲挈领地抓住了炎性腰痛的临床特点，对强直性脊柱炎的特异性和敏感性分别高达 85%和 95%，一直沿用至今。但强直性脊柱炎的临床筛选标准并不能替代放射学支持、特异性实验室指标作为确诊依据，仅可为强直性脊柱炎的早期诊断提供重要线索。

表 10-3　强直性脊柱炎临床筛选标准

1. 40 岁以前发生腰腿痛不适
2. 隐匿发病
3. 病程>3 个月
4. 伴晨僵
5. 症状活动后改善
诊断：符合 5 项标准之 4 项及以上者，临床上可诊断强直性脊柱炎

4. 修订的纽约标准　　1984 年，vna der Linden 等在家族和人群调查的基础上修订了纽约标准，称为修订的纽约标准（表10-4），修订的纽约标准吸收了近年来随着临床和基础医学的发展，对强直性脊柱炎的进一步认识，提高了对该病的敏感性。1987 年，Linden 再次提出强直性脊柱炎新的诊断标准：①炎症性下腰痛，45 岁以前发病；②HLA-B27 阳性或

家人有强直性脊柱炎病史，且有以下任何一点者：无法解释的反复胸痛或僵硬；单侧眼葡萄膜炎及肌腱、韧带与骨骼交接处的炎症；其他血清学检查阴性脊椎关节病变。此标准强调了家族史和 HLA-B27 阳性在强直性脊柱炎诊断中的作用；③腰椎运动范围受限；④扩胸范围受限；⑤X 线检查有骶髂关节炎。

表 10-4　强直性脊柱炎修订的纽约标准

临床标准	1. 腰痛、晨僵 3 个月以上，活动后改善，休息无改善
	2. 腰椎在前后和侧屈方向活动受限
	3. 胸廓活动度低于相应年龄、性别的正常人
放射学标准	X 线显示双侧骶髂关节炎≥Ⅱ级或单侧骶髂关节炎Ⅲ～Ⅳ级
诊断	肯定强直性脊柱炎：符合放射学标准和 1 项以上临床标准
	可能强直性脊柱炎：符合 3 项临床标准；符合放射学标准而不具备任何临床标准（应除外其他原因所致的骶髂关节炎）

1984 年修订的纽约标准从提出到在临床上广泛应用已有数十年的历史，现仍为国际上通用的强直性脊柱炎诊断标准。但是，实践证明该标准过于严苛，不利于发现早期患者。其影像学标准要求患者必须有肯定的骶髂关节炎，即有明确的骨侵蚀、硬化，存在 X 线≥Ⅱ级的骶髂关节炎；临床标准方面，要求患者具有腰椎活动受限、胸廓活动度降低等损害。事实上，当患者出现明确的X线骶髂关节炎及腰椎、胸廓活动度降低时，一般都已起病 5～7 年，疾病显然已远非早期。另外，纽约标准的 3 项临床指标均只包括脊柱病变，而忽视了外周关节和关节外的病变，这是该标准的不足之处，也是当前临床上强直性脊柱炎误诊和漏诊率较高的原因。

5. 血清阴性脊椎关节病的诊断和分类标准　20 世纪 90 年代初提出的用于诊断 SpA 的欧洲脊椎关节病研究组（ESSG）标准：炎性腰痛或滑膜炎（非对称性或以下肢为主），加上至少 1 项以下指标：交替的臀部疼痛、骶髂关节炎、肌腱端病、阳性家族史、银屑病、炎性肠病、关节炎发生前 1 个月内有急性腹泻、角膜炎/结膜炎或尿道炎。ESSG 标准根据炎症性 SpA 或以下肢为主的非对称性滑膜炎的特点，加上其他临床表现进行诊断。Amor 标准（表 10-5）更注重脊柱外的表现，对患者的临床症状、放射学检查、遗传背景和对治疗的反应等各项进行记分，根据得分进行诊断。ESSG 标准和 Amor 标准有助于我们对强直性脊柱炎的认识和早期诊断。有研究显示，ESSG 标准和 Amor 标准对 SpA 诊断的敏感性分别为 83.5%和 90.8%，特异性分别为 95.2%和 96.2%。因此，ESSG 标准和 Amor 标准对 SpA 的诊断，尤其是早期、不典型者有较实际的临床价值。

表 10-5　Amor 等提出的血清阴性脊椎关节病的诊断和分类标准（1990 年）

观察指标	记分（分）
临床症状或过去病史具有：	
炎性腰痛	1
非对称性关节炎	2
臀部疼痛	1

观察指标	记分（分）
如双侧臀部交替性疼痛	2
香腊趾（指）	2
足跟疼痛或其他可辨认的肌腱骨附着点疼痛	2
虹膜炎	2
在关节炎起病前 1 个月内非淋球菌性尿道炎或宫颈炎	1
在关节炎起病前 1 个月内有急性腹泻史	1
银屑病关节炎、龟头炎或炎性肠病（溃疡性结肠炎或克罗恩病）	2
放射学：骶髂关节炎（双侧 2 级或单侧 3 级）	2
遗传背景：HLA-B27（＋），或有强直性脊柱炎、反应性关节炎、眼葡萄膜炎、银屑病、炎性肠病的家族史	2
治疗反应：用 NSAIDs 48 小时有效，而停药后马上复发	2

注：得分＞6 分提示想有血清阴性脊柱关节病。

尽管以上两个标准被认为是诊断 SpA 的极有价值的工具，但是敏感性及特异性仍然有限。为了寻找更加敏感有效的分类标准，2009 年 6 月，国际 SpA 评价工作组（assessment of spondylitis arthritis international society，ASAS）发布了一项新的中轴型 SpA 分类标准。在该标准中，引入了 MRI 检查。

6. 国际 SpA 评价工作组中轴型脊椎关节炎分类标准（2009 年）　患者腰背痛≥3 个月，病年龄＜45 岁，加上符合下述一种标准：①影像学提示骶髂关节炎≥1 个 SpA 临床特征；②HLA-B27 阳性≥2 个其他 SpA 临床特征。

该标准中，影像学提示骶髂关节炎定义为：①MRI 扫描提示骶髂关节活动性（急性）炎症，即有明确的骨髓水肿/骨炎，此骶髂关节炎与 SpA 相关；②根据 1984 年修订的纽约标准明确的骶髂关节炎影像学改变。

该标准中，SpA 临床特征：①炎性背痛；②关节炎；③起止点炎（跟腱）；④眼葡萄膜炎；⑤指（趾）炎；⑥银屑病；⑦克罗恩病/溃疡性结肠炎；⑧对 NSAIDs 反应良好；⑨SpA 家族史；⑩HLA-B27 阳性：CRP 升高。

国际 SpA 评价工作组新的中轴型 SpA 分类标准最明显的变化就是把 MRI 用于骶髂关节炎的检查，这将极大地提高中轴型 SpA 的早期诊断率。新的中轴型 SpA 分类标准的另外一个显著变化是强调了 HLA-B27 的重要性。一个炎性背痛患者，即使没有骶髂影像学的支持，但只要为 HLA-B27 阳性，再加两项 SpA 临床特征，也可以诊断为中轴型 SpA。该标准诊断的敏感性为 82.9%，特异性为 84.4%。

7. 国际 SpA 评价工作组外周型脊椎关节炎分类标准（2011 年）　关节炎或附着点炎或指（趾）炎。

（1）加上下列至少一项 SpA 特征：银屑病、炎性肠病、前驱感染、HLA-B27 阳性、葡萄膜炎、影像学证实的骶髂关节炎。

（2）加上下列至少两项其他 SpA 特征：关节炎、附着点炎、指（趾）炎、既往炎性后背痛史、SpA 阳性家族史。

标准中，外周关节炎指的是以下肢受累为主和（或）不对称关节炎。另外，当关节炎、肌腱端炎或指（趾）炎这 3 项临床特征不能作为准入条件时，则将其归纳在"其他 SpA 临床特征"中。外周型 SpA 中的各项临床特征的定义和中轴型相同。

该标准敏感性和特异性分别达 77.8% 和 82.2%，而 ESSG 改良版（敏感性 78.6%、特异性 68.5%）和 Amor 改良版（敏感性 67.0%、特异性 86.2%）的诊断性仅为中等。将外周型 SpA 分类标准应用于以外周表现为主的人群，同时将 ASAS 新版中轴型 SpA 标准应用于中轴型表现为主的病人，由此将在敏感性（78.0%）和特异性（83.7%）之间取得最佳平衡。

8. 国内强直性脊柱炎的诊断标准 1985 年，全国部分省市中西医结合风湿病学术座谈会上制订了强直性脊柱炎的诊断标准（表 10-6），并于 1988 年 4 月在昆明全国中西医结合风湿类疾病学术会议上修订通过。

表 10-6 1985 年我国制订的强直性脊柱炎的诊断标准

症状	以两骶髂关节、腰背部反复疼痛为主
体征	早、中期患者脊柱活动有不同程度受限，晚期患者脊柱出现强直驼背固定，胸廓活动度减少
实验室检查	ESR 多增快，RF 多阴性。HLA-B27 多强阳性
X 线检查	早期：脊柱活动功能受限，X 线检查显示骶髂关节间隙模糊，脊椎小关节正常或关节间隙改变
	中期：脊柱活动受限，甚至部分强直；X 线检查显示骶髂关节锯齿样改变，部分韧带钙化，方形椎、小关节骨质破坏，间隙模糊
	晚期：脊柱强直或驼背畸形固定；X 线片显示骶髂关节融合，脊柱呈"竹节样"变

无论是纽约标准还是修订的纽约标准，国内还是国外标准，从发病到诊断平均病程均在 6～8 年或以上，均不利于强直性脊柱炎的早期诊断。为达到早期诊断目的，1997 年 1 月中华医学会风湿病学分会召开的强直性脊柱炎的临床和流行病学研究全国协作组首届研讨会提出了强直性脊柱炎病例选择的标准，2001 年全国强直性脊柱炎研讨会议上又提出了强直性脊柱炎诊断方案，见表 10-7。

表 10-7 2001 年全国强直性脊柱炎研讨会议强直性脊柱炎诊断方案

临床标准	1. 腰和（或）脊柱、腹股沟、臀部或下肢酸痛不适；或不对称性外周寡关节炎，尤其是下肢寡关节炎。症状持续≥6 周
	2. 夜间痛或晨僵≥0.5 小时
	3. 活动后缓解
	4. 足跟痛或其他肌附着点病
	5. 虹膜睫状体炎现在症或既往史
	6. 强直性脊柱炎家族史或 HLA-B27 阳性
	7. 非甾体抗炎药能迅速缓解症状
影像学或病理学标准	双侧 X 线骶髂关节炎Ⅲ级
	双侧 CT 骶髂关节炎Ⅱ级
	CT 骶髂关节炎不足Ⅱ级者可行 MRI 检查，如表现为软骨破坏、关节旁水肿和（或）广泛脂肪沉积，尤其是动态增强检查关节或关节旁增强强度＞20%，且增强斜率为 10%/min 者
	骶髂关节病理学检查显示炎症者
诊断	符合临床标准第 1 项及其他任意 3 项，以及影像学或病理学标准的任何一项者，可诊断强直性脊柱炎

三、与强直性脊柱炎诊断有关的几个问题

（一）强直性脊柱炎的临床表现

我国 1982 年第一次风湿病专题学术会议决定采用强直性脊柱炎这一国际统一的命名。在风湿病最新分类中，已将强直性脊柱炎归类于血清阴性脊柱关节病之中，由于发病早期与一般关节酸痛病相似，误诊与漏诊情况常见，患者往往辗转求医未果，身心备受煎熬，如能早期诊断和早期治疗，绝大部分患者可以得到有效控制，达到临床治愈的目的，如任其发展，可能会产生多种并发症，严重者导致残疾。

强直性脊柱炎起病隐匿，90% 以上的患者在发病初期主要表现为慢性炎性下腰痛，大约有 50% 患者以下腰部疼痛为首发症状，这是强直性脊柱炎的临床特点之一。下腰疼痛的特点是卧床、坐久或站立较久后会出现下腰痛，伴有发僵感，稍事活动后疼痛症状可以减轻甚至消失，常以夜间痛作为突出症状，有时可因疼痛从梦中惊醒。下腰痛难以定位，性质为隐痛或钝痛，可能在臀部或骶髂关节部位，并可放射至骶髂、大转子或大腿后侧。多为单侧，亦可为双侧，同时或两侧交替出现。

强直性脊柱炎的另一个症状是关节病变，可涉及髋、膝和踝等下肢关节，受累关节常不对称，病程较长者可以出现髋、膝关节挛缩，导致行走困难，根据这些中轴及外周关节的临床症状及家族史，即可考虑强直性脊柱炎的可能。1984 年制订的强直性脊柱炎纽约分类标准规定的条件很严格，大多需要等到强直性脊柱炎已近晚期时才能符合这个标准。Amor 及欧洲脊柱关节病的分类标准不如纽约标准严格，其敏感性偏低。因此，强直性脊柱炎的诊断标准亟待进一步完善。目前如遇有上述典型的强直性脊柱炎症状，HLA-B27 阳性，放射学检查显示骶髂关节有损伤，且无银屑病皮损、无关节发病前驱的微生物感染情况、无炎性肠病的临床表现，即应该考虑强直性脊柱炎的可能。强直性脊柱炎分为原发性和继发性两类，如果没有其他脊柱关节病存在，则称为原发性强直性脊柱炎，如有其他脊柱关节病的临床表现，且脊柱关节表现为典型的强直性脊柱炎，则应考虑为继发性强直性脊柱炎。一般各类脊柱关节病均有其特殊的脊柱改变，不应贸然诊断继发性强直性脊柱炎。

强直性脊柱炎患者常有急性前葡萄膜炎或急性虹膜炎的临床表现，而这些眼部病变可能是强直性脊柱炎的首发症状，所以对急性葡萄膜炎或急性虹膜炎的患者应当进行 HLA-B27 和骶髂关节影像学检查，排除强直性脊柱炎的可能，以免漏诊。病史超过 15 年的强直性脊柱炎晚期患者可能出现主动脉瓣或二尖瓣关闭不全，这是强直性脊柱炎的心脏表现。文献报道强直性脊柱炎病史长达 30 年时，心脏瓣膜病变的发生率可高达 10%。因此，强直性脊柱炎患者出现心瓣膜杂音往往是疾病本身引发的。

（二）HLA-B27 与强直性脊柱炎

HLA-B27 是一组紧密相关抗原的总称，与强直性脊柱炎呈高度相关性。流行病学调查显示，HLA-B27 阳性率在强直性脊柱炎患者高达 90% 以上。但 HLA-B27 阳性不能确诊患

者是否患有强直性脊柱炎，因为正常人群也有 2%左右的阳性率。当临床症状和体征及影像学检查怀疑有强直性脊柱炎时，HLA-B27 阳性可作为诊断指标。有文献认为，如果患者诊断为强直性脊柱炎的可能性为 50%，若患者 HLA-B27 为阳性，则诊断强直性脊柱炎的概率可提高到 95%左右；若该患者 HLA-B27 为阴性，则患强直性脊柱炎的概率降至 3%左右。HLA-B27 阴性患者如临床表现和影像学检查符合诊断标准，也不能排除强直性脊柱炎的可能。尤其是 HLA-B27 在以下情况中有着重要的作用：①有腰背痛的患者，在不伴有银屑病或炎性肠病时，HLA-B27 阴性时有可能排除强直性脊柱炎的诊断；②对患有炎性关节疾病的儿童，HLA-B27 诊断意义较大；③预测强直性脊柱炎患者家庭成员发生强直性脊柱炎的可能性；④HLA-B27 阳性的银屑病和炎性肠病患者有可能并发强直性脊柱炎。另外，类风湿关节炎患者中不少人常伴有强直性脊柱炎，因此对确诊为类风湿关节炎的患者应进行 HLA-B27 的检测，以免漏诊。

B27 抗原与强直性脊柱炎的发病具有显著相关性，反之也可以说强直性脊柱炎和HLA-B27 是相关性最强的疾病，对于诊断不明的患者，HLA-B27 可作为参考。据统计，90%～95%患者具有 B27 抗原，正常人群只有 5%左右的阳性率，对于一个随机人群，当B27 阳性时，只有 2%～4%最终将发展成强直性脊柱炎，提示 B27 阳性的人群是强直性脊柱炎易感人群，但绝大多数 B27 阳性并未发病，故不能作为随机人群强直性脊柱炎的确诊指标。B27 阴性有 99.6%的人未患强直性脊柱炎，提示阴性结果似乎可作为本病的排除标准，但这也不现实，因为到医院就诊的人群为特殊人群，只有临床上怀疑是强直性脊柱炎的患者，才做此试验，而非随机人群。HLA-B27 的检测已成为临床诊断和鉴别诊断强直性脊柱炎的重要辅助手段，对强直性脊柱炎临床诊治及科学研究有一定的价值，国外早已将此项检查列入临床常规。但是 HLA-B27 检测阴性的患者并不能排除强直性脊柱炎，因为有 1%～5%的患者 HLA-B27 检测为阴性，应参考临床表现和其他检查，可以提高诊断强直性脊柱炎的准确性。除进行 X 线片及 CT、MRI 检查外，骶髂关节炎检查试验也很重要：①"4"字试验；②髂骨压迫试验；③髂脊推压试验，又称盆测压试验、骶髂关节压迫试验、髂脊推压试验；④骨盆测压试验；⑤髂骨分离试验；⑥床边试验，又称 Gaenslem 征。骶髂关节炎是诊断本病的主要依据之一，正常的骶髂关节几乎可以排除本病。HLA-B27 的检测，不仅为强直性脊柱炎与其他风湿病的鉴别诊断提供了有效手段，更为临床对强直性脊柱炎的早诊早治，及时控制疾病的发展提供了客观依据。

（三）影像学检查与强直性脊柱炎

无论是 1966 年的纽约标准，还是 1984 年修订的纽约标准，都要求存在肯定的影像学骶髂关节炎，即≥Ⅱ级的骶髂关节炎才可以诊断。传统 X 线、CT、MRI、放射性核素骨关节显像检查等均有自身的优缺点。大多学者认为 CT 扫描较常规X线片检查能更清楚地显示骶髂关节解剖结构，较多地发现细小改变和更准确地显示病变范围。因此，可以使治疗较早开始，同时还可用于观察治疗效果。

CT 扫描在显示病变上的优势：①对轻度的骨性关节面硬化、模糊、侵蚀及关节间隙的轻度变窄和不对称等细微征象的显示更清晰；②对关节强直、对合错位等的诊断更准确，尤其是对于关节的纤维性强直和 X 线片显示双侧骶髂关节不对称时，单独根据 X 线片确定诊断就比较困难；③对 X 线片定为 0～Ⅱ级的病例常可更改病变级别，对其中大部分是提高诊断级别，从而有利于临床较早确诊；④由于 CT 对细微征象及征象细微改变方面的显示率较高，而 CT 表现与某些临床症状及化验结果存在联系，所以骶髂关节的 CT 扫描有望在对治疗效果进行追踪观察方面发挥作用。因此，对临床高度怀疑而X线片难以确诊的病例，为发现关节内细小病变，可行骶髂关节的 CT 扫描以确诊。不过，对于 CT 扫描，由于骶髂关节解剖学的上部为韧带，因其附着引起影像学上的关节间隙不规则和增宽，给判断带来了困难。另外，类似于关节间隙狭窄和糜烂的骶髂关节髂骨部分的软骨下老化是一自然现象，不应该视为异常。

骶髂关节 MRI 扫描在强直性脊柱炎临床诊断中有着特殊的临床意义，因为骶髂关节旁骨髓水肿可能是骶髂关节炎最早期的影像学改变，可间接反映骶髂关节炎症的存在和活动，对于估计炎症活动性或疗效评估及随访，动态 MRI 扫描有 X 线片检查和 CT 扫描均不可及的优势。不过应注意，MRI 扫描在诊断骶髂关节炎上，仍存在一定的局限性。一方面，MRI 扫描诊断骶髂关节炎仍有敏感度不够高的缺陷，在新标准测试和验证中，分别仅有 72.4%和 64.7%的脊柱关节炎患者检测出存在活动性骶髂关节炎。而有报道，处于临床活动的强直性脊柱炎患者，有 23%骶髂关节 MRI 扫描结果提示正常。因此，即使是采用了 MRI 扫描进行诊断，仍有部分患者漏诊。另一方面，一些患者可能早期首先出现脊柱部位而不是骶髂关节的炎性损伤。因此，有专家提出，如果骶髂 MRI 扫描联合脊柱 MRI 扫描共同进行检查，将有助于提高临床诊断的敏感性和特异性。另外，一些其他疾病如感染、骨关节病等，也可以有骶髂的炎症性表现，需要仔细鉴别。

（四）放射性核素骨关节显像

20 世纪 70 年代开始，国外学者将放射性核素骨关节闪烁显像技术应用于强直性脊柱炎早期诊断，包括定量骶髂关节闪烁显像分析（quantitative sacroiliac joint scintigraphy，QSS）和全身显像（whole body scintigraphy，WBS）视觉分析。QSS 提供了一种定量反映关节骨质代谢的技术，可以早期显示骨质代谢的改变，反映骶髂关节活动性炎症的存在。WBS 则可以一次性显示全身骨骼和关节骨质代谢情况，反映疾病累及部位的分布和范围。有研究认为放射性核素骶髂关节显像对早期诊断强直性脊柱炎的灵敏度高于 CT 和X线检查，而且特异性高。然而，由于强直性脊柱炎累及部位复杂多变、进展不一，当骶髂关节进入融合期，骨质代谢可不增加，或骶髂关节与骶骨均累及，则结果可表现为正常，从而影响诊断的灵敏性。

（五）多普勒超声与强直性脊柱炎

超声因其高敏感性、非侵入性和实用性是诊断骨关节病的有用工具，并且在风湿病领域越来越多地被关注和得到广泛应用。有研究发现强直性脊柱炎外周附着端炎的阳性率是25%～58%，以足跟附着端炎发生率最高，可达 81%，其次为髌韧带和股四头肌。有研究者用彩色超声和二维超声检测了 39 例强直性脊柱炎患者和健康对照的骶髂关节，发现血流阻力指数明显不同，接受抗肿瘤坏死因子治疗后的患者阻力指数明显不同，但 MRI 扫描不能发现改变。还有实验发现明确诊断强直性脊柱炎的试验组中，骶髂关节血流增多且呈低阻血流，阳性率达 77%，对照组无血流或呈舒张期反向血流，骶髂+外周阳性率可达 90%，对照组仅为 3%，故可作为早期诊断依据。

（六）病理学诊断与强直性脊柱炎

近年来，随着 CT 导引下骶髂关节穿刺技术的应用，病理学诊断的研究逐渐增多。早期骶髂关节病理改变主要为滑膜炎及关节旁骨髓炎。随着骶髂关节炎级别的增加，软骨从基质减少到局灶性以至广泛变性、纤维化，最后出现破坏、纤维化、骨化；软骨下骨板从炎症细胞浸润、变性到骨质破坏、骨坏死，最后出现大量死骨形成、钙盐沉着。病理学检查使我们能在影像学骶髂关节炎之前，作出早期诊断，从而达到早期合理治疗的目的，但病理学等检查为创伤性检查，不是临床诊断的最佳选择。

（七）临床诊断与强直性脊柱炎

强直性脊柱炎的病因不明，目前尚缺乏普遍满意的诊断标准。国际最早通用的强直性脊柱炎诊断标准为 1961 年的罗马标准、1966 年的纽约标准及其后的修订纽约标准。虽然诊断标准更具敏感性，但仍不能满足早期诊断的需要。目前，国内外尚无成熟的早期诊断标准，原因在于必须有双侧Ⅱ级（或以上）放射学骶髂关节炎。然而此时炎症早已存在相当长的一段时间，故早期诊断方向是在肯定的放射学骶髂关节炎出现以前进行诊断，缺乏明确的骶髂关节炎，强直性脊柱炎的诊断就难以成立。早期诊断的任务就是尽可能地发现骶髂关节炎。通常认为临床诊断强直性脊柱炎是不可靠的，但我们在临床实践中发现，几乎所有的患者，特别是早期患者具有更明显的双侧骶髂关节体格检查的阳性发现。以往的临床研究也强调不可忽视强直性脊柱炎早期的临床症状。因此，需要改变目前对诊断的认识，即必须有骶髂关节影像学上的改变才能诊断的现状。

总之，强直性脊柱炎主要依靠临床表现来诊断，最重要的诊断线索是症状、家族史、关节和关节外体征及骶髂关节的 X 线表现。部分脊柱外表现如肌腱端病、前葡萄膜炎、心脏传导阻滞等可作为强直性脊柱炎早期诊断的线索，而 HLA-B27 对幼年型脊柱关节病及部分早期病例的诊断有较大意义。

第二节　强直性脊柱炎的鉴别诊断

对于典型的强直性脊柱炎，诊断一般并不困难，但在临床上往往碰到不典型病例，若加上医师警惕性不高，则易引起漏诊。强直性脊柱炎早期仅表现为腰骶、下背部疼痛及晨僵，常引不起注意，而被误诊为其他疾病；另外，某些引起腰背疼痛的疾病，如脊柱、骨盆原发或转移的肿瘤、腰椎间盘突出等也常易被误诊为该病。现就强直性脊柱炎与类风湿关节炎、骨关节炎、椎间盘突出症、脊柱结核、急性或慢性腰肌劳损等进行鉴别。

一、类风湿关节炎

（一）概述

类风湿关节炎（rheumatoid arthritis，RA）是一种以累及周围关节为主的多系统慢性炎症性自身免疫性疾病，主要表现为对称性、慢性、进行性多关节炎。好发于中年女性，在我国其患病率为 0.32%～0.36%。类风湿关节炎与早期强直性脊柱炎，尤其是以膝、踝、髋关节为首发症状者，容易混淆，需予以鉴别。

（二）临床表现

类风湿关节炎大多起病隐匿，临床表现也存在个体差异，从轻微、短暂的少关节炎，到急剧进展的多关节炎，甚至可出现肺、心、肾、神经系统等损害。约有 10% 患者为急性起病，30% 患者发病后 1 年内即有放射学的关节改变，50% 患者在 5～10 年内出现关节残疾，90% 患者在 20 年内残疾，进展型者可在发病后 6～12 月出现关节残疾。

（三）症状和体征

类风湿关节炎最早，最常见的受累关节是近端指间关节、掌指关节、腕关节、膝关节及足关节，也可侵犯颞颌关节、寰枢关节，髋关节受累少见。主要症状：①晨僵：关节腔积液致使关节僵硬，且在清晨明显，可持续数小时或更长时期，活动后可缓解；②肿胀：关节积液、滑膜增厚、软组织炎症等致关节肿胀，指关节呈"梭形"肿胀；③触痛：炎症介质的释放使滑膜敏感性增高，关节自觉痛或触痛，常呈中等度钝性疼痛，痛阈低者也可有剧烈疼痛；④畸形：当软骨、骨破坏时关节出现各种畸形，如手的尺侧偏向畸形，指关节呈"纽扣花样"或"天鹅颈样"畸形等，可使患者失去工作、生活自理能力。除关节症状外，还可有类风湿结节和心、肺、肾、动脉、神经及眼等受累表现。

（四）辅助检查

1. 实验室检查　患者可有轻度的贫血和白细胞计数增多，有时血小板计数增多，尿液分析正常，活动期时常有红细胞沉降率、C 反应蛋白增高、关节液穿刺检查对诊断有一定参考价值，但以上均无诊断特异性。60%～80% 患者类风湿因子（RF）阳性，但是系统性红斑狼疮、干燥综合征等其他结缔组织病，感染性疾病（传染性肝炎、细菌性心内膜炎、结核）及弥漫性肺间质纤维化、肝硬化等患者及正常人均可为 RF 阳性。持续高滴度的 RF，常提示类风湿关节炎疾病活动，且骨破坏的发生率高。抗环瓜氨酸肽抗体、抗核周因子、抗角蛋白抗体、角蛋白微丝蛋白抗体等自身抗体对诊断类风湿关节炎有较高特异性。

2. X 线检查　对类风湿关节炎具有诊断价值。根据关节破坏程度将其 X 线改变分为四期。Ⅰ期：正常或关节端骨质疏松。Ⅱ期：除骨质疏松外，可有关节软骨下囊样破坏或骨侵蚀；可见关节活动受限，但无关节畸形。邻近肌肉萎缩，有关节外软组织病损。Ⅲ期：

骨质疏松加上软骨或骨质破坏，关节畸形，如半脱位、尺侧偏斜、无纤维性或骨性强直。Ⅳ期：除有Ⅱ、Ⅲ期的改变外，还有纤维性或骨性强直。

（五）类风湿关节炎的诊断

目前，类风湿关节炎的诊断仍采用1987年美国风湿病学会修订的类风湿关节炎分类标准，①晨僵：关节及关节周围晨僵持续至少1小时（病程≥6周）；②3个或3个以上关节肿痛（病程≥6周）；③腕、掌指和近端指间关节中，至少有一组关节肿痛（病程≥6周）；④对称性关节炎（病程≥6周）；⑤类风湿结节；⑥RF阳性（滴度>1∶32）；⑦双手X线影像学有典型的类风湿关节炎表现，即关节侵蚀、关节局部或其周围有明显脱钙。凡7条标准中符合4条即可诊断类风湿关节炎。典型的病例诊断不难，而类风湿关节炎早期临床表现复杂多变，大多不典型，容易造成误诊、漏诊。MRI扫描可早期诊断滑膜炎及判定骨质的改变程度。

（六）类风湿关节炎与强直性脊柱炎的鉴别诊断

（1）强直性脊柱炎随种族而异，而类风湿关节炎呈世界性分布。

（2）强直性脊柱炎有明显的家族史，而类风湿关节炎则不明显。

（3）强直性脊柱炎发病年龄多在10～20岁，高峰年龄在20～30岁，而类风湿关节炎可见于各年龄组，高峰在30～50岁。

（4）强直性脊柱炎多见于男性，而类风湿关节炎则女性远多于男性。

（5）强直性脊柱炎常为少关节炎，非对称性，下肢关节受侵多于上肢关节，大关节受侵多于小关节。类风湿关节炎常为多关节炎，受侵关节呈对称性，大小关节皆可受累，侵及上肢关节如近端指间关节、掌指关节、腕关节较侵及下肢关节多见。强直性脊柱炎多影响髋关节，占30%，而成人类风湿关节炎很少如此。强直性脊柱炎很少侵及颞颌关节，类风湿关节炎有半数以上侵及。

（6）强直性脊柱炎几乎全部有骶髂关节炎，而类风湿关节炎则很少有。X线检查对诊断强直性脊柱炎有着决定性的意义。有时病变后数月内即可见X线改变。早期就可见到骶髂关节X线改变者几乎达100%。因此，在国际上通用的诊断标准中，就规定骶髂关节炎是诊断本病的主要依据。早期病变表现为骨质疏松、间隙增宽、关节轮廓模糊。一般在骶髂关节的下2/3处开始，病变进展则可侵犯整个关节，关节间隙变狭，最后发生骨性强直，关节间隙消失，并可出现方形椎，有自下而上的韧带钙化，形成具有特征性的"竹节样"改变。CT分辨率高，层面无干扰，有利于发现骶髂关节轻微的变化，适于本病的早期诊断，以及随访了解病情变化。

（7）强直性脊柱炎可影响全脊柱，一般由腰椎上行发展，而类风湿关节炎一般只影响颈椎。

（8）强直性脊柱炎无类风湿结节，而类风湿关节炎可见到。

（9）强直性脊柱炎可引起主动脉瓣关闭不全，而类风湿关节炎一般不引起临床上可查出的心脏瓣膜病。

（10）强直性脊柱炎只少数引起肺上叶纤维化，而类风湿关节炎肺部表现为结节、胸膜炎积液和肺纤维化。

（11）强直性脊柱炎类风湿因子多为阴性，而类风湿关节炎多为阳性。

（12）强直性脊柱炎绝大多数为 HLA-B27，类风湿关节炎多为 HLA-DR4，而 HLA-B27 与正常人群无异。自 1973 年首次报道强直性脊柱炎与 HLA 之间有关联以来，在这方面已有大量报道，认为不同地区、不同种族中强直性脊柱炎均与 HLA-B27 紧密关联，强直性脊柱炎的 HLA-B27 阳性率大约为 90%，正常人中仅为 3%～7%。但类风湿关节炎、系统性红斑狼疮、硬皮病、皮肌炎、痛风等患者的阳性率都不高。HLA-B27 是已知的与人类疾病相关的最密切的 *HLA* 基因，研究发现携带 *B27* 基因者患强直性脊柱炎的概率是无 *B27* 基因患者的 100～150 倍。因此，该抗原的阳性与否，对临床上发现强直性脊柱炎可疑病例的早期诊断有着极大帮助。

（13）强直性脊柱炎病理表现主要为肌腱韧带附着点处的病变，如脊柱纤维环的钙化和骨化，脊柱前纵韧带附着点的骨赘形成等，而类风湿关节炎主要为炎性滑膜炎。

（14）两种病的治疗对药物反应亦不同。

二、骨 关 节 炎

（一）概述

骨关节炎（osteoarthritis，OA）是一种最常见的关节疾病，是以关节软骨的变性、破坏及骨质增生为特征的慢性关节病。本病的发生与衰老、肥胖、炎症、创伤、关节过度使用、代谢障碍及遗传等因素有关。

骨关节炎在中年以后多发，女性多于男性。本病在 40 岁人群的患病率为 10%～17%，60 岁以上为 50%，而在 75 岁以上人群则高达 80%。该病有一定的致残率。

（二）病因

本病按病因分为原发性骨关节炎和继发性骨关节炎。前者是指原因不明的骨关节炎，与遗传和体质因素有一定关系，多见于中老年人；后者是指继发于关节外伤、先天性或遗传性疾病、内分泌及代谢病、炎性关节病、地方性关节病、其他骨关节病等的骨关节炎。有时很难鉴别原发性骨关节炎和继发性骨关节炎。问诊和体格检查可以帮助判断病因。影像学检查有助于继发性骨关节炎的诊断。本病按照是否伴有临床症状分为症状性骨关节炎和放射学骨关节炎。前者伴有明显的骨关节炎临床症状，而后者无临床症状，只有 X 线骨关节炎表现。

（三）临床表现

1. 常见症状和体征 本病好发于膝、髋、手（远端指间关节、第 1 腕掌关节）、足（第 1 跖趾关节、足跟）、脊柱（颈椎及腰椎）等负重或活动较多的关节。

（1）关节疼痛及压痛：本病最常见的表现是关节局部的疼痛和压痛。负重关节及双手最易受累。一般早期为轻度或中度间断性隐痛。休息时好转,活动后加重。随病情进展可出现持续性疼痛,或导致活动受限。关节局部可有压痛,在伴有关节肿胀时尤为明显。疼痛在阴冷、潮湿和雨天会加重。

（2）关节肿大:早期为关节周围的局限性肿胀,随病情进展可有关节弥漫性肿胀、滑囊增厚或伴关节积液。后期可在关节部位触及骨赘。

（3）晨僵:患者关节可出现晨起或静止一段时间后偶有硬感,活动后可缓解。本病的晨僵时间一般为数分钟至十几分钟,很少超过 0.5 小时。

（4）关节摩擦音（感）:多见于膝关节。由于软骨破坏、关节表面粗糙,出现关节活动时骨摩擦音（感）。

（5）关节活动受限:由于关节肿痛、活动减少、肌肉萎缩、软组织挛缩等引起关节无力,活动受限。缓慢发生,早期表现关节活动不灵,以后关节活动范围减小。还可因关节内的游离体或软骨碎片出现活动时的"绞锁"现象。

2. 不同部位骨关节炎的表现特点

（1）手:以远端指间关节受累最为常见,表现为关节伸侧面的两侧骨性膨大,称赫伯登（Heberden）结节。而近端指间关节伸侧出现者则称为布夏尔（Bouehard）结节。可伴有结节局部的轻度红肿、疼痛和压痛。第 1 腕掌关节受累后,其基底部的骨质增生可出现"方形手"畸形,而手指关节增生及侧向半脱位可致蛇样畸形。

（2）膝:膝关节受累在临床上最为常见。危险因素有肥胖、膝外伤和半月板切除。主要表现为膝关节疼痛,活动后加重,下楼梯更明显,休息后缓解。严重者可出现膝内翻或膝外翻畸形。关节局部有肿胀、压痛、屈伸运动受限,多数有骨摩擦音。

（3）髋:男性髋关节受累多于女性,单侧多于双侧。多表现为局部间断性钝痛,随病情发展可呈持续性疼痛。部分患者的疼痛可以放射到腹股沟、大腿内侧及臀部。髋关节运动障碍多在内旋和外展位,随后可出现内收、外旋和伸展受限。可出现步态异常。

（4）足:跖趾关节常受累,可出现局部疼痛、压痛和骨性肥大,还可以出现拇趾外翻等畸形。足底可出现骨刺,导致行走困难。

（5）脊柱:颈椎受累比较常见,腰椎第 3、4 椎体为多发部位。可有椎体和后突关节的增生和骨赘,引起局部的疼痛和僵硬感,压迫局部血管和神经时可出现相应的放射痛和神经症状。颈椎受累压迫椎-基底动脉可引起脑供血不足的症状。腰椎骨质增生导致椎管狭窄时可出现间歇性跛行及马尾综合征。

3. 特殊类型骨关节炎的表现特点　该类骨关节炎属原发性骨关节炎。

（1）原发性全身性骨关节炎:以远端指间关节、近端指间关节和第 1 腕掌关节为好发部位。膝、髋、跖趾关节和脊柱也可受累。症状呈发作性,可有受累关节积液、红肿等表现。根据临床和流行病学特点将其分为两类,①结节型:以远端指间关节受累为主,女性多见,有家族聚集现象;②非结节型:以近端指间关节受累为主,性别和家族聚集特点不明显,但常反复出现外周关节炎。重症患者可有红细胞沉降率增快及 C 反应蛋白增高等。

（2）侵蚀性炎症性骨关节炎:常见于绝经后女性,主要累及远端及近端指间关节和腕掌关节。有家族性及反复急性发作的特点。受累关节出现疼痛和触痛,最终导致关节畸形和强直。患者的滑膜检查可见明显的增生性滑膜炎、免疫复合物沉积和血管翳的形成。少数患者最终发展为类风湿关节炎。有的患者合并干燥综合征。X线可见明显的骨赘生成和软骨下骨硬化。晚期可见明显的骨侵蚀和关节骨性强直。

（3）弥漫性特发性骨质增生症（diffuse idiopathic skeletal hyperostosis，DISH）：是一种特殊的脊柱骨质增生症，好发于中老年男性，肥胖者较多。病变累及整个脊柱，特别是颈椎，呈弥漫性骨质增生，脊柱韧带广泛增生骨化，伴邻近骨皮质增生，但椎小关节和椎间盘保持完整。一般无明显症状，少数患者可有肩背痛、发僵、手指麻木或腰痛等症状，病变严重时会出现椎管狭窄的相应表现。X线可见特征性椎体前纵及后纵韧带的钙化，以下胸段为著，一般连续4个或4个以上椎体，可伴广泛骨质增生。

（四）辅助检查

1. 实验室检查　伴有滑膜炎的患者可出现 C 反应蛋白和红细胞沉降率轻度升高。继发性骨关节炎患者可出现原发病的实验室检查异常。出现滑膜炎者可有关节积液。一般关节液透明、呈淡黄色、黏稠度正常或略降低，但黏蛋白凝固良好。可显示轻度白细胞增多，以单个核细胞为主。滑液分析有助于排除其他关节疾病。

2. 影像学检查　不仅可以帮助确诊骨关节炎，而且有助于评估关节损伤的严重程度，评价疾病进展性和治疗反应，及早发现疾病或相关的并发症。

3. X 线检查　是常规检查，放射学的特征性表现为软骨下骨质硬化、软骨下囊性变及骨赘形成、关节间隙变窄等，严重时关节变形及呈半脱位。这些变化是骨关节炎诊断的重要依据。放射学表现的严重程度与临床症状的严重程度和功能状态并没有严格的相关性，许多有明显影像学改变的关节并无典型症状，而有典型症状的关节仅发生轻微的影像学改变。关节间隙变窄不仅是由于关节软骨含量减少，半月板损伤和软骨被挤压也是重要的原因。

磁共振检查不常用，仅有助于发现关节相关组织的病变，如软骨损伤、关节滑液渗出、软骨下骨髓水肿、滑膜炎和半月板或韧带损伤；还可用于排除肿瘤和缺血性骨坏死等。

超声有助于检测关节少量渗出、滑膜增殖、骨赘、腘窝囊肿、炎症反应，也有助于鉴别手的侵蚀性和非侵蚀性骨关节炎。

（五）诊断要点

诊断标准：诊断骨关节炎主要是依据患者的症状、体征、影像学检查及实验室检查。目前采用美国风湿病学会1995年修订的诊断标准，该标准包含临床和放射学标准，其中手关节炎分类标准（表10-8）中无放射学改变，其敏感性为92%，特异性为98%；膝关节炎分类标准（表10-9）的敏感性和特异性分别为91%和86%；髋关节炎分类标准（表10-10）的敏感性和特异性分别为91%和89%。该分类标准对于区分骨关节炎和炎性关节病的意义较大，但对早期骨关节炎的诊断意义有限。

表 10-8　手关节炎分类标准

临床标准

1. 近 1 个月大多数时间有手关节疼痛、发酸、发僵

2. 10 个指间关节中，有骨性膨大的关节≥2 个

3. 掌指关节肿胀≤2 个

4. 远端指间关节骨性膨大>2 个

5. 10 个指间关节中，畸形关节≥1 个

满足 1+2+3+4 条或 1+2+3+5 条可诊断手关节炎

注：10 个指间关节为双侧第 2、3 远端及近端指间关节，双侧第 1 腕掌关节。

表 10-9　膝关节炎分类标准

临床标准：

1. 近 1 个月大多数时间有膝关节疼痛

2. 有骨摩擦音

3. 晨僵时间≤30 分钟

4. 年龄≥38 岁

5. 有骨性膨大

满足 1+2+3+4 条或 1+2+5 条或 1+4+5 条者可诊断膝关节炎

临床+放射学+实验室标准：

1. 近 1 个月大多数时间有膝关节疼痛

2. X 线示骨赘形成

3. 关节液检查符合骨关节炎

4. 年龄≥40 岁

5. 晨僵≤30 分钟

6. 有骨摩擦音

满足 1+2 条或 1+3+5+6 条或 1+4+5+6 条者可诊断膝关节炎

表 10-10　髋关节炎分类标准

临床标准：

1. 近 1 个月大多数时间有髋痛

2. 内旋<15°

3. ESR<45mm/h

4. 屈曲<115°

5. 内旋>15°

6. 晨僵时间<60 分钟

7. 年龄>50 岁

8. 内旋时疼痛

满足 1+2+3 条或 1+2+4 条或 1+5+6+7+8 条可诊断髋关节炎

临床+放射学+实验室标准：

1. 近 1 个月大多数时间有髋痛

2. ESR≤20mm/h

3. X 线示骨赘形成

4. X 线髋关节间隙狭窄

5. 晨僵≤30 分钟

满足 1+2+3 条或 1+2+4 条或 1+3+4 条可诊断髋关节炎

（六）鉴别诊断

强直性脊柱炎好发于青年男性，主要侵犯骶髂关节和脊柱，也可以累及膝、踝、髋关节，常伴有肌腱端炎，晨僵明显，患者常同时有炎性下腰痛，放射学检查显示骶髂关节炎，常有人类白细胞抗原 HLA-B27 阳性。

三、腰椎间盘突出

（一）概述

腰椎间盘突出是临床常见病，发病是由于腰椎间盘的退化与损伤导致脊柱内外力学平衡失调，使得椎间盘的髓核自破裂口突出，压迫腰脊神经而引起腰腿痛的一种疾病。该病限于脊柱，无疲劳感、消瘦、发热等全身表现，多为急性发病，多只限于腰部疼痛。活动后加重，休息后缓解，站立时常有侧屈。触诊在脊柱骨突有 1～2 个触痛扳机点，所有实验室检查均正常。它和强直性脊柱炎的主要区别是可通过 CT、MRI 或椎管造影检查得到确诊。腰部 X 线椎间隙狭窄或前窄后宽或前后等宽，椎体缘后上或下角唇样增生或有游离小骨块，CT 可证实。本病为急性发病，是引起腰背痛的常见原因之一，故需与强直性脊柱炎鉴别。

（二）临床表现

1. 症状 ①腰背痛：多数因腰部扭伤后突然出现，下背部比较明显，有的经休息后可逐渐减轻或消失；腰背部疼痛可发生在腿痛之前、之中或之后。②下肢放射痛：出现一侧或双侧下肢放射性疼痛，从臀部开始逐渐扩展到大腿后侧、小腿后侧或外侧。③下肢麻木感：尤其是病程较长者，多有主诉的麻木区。局限于小腿外侧、足背、足跟。④间歇性跛行。⑤神经功能损害：可表现为下肢无力或瘫痪、马尾综合征等。

2. 体征 ①腰脊姿势侧弯；②脊柱活动受限；③腰旁有明显压痛点；④直腿抬高试验阳性；⑤患侧腱反射异常、肌肉萎缩。

（三）影像学检查

1. X 线片检查 腰椎正位片出现腰椎侧弯，侧弯的方向与突出的髓核及神经根有关。突出的髓核位于神经根外侧时（肩上型）腰椎侧突向患侧，若突出的髓核位于神经根内侧（腋下型）则腰椎侧突向健侧。腰椎侧位片显示腰椎顺列的曲度改变，表现为生理弯曲变直或消失甚至后突。椎间隙前窄后宽，提示椎间盘后突，也可表现为均匀狭窄，提示椎间盘变形或膨出，还可见椎体后缘上翘和骨质增生。

2. CT 检查 可显示腰椎间盘突出的直接征象，如椎间盘后缘变形，呈局限性突出，略高于硬膜囊密度。突出的椎间盘压迫硬膜外脂肪，使其移位或消失，还可以压迫硬膜囊前缘产生变形。椎间盘向侧后方突出时，侧隐窝前后径缩短，压迫神经根鞘向后移位。

3. MRI 检查　对确诊腰椎间盘突出或排除其他病变如肿瘤、结核等有很大价值，准确性可达 90%。

（四）诊断

可参照国家中医药管理局《中医病症诊断疗效标准》中腰椎间盘突出症的诊断标准；有腰部外伤史、慢性劳损或受寒湿史，大部分患者发病前有慢性腰痛史；腰痛向臀及下肢放散或脊柱侧弯，腰生理弯度消失，部分患者有腰部活动受限；直腿抬高试验阳性；腰椎 CT 扫描显示：腰椎间盘膨出、突出。

（五）腰椎间盘突出与强直性脊柱炎的鉴别

1. 症状　疼痛性质不同，强直性脊柱炎为炎性腰腿痛，外伤史不明显，多发生于青少年，高峰期在 16～30 岁，50 岁以后极少发病，男性占 90%，缓慢发病，自发缓解和加重交替出现，持续时间至少 3 个月，常伴休息后发僵，活动后症状减轻或消失，可伴胸、背、颈部僵痛，下肢关节疼痛、肿胀，活动障碍，站立时弯腰驼背，脊柱各方向运动可能都受限，胸廓活动亦受限，可有全身症状如发热、疲劳、消瘦等和其他系统疾病如眼虹膜睫状体炎肺纤维化等。腰椎间盘突出症，常有较明显外伤史和职业史，好发于青壮年，以 30～40 岁为多，起病较急，为突出椎间盘压迫脊髓、神经根引起，不经治疗和休息一般症状不缓解，活动后加重，常伴下肢神经通路放射性疼痛、麻木，而下肢关节不疼痛、肿胀，被动活动正常，站立时常侧屈，脊柱运动以神经根受累侧受限为主，胸廓运动正常，大多无全身症状和其他系统疾病。

2. 体征　压痛部位不同，强直性脊柱炎压痛、叩击痛点位于骶髂关节和脊柱多个部位及肌腱附着点，腰椎间盘突出压痛点位于 1～2 个腰椎棘突旁 0.5cm 左右。直腿抬高试验有差别，强直性脊柱炎常为阴性，当骶髂关节炎症状明显或伴髋关节炎时也可为阳性，腰椎间盘突出症多为阳性。"4"字试验、枕墙距试验，强直性脊柱炎多为阳性，而腰椎间盘突出症多为阴性。下肢肌力、感觉、腱反射、腰椎间盘突出症常有改变，而强直性脊柱炎多正常。

3. 影像学检查　强直性脊柱炎表现为骶髂关节间隙狭窄、模糊、骨质糜烂、硬化、关节融合，椎体骨质疏松、椎体方形变、椎小关节模糊、椎旁韧带骨化，以致骨桥形成。腰椎间盘突出常见压迫脊髓、神经根，且与腰腿痛体征定位相一致，而骶髂关节大多正常。

4. 实验室检查　强直性脊柱炎症状明显时，大多在急性期和活动期血红蛋白（Hb）减少、血小板增加、红细胞沉降率、C 反应蛋白、碱性磷酸酶、IgA 升高、HLA-B27 多为阳性，腰椎间盘突出症常无特异变化。因此，对上述实验室指标有改变的腰腿痛患者诊断为腰椎间盘突出症，必须慎重，一定要排除相关疾病，这对准备手术的腰椎间盘突出症患者尤其重要。

5. 家族遗传史　强直性脊柱炎常有家族遗传倾向，而腰椎间盘突出症则无。

（六）腰椎间盘突出症误诊分析

1. 过分依赖影像学检查而忽视临床检查　椎间盘由透明软骨板、纤维环、髓核组成，18 岁时开始持续退变，易向周围膨出、突出，当压迫脊髓、神经根时可出现腰腿痛，即为腰椎间盘突出症。但是影像学检查椎间盘突出、膨出，与临床症状并不一定平行；反之，虽有腰腿痛症状，但不一定由膨出、突出的椎间盘引起。总之，不应把无症状的影像学突出诊断为椎间盘突出症，也不应该将腰腿痛主观与影像学突出联系起来，如果只注重影像学，很容易出现误诊。

2. 对强直性脊柱炎缺乏认识　强直性脊柱炎也是引起腰腿痛的常见疾病之一，是一种主要累及中轴骨骼的、属结缔组织的血清阴性反应疾病。特点是慢性进行性炎症，从骶髂关节开始逐渐向上蔓延至脊椎的关节及邻近韧带，最后造成骨性强直或畸形。常以骶髂关节炎起病，该关节位置较深，炎症时可表现为腰骶部疼痛或放射至髂嵴、腹股沟、大腿前侧，直腿抬高试验有时可出现阳性。但强直性脊柱炎是炎性腰背痛，有独特之处，且常合并下肢关节疼痛、肿胀，结合病史、骶髂关节影像学检查、必要的实验室指标，一般多能得到及时诊断，与腰椎间盘突出症是可以鉴别的。由于我国对风湿病认识起步较晚，基层普及还不够，部分医师对强直性脊柱炎特别是早期病例缺乏足够的认识，当强直性脊柱炎患者主诉腰腿痛，腰椎 CT 或 MRI 检查发现有椎间盘突出症影像时，就轻易地把强直性脊柱炎误诊为腰椎间盘突出症，而多数患者也越来越快地接受了"腰椎间盘突出症"这一疾病，这从腰腿痛患者主动要求做 CT 检查，反复多次询问是不是患"腰椎间盘突出症"等事实，多方治疗无效亦不改变此观点，且乐于接受"腰椎间盘突出症"就是难以治愈这一现状，导致了病情反复发作，逐渐进展，最终脊柱强直。

四、脊　柱　结　核

（一）概述

结核病发病早期多伴有低热、盗汗、食欲缺乏、消瘦、倦怠等全身性中毒症状。大部分脊柱结核继发于肺结核，脊柱结核的局部症状多为轻微的持续性腰背部钝痛，幼儿常有"夜啼"现象。脊柱结核最早最基本的特征之一就是"腰背僵"，若为颈椎结核有颈僵，胸椎结核有背僵，腰椎结核则有腰僵，继而出现疼痛、脊柱强直、肌肉萎缩、肌肉痉挛，部分患者后期因椎体破坏塌陷而产生脊柱后凸畸形，临床上极易与强直性脊柱炎混淆。脊柱结核严重时，可引起下肢瘫痪及神经异常，X 线可见以椎体破坏为主、椎间隙变窄的现象，在短期内椎体可发生楔形改变，但不出现广泛的韧带钙化。骶髂关节多不受累，若合并骶髂关节结核，则病变常累及单个关节，X 线改变为关节面有囊性骨质破坏，而软骨下骨硬化不明显。B 超检查可较准确地诊断有无冷脓肿及其大小、形态和毗邻关系。近年来，结核病在全球内呈上升趋势，尤其是在经济欠发达的国家和地区。脊柱结核是最常见的骨关节结核，约占骨结核的 50%，占全部结核的 3%～5%。脊柱结核中椎体结核约占 99%，椎弓结核占 1%。当椎体破坏塌陷而产生脊柱后凸畸形时，临床上极易与强直性脊柱炎混淆，应注意鉴别。

（二）临床表现

1. 全身症状　早期症状轻，如全身不适、倦怠乏力、食欲减退、身体消瘦、午后低热、夜间盗汗、脉率加快、心慌心悸和月经不调等轻度结核中毒及自主神经功能紊乱的症状。

2. 局部症状

（1）疼痛：持续性钝痛、劳累后加重，卧床休息减轻，咳嗽、打喷嚏或持续性加重。局部压痛及叩击痛在早期一般并不明显。

（2）脊柱僵硬及活动受限：颈椎结核者低头视物或同躯干转动或斜颈畸形或手托住下颌避免运动中疼痛加剧（Rust征）。胸腰骶椎结核者立或行时头躯后仰，坐时手扶椅、拾物试验阳性。

（3）脊柱畸形：后凸成角畸形最常见。望诊和触诊见病椎棘突后凸或侧凸。

（4）寒性脓肿及流脓窦道：颈前脓肿可导致咽喉部不适、声调改变，重者呼吸和吞咽困难。注意咽后壁、颈部两侧、颈后三角区、下腹部及髂窝、腰三角、腹股沟和大腿内侧有无脓肿存在。

（5）脊髓、神经根受压：早期肢体无力、肌力下降，最后不全或完全瘫痪。

（三）分型

按原发病灶部位不同，脊柱结核可分为3型。

1. 中心型　病灶位于椎体中心部，见于儿童。特征为以骨质破坏为主，椎体被压成楔形，成人可长期局限在椎体中心，出现死骨，死骨吸收后可出现空洞。

2. 边缘型　多见于成人，进一步累及相邻椎体。以溶骨性破坏为主，很少出现死骨，易侵犯椎间盘，引起椎间盘狭窄。

3. 骨膜下型　是脓液沿前纵韧带上下蔓延，相邻椎体前侧部长期被骨膜下脓肿腐蚀的结果，多为继发性，可同时累及数个椎体前缘。

（四）实验室检查

活动期可有红细胞沉降率加快，部分患者有贫血、淋巴细胞比例较高，结核菌素试验阳性。其病原学诊断不足，脓液结核菌培养一般阳性率在50%～60%。

（五）影像学检查

1. X线片　目前仍然是诊断脊柱结核最常用及首选的检查方法。

（1）边缘型：早期椎体前、上或下缘局限性骨质破坏，局部无死骨，邻近椎间隙狭窄。

（2）中心型：局部骨小梁模糊（毛玻璃样变），随病变发展，椎体中央出现空洞，边缘模糊，周围无骨质增生，空洞内见大小不等、形状不规则死骨，破坏严重，椎体塌陷变扁。

（3）骨膜下型：为椎体前方的凹陷状骨缺损，椎旁脓肿形成，脓肿相邻部位边缘不清。

之后在椎体前缘，骨质侵蚀凹陷、跨越椎体，出现空洞伴死骨，椎间隙狭窄。

（4）寒性脓肿：呈局限性或弥漫性膨隆；椎前软组织阴影可增宽，气管被推向前方或偏侧；晚期脓肿可看到钙化影。

（5）病变逐渐修复，新骨生成，椎体边缘硬化：椎体皮质轮廓模糊或骨质疏松（活动期）；椎体间骨性融合、骨桥形成或椎体边缘硬化伴椎间隙狭窄（非活动期）；椎体边缘硬化但椎间隙无狭窄（可疑活动期）。

2. CT 检查 CT 在脊柱结核的检查中具有更大的优势，它是目前显示椎体骨质破坏最好的方法，对于破坏的部位、方式、有无死骨及椎弓破坏方面较 X 线片及 MRI 检查更具优势。CT 检查显示椎体骨质破坏，可呈饼干屑样，严重破坏致椎体塌陷、后凸畸形。结核脓肿为不均匀略低密度肿块，增强后脓肿周缘环状强化。慢性脓肿可出现高密度钙化影。

3. MRI 检查 近年来，人们对于 MRI 检查在脊柱结核诊断方面的作用进行了较多研究，认为 MRI 检查在明确病变范围、椎间盘破坏程度及硬膜受压程度等方面具有优势。脊柱结核 MRI 在 T_1 加权像主要表现为低信号，在 T_2 加权像主要表现为高信号。对于骨膜下型结核和椎旁脓肿的显示，MRI 较 X 线片和 CT 片好，可清楚显示其大小、形状、范围及对周围器官和组织的推压，寒性脓肿的信号强度在 T_1 加权像与肌肉相似，T_2 加权像为高信号。并且 MRI 可显示出 3 个平面的图像，对检查病变范围的多角度显示及术式的选择提供了帮助。

五、致密性髂骨炎

（一）概述

致密性髂骨炎是一种以骶髂关节髂骨侧骨质硬化为特点的一种非特异性炎症。最常见于中青年女性，尤其是有多次怀孕、分娩史或长期从事站立职业的女性，临床表现为对称或不对称腰部疼痛，劳累后加重，有自限性，无须长期药物治疗。X 线片出现局限于髂骨面中下 2/3 的对称性、边缘整齐的半月形或三角形均匀一致的密度增高影，与正常骨界线清楚，骶骨侧骨质及关节间隙正常。实验室检查红细胞沉降率和 C 反应蛋白多为正常。因表现为慢性骶髂部疼痛，故需与强直性脊柱炎相鉴别。

（二）病因

致密性髂骨炎产生原因不明，有多种说法并存，但与外伤、分娩及体位明显相关，常见于 20~40 岁青年女性，以妊娠后期尤其是分娩后为多见，亦可见于尿路或女性附件慢性感染后，或盆腔内其他感染。

（三）临床表现

1. 既往史 多有妊娠、外伤、盆腔感染史。

2. 症状　骶髂部疼痛，大多为一侧性，尤以步行、站立及负重时剧烈。

3. 体征　①骶髂关节部叩痛及压痛阳性；②骨盆分离挤压试验、"4"字试验及盖氏试验等均阳性。

4. X 线片　早期无变化，后期骨盆正位片典型表现为尖端向上的三角形骨质硬化区，多位于髂骨耳状面下 1/3 处，内缘为骶髂关节髂骨沿外缘渐移行于髂骨内，呈曲线形，密度均匀，不侵犯骶髂关节面，无关节狭窄或糜烂。

（四）致密性髂骨炎的诊断

根据病史、症状、体征结合骨盆 X 线片一般不难诊断。

（五）致密性髂骨炎与强直性脊柱炎的鉴别诊断

强直性脊柱炎与致密性髂骨炎两者发病部位相近，皆可有下腰部疼痛，不同点表现如下。

（1）强直性脊柱炎多见于青少年男性，目前认为与遗传和环境等因素有关；致密性髂骨炎好发于 20～35 岁的女性，多见于妊娠后期或产后，目前认为可能与妊娠、感染、机械性劳损有关。

（2）强直性脊柱炎下腰部疼痛休息后加重，适当活动后可改善；致密性髂骨炎患者下腰痛休息后减轻，活动及劳累后加重。

（3）强直性脊柱炎以骶髂关节破坏为主，逐渐累及脊柱，后期脊柱呈现"竹节样"改变。CT 示骶髂关节边缘模糊，关节面可呈锯齿状破坏，最后关节骨性强直。而致密性髂骨炎典型表现为在髂骨沿骶髂关节的中下 2/3 部位有明显的骨硬化区，呈三角形，尖端向上，密度均匀，无关节狭窄或糜烂，骶骨未见异常。

（4）强直性脊柱炎病变不易被控制，复查总是表现进展趋势。致密性髂骨炎可以被稳定和控制，进展比强直性脊柱炎缓慢。长期随访未见关节受累和骨质的破坏，可与强直性脊柱炎相鉴别。强直性脊柱炎后期会造成骨强直、畸形，病情不能逆转。

六、赖特综合征

（一）概述

赖特综合征是以关节炎、尿道炎和结膜炎三联征为临床特征的一种特殊临床类型的反应性关节炎，常表现为急性关节炎，并且伴有独特的关节外皮肤黏膜症状。1916 年，Reiter 首先作了本病关节炎、非淋球菌性尿道炎和结膜炎三联征的描写，故名。

（二）起病形式

目前认为本病有两种起病形式：性传播型和痢疾型。前者主要见于 20～40 岁男性，因衣原体或支原体感染泌尿生殖系统后发生；后者在肠道细菌感染后发生，称为痢疾型，肠道感染菌多为革兰氏阴性菌，包括志贺氏菌属、沙门氏菌属、耶尔森菌属及弯曲杆菌属等。

（三）病因病理

赖特综合征的发病与感染、遗传标记（HLA-B27）和免疫失调有关。患者亲属中骶髂关节炎、强直性脊柱炎和银屑病发病数增加。滑膜非特异性炎症、韧带及关节囊附着点的炎症性病变是赖特综合征的常见病变。本病多见于青年男性，国外的发病率在 0.06%～1.00%，国内尚无这方面的统计数据报道。

（四）临床表现

1. 全身症状　全身症状常突出，如在感染后数周出现发热、体重下降、严重的倦怠无力和大汗。热型为中至高热，每天 1～2 个高峰，多不受退热药物影响，通常持续 10～40 天自发缓解。

2. 关节　全部患者有关节症状。首发症状以急性关节炎多见，典型的关节炎出现在尿道或肠道感染后 1～6 周，呈急性发病，多为单一或少关节炎，非对称性分布，呈现伴有关节周围炎症的腊肠样指（趾）。关节炎一般持续 1～3 个月，个别病例可长达 0.5 年以上。主要累及膝及踝等下肢大关节，肩、腕、肘、髋关节及手和足的小关节也可累及。受累关节呈热、肿胀、剧痛和触痛。膝关节常有明显肿胀及大量积液。背部不适，常放射到臀部和大腿，在卧床休息和不活动时加重。肌腱端病变的典型表现是跟腱附着点炎。

初次发病症状通常在 3～4 个月消退，并可恢复正常，但有复发倾向。某些患者可在反复发作过程中发生关节畸形、强直、骶髂关节炎和（或）脊柱炎。

3. 泌尿生殖系统　典型患者是在性接触或痢疾后 7～14 天发生无菌性尿道炎。男性患者有尿频和尿道烧灼感，尿道口红肿，可见清亮的黏液样分泌物，也可以出现自发缓解的出血性膀胱炎或前列腺炎。阴茎龟头和尿道口的浅小无痛性溃疡称为旋涡状龟头炎。龟头炎的发生与尿道炎的有无或轻重无关。龟头炎一般在几天或最多几周痊愈，极少数可持续几个月。女性患者可表现为无症状，或症状轻微的膀胱炎和宫颈炎，有少量阴道分泌物或排尿困难。

4. 皮肤黏膜　溢脓性皮肤角化症为病变皮肤的过度角化，见于10%～30%的患者，其病变开始为红斑基底上清亮的小水疱，然后发展成斑疹、丘疹并形成角化小结节，病变常发生在足的一端，也可累及掌、跖和指（趾）甲周围、阴囊、阴茎、躯干和头皮。疾病早期可出现一过性口腔浅表溃疡，开始表现为水疱，逐渐发展成浅小或融合的溃疡，多为无痛性，此表现也可见于阴茎龟头。

5. 眼　大部分患者出现眼征，表现为结膜炎、虹膜炎和角膜溃疡。结膜炎多为轻度的无痛性发红，分泌物增加，单侧或双侧受累 2～7 天消退，少数炎症较重者可持续几周，5%的患者出现虹膜炎，单侧多见，也可双侧交替发作，持续 1～2 个月。其他眼征有浅层点状角膜炎、角膜溃疡，表面巩膜炎、视神经和球后神经炎，以及因全眼炎所致的眼球完全破坏。

6. 其他　除上述症状外，还可以出现心脏受累（包括瓣膜病变和传导异常），少数患者由于主动脉中层病变和主动脉根部扩张最终发生主动脉瓣关闭不全。肾继发性淀粉样变性，脑神经和周围神经病、血栓性静脉炎等少见。

（五）辅助检查

1. 实验室检查

（1）病原体培养：有尿道炎症状者可作培养；有肠道症状时，大便培养对确定诱发疾病的微生物有帮助。

（2）炎症指标：急性期可有白细胞增高，红细胞沉降率增快，C反应蛋白升高。慢性患者可出现轻度正细胞性贫血，补体水平可以增高。

（3）HLA-B27检测：HLA-B27抗原与中轴关节病、心肌炎和葡萄膜炎相关，因此，该抗原阳性对本病的诊断有一定帮助。

同其他脊柱关节病一样，通常类风湿因子阴性和抗核抗体阴性。

2. 放射学检查　应在诊断开始时做骶髂关节及受累关节和脊柱的X线检查。10%的患者在疾病早期即出现骶髂关节炎。慢性赖特综合征患者最终约有70%出现单侧（早期）或双侧（晚期）骶髂关节异常；非对称性椎旁"逗号样"骨化是赖特综合征和银屑病关节炎独特的影像学表现，多累及下3个胸椎和上3个腰椎，椎体方形变不常见；受累关节有关节周围软组织肿胀，关节间隙狭窄常见于足小关节，伴独特的边缘和绒毛状周围骨炎；沿着掌指、跖趾和指（趾）体部出现线形骨周围炎，肌腱附着点部位（如跟骨、坐骨结节和股骨大转子等处）的周围骨质疏松、糜烂和骨刺形成。即使在慢性患者，其骨密度测定也多正常。

（六）诊断要点

赖特综合征是一种特殊类型的反应性关节炎，具备典型的关节炎、非淋球菌性尿道炎和结膜炎三联征者确诊并不困难，但由于各种表现可在不同时期出现，所以诊断有时需要数月。发展为慢性赖特综合征的患者，其关节炎和（或）皮损的表现类似银屑病关节炎、强直性脊柱炎和贝赫切特综合征。对不具备典型三联征者目前多沿用1996年Kingsley与Sieper提出的反应性关节炎的分类标准。

1. 典型外周关节炎　以下肢为主的非对称性寡关节炎。

2. 前驱感染的证据　①如果4周前有临床典型的腹泻或尿道炎，则实验室证据可有可无；②如果缺乏感染的临床证据，必须有感染的实验室证据。

3. 排除引起单或寡关节炎的其他原因　如其他脊柱关节病、感染性关节炎、莱姆病及链球菌反应性关节炎。

4. HLA-B27阳性，赖特综合征的关节外表现（如结膜炎、虹膜炎、皮肤、心脏与神经系统病变等），或典型脊柱关节病的临床表现（如炎性下腰痛、交替性臀区疼痛、肌腱端炎或虹膜炎）不是反应性关节炎确诊必须具备的条件。

（七）赖特综合征与强直性脊柱炎的鉴别诊断

强直性脊柱炎好发于青年男性，主要侵犯脊柱，但也可以累及外周关节，在病程的某一阶段甚至可以出现类似赖特综合征的急性非对称性少关节炎，但患者常同时有典型的炎性下腰痛和 X 线相证实的骶髂关节炎。

七、弥漫性特发性骨肥厚症

（一）概述

弥漫性特发性骨肥厚症（DISH）是一种中老年常见的骨化性特异体质性疾病。一般只累及腰椎段以上的脊柱，以前纵韧带肌腱、韧带附着处骨的层状骨肥厚为特征，而骶髂关节、椎间隙及椎小关节多正常，本病是全身病变，而又以脊柱为集中表现的一种连续多个节段椎体前侧方异位骨化的特殊类型的疾病，在 X 线表现上很容易和晚期强直性脊柱炎相混淆。

（二）临床表现

本病起病隐袭、缓慢、症状较轻，疾病早期一般无特殊不适，劳累、受凉或长途乘车后活动受限，甚至出现颈、腰背和外周关节的僵硬及四肢疼痛。当出现跟骨、鹰嘴骨赘或距骨骨刺时，可有足跟痛、肘痛或足痛；有时肌腱、韧带与骨的附着部发生腱端炎引起疼痛。本病的一个显著的特点是临床症状较 X 线表现为轻。并发症：可并发局部椎管狭窄，颈椎处形成的新骨较厚时可压迫和推移食管产生吞咽困难症状；后纵韧带骨化和脊椎旁关节肥厚可压迫脊髓引起脊髓病变，重症者导致瘫痪。

（三）辅助检查

1. 体格检查

（1）胸背部脊柱骨骼压痛，绝大多数在胸腰段脊柱，其次常见有颈椎、足跟等受累部位压痛，有时可在压痛部位触到骨赘及软组织内硬性肿块。

（2）脊柱及外周骨关节活动受限，可发现脊柱伸屈活动受限，腰椎生理前凸减小，有吞咽困难患者大多有颈椎活动范围减小。外周骨的活动受限也较为常见，但活动后可有所改善。

2. 实验室检查　约有 40% 的 DISH 患者有隐性或临床糖尿病，有部分维生素 A 水平升高，其他检查如红细胞沉降率、血常规及生化等大多在正常范围，HLA-B27 阴性。

3. X 线检查

（1）脊柱 X 线表现：诊断 DISH 中脊柱的病变需要以下 3 条标准。①至少连续 4 个椎体的前外侧面出现钙化和骨化，伴或不伴明显的赘生物；②椎间隙存在，缺少典型的退行性椎间盘疾病广泛的改变；③无骨突关节的骨强直或侵蚀、硬化，或骶髂关节的骨融合。对疑有椎管狭窄者可行 CT 检查；MRI 检查可发现韧带骨化前的韧带肥厚。

1）胸椎：为 DISH 的典型受累区，异常钙化和骨化以下胸椎多见，最常见于 $T_7 \sim T_{11}$，上胸椎少见，但也可见到 $T_1 \sim T_{12}$ 连续的钙化、骨化者，胸椎异常有以下特点：①椎体前侧方连续的钙化和骨化。钙化和骨化呈薄片状，连续越过椎间隙，范围较广泛，但存在略为局限的类型，仅累及第 3、4 胸椎。沉积骨的厚度为 $1 \sim 20mm$，当其广泛时在脊柱前侧方形成致密的盾牌状改变。晚期骨化多凹凸不平，特别是在椎间盘水平。但假性脊柱炎型（椎体前侧方骨化厚度仅为 $1 \sim 3mm$，椎间盘膨出和尖角状骨赘没有很快出现者）可平滑。②椎体上下缘骨赘形成，但椎间盘维持其相对高度。肌赘多为爪形，并常与椎体前方骨沉积融合，往往在椎间盘保持完整的水平，骨形成最严重。③椎间盘水平骨沉积位置更靠前。骨化肿块内可见形态不一的低密度影，为椎间盘实体的膨出所致。④韧带沉积骨与椎体前缘之间出现线状或半环状透亮带。虽然透亮带不出现在每一个椎体，但却为 DISH 的特征性 X 线表现。此带经常突然终止于椎体的上缘和下缘。晚期这一透亮间隙可随骨化的进展被湮没。⑤脊椎双侧骨化不对称。虽然双侧常受累，但胸椎（包括上腰椎）的右侧为偏好部位，左侧骨沉积与骨赘少见，有人认为是受主动脉搏动影响的结果。

2）颈椎：异常最常见于 C_5 和 C_6 椎体前，C_1 和 C_2 相对少见。皮质肥厚最初沿椎体前表面发生，前缘特别是前下缘出现骨赘，向下延伸并越过椎间盘。随着病情的发展，可见连续数个椎体受累，但较胸椎少见。骨化表现为平滑、盔甲状，凹凸不平及不规则状，最厚可达 $11 \sim 12mm$。椎间隙水平、骨块内常有椎间盘膨出形成的低密度缺损，但沉积骨与椎体之间的透亮带较少见。

3）腰椎：椎体前骨肥厚为最初表现，随着病情进展，椎体边缘出现云雾状密度增高影和尖角状骨赘，特别是在椎体前上方。骨赘延伸越过椎间隙，椎间盘前方骨块内可见低密度影。偶尔可见新骨与椎体间透亮带，但连续数个椎体的骨沉积罕见，而以椎体上下缘角状骨赘多见。

（2）脊柱外 X 线表现：脊柱外凡是在骨骼的肌腱、韧带附着处均可发生新骨沉积而产生骨赘。肌腱韧带骨化常见，具特征性，特别在以下部位明显。

1）骨盆：髂嵴、坐骨结节、股骨转子等韧带附着部出现胡须样骨沉积。骶髂关节下方关节周围可见骨赘及髋臼旁、耻骨上缘骨桥形成。另外，骨盆常见韧带骨化，特别偏好于髂腰和骶结节韧带，但也有作者持不同看法，认为骶结节韧带骨化为退行性变所共有，并非 DISH 的特征性表现。

2）足：跟骨下后表面骨刺，跟腱和跖腱膜增生。距骨背侧、跗骨、舟骨的背内侧、骰骨底后侧和第 5 跖骨基底发生特异性的骨增生，后者可表现为跖腱膜钙化或相似于 Peroneal 种子骨的变异，而呈大的"距骨钩"状。

3）其他部位：胫腓骨肥厚常累及骨间膜的附着部位。髌骨上下缘骨质增生，特别偏好于股四头肌肌腱的附着部位，肘部以鹰嘴骨刺最常见，界限清楚，偶尔相当突出。另外，肩、膝、指骨、掌骨的外生骨赘和颅骨的骨肥厚可被注意，还发现术后的异位骨化。

（3）相关骨质改变。

1）骨质疏松：中轴骨轻度骨质疏松，但疏松程度与年龄不一致。有些学者则报道未见骨质疏松。

2）骨强直：常见于胸区，较少见颈区，腰区少见。突间关节可以变窄、硬化，但不出现强直。骶髂关节周围可有骨赘甚至骨桥，但并不发生骨融合。因突间关节不发生强直，脊柱活动虽受限、减弱，但仍保持一定活动度。

3）椎间盘退变：椎间隙狭窄在骨肥厚区内不常见，一般为轻度和局部的，仅偶伴有椎体缘硬化、椎间盘真空现象和钙化，但退行性改变可并发 DISH。

4）椎体后骨沉积及骨赘：并非 DISH 的特征性表现，且远不如椎体前侧明显，但部分患者后方骨沉积及骨赘可对脊髓产生压迹。

5）DISH 与后纵韧带骨化相关：20 世纪 70 年代后期 Resnick 和其他一些作者注意到很多患者 DISH 与后纵韧带骨化并存，有几组报告显示在 DISH 患者中后纵韧带骨化可达 40%～50%，因而提出 DISH 与后纵韧带骨化有相关的可能，并指出一旦患者伴有后纵韧带明显的钙化，就有可能出现因后纵韧带骨化引起的脊髓神经病学的表现。

（四）诊断标准

1976 年 Resnick 为了把 DISH 与其他表现相似的疾病区别开来，选择了严格的脊柱 X 线特征作为 DISH 的诊断标准：①至少连续 4 个椎体前侧缘的钙化和骨化，伴或不伴有椎体之间的局限性角状骨赘；②受累区椎间盘高度保持相对完整，且缺少退行性椎间盘改变的 X 线表现，包括真空现象和椎体缘硬化；③关节突关节的骨性强直和骶髂关节侵蚀、硬化或融合。尽管 Resnick 也曾指出脊柱外的 X 线改变典型时，在缺少脊柱表现的情况下亦可提示 DISH 的诊断，但迄今描述和报道 DISH 的作者，在诊断和筛选患者时仍严格沿袭 Resnick 的标准，结合脊柱外 X 线表现以判定，避免与表现相似的疾病相混淆。

（五）鉴别诊断

DISH 与强直性脊柱炎的鉴别：强直性脊柱炎的临床表现、X 线、病理均与 DISH 不同。强直性脊柱炎的韧带联合骨赘为菲薄性的，连接相邻椎体的纵行平滑骨桥，为纤维环外周部分内的骨化，软骨化生最终可累及纤维环和髓核的大部分，但前纵韧带和相邻的结缔组织不发生骨化，易与 DISH 的骨肥厚和骨赘相鉴别，而强直性脊柱炎的突间关节、骶髂关节强直则不出现 DISH。另外，血清阴性关节炎中的牛皮癣性关节炎和 Reiter 综合征也可出现脊柱融合骨赘，但其广泛程度均不及 DISH。

八、畸形性骨炎

（一）概述

畸形性骨炎是一种慢性进行性骨代谢异常疾病，又称 Paget 病。该病是骨重建异常所导致的临床综合征，其病理特点是过多的破骨细胞失控后引起高速骨溶解，并导致成骨细胞增多和骨形成过多，生成的骨组织结构脆弱。骨盐及胶原的转换率显著增高，致使骨局限膨大、疏松，易发生病理性骨折；周围血管增生或出现骨肉瘤。变形性骨炎的病变侵蚀广泛，全身骨骼均可受累。好发部位是股骨、胫骨、颅骨、脊椎的腰骶部及骨盆。此病多见于男性，男女之比为（1～3）∶1，发病机制不详。

（二）临床表现

腰骶部疼痛是最常见的症状，有晨僵，但活动后不减轻，疼痛有时放射到臀部、大腿、小腿或足部，休息或服用消炎镇痛药不缓解，夜间也不加重。另外，可伴有股骨、颅骨或胫腓骨疼痛，顽固而强烈的头痛和颅骨压痛与颅骨损害、颅底陷入或颅高压有关。颅骨增大，以面骨为明显，形成"狮面"。病变处常发生病理性骨折。

（三）辅助检查

1. 体格检查　脊柱后凸增大和异常步态改变。

2. 实验室检查　血碱性磷酸酶升高有助于本病的诊断，但正常时不能排除其他可能，如部分患者血钙升高，血磷稍低。血中骨源性碱性磷酸酶水平和尿羟脯氨酸增加。血钙、磷、镁和甲状旁腺激素一般正常。

3. X 线检查　显示双侧骶髂关节骨质疏松，骨硬化和骨脱钙同时存在可以确诊。CT扫描更易发现骶髂关节的微小变化，而 MRT 检查比 CT 扫描更优越，能从多角度多层次了解关节的早期变化情况，对关节炎的严重程度分级和评估有重要价值。

4. 核素骨显像　在 Paget 病有明显的特征：受累骨通常有显著的放射性摄取增加并核素分布均匀，当有局限性骨质疏松时，仅在病灶边缘表现为强摄取。

九、掌跖脓疱病

（一）概述

掌跖脓疱病是一种病因未明的慢性复发性皮肤病，好发于掌跖，在红斑基础上周期性发生深在无菌性小脓疱，伴角化、脱屑。本病可伴有前胸壁骨关节炎或其他关节受累表现。当累及骶髂关节时易与强直性脊柱炎相混淆，若没有发现手掌足底的皮肤脓疱表现则易被误诊。本病好发年龄在 30～50 岁，女性比男性多见。掌跖脓疱病性关节炎由日本学者Sonozaki 等首先提出，其主要特点是：典型皮肤改变、有胸锁关节或其他关节受累表现（外周关节很少受累），受累关节影像学检查示掌跖脓疱病无明显破坏，血清学检查无特异性。

（二）临床表现

本病初期表现常局限于一处，皮肤角化层增厚，呈暗红色，有糠状鳞屑，无自觉症状。之后皮损逐渐扩大，局部充血明显，常成批出现数量不等、针尖到针头大深在水疱，伴有中等或严重瘙痒。水疱逐渐增大，部分中心出现小黄点。黄点迅速向外扩展形成脓疱，此时瘙痒减轻，5～7 天水疱、脓疱吸收，表皮增厚、变硬、失去弹性，呈片状鳞屑状，四周游离，中心固着，边缘和中心发生皲裂，局部感疼痛，活动加剧。表皮脱落，下方为红色嫩薄的表皮，病变严重时为点状糜烂面，渗液较多。之后表皮下方有水疱、脓疱反复发作，缓解期长短不一。本病除好发在掌跖部外，足背、小腿、膝盖、手背、肘部等处可有皮疹，极个别甚至伴有全身散发皮疹。各种外来刺激、夏季出汗增多、经前期、自主神经功能紊乱均可促使发作，引起症状恶化。除了手、足掌脓疱疹外，患者还可出现胸锁关节肿胀、疼痛和腰椎或骶髂关节疼痛的关节表现，但外周关节很少受累，皮下结节、葡萄膜炎或足跟痛的关节外表现也较少出现。

（三）辅助检查

1. 体格检查　双手掌及双足底可见脓疱，伴角化、脱屑，有破溃处伴指甲增厚。关节无明显肿胀、压痛。

2. 实验室检查　血清学无特异性改变，部分患者可有红细胞沉降率加快，类风湿因子、抗环瓜氨酸肽抗体阴性，HLA-B27 阴性，脓液细菌培养为阴性，疱液细胞涂片水疱期以单核细胞为主，脓疱期以中性粒细胞为主。皮肤活检表现：皮内单房性脓疱，腔内有大量呈多形核中性粒细胞，周围表皮呈海绵状，可在角质层看到中性粒细胞的致密聚集，在真皮浅层血管周围可见单核细胞和中性粒细胞浸润。

3. 影像学检查　胸锁关节病变表现为关节面的毛糙、增生、硬化，骶髂关节 CT 无骶髂关节的炎症表现，而是轻度的硬化表现。

（四）掌跖脓疱病性关节炎与强直性脊柱炎的鉴别

强直性脊柱炎以青壮年男性居多，临床表现为炎性腰背痛，部分患者伴有外周关节炎和肌腱端炎，HLA-B27 阳性率较高，红细胞沉降率和 C 反应蛋白等炎性指标轻中度升高。骶髂关节 X 线或 CT 表现为骶髂关节侵蚀破坏，严重者出现骶髂关节融合。骶髂关节 MRI 可见骶髂关节骨髓水肿。对非甾体抗炎药治疗反应好，可快速缓解症状。而其他疾病引起的骶髂关节炎与强直性脊柱炎无论是从临床症状、实验室指标，还是影像学特点上均有不同。掌跖脓疱病性关节炎影像学表现无特异性，与强直性脊柱炎表现类似，但有手足部位特异性脓疱疹。

十、痛风性关节炎

（一）概述

痛风系由嘌呤代谢的终末产物——尿酸钠或尿酸结晶从超饱和的细胞外液沉积于组织或器官所引起的一种临床综合征。该综合征包括：①反复发作的特殊类型的急性炎性关节炎；②器官或组织中破坏性结晶的聚集，即痛风石；③尿酸性泌尿系结石；④痛风性肾病较少见。痛风患者几乎均以急性关节炎为首发表现，以此作为痛风发病的起点，到患者出现痛风石或泌尿系结石，通常要经历 5～10 年或更长时间。故可认为该综合征从发生到发展完全是一跨越 10 余年的急慢性病变交替出现的慢性病程。

（二）分期

痛风性关节炎从发生到发展通常经历以下 4 期，①无症状性高尿酸血症；②急性痛风性关节炎；③间歇期痛风；④慢性痛风石痛风。分述部分如下。

1. 无症状性高尿酸血症　血尿酸增高超过正常值，但无关节炎、痛风石或尿酸盐结石表现的称为无症状性高尿酸血症。它在成年男性的患病率为 5%～7%。一旦无症状性高尿酸血症者出现关节炎、痛风石或尿酸盐结石任何一种表现时，则标志无症状性高尿酸血症阶段的终止和痛风病的起始。

2. 急性痛风性关节炎

（1）发作特征：因尿酸盐结晶在关节滑膜和周围软组织沉积而激发的炎症反应导致急性痛风关节炎发作。这是一种极为独特的关节炎类型，其临床表现为突发于清晨或夜间，初次发作者 85% 为单个关节，以拇趾、跖趾关节为首发部位者占 50% 以上，足趾关节受累率大于 90%。发作时病变关节及其周围软组织出现红、肿、热、剧痛、拒按和活动受限。炎症高峰期 1～3 天，治疗或不治疗可在 1 周左右完全缓解，不留后遗症，间歇期无症状。在病程中，其他可累及的关节有附骨、足背、踝、足跟、膝、腕、指和肘。反复急性发作的关节炎是痛风性关节炎的特点和规律。

（2）实验室检查：病变关节滑液可检出尿酸盐结晶，滑液白细胞增高及培养阴性。红细胞沉降率增快，末梢血白细胞和血小板增高，血尿酸正常或升高。初发时关节 X 线片无变化。

（3）诊断依据：现多采用美国风湿病学会（ACR）推荐的标准，条件如下：A. 滑液检出尿酸结晶。B. 经化学检测证实的痛风石。C. 有以下 12 条中的 6 条者，即：①急性关节炎发作＞1 次；②最大关节炎症在 1 天内；③单关节炎；④关节发红；⑤拇趾、跖趾关节痛或肿；⑥单侧拇趾、跖趾关节；⑦单侧附骨关节；⑧可疑痛风石；⑨血尿酸高；⑩一个关节非对称性肿（X 线片）；⑪无破坏的皮质下囊肿（X 线片）；⑫关节炎发作时滑液培养阴性。具备以上 A、B、C 三项中的任何一项者可作出痛风性关节炎诊断。

对于无尿酸结晶证据的急性痛风性关节炎的诊断可参考以下特点，即急性发作、典型部位（如拇趾或附骨关节炎）、特殊型单关节炎、自限性，秋水仙碱在 48 小时内生效，1 周内不复发，无关节功能及解剖异常，病程中可有血尿酸增高。

（三）临床表现

原发性痛风多发生于 40 岁以上男性，女性少见，约占 5%。部分患者有家族史。无症状期，仅有高尿酸血症。血尿酸增高至关节症状发作时间可达数年。

1. 急性发作期　常于夜间突然发作，首先发生于第 1 跖趾关节，剧痛，于数小时内达到顶点，明显肿胀发红，压痛明显，功能障碍。可伴有发热，高达 38～39℃，乏力、食欲缺乏、头痛等症状。经 1～2 周后症状缓解，间歇数月至数年后复发。其他趾关节、拇指关节、掌指关节、踝关节、腕关节、膝关节、肩关节等也可发生。饮酒、暴食、疲劳、创伤或精神刺激等均可诱发关节炎发作。

2. 间歇期　为数月或数年，随病情反复发作间期变短、病期延长、病变关节增多，渐转成慢性关节炎。

3. 晚期　在耳郭、尺骨鹰嘴及受累关节附近，可见到大小不等的痛风石，破溃流出石灰状液体。

4. 慢性关节炎期　关节炎频繁发作，间歇期变短，关节肿胀、关节骨端破坏和增生而致畸形。痛风石于耳郭或关节部位出现，为位于皮下、呈淡黄色的结节。痛风石破溃时可流出石灰状物，窦道难以愈合，可继发化脓性感染。10%～20%患者发生尿酸盐结石，并可引起血尿、肾绞痛症状。可发生高血压、冠心病等并发症。

（四）诊断

1. 发病概况　常发生于40岁以上男性，女性仅约占5%。主要侵犯周围关节，反复发作。首次发作多为第1跖趾关节，此后可累及踝及手部等关节。

2. 实验室检查　血尿酸增高。急性发作期可有白细胞计数增高，红细胞沉降率增快，痛风石穿刺可见尿酸盐结晶。

3. X线检查可辅助诊断　早期关节囊肿胀，而后出现骨端圆形或半圆形边缘锐利的穿凿样缺损。晚期关节间隙变窄，关节边缘骨质增生，关节强直，可伴有脱位和病理性骨折。

4. 诊断标准　当前，国内外多采用美国风湿病学会于1977年制订的诊断标准进行诊断。

（1）急性关节炎发作一次以上，在1天内即达到发作高峰。

（2）急性关节炎局限于个别关节，整个关节呈暗红色，第1拇趾关节肿痛。

（3）单侧跗骨关节炎急性发作。

（4）有痛风石。

（5）高尿酸血症。

（6）非对称性关节肿痛。

（7）发作可自行停止。

凡具备上述条件3个以上，并可排除继发性痛风者即可确诊。

（五）痛风性关节炎与强直性脊柱炎的鉴别

痛风性关节炎常见于中老年男性肥胖患者，突然反复发作的跖趾、跗跖、踝等关节红肿、剧痛，间歇期无症状伴高尿酸血症及秋水仙碱治疗有特效者，或滑液中查见尿酸盐结晶，即可确诊为痛风性关节炎。强直性脊柱炎的诊断，临床上分为关节表现和关节外表现，发病率男性是女性的2～3倍。本病主要依靠临床表现来诊断，最重要的诊断线索是症状、家族史、关节和关节外体征及骶髂关节的X线表现。

十一、银屑病关节炎

（一）概述

银屑病关节炎（psoriatic arthritis，PSA）是一种与银屑病相关的炎性关节病，具有银屑病皮疹并导致关节和周围软组织疼痛、肿、压痛、僵硬和运动障碍，部分患者可有骶髂关节炎和（或）脊柱炎。病程迁延、易复发，晚期可出现关节强直，导致残疾。约75%银屑病关节炎患者皮疹出现在关节炎之前，同时出现者约占15%，皮疹出现在关节炎后者约占10%。该病可发生于任何年龄，高峰年龄为30～50岁，无性别差异，但脊柱受累以男性较多。美国的银屑病关节炎患病率为0.1%，银屑病患者5%～7%发生关节炎。我国银屑病关节炎患病率约为1.23%。

（二）临床表现

本病起病隐袭，约1/3呈急性发作，起病前常无诱因。

1. 关节表现　关节症状多种多样，除四肢外周关节病变外，部分可累及脊柱。受累关节疼痛、压痛、肿胀、晨僵和功能障碍，依据临床特点分为5种类型。类型间60%可相互转化，合并存在。

（1）单关节炎或少关节炎型：占70%，以手、足远端或近端指（趾）间关节为主，膝、踝、髋、腕关节亦可受累，分布不对称，因伴发远端和近端指（趾）间关节滑膜炎和腱鞘炎，受损指（趾）可呈现典型的腊肠指（趾），常伴有指（趾）甲病变，此型患者1/3～1/2可演变为多关节炎类型。

（2）远端指间关节炎型：占5%～10%，病变累及远端指间关节，为典型的银屑病关节炎，通常与银屑病指甲病变相关。

（3）残毁性关节炎型：占5%，是银屑病关节炎的严重类型，好发年龄为20～30岁，受累指、掌、跖骨可有骨溶解，指节为望远镜式的套叠状，关节可强直、畸形，常伴发热和骶髂关节炎，皮肤病变严重。

（4）对称性多关节炎型：占15%，病变以近端指（趾）间关节为主，可累及远端指（趾）间关节及大关节如腕、肘、膝和踝关节等。

（5）脊柱关节病型：约5%，男性。年龄大者多见，以脊柱和骶髂关节病变为主，常为单侧。下背痛或胸壁痛等症状可缺如或很轻，脊柱炎表现为韧带骨赘形成，严重时可引起脊柱融合，骶髂关节模糊。关节间隙狭窄甚至融合，可影响颈椎导致寰椎和轴下不全脱位。

也有学者将银屑病关节炎分为3种类型：①类似反应性关节炎伴附着点炎的单关节和寡关节炎型；②类似类风湿关节炎的对称性多关节炎型；③类似强直性脊柱炎的以中轴关节病变为主（脊柱炎、骶髂关节炎和髋关节炎），伴有或不伴有周围关节病变的脊柱病型。

2. 皮肤表现　根据银屑病的临床特征，一般可分为寻常型、脓疱型、关节病型及红皮病型4种类型。皮肤银屑病变好发于头皮及四肢伸侧，尤其是肘、膝部位，呈散在或泛发分布，要特别注意隐藏部位（如头发、会阴、臀、脐等处）的皮损；皮损表现为丘疹或斑块，圆形或不规则形，表面有丰富的银白色鳞屑，去除鳞屑后为发亮的薄膜，除去薄膜可见点状出血（Auspitz征），该特征对银屑病具有诊断意义。存在银屑病是本病与其他炎性关节病的重要区别，皮肤病变严重性和关节炎症程度无直接关系，仅35%两者相关。

3. 指（趾）甲表现　约80%银屑病关节炎患者有指（趾）甲病变，而无关节炎的银屑病患者指甲病变为20%，因此指（趾）甲病变是银屑病关节炎的特征。常见表现为顶针样凹陷。炎症远端指间关节的指甲有多发性凹陷是银屑病关节炎的特征性变化，其他有甲板增厚、混浊、色泽发乌或有白甲、表面高低不平、横沟及纵嵴，常有甲下角质增生，重者可有甲剥离。有时形成匙形甲。

4. 其他表现　全身症状：少数有发热、体重减轻和贫血等。

系统性损害：7%～33%患者有眼部病变，如结膜炎、葡萄膜炎、虹膜炎和干燥性角膜炎等；接近 4%患者出现主动脉瓣关闭不全，常见于疾病晚期，另有心脏肥大和传导阻滞等；肺部可见上肺纤维化；胃肠道可有炎性肠病，罕见淀粉样变。

附着点炎：特别在跟腱和跖腱膜附着部位，足跟痛是附着点炎的表现。

（三）诊断要点

1. 症状和体征

（1）皮肤表现：皮肤银屑病是银屑病关节炎的重要诊断依据，皮损出现在关节炎后者诊断困难，细致询问病史、银屑病家族史、儿童时代的滴状银屑病，检查隐蔽部位的银屑病（如头皮、脐周或肛周）和特征性放射学表现可提供重要线索，但应除外其他疾病，并应定期随访。

（2）指（趾）甲表现：顶针样凹陷（＞20 个），指甲脱离、变色、增厚、粗糙、横嵴和甲下过度角化等。指（趾）甲病变是银屑病可能发展为银屑病关节炎的重要临床表现。

（3）关节表现：累及 1 个或多个关节，以指关节、跖趾关节等手足小关节为主。远端指间关节最易受累，常不对称，关节僵硬、肿胀、压痛和功能障碍。

（4）脊柱表现：脊柱病变可有腰背痛和脊柱强直等症状。

2. 辅助检查

（1）实验室检查：本病无特殊实验室检查，病情活动时红细胞沉降率加快，C 反应蛋白增加。IgA、IgE 增高，补体水平增高等；滑液呈非特异性反应，白细胞轻度增加，以中性粒细胞为主；类风湿因子阴性，少数患者可有低滴度的类风湿因子和抗核抗体。骶髂关节和脊柱受累的患者中约半数患者 HLA-B27 阳性。

（2）影像学检查：①周围关节炎：周围关节骨质有破坏和增生表现。末节指（趾）骨远端有骨质溶解、吸收而基底有骨质增生；可有中间指骨远端因侵蚀破坏变尖和远端指骨骨质增生，两者造成铅笔帽（pencil-in-cup）样畸形；或望远镜样畸形；受累指间关节间隙变窄、融合及强直、畸形。长骨骨干绒毛状骨膜炎；②中轴关节炎：表现为不对称骶髂关节炎，关节间隙模糊、变窄、融合。椎间隙变窄、强直，不对称性韧带骨赘形成，椎旁骨化，其特点是相邻椎体中部之间的韧带骨化形成骨桥，并呈不对称分布。

3. 诊断依据　银屑病患者有上述炎性关节炎表现即可诊断。因部分银屑病关节炎患者银屑病出现在关节炎后，此类患者的诊断较困难，应注意临床和放射学线索，如依据银屑病家族史、隐蔽部位的银屑病变、受累关节部位、有无脊柱关节病等作出诊断，并排除其他疾病。

关于银屑病关节炎的诊断标准，目前尚未统一，较简单而实用的标准有 Moll 和 Wright 的银屑病关节炎分类标准：①至少有 1 个关节炎并持续 3 个月以上；②至少有银屑病皮损和（或）1 个指（趾）甲上有 20 个以上顶针样凹陷的小坑或甲剥离；③血清 IgM 型类风湿因子阴性（滴度<1：80）。

（四）银屑病关节炎与强直性脊柱炎的鉴别诊断

侵犯脊柱的银屑病关节炎，脊柱和骶髂关节病变不对称，可为跳跃式病变，发病常在年龄大的男性。症状较轻，有银屑病皮损和指甲改变；而强直性脊柱炎发病年龄较轻，无皮肤、指（趾）甲病变，脊柱、骶髂关节病变常呈对称性。

十二、贝赫切特综合征

（一）概述

贝赫切特综合征（behcet syndrome，BS；又称白塞病）是一种可累及皮肤黏膜、关节、眼等多器官及中枢神经、心血管、呼吸和胃肠道等多个系统的慢性疾病。强直性脊柱炎是血清阴性脊柱关节病的代表，以骶髂关节炎为标志，并可累及眼、胃肠道、皮肤及心血管等处。贝赫切特综合征和强直性脊柱炎发病均以男性居多，且发病年龄均以青壮年为主。两者均可造成关节受累，但强直性脊柱炎主要累及中轴关节，而贝赫切特综合征以外周关节炎多见。

（二）临床表现

本病可多器官、多系统受累，但较少同时出现多种临床表现。有时患者需经历数年甚至更长时间才相继出现各种临床症状和体征。

1. 口腔溃疡   患者主要表现为反复口腔溃疡、疼痛，溃疡面较深、底部多为白色或黄色，可以同时在多个部位出现多个溃疡，包括舌、口唇、上腭、咽部等。多数溃疡可自行好转，但常反复发作，严重者疼痛剧烈，影响进食。

2. 生殖器溃疡   部分患者出现生殖器溃疡，病变与口腔溃疡基本相似。溃疡深大，疼痛剧烈、愈合慢。受累部位为外阴、阴道、肛周、宫颈、阴囊和阴茎等处。有的患者可因溃疡深，而致大出血或阴囊静脉壁坏死破裂出血。

3. 眼炎   部分患者还可表现为眼睛病变，双眼均可累及。眼部病变可以在起病后数月甚至几年后出现。表现为视物模糊、视力减退、眼球充血、眼球痛、畏光流泪、异物感、飞蚊症和头痛等。通常表现为慢性、复发性、进行性病程。眼受累致盲率可达25%，是本病致残的主要原因。

4. 皮肤病变   还有些患者出现皮肤病变，表现多种多样，有结节性红斑、疱疹、丘疹、痤疮样皮疹、多形红斑、环形红斑、坏死性结核疹样损害、大疱性坏死性血管炎、Sweet病样皮损、脓皮病等。一个患者可有一种及以上的皮损。特别有诊断价值的皮肤体征是结节红斑样皮损和对微小创伤（针刺）后的炎症反应。

5. 关节损害   不少患者会出现相对轻微的局限性、非对称性关节炎。主要累及膝关节和其他大关节。HLA-B27阳性患者可有骶髂关节受累，类似强直性脊柱炎的表现。

6. 神经系统损害   部分患者可有头痛、头晕、Horner综合征、假性延髓麻痹、呼吸障碍、癫痫、共济失调、无菌性脑膜炎视盘水肿，偏瘫、失语、不同程度截瘫、尿失禁、双下肢无力，感觉障碍、意识障碍、精神异常等。周围神经受累较少见，表现为四肢麻木无力、周围型感觉障碍等。多数患者预后不佳，尤其是脑干和脊髓病损，是本病致残及死亡的主要原因之一。

7. 消化道损害　消化道症状较常见，从口腔到肛门的全消化道均可受累。临床可表现为上腹饱胀、嗳气、吞咽困难、中下腹胀满、隐痛、阵发性绞痛、腹泻、黑便、便秘等。严重者可有溃疡穿孔，甚至可因大出血等并发症而死亡。

8. 血管损害　少部分患者可以出现血栓性静脉炎及深静脉血栓，严重者还可以并发肺栓塞。动脉系统被累及时，动脉壁的弹力纤维破坏及动脉管壁内膜纤维增生，造成动脉狭窄、扩张或产生动脉瘤，临床出现相应表现可有头晕、头痛、晕厥、无脉。主动脉弓及其分支上的动脉瘤有破裂的危险性。

9. 其他　肾脏损害较少见，可有间歇性或持续性蛋白尿或血尿，肾性高血压，肾病理学检查可有 IgA 肾小球系膜增殖性病变或淀粉样变。心脏受累时，可有心肌梗死、瓣膜病变、传导系统受累、心包炎等。心腔内可有附壁血栓形成，少数患者心脏呈扩张样改变、缩窄性心包炎样表现，心脏病变与局部血管炎有关。肺部损害发生率较低，但大多病情严重。可有咳嗽、咯血、胸痛、呼吸困难等，大量咯血可致死亡。

（三）诊断

1. 临床表现　病程中有医生观察和记录到的复发性口腔溃疡、眼炎、生殖器溃疡及特征性皮肤损害，如结节性红斑、毛囊炎、痤疮样皮疹。另外，出现大血管或神经系统损害，高度提示本病的诊断。

2. 实验室检查　本病无特异性实验室异常。活动期可有红细胞沉降率增快、C反应蛋白升高；部分患者冷球蛋白阳性，血小板凝集功能增强。HLA-B51 为易感抗原，在本病患者中阳性率为 57%～88%，与眼、消化道病变相关。

3. 针刺反应试验　用 20 号无菌针头在前臂屈面中部斜行刺入约 0.5cm，24～48 小时后局部出现直径＞2mm 的毛囊炎样小红点或脓疱疹样改变为阳性。此试验特异性较高且与疾病活动性相关，阳性率为 60%～78%。静脉穿刺或皮肤创伤后出现的类似皮损具有同等价值。

4. 特殊检查　脑 CT 及磁共振成像（MRI）检查对脑、脑干及脊髓病变有一定帮助。MRI 检查可用于贝赫切特综合征神经病变的诊断及治疗效果随访观察。胃肠钡剂造影及内镜检查、血管造影、彩色多普勒有助于诊断病变部位及范围。肺 X 线片可表现为单侧或双侧大小不一的弥漫性渗出或圆形结节状阴影，肺梗死时可表现为肺门周围的密度增高的模糊影。高分辨的 CT 或肺血管造影、同位素肺通气/灌注扫描等均有助于肺部病变诊断。

5. 诊断标准　目前较多采用国际贝赫切特综合征研究组于 1989 年制订的诊断标准。

（1）贝赫切特综合征国际诊断标准。

1）反复口腔溃疡：1年内反复发作3次。由医生观察到或患者诉说有阿弗他溃疡。

2）反复外阴溃疡：由医生观察到或患者诉说外阴部有溃疡或瘢痕。

3）眼病变：前和（或）后色素膜炎，裂隙灯检查时玻璃体内有细胞出现或由眼科医生观察到视网膜血管炎。

4）皮肤病变：由医生观察到或患者诉说的结节性红斑、假性毛囊炎或丘疹性脓疱或未服用糖皮质激素的非青春期患者出现痤疮样结节。

5）针刺试验阳性：试验后 24～48 小时由医生看结果。

有反复口腔溃疡并有其他 4 项中 2 项以上者，在除外其他疾病后可诊断为本病。其他与本病密切相关并有利于诊断的症状有关节痛或关节炎、皮下栓塞性静脉炎、深部静脉栓塞、动脉栓塞和（或）动脉瘤、中枢神经病变、消化道溃疡、附睾炎和家族史。

（2）应用标准时注意：并非所有贝赫切特综合征患者均能满足国际研究组的标准，对血管及神经系统病变的关注应成为进行疾病评价的一部分，患者的多种表现可以在几年内陆续出现，医生的记录应作为诊断依据。对符合诊断标准中 1～4 条者可诊断为完全贝赫切特综合征，对符合诊断标准中 2 条，尤其有眼部特异表现合并另一条标准者，在除外其他疾病后可诊断为不完全贝赫切特综合征，但应密切随访。

（四）贝赫切特综合征与强直性脊柱炎鉴别诊断

贝赫切特综合征和强直性脊柱炎外周关节炎患者的滑液单核细胞炎性反应及 Th1/Th2 型细胞因子（IL-2、IL-5、IL-10、IL-8、IL-12、IFN-γ 和 TNF-α）无明显差异，提示贝赫切特综合征和强直性脊柱炎相关性关节炎的发病机制中有相同或者相似的机制。贝赫切特综合征患者关节受累并不少见，文献报道贝赫切特综合征患者关节痛或关节炎的发生率达 30%～55%，多表现为单一关节或非对称性寡关节炎，少数可累及中轴关节。伊朗大规模队列研究显示，6500 例贝赫切特综合征病例中 37.4%有关节受累，其中关节痛 17.2%，单关节炎 7.6%，寡关节炎 16.8%，2.0%合并中轴关节受累（多见于 20～40 岁的贝赫切特综合征患者）。贝赫切特综合征和强直性脊柱炎患者均可出现眼部受累，强直性脊柱炎患者葡萄膜炎发生率为 40%，通常累及前葡萄膜，呈良性过程；贝赫切特综合征患者葡萄膜炎的发生率约为 50%，包括前葡萄膜和后葡萄膜，会导致 25%的患者失明。约 90%的强直性脊柱炎患者 HLA-B27 阳性，60%～80%的贝赫切特综合征患者 HLA-B51 阳性。有学者认为，对于贝赫切特综合征合并强直性脊柱炎的患者，与 HLA-B27 的关联性强于 HLA-B51。

十三、结节性红斑

（一）概述

结节性红斑是一种急性皮下脂肪小叶间隔脂膜炎，以痛性硬性红色结节为特征，通常为对称性，无溃疡，且多位于双下肢远端伸面，能完全消退而不留瘢痕。发病前 1～3 周通常有发热、萎靡、上呼吸道感染等非特异性前驱症状，随后出现皮肤病变。结节性红斑可为特发性，也可继发于多种系统疾病或药物治疗，最常见于链球菌感染和结节病患者。在风湿科就诊的患者中以贝赫切特综合征和结节病常见，但在临床上则是一些以结节性红斑为临床表现的强直性脊柱炎患者。其特点为：①中青年女性好发；②中轴关节受累以骶髂关节多见，而外周关节受累以下肢大关节为主；③可伴有趾炎、附着点炎、口腔溃疡，但无葡萄膜炎、腹泻、尿道炎；④骶髂关节病变均较轻，且无其他系统受累。

（二）临床表现

结节性红斑常见于青壮年，男女之比约 1.3 : 6；一般容易在春天或秋冬季发病。不少患者于发病前 1～2 周可有上呼吸道感染症状。全身症状往往有全身不适、乏力、低热、关节及肌肉酸痛等。如伴随有其他全身性自身免疫性疾病，则有原发疾病的表现。

结节性红斑可急性发病，也可隐袭起病。皮损好发于小腿伸侧，有时大腿下段和臀部亦可波及，少数患者上肢也可受累，但颜面部位通常不受侵犯。发病时皮下结节周围出现红斑，红斑中央可触及硬结。最初红斑颜色多呈鲜红色，约经 2 周后，渐变成暗红色或淡紫红色；结节性红斑数目多少不定，局部可有多个结节聚集，或散在对称性分布。结节一般不会破溃，相互邻近的结节可以彼此融合形成较大的硬块。如果局部血管受压，静脉回流受阻，可引起小腿下部轻度水肿。结节处自觉有痛感，尤其是触压痛比较明显。经过 3～6 周后，结节逐渐消退，但屡见再发，呈此起彼伏之势，且消退后红斑处会留有色素沉着，即皮肤有暗褐色斑纹，但此时一般无痛痒感觉，愈后不留瘢痕。此后复发时可见新的皮下结节分批分期不断出现，使病情迁延不已，长期不愈。

（三）辅助检查

1. 实验室检查　可有白细胞计数增高、红细胞沉降率增快及抗链球菌溶血素 "O"
升高。

2. 组织病理检查　病变主要为脂肪间隔脂膜炎，脂肪间隔内有小血管内膜增生、血管周围有淋巴细胞及中粒细胞浸润，可见嗜酸性粒细胞，血管壁增厚、管腔闭塞。晚期显示脂肪间隔纤维化增厚。

（四）诊断

根据发生于小腿伸侧的结节、红斑、疼痛及压痛，结合组织病理学检查，可明确诊断。

（五）结节性红斑与强直性脊柱炎的鉴别诊断

强直性脊柱炎是脊柱关节炎最常见和最严重的亚型，主要影响中轴关节，以骶髂关节最常见，其他受累部位包括脊柱、外周关节、起止点。男性发病率是女性的 2.5 倍。葡萄膜炎是强直性脊柱炎最常见的关节外表现，而皮肤损害少见。

十四、化脓性关节炎

（一）概述

化脓性关节炎又称细菌性关节炎或败血症性关节炎，是一种由化脓性细菌直接感染，并引起关节破坏及功能丧失的关节炎。常见的病原菌 85% 以上是金黄色葡萄球菌。感染途径多数为血源性传播、少数为感染直接蔓延。最常发生在髋关节和膝关节，以单发关节为主，任何年龄均可发病，但好发于儿童、年老体弱和慢性关节炎疾病患者，男女比为（2～3）：1。该病易被漏诊或延误诊断，因此早诊断、早治疗是维护关节功能的关键。

（二）临床表现

多数患者起病急骤，有畏寒、发热、乏力、食欲缺乏等全身中毒症状。90%为单关节炎，成人多累及膝关节，儿童多累及髋关节，其次为踝、肘、腕和肩关节，手足小关节罕见。局部有红、肿、热、痛，明显压痛。深部关节如髋关节感染时，局部肿胀、疼痛，但红热不明显。患者常将膝关节置于半屈曲位，使关节囊松弛，以减轻张力。如长期屈曲，必将发生关节屈曲挛缩，关节稍动即有疼痛，有保护性肌肉痉挛。

（三）辅助检查

1. 实验室检查

（1）血常规白细胞总数升高，中性粒细胞增多。

（2）红细胞沉降率增快。

（3）血培养可阳性。

（4）关节滑液检查：是诊断的关键，宜尽早进行。①滑液为浆液性或脓性，白细胞总数常>$50×10^9$/L，甚至高达（100～200）×10^9/L，中性粒细胞>80%；②革兰氏染色可找到细菌。细菌培养阳性，如为阴性应重做，并行厌氧菌培养，同时做药敏试验。

（5）关节镜检查：可直接观察关节腔结构，采取滑液或组织检查。

2. X线表现　关节周围软组织肿胀影，骨质疏松，以后关节间隙变窄，骨质破坏，有骨质反应性增生。晚期关节呈纤维性或骨性融合，死骨形成，关节脱位或间脱位。X线检查时，在早期由于关节液增加而关节囊肿胀，间隙增宽，骨端逐渐有脱钙现象。如关节面软骨有破坏，则关节间隙变窄。有时可发生骨骺滑脱或病理性脱位。较晚期，关节面下骨质呈反应性增生，骨质硬化，密度增加。最后关节软骨完全溶解，关节间隙消失，呈骨性或纤维性强直，或并发病理性脱位。

3. CT、MRI及超声检查　可及早发现关节腔渗液，较之X线摄片更为敏感。

4. 关节穿刺和关节液检查　是确定诊断和选择治疗方法的重要依据。依病变不同阶段，关节液可为浆液性、黏稠混浊或脓性，白细胞总数常>$50×10^9$/L，甚至高达（100～200）×10^9/L，中性粒细胞>80%。即使涂片未找到细菌，或穿刺液培养为阴性，也应高度怀疑化脓性关节炎。若涂片检查可发现大量白细胞、脓细胞和细菌即可确诊，细菌培养可鉴别菌种以便选择敏感的抗生素。

（四）诊断依据

诊断主要根据病史、临床症状及体征，在疑有血源性化脓性关节炎患者，应做血液及关节液细菌培养及药物敏感试验。诊断要点：①询问身体有无感染灶及外伤史；②全身表现有起病急、食欲缺乏、全身不适、畏寒及高热等；③局部表现有关节疼痛、肿胀、积液及皮肤温度增高，关节拒动呈半屈曲位，可发生生理性脱位；④关节穿刺液呈混浊样或脓样，应送常规检查、革兰氏染色检查、细菌培养及药物敏感性试验；⑤白细胞总数及中性粒细胞数明显增加、红细胞沉降率增快，血培养可阳性；⑥X线摄片示早期关节间隙变宽，较晚期间隙变窄，晚期关节破坏，关节间隙消失等，早期应与对侧关节比对；⑦有条件者，早期可行发射型计算机断层摄影检查。

（五）化脓性关节炎与幼年型强直性脊柱炎的鉴别诊断

幼年型强直性脊柱炎较成年型强直性脊柱炎症状重，且常因髋关节受累而致残，预后差。临床中化脓性关节炎常与幼年型强直性脊柱炎相混淆，故需鉴别。

（1）幼年型强直性脊柱炎除某一大关节肿胀、疼痛外，另一非对称性关节常有受累表现，化脓性关节炎极少有多关节损害。

（2）幼年型强直性脊柱炎以骶髂关节受累为主，查体"4"字试验阳性及骶髂关节压痛、叩击痛等。

（3）肌腱附着点炎是幼年型强直性脊柱炎重要的病理变化和临床特征，跟腱、跖筋膜有压痛，股骨内外髁、胫骨内髁、腓骨小头及膝上、下方肌腱附着处有疼痛、压痛，对幼年型强直性脊柱炎诊断亦具有重要价值。

（4）幼年型强直性脊柱炎关节腔穿刺液细胞计数可增高，中性粒细胞比例一般为50%～75%，培养无细菌生长，抗生素治疗无效；测定关节液葡萄糖含量、血糖水平比较多，此点可区别于化脓性关节炎。

（5）幼年型强直性脊柱炎对 NSAIDs 敏感，由于尼美舒利退热、抗炎效果较强，故对发热等症状重的幼年型强直性脊柱炎以尼美舒利为首选，可使患者关节症状迅速改善，此药对化脓性关节炎无效。

（6）化脓性关节炎多有败血症、使用糖皮质激素或免疫抑制剂等全身感染诱因，或有关节腔穿刺、关节创伤、关节附近组织感染、骨髓炎等。

十五、骨 质 疏 松

（一）概述

骨质疏松是指一种以骨量减少、骨微结构破坏导致骨脆性增加、易发生骨折为特征的全身性骨病。该病可发生于不同性别和不同年龄，但多见于绝经后妇女和老年男性。骨质疏松分为原发性和继发性两大类。原发性骨质疏松又分为绝经后骨质疏松（Ⅰ型）、老年性骨质疏松（Ⅱ型）和特发性骨质疏松（包括青少年型）3 种。骨质疏松不仅降低了患者生活质量和增加了病死率，也给个人、家庭和社会带来了沉重的经济负担。

（二）临床表现

疼痛、脊柱变形和发生脆性骨折是骨质疏松最典型的临床表现。但许多骨质疏松症患者早期常无明显的自觉症状，往往在骨折发生后经 X 线和骨密度检查时才发现已有骨质疏松改变。

1. 疼痛　患者可有腰背酸痛或周身酸痛，负荷增加时疼痛加重或活动受限，严重时翻身、起坐及行走有困难。

2. 脊柱变形　骨质疏松严重者可有身高缩短和驼背。椎体压缩性骨折会导致胸廓畸形，腹部受压，影响心肺功能等。

3. 骨折　轻度外伤或日常活动后发生的骨折为脆性骨折。发生脆性骨折的常见部位为胸腰椎、髋部、桡尺骨远端和肱骨近端。其他部位亦可发生骨折。发生过一次脆性骨折后，再次发生骨折的风险明显增加。

（三）诊断

骨质疏松的诊断主要依靠骨密度检查。骨密度是目前诊断骨质疏松、预测骨质疏松性骨折风险、监测自然病程及评价药物干预疗效的最佳定量指标。目前公认的诊断方法是 X 线双能骨吸收法。确认骨质疏松或低骨量的第 2 个诊断步骤是判断是否存在继发性骨质疏松的病因，只有排除继发性骨质疏松后才能诊断为原发性骨质疏松。因此，需要进行血常规、肝肾功能、血钙磷、碱性磷酸酶、血清甲状旁腺激素、24 小时尿钙磷和怀疑疾病的相关化验，常规要做的检查有胸腰椎侧位 X 线片、肾脏 B 超及怀疑疾病的相关检查等。这些化验、检查对骨质疏松的正确治疗和今后的病情监测都是十分必要和重要的。第 3 个诊断步骤是评价患者今后发生骨折的风险。

十六、腰 肌 劳 损

（一）概述

腰肌劳损是骨伤科常见病、多发病，是临床上造成腰痛的常见原因之一。它是腰部肌肉及其附着点筋膜或骨膜的慢性损伤性炎症，主要症状是腰或腰骶部胀痛、酸痛，反复发作，疼痛可随气候变化或劳累程度而变化，如日间劳累加重，休息后可减轻，时轻时重。该病发病因素较多，其中外伤迁延失治、长期劳损、感受寒湿是最常见的。腰肌劳损患者由于日积月累，可使肌纤维变性，甚至少量撕裂，形成瘢痕、纤维索条或粘连，遗留长期慢性腰背痛。有时疼痛也表现为放射性疼痛，以骶髂关节处最严重，无肌肉痉挛或有轻微的肌肉痉挛，脊柱运动虽受限，但大多是因为疼痛导致患者不愿活动所致，脊柱本身活动功能良好，脊柱 X 线检查正常。红细胞沉降率及其他化验也正常。

（二）主要临床表现

（1）腰部酸痛或胀痛，少数患者可有臀部牵制感，一般无下肢放射痛。

（2）腰痛在劳累时加重，休息时减轻，适当活动和经常改变体位时减轻，活动过度又加重。

（3）不能坚持弯腰工作，常被迫伸腰或锤击腰部以缓解疼痛。一旦出现下半夜痛或早上痛，说明肌筋膜的粘连、瘢痕比较明显，压迫了局部血管，晚上不定时地出现缺氧性疼痛。

（4）疼痛可随气候变化或劳累程度而变化，时轻时重，缠绵不愈。

（三）腰肌劳损的腰痛特点与强直性脊柱炎腰痛特点的鉴别

腰肌劳损与强直性脊柱炎腰痛特点的鉴别如表 10-11。

表 10-11　腰肌劳损与强直性脊柱炎腰痛特点的鉴别

鉴别点	腰肌劳损	强直性脊柱炎
临床病史	自发性，与运动有关	持续性
家族史	（－）	（＋）
发病方式	急	隐袭性
年龄（岁）	15～90	＜40
晨僵	不定	短（＋）
	活动后加重	减轻
	休息后减轻	加重
其他系统受累	（－）	眼、关节
放射痛	（＋），沿解剖部位	胸、臀部弥漫性
感觉异常	（＋）	（－）
运动神经异常	（＋）	（－）
脊柱侧凸	（＋）	（±）
运动范围减少	非对称性	对称性
触痛	局限	弥散
肌肉痉挛	局限	弥散
直腿抬高试验	（＋）	（－）
坐骨神经牵扯试验	（＋）	（－）
髋关节病变	（＋）	（＋）

十七、退行性脊柱炎

（一）概述

退行性脊柱炎又称肥大性脊柱炎、增生性脊柱炎、脊柱骨关节炎、老年性脊柱炎等，中年以后发生的慢性退行性脊柱病多累及活动范围大和负重的脊柱关节。其病理变化表现在椎体、椎间盘和小关节。多由于年龄增大，加之脊柱长期负重或活动、外伤及劳损累积，椎体发生退行性病变而出现骨赘、骨刺样增生。增生是对原有力学平衡受损的代偿，同时亦可作为一种病理因素刺激、压迫周围组织，导致炎症。

临床发现颈、腰椎后缘和胸椎前缘增生发生率较高。40 岁以上约 60% 的人有不同程度的脊椎骨质增生，60 岁以上几乎 100% 有脊椎骨质增生。增生可以在一个或几个椎体的前后缘呈唇样变，也可以形成骨刺或环形的骨嵴；可以突入椎管和椎间孔，也可以因椎板、椎弓根增生，使椎间孔变小，从而产生神经根和脊髓的压迫症状，但临床上由退行性脊柱炎发展到严重脊髓压迫症并不多见。

（二）临床表现

本部分主要讨论腰段脊柱退变的表现，为腰部疼痛、僵硬、不能久坐，疼痛呈持续钝痛、酸痛，或活动时刺痛。久坐时常须频频更换体位，起立瞬间症状较重，稍活动则减轻，但活动稍久，尤其是疲劳后又会加重，可伴有下肢发软的感觉。晚期可见腰部活动受限，腰椎关节积液、畸形及脊髓、脊神经受压而出现肢体感觉和运动功能障碍等。若遇扭挫伤而急性发作，则腰部剧痛，不能起立、行走，需经治疗休息后才能逐渐减轻。腰椎旁压痛，腰肌痉挛，腰椎侧弯或后凸畸形、僵硬。腰骶关节试验（骨盆回旋）和跟臀试验阳性，直腿抬高试验可阴性也可阳性，但加强试验一定为阴性。X线片显示腰椎骨质增生、侧弯，生理曲度减小甚至消失，椎间隙变窄，亦可见骨质疏松。发病年龄晚、病情进展慢、症状轻是本病临床特征。退行性变是本病发生的主要原因，椎体边缘增生、椎间盘退变与本病形成密切相关。椎间盘退变后，失去其固有的弹性、韧性，厚度变薄，椎间隙变窄，减弱了椎体对压力的抵抗，椎体和小关节不断受到震荡、冲击和磨损，逐渐发生增生性改变。另外，损伤和劳损也是本病发生的重要因素。

（三）退行性脊柱炎与强直性脊柱炎的鉴别

退行性脊柱炎由于年老，椎间盘退行性变，椎间隙常狭窄，椎体边缘有大的骨赘，其基底和椎体不能分开。仔细观察，骨赘有皮质和松质骨，可形成骨桥，但很少跨过两个椎体，与强直性脊柱炎"竹节样"脊柱可以鉴别。另外，退行性脊柱炎骶髂关节不受累，椎旁韧带无钙化，也可与强直性脊柱炎不同。

十八、老年强直性骨肥大

老年强直性骨肥大（Forestier 病）表现为持续性骨赘形成，见于所有椎体，可形成酷似典型的"竹节样"脊柱，甚至椎旁韧带也可钙化。但这些受累的韧带松弛无力，骶髂关节不受累，多数发病于 50 岁以上，红细胞沉降率均正常，可与强直性脊柱炎鉴别（表 10-12）。

表 10-12　老年强直性骨肥大与强直性脊柱炎的鉴别

鉴别点	老年强直性骨肥大	强直性脊柱炎
发病年龄	50 岁以上	青壮年
疼痛	轻度腰背痛，根性疼痛，罕见起病时夜间疼痛	常为胸腰坐骨神经痛
体态	正常或轻度驼背	2/3 的患者有明显驼背
脊柱	背部脊柱轻度强直，腰和上行性脊柱强直	可导致脊柱完全强直，颈部活动正常
胸廓扩张	就年龄而言无异常	进行性受限

续表

鉴别点	老年强直性骨肥大	强直性脊柱炎
致残	中度	不同程度，有时极为严重
红细胞沉降率	正常	多数升高
椎体	在侧位和斜位片上显示椎体角开始为骨质稀疏，椎体呈方形，于正位片上可见韧带持续性增厚和过度生长	骨赘，骨质疏松，超过相应椎体的正常高度
骨突关节	正常	关节间隙部分或完全性闭塞
骶髂关节	正常	双侧腐蚀性改变，常导致关节间隙消失

十九、褐黄病性骨关节病

（一）概述

褐黄病性骨关节病是褐黄病导致的致残性关节病，褐黄病也称尿黑酸尿症，是一种罕见的常染色体隐性遗传病，发病率为 1/1000 万～1/250 万。该病是常染色体 3q21-q23 位置碱基序列发生突变，致使尿黑酸 1，2-双加氧化酶缺乏，导致苯丙氨酸和酪氨酸的一种中间产物尿黑酸代谢受阻，尿黑酸在体内积聚形成色素样聚合物，可沉积在皮肤、耳郭、眼、心脏瓣膜、肾脏、肌肉骨骼系统。

尿黑酸沉积在结缔组织中可引起胶原被破坏而产生裂隙，当累及肌肉骨骼系统的关节软骨和肌腱等组织时，关节软骨受累后变色、变脆，小的破碎软骨片可以脱落进入关节腔内，发生骨质增生，最终继发退行性骨关节病，称为褐黄病性骨关节病，是一种致残性关节病。

（二）临床表现

褐黄病性骨关节病主要受累部位是脊柱和外周大关节，包括髋关节、膝关节、肩关节，而腕关节、手的小关节受累多不常见。褐黄病性骨关节病患者发病开始时间多在 40～50 岁，男性多于女性，比例为 2∶1。通常最先累及脊柱，多以腰椎病变为先，其次是胸椎、颈椎病变，表现为持续性背部疼痛；病变累及胸椎可导致胸椎活动度下降，病情进展往往导致椎管狭窄、椎间盘突出等，出现脊髓压迫症状；当累及整段脊柱，引起椎体间隙消失、椎体融合时，可出现类似强直性脊柱炎的症状。外周大关节受累晚于脊柱，膝关节最常被累及，其次是髋关节和肩关节，临床症状表现为关节疼痛或僵硬、活动受限，类似于骨关节炎症状。由于肌腱的高胶原含量，肌腱也是褐黄病色素沉积的常见部位，有文献报道发生在髌腱和跟腱的病例。

（三）褐黄病性骨关节病影像学改变

可早于临床症状，累及脊柱时最具有特征性的脊柱改变是广泛的椎间盘钙化，表现在周围的软骨板，但不累及中央的脊髓核，呈夹心饼干样。外周大关节的 X 线表现为关节间隙变窄、骨质硬化和骨赘形成。手术中可见受累关节周围滑膜、软组织呈黄褐色或黑色，关节软骨呈黑色，有时可见黑色的游离体。依据尿液标本中有无尿黑酸是诊断褐黄病的金标准，依据影像学检查和术中见关节周围色素沉着，可诊断为褐黄病性骨关节病。在临床诊疗过程中，褐黄病性关节病需与强直性脊柱炎、风湿性关节炎、血友病、免疫性疾病引起的骨关节炎相鉴别。

（四）褐黄病性骨关节病与强直性脊柱炎的鉴别

褐黄病性骨关节病与强直性脊柱炎相似，其特征表现为背痛、背部强直、脊柱上行性受累、脊柱腰部生理弯曲消失、脊柱后凸、周围关节炎、髋关节和膝关节屈曲畸形。X 线表示为胸椎显著后凸，腰椎过度弯曲，脊椎骨质疏松，晚期椎体边缘有骨刺形成。椎间盘有广泛退行性变，并出现层状钙化。两侧骶髂关节不受累，前纵韧带出现点状钙化，但没有强直性脊柱炎的"竹节样"改变。

参 考 文 献

佚名，2019. 三步推拿法治疗腰肌劳损近期疗效观察[J]. 按摩与康复医学，10（01）：25-26.

Akassou A，Yacoubi H，Jamil A，et al，2015. Prevalence of HLA-B27 in Moroccan healthy subjects and patients with ankylosing spondylitis and mapping construction of several factors influencing AS diagnosis by using multiple correspondence analysis[J]. Rheumatology International，35（11）：1889-1894.

Baraliakos X，Heldmann F，Callhoff J，et al，2016. Quantification of bone marrow edema by magnetic resonance imaging only marginally reflects clinical neck pain evaluation in rheumatoid arthritis and ankylosing spondylitis[J]. The Journal of Rheumatology，43（12）：2131-2135.

Chandran V，2019. Psoriatic spondylitis or ankylosing spondylitis with psoriasis：same or different [J]. Current Opinion in Rheumatology，31（4）：329-334.

Deodhar A，Rozycki M，Garges C，et al，2019. Use of machine learning techniques in the development and refinement of a predictive model for early diagnosis of ankylosing spondylitis[J]. Clinical Rheumatology：1-8.

Gao D，Li K P，Wen Q F，et al，2016. A preliminary exploration of low-dose semicoronal CT of the sacroiliac joints in the diagnosis of ankylosing spondylitis[J]. Zhonghua Nei Ke Za Zhi，55（5）：355-360.

Ogdie A，Benjamin N W，Reynolds R，et al，2019. Real-world patient experience on the path to diagnosis of ankylosing spondylitis[J]. Rheumatology and Therapy，6（2）：255-267.

（郝慧琴　刘　进）

第十一章　强直性脊柱炎的疾病活动性及功能评估

第一节　强直性脊柱炎疾病活动性评估

一、评　估　指　标

1. 血沉　是一项实用的急性时相指标，正常值为每小时 0～20mm（0～20mm/h），早期及活动期强直性脊柱炎患者 80% 血沉增快，静止期或晚期可降至正常；少数患者有轻度贫血（正细胞低色素性），血沉可增快，但与疾病活动性相关性不大。血沉可作为判断强直性脊柱炎病情活动与否和评估临床疗效好坏的观察指标。

2. CRP　是一种急性时相蛋白，正常人血清中含量甚微（＜1mg/L）。目前临床上多用速率散射浊度或 ELISA 法检测，随检测方法的不断改进，可检测的 CRP 浓度从最初的 0.3～200mg/dl，扩展到了目前的 0.015mg/dl。传统方法的正常值为＜0.8～1.0mg/dl，超敏感法正常值为＜0.1mg/dl。

3. 血小板　目前各医院多采用血细胞分析仪测定血小板数，正常值为（100～300）×10^9/L。强直性脊柱炎可有轻度的血小板增高，但发生率不高，一般不超过 20%，强直性脊柱炎病情活动期时，血小板显著高于正常，因此血小板数量的变化可作为判断疾病活动情况及评价疗效的实验室检查指标。

4. 免疫球蛋白　目前多用特种蛋白测定仪检测各种免疫球蛋白（Ig），正常值：IgA 为 70～400mg/dl，IgG 为 700～1600mg/dl，IgM 为 40～230mg/dl，IgE 为 0～100mg/dl，Ig 轻链 KAP 测定为 170.0～370.0mg/dl，Ig 轻链 LAM 测定为 90.0～210.0mg/dl。与强直性脊柱炎有关的是 IgA、IgG 及 IgM，强直性脊柱炎患者血清 IgA 可轻至中度升高，其升高水平与强直性脊柱炎病情活动有关，伴外周关节受累者还可有 IgG 及 IgM 升高。

5. 其他　目前应用最广泛的评价强直性脊柱炎疾病活动性的指标是 BASDAI 和 BASFI。然而，它们仅是患者对自身病情的主观评价，未包含任何客观指标。因此，它们并不能从整体上反映患者的疾病活动性。腰椎磁共振成像（MRI）急性炎症评分与 BASDAI 有较好的相关性。然而 MRI 价格昂贵，限制了它的推广。ASAS 提出了新的 ASDAS，优于 BASDAI，我国与其有关的临床应用价值也已逐步得到鉴证。

二、评　估　标　准

1. BASDAI　采用视觉模拟法（visual analog scale，VAS）对以下项目进行评分。

（1）颈部、背部或髋关节的整体疼痛程度。

（2）除颈部、背部或髋关节外，其他关节疼痛或肿胀的整体程度。

（3）身体的触痛或压痛部位的整体不适程度。

（4）起床时腰背部的整体僵硬程度。

（5）从起床开始计算，腰背部僵硬的持续时间。

每项以完全没有为 0 分，非常严重为 10 分，让患者根据自身情况按 0～10 分评价，最后结果为 5 项得分的平均值。

2. ASDAS　是 ASAS 最近推荐的复合评分系统，分为含 CRP 与含 ESR 及同时含有 CRP 和 ESR 几种。

ASDAS1=0.121×腰背痛+0.058×晨僵持续时间+0.110×患者总体不适程度+0.073×外周关节疼痛或肿胀程度+0.579×Ln（CRP+1）。

ASDAS2=0.079×腰背痛+0.069×晨僵持续时间+0.113×患者总体不适程度+0.086×外周关节疼痛或肿胀程度+0.293×$\sqrt{ESR}$。

ASDAS3=0.122×腰背痛+0.061×晨僵持续时间+0.119×患者总体不适程度+0.210×$\sqrt{ESR}$+0.383×Ln（CRP+1）。

ASDAS4=0.152×腰背痛+0.069×晨僵持续时间+0.078×疲倦+0.224×$\sqrt{ESR}$+0.400×Ln（CRP+1）。

其中腰背痛、患者总体不适程度、晨僵持续时间、外周关节疼痛或肿胀程度及疲倦的评分均使用 VAS 来衡量，评分为 0～10 分。由于在不同的强直性脊柱炎患者中，其临床症状差别较大，故要客观准确地作出强直性脊柱炎的疾病活动性评价是临床难题之一。强直性脊柱炎患者的自身评价偏向于症状与不适，而临床医师的评价偏向于体格检查及实验室检查结果，两者反映疾病的不同层面，且两者之间存在一定的相关性。

三、疾病功能评估标准

有多种检查可评估脊柱活动度，推荐使用枕墙距、胸廓扩张度、改良的 Schober 实验、指地距、腰椎侧弯等指标。

枕墙距：枕骨结节到墙的水平距离，正常值为 0。

胸廓扩张度：第 4 肋间隙水平（女性乳房下缘）深吸气末与深呼气末的胸围差，正常值＞5cm。

改良的 Schober 实验：患者直立，做髂后上棘水平连线的中点，以此为起点向上 10cm 处做标记。令患者最大程度弯腰，在此体位测量上下两点的距离，若两点距离＜5cm 为脊柱活动度下降。

指地距：患者向前弯腰（保持双腿直立），测量中指尖到地面的距离。

腰椎侧弯：患者侧弯腰（保持双腿直立），测量中指尖到地面的距离。

四、强直性脊柱炎疗效评价核心指标

强直性脊柱炎的疗效评价主要包括物理治疗、症状缓解抗风湿类药物（DMARDs）、疾病控制抗风湿治疗和日常的临床记录 4 个方面。ASAS 推荐的强直性脊柱炎疗效评价核心指标及相应评价方法如下。

1. 生理功能 采用 BASFI 或 Dougados 功能指数评价。

2. 疼痛 采用 VAS 法评价最近 1 周由 AS 所致的夜间脊柱疼痛和由强直性脊柱炎所致的疼痛（不论昼夜）。

3. 脊柱活动度 应用胸廓扩张度和改良的 Schober 实验即枕臂实验评价。

4. 患者总体评价 使用 VAS 评价最近 1 周疼痛情况。

5. 僵硬 记录过去 1 周脊柱晨僵时间。

6. 外周关节和（或）附着点病 记录 44 个外周关节的肿胀关节数，以及经验证的附着点指数。

7. 急性期反应 以血沉为代表。

8. 脊柱 X 线片 包括前后位和侧位的颈椎和骨盆片。

9. 髋关节 X 线片 包括骶髂关节和髋关节的骨盆片。

10. 疲劳 评价参照 BASDAI 关于疲劳部分。

疾病控制病情抗风湿治疗应观察所有 10 项； DMARDs 或物理治疗，应观察前 5 项；日常的临床记录，则应观察前 7 项。

五、强直性脊柱炎病情改善和部分缓解评价标准

1995 年，ASAS 提出病情改善标准，包括 ASAS 部分缓解、ASAS20 改善标准、ASAS40 改善标准、ASAS 5/6 改善标准及 BASDI50 改善标准。

ASAS 部分改善标准指下列 4 个指标均有改善，但每项改善值均未达 2 分以上（VAS 0~10）。

（1）患者的总体 VAS 评分。

（2）患者评估的夜间背痛和总体背痛 VAS 评分。

（3）BASFI。

（4）炎症反应：BASDAI 中最后 2 项（和晨僵有关）的 VAS 平均得分。

ASAS 部分缓解标准：在以上 4 项中任何一项在 10 分标尺上均不高于两个单位。

ASAS20 改善标准：患者在以上 4 个指标中至少 3 项有 20% 以上的改善，或者改善幅度至少有 10 个单位（VAS 评分），以上 4 个指标中没有能达到 20% 以上改善的一项与基线相比无恶化。

ASAS40 改善标准：患者在以上 4 个指标中至少有 3 项有 40% 以上的改善（未达 40% 改善的项目无恶化），且 VAS 评分绝对值至少有 2 分（0~10 分）的改善。

ASAS 5/6 改善标准：6 项指标（疼痛、患者总体评价、功能、炎症、脊柱活动、C 反应蛋白）中有 5 项得到改善，无一恶化。

BASDI 50 改善标准：BASDI 改善 50%的患者进行评估。

第二节　强直性脊柱炎功能评估

一、评 估 指 标

1. BASDAI 共包括 6 个问题，前 5 个问题采用 VAS 法进行评估，用"mm"记录。要求患者根据过去一周的状态回答以下问题，并在每条 10cm 目视模拟标尺上的相应位置标注"X"，0 表示没有影响，10 表示程度极重。

（1）过去一周你感受到的疲劳/困倦的总体程度。

（2）过去一周你感受到的颈痛、背痛和髋痛的总体程度。

（3）过去一周你感受到的其他关节疼痛/肿胀（不包括颈痛、背痛和髋痛）的总体程度。

（4）过去一周你感受到的由于触痛或压痛导致不适的总体程度。

（5）过去一周在清醒后你感受到的晨僵的总体程度。

（6）当你清醒后晨僵持续多长时间？

2. BASFI 采用 VAS 法，结果用"mm"记录。根据以下 10 个问题的提示，要求患者将目前完成下列活动时的难易程度在标尺上对应位置用"X"标出。

（1）无须别人帮助或辅助器材，穿袜子或贴身衣服。

（2）无须辅助器材，向前弯腰从地上拾取钢笔。

（3）无须别人帮助或辅助器材，从较高的储物架上取物。

（4）无须用手或别人帮助，从坐着的没有扶手的餐桌椅上站立起来。

（5）无须别人帮助，从仰躺着的地板上站立起来。

（6）不改变姿态，无任何辅助支撑地站立 10 分钟。

（7）不用扶手或其他辅助器材，走 12～15 级台阶，每步一个台阶。

（8）不转身，从肩膀处向后看。

（9）完成体力活动。

（10）完成一整天的家务和工作。

二、评 估 标 准

采用 ASAS 评分（包括 ASAS20 改善标准、ASAS40 改善标准、ASAS70 改善标准）来评价疗效。

（1）患者的总体 VAS 评分。

（2）患者评估的夜间背痛和总体背痛 VAS 评分。

（3）BASFI。

（4）炎症反应：BASDAI 中最后 2 项（和晨僵有关）的 VAS 平均得分。

ASAS70 改善标准采用相同的标准定义为 70% 的改善。

第三节　强直性脊柱炎的影像学评价

影像学技术可发现关节和骨质的水肿、脂肪变等急慢性炎症改变，以及周围韧带钙化、骨赘形成、骨质破坏、关节强直等结构改变，在强直性脊柱炎的诊断和疗效评价、病情活动性监测中占有重要地位。强直性脊柱炎的好发部位为脊柱和骶髂关节，是影像学评价的焦点。

（1）X 线检查：X 线平片仍是目前诊断强直性脊柱炎的首选、必要和基本检查方法，可作为治疗后追查的基础照片，是判断疗效的重要资料。随着科技的不断进步，更低曝光量的直接数字 X 射线设备（direct digital radiography）已得到较大范围普及和应用，患者所接受的检查辐射量显著降低，并可同时进行图像后处理和计算机图像存储，其骨小梁和软组织的显示也明显优于普通 X 线。X 线检查适于观察骨的微细结构变化，但其密度分辨率并不理想，不适于软组织病变的分析。平片检查的价值在于：①空间分辨力较高，可对典型的放射学分级中的 II 级和 I 级强直性脊柱炎作出肯定诊断；②检查方法简便、费用低，患者接受射线量相对 CT 扫描明显较低，并可同时观察多关节或部位整体形态学的改变。X 线检查的缺点是其对早期病变的敏感性低于 CT 和 MRI。

（2）CT 扫描：具有良好的密度分辨率，且不受组织重叠的影响，可较满意地显示骶髂关节间隙、关节软骨下小囊变和骨硬化、关节周围骨质疏松及骨性强直等征象，便于骶髂关节间隙的测量。骶髂关节 CT 扫描较 MRI 检查更易发现骨侵蚀，CT 扫描可以诊断骨硬化和关节强直。高分辨率 CT（high resolution CT，HRCT）较常规平扫 CT 对于强直性脊柱炎骶髂关节放射学分级中的 I 级病变的检出率有显著提高，且能发现更多细小病变，利于关节面细节的观察。螺旋 CT 扫描后可行任意多平面重建，利于早期病变的显示，但 CT 扫描仅能显示"静态"骨性结构形态上的改变，不能明确显示＜II 级的放射学骶髂关节炎。

（3）MRI 扫描：多数研究证实，MRI 检查是发现骶髂关节炎最好的影像学检查方法，尤其是在疾病的早期，可以发现早期骨侵蚀前骶髂关节炎和椎体 Romanus 病灶（Romanus lesions），对于骶髂关节和脊椎关节旁骨髓水肿、软骨的异常改变及骨髓内脂肪沉积的显示明显优于 CT 检查，能够显示关节和软骨下骨活动性炎性病变，可作为强直性脊柱炎骶髂关节炎的早期首选诊断方法。对于估计炎症活动性或疗效的评定和随访，动态 MRI 有 X 线平片和 CT 检查均不可及的优势。MRI 检查也存在检查时间过长、费用较高、一些患者因幽闭恐惧症（claustrophobia）或体内金属置入等因素而为检查禁忌等缺点。单独应用 MRI 检查诊断骶髂关节炎，可能会低估骶髂关节炎所致的骨结构性改变。因此，目前多数研究表明对于近期临床有炎性背痛（inflammatory back pain，IBP）、下背部慢性疼痛症状的患者，应首选常规 X 线检查评估骨结构性改变，继而选择 MRI 检查，作为评估 X 线阴性的排查诊断。

（4）多普勒超声检查（Doppler ultrasonography）：超声波检查目前多用于强直性脊柱炎患者肌腱末端病（enthesitis）的诊断和疗效评估，其对表浅病变的判断比深在病变容易，对肌腱损伤的诊断最具有价值，对肌腱损伤和肌腱炎的鉴别优于 MRI。但超声波检查也受换能器大小、肥胖及操作者经验的限制，检查手法技术的不正确往往可造成某些病变的漏诊和误诊。

（5）放射性核素骨显像检查：是一种反映骨代谢的显像方法，由于病变处的血流量和代谢活动高于正常组织，因此吸收放射性核素增多而使病变处呈现放射性浓聚表现。放射性核素骨显像可发现早于 X 线检查 2～6 个月的异常改变，其特异性明显降低。

总之，强直性脊柱炎的初始影像学检查目前仍首选 X 线，由于其敏感低，X 线征象较临床症状出现晚，致使确诊早期强直性脊柱炎很困难，特别是对于已广泛应用的修改纽约标准（New York standards）中的骶髂关节炎 Ⅰ 级和 Ⅱ 级病变的鉴别诊断，由于缺乏量化诊断标准，不同影像学医生对骶髂关节炎 Ⅰ 级和 Ⅱ 级病变的区分存在很大差异性。目前，评价强直性脊柱炎患者关节结构性损伤的金标准是能够发现韧带骨赘（syndesmophyte）等慢性改变的脊柱和骨盆 X 线检查；强直性脊柱炎早期诊断的目标，应该是在骶髂关节形态学变化以前（即放射学骶髂关节炎 0 级和 1 级改变）进行诊断；MRI 检查于强直性脊柱炎早期发现急性 Romanus 病灶已逐渐成为强直性脊柱炎影像诊断的新金标准。对于未来强直性脊柱炎影像学检查的发展，任何能够确定或否定骶髂关节炎的存在，能够再现已确定的表现且检查费用低廉的影像学检查方法都可能成为未来的发展方向。

强直性脊柱炎的 MRI 表现：骶髂关节软骨异常是早期骶髂关节炎较为可靠的征象，研究显示骨髓水肿与骨侵蚀破坏有明显的相关性。MRI 检查显示骶髂关节炎最早的受累部位通常是髂骨侧背尾侧端，骨侵蚀及软骨下脂肪堆积是骶髂关节炎的特征之一。MRI 骶髂关节软骨异常表现为 T_1WI 和 T_2WI 上正常线样中等信号消失，软骨不规则增粗、扭曲，软骨表面不规则、碎裂，T_1WI 正常的线样中等信号中出现高信号，而变为不均匀的混杂信号；T_2WI 呈表面不规则的串珠状高信号。静脉注射顺磁性造影剂——二乙烯三胺五乙酸或钆喷酸葡胺（Gd-DTPA）增强扫描后增厚的滑膜和软骨下骨侵蚀区强化，关节积液在 T_2WI 上呈高信号、T_1WI 呈低信号。骶髂关节面下骨髓水肿表现为边界不清的斑片状 T_1WI 低信号、短时间反转恢复序列（STIR）和 T_2WI 高信号，Gd-DTPA 增强后呈局灶性强化。软骨下脂肪堆积见于强直性脊柱炎的后期，可能为炎症侵犯骶髂关节软骨下区域后，炎性产物作用于局部脂肪代谢的结果。关节面下骨髓内脂肪堆积则于 T_1WI 和 T_2WI 上均呈斑片状高信号，但抑脂序列则呈低信号，Gd-DTPA 增强扫描无强化，STIR 或脂肪饱和 FSE-T_2WI 上均为低信号或等信号。骨侵蚀表现为低信号的关节面不规则凹陷，且 FSE-T_2WI 序列上见凹陷内出现混杂信号。只有 MRI 检查能够显示强直性脊柱炎骶髂关节炎 0 级病变，MRI 的优势在于通过观察强直性脊柱炎骶髂关节滑膜软骨和关节面下骨的形态和信号改变，达到早期发现和诊断强直性脊柱炎的目的。

脊柱强直性脊柱炎累及脊柱的常见部位及其 MRI 表现：①累及椎体早期称为椎体炎或 Romanus 病灶，晚期称为韧带骨赘；②累及椎间盘称为椎间盘炎或 Andersson 病灶或脊椎椎间盘炎（spondylodiscitis），可合并 Andersson 骨折；③累及脊柱滑膜关节和肌腱韧带附着处称为肌腱末端病。强直性脊柱炎活动期，Romanus 病灶表现为以一个或多个椎体终板-椎间盘纤维环附着处（椎体上下终板-椎间盘结合部的椎体前角或后角）为中心的扇形或三角形、边界清晰的非侵蚀性且不伴有终板骨侵蚀、骨赘或施莫尔结节(Schmorl nodules)的 T_1WI 低信号、STIR 和 T_2WI 上呈高信号，即"MR 角征"（MR corner sign），代表骨髓水肿或骨炎；强直性脊柱炎进展期，Romanus 病灶则表现为 T_1WI 和 T_2WI 上于椎间盘纤维环附着处的椎体终板边缘均呈高信号，代表炎症后局限性脂肪骨髓退变，仅在这一期线片上可见亮角征(shiny corners sign)，但 Romanus 病灶常见于强直性脊柱炎的早期。Romanus 病灶的 MRI 分型（Jevtic 分型）：1 型：椎体前角或后角扇形或三角形、边界清晰的非侵蚀性 T_1WI 低信号，T_2WI 和增强 T_1WI 高信号区，代表充血性水肿的炎性组织。Ⅰ型：椎体前角或后角扇形或三角形、边界清晰的非侵蚀性无强化的 T_1WI 和 T_2WI 均呈稍高信号区，代表韧带骨赘形成(syndesmophyte formation)，本型最常见；典型的韧带骨赘 MRI 扫描发现困难，发现率约 15%，X 线以其相对于 MRI 的高空间分辨力而能较容易地发现韧带骨赘，MRI 表现为椎体前缘骨性赘疣，依据不同强直性脊柱炎患者 STIR 呈低或高信号。1 型：不同高低混杂信号和增强扫描后呈边缘强化。强直性脊柱炎侵犯关节突关节、肋椎关节和肋骨横突关节时表现为关节积液、滑膜炎、骨侵蚀和骨髓水肿。强直性脊柱炎最常侵犯棘上韧带和棘突间韧带，表现为韧带 STIR 高信号，也可能合并邻近棘突骨炎骨髓水肿亦表现为高信号，T_1WI 常显示受累韧带增厚。椎体后方关节突关节炎（arthitis of the zygapophyseal joints）表现为关节腔内积液和伴有骨髓水肿的边缘性骨侵蚀，晚期常见关节强直，常同时伴有肋椎关节和肋横突关节侵犯，MRI 扫描呈早期炎性表现。强直性脊柱炎晚期常表现为脊椎或骶髂关节侵犯区软骨下骨硬化，继而关节强直融合，MRI 表现为 T_2WI 和 T_1WI 序列图像上均呈低信号并可见关节融合。这一期 CT 是相对较好的检查方法，当然 X 线检查也可以。

强直性脊柱炎脊柱评分法：

1. AS 脊柱评分法（stoke ankylosing spondylitis spine score，SASSS）**和 mSASSS**　评价对象是腰椎（第 12 胸椎下缘到第 1 骶椎上缘）和颈椎（第 2 颈椎下缘到第 1 胸椎上缘）的前后角，每个角按以下标准评分：正常 0 分。硬化、侵蚀 1 分。韧带、骨赘形成 2 分。脊柱关节炎与强直性脊柱炎骨桥形成 3 分。椎体前、后侧的最高分数均为 36 分，总分 0~72 分。

mSASSS 评分法为改良的 SASSS 评分法，评价对象是腰椎第 12 胸椎下缘到第 1 骶椎上段，以及颈椎（第 2 颈椎椎体下缘到第 1 胸椎椎体上缘）椎体前侧，总分 0~72 分。

2. 强直性脊柱炎骶髂关节的 MRI 评分系统　加拿大脊柱研究联合会（SPARCC）MRI 指数为目前骶髂关节最常用的 MRI 评价方法。该法采用简单的二分法"存在或不存在"原则对骶髂关节炎症进行评分。通过关节腔的径线作为纵线，经过纵线的中点作水平线把骶髂关节划分为 4 个象限。选取显示滑膜部的 6 个连续的斜冠状层面，以便于从横向、头尾、前后评估同一病变，并加权深度和强度。评估范围包括髂骨、骶骨，不包括关节区（滑膜、韧带部）。STIR 序列高信号为骨髓水肿灶。

（1）每个层面的每个关节的 4 个象限，存在任何一个骨髓水肿灶评为 1 分，不存在则评为 0 分。

（2）水肿灶从软骨面延伸深度＞1cm，加 1 分。

（3）每个层面的每个关节如果存在高亮信号（似骶前血管信号）水肿，加1分。单个层面最高分值为12分，6个连续层面的总分为0~72分。

3. Leeds 评分系统　同时评价急性病变和慢性病变，扫描序列为STIR序列。其中急性病变把骶髂关节分为4个象限，通过骶髂关节的上1/3作一水平线把骶髂关节分为上下两部分，以人体中线划分左右，每个象限再分别评价骶骨、髂骨，共8个部分；且分级评估骨髓水肿灶。

（1）无病变为0分。

（2）病变范围<25%（轻度）为1分。

（3）病变范围25%~75%（中度）为2分。

（4）病变范围>75%（重度）为3分。

（5）水肿消退则减3分。

（6）水肿中度改善减2分。

（7）水肿轻度改善减1分。

（8）水肿无改善为0分。

（9）水肿轻度恶化加1分。

（10）水肿中度恶化加2分。

（11）水肿严重恶化则加3分。

慢性病变分类标准则与1984年强直性脊柱炎纽约标准类似，按侵蚀、硬化程度分为0~Ⅳ级，分别评估双侧骶髂关节，总分0~8分。

4. Aarhus 评分系统　采用STIR，T_1加权、T_1加权抑脂及T_2加权的斜冠状或斜轴位序列评估急慢性病变。每侧关节旁骨质分4个象限，每侧关节间隙（软骨及韧带部）分两部分，每例患者双侧关节共8个象限、4部分关节间隙。

（1）急性病变按每象限骨髓水肿、骨髓强化各评0~3分。

每部分关节间隙强化评0~3分，总分0~60分。

（2）慢性病变按每象限侵蚀、硬化各评0~3分，关节间隙改变评0~3分，总分0~60分。

5. Sieper/Rudwaleit 评分系统　采用STIR斜冠状序列评价骶髂关节活动性炎症损伤，对每侧骶髂关节的骶部、髂部单独评分，按骨髓水肿范围评分。

（1）无水肿为0分。

（2）水肿范围<25%为1分。

（3）水肿范围25%~50%为2分。

（4）水肿范围>50%为3分，总分0~12分。

6. 柏林 Hermann/Bollow 评分系统　采用T加权或STIR斜冠状序列，每侧关节分4个象限。按骨髓水肿信号增高程度评0~4分。

（1）无高信号灶为0分。

（2）局限于关节腔或侵蚀灶内信号增高为1分。

（3）关节旁小范围高信号区为2分。

（4）关节旁中等范围高信号区为3分。

（5）关节旁大面积高信号区为 4 分。

总分 0～32 分。

第四节　强直性脊柱炎生活质量的评估

生活质量是评估慢性病患者治疗效果的重要指标，强直性脊柱炎生活质量评估量表（evaluation of ankylosing spondylitis quality of life，EASi-QoL）是 Packham 等针对既往通用型量表的不足而编制的适用于评估强直性脊柱炎患者的量表，包括对身体功能、疾病活动、情绪健康和社交活动四个方面的评估，与 BASFI、BASDI 相比，具有较好的信度和效度。

（张改连　杨　格）

第十二章　强直性脊柱炎的并发症及合并症

第一节　并发心血管病变

早在 1981 年就有人研究统计强直性脊柱炎患者的致死病因，发现循环系统疾病是强直性脊柱炎患者致死的首位病因。另有研究表明，强直性脊柱炎患者比普通人群出现传统心血管疾病危险因素的发生率更高，强直性脊柱炎患者更易患心血管疾病（包括缺血性心脏病、外周血管疾病、动脉粥样硬化、充血性心力衰竭和其他的心血管疾病危险因素）。有 30% 的强直性脊柱炎患者病变可累及心脏，但其中只有不到 1/3 的患者出现临床症状，多数只有周围关节及全身表现。瓣膜病变和传导障碍较多见，包括上行性主动脉炎、主动脉瓣膜纤维化、主动脉瓣关闭不全、二尖瓣脱垂、二尖瓣关闭不全、扩张型心肌病和心包炎、房室传导阻滞和束支传导阻滞，其中以主动脉瓣关闭不全最为多见。

一、主动脉瓣关闭不全

强直性脊柱炎心脏病变以主动脉瓣病变较为常见。尸体解剖发现，约有 1/4 的患者有主动脉根部病变。但由于主动脉和主动脉瓣炎症所造成的主动脉瓣关闭不全，多见于病程长、有外周关节炎和全身症状明显的患者，因此在临床上多数患者没有自觉症状，只有极少数患者可出现心脏病变症状，常见的症状有胸闷、心悸、气短、心前区不适、甚或胸痛、晕厥、不同程度的呼吸困难，查体时在胸骨左缘主动脉瓣区第二听诊区可闻及较弱的舒张期杂音。临床上有不同程度主动脉瓣关闭不全者为 1%～3%，主动脉关闭不全的原因是由于局限性炎症损害引起主动脉窦扩大，主动脉根部扩大，主动脉瓣环扩大，主动脉瓣叶纤维增厚，血管内膜损伤、纤维化，瘢痕形成等导致。组织学检查有淋巴细胞和浆细胞等炎性浸润，伴有纤维瘢痕，炎症和纤维化累及主动脉近端数厘米。约有 8% 的患者可发生心脏传导阻滞，心脏传导阻滞可单独发生，或与主动脉瓣关闭不全同时存在，极少数严重者因完全性房室传导阻滞而发生阿-斯综合征。

二、二尖瓣关闭不全

强直性脊柱炎并发二尖瓣病变比主动脉病变明显减少。导致二尖瓣关闭不全的可能原因：一是由于血管外膜纤维化向二尖瓣前叶的主动脉下区伸张，产生特征性突出；二是主动脉瓣关闭不全产生大量反流导致左心室扩大所致。

三、心肌炎和心包炎

强直性脊柱炎患者少数可累及心肌和心包，引起心脏扩大、扩张型心肌炎和心包炎。心包炎（pericarditis）是心包膜脏层和壁层的炎性病变，常是全身疾病的一部分。临床上以结核性、非特异性多见，其次是风湿性、化脓性及病毒性等，也可由邻近组织如胸膜、心肌、纵隔、淋巴结炎症的蔓延或损伤所致。心肌炎是指心肌本身的炎症病变，可分为感染性和非感染性两类。感染性者的病原体有细菌、病毒、螺旋体、立克次体、真菌、原虫和蠕虫等；非感染性者由变态反应、理化因素或药物所致。强直性脊柱炎患者的心肌也可以发生纤维化病变，纤维组织可以进入心间隔，侵犯房室束，导致心脏传导阻滞性心律失常。主要表现为下壁心肌缺血、心房传导阻滞、完全性右束支传导阻滞、频发性早搏、右心室和左心室肥厚等改变。近年来文献表明，与健康人比较，强直性脊柱炎患者血管内皮细胞极易损伤，促进动脉粥样硬化过程，是心肌受累形成的关键因素。

第二节　眼部病变

强直性脊柱炎引起的眼部病变主要为葡萄膜炎，此外在少数患者尚可引起虹膜炎、结膜炎、巩膜炎和角膜炎。首都医科大学报道非感染性眼部炎症患者 776 例中，149 例确诊合并强直性脊柱炎，其中葡萄膜炎组 130 例，巩膜炎组 6 例，角膜炎组 6 例，结膜炎组 7 例。对出现眼损害的患者应想到强直性脊柱炎的可能，警惕强直性脊柱炎的发生，早诊断、早治疗。

一、葡萄膜炎

文献报道 1/4～1/3 的强直性脊柱炎患者在病程中发生葡萄膜炎，且不少患者以急性或反复发生的前葡萄膜炎为突出表现或首发症状就诊于眼科。有学者报道 231 例葡萄膜炎患者中，特发性葡萄膜炎为 122 例，明确病因的葡萄膜炎 109 例（47.19%）中，以强直性脊柱炎 29 例（12.55%）、VKH 综合征 16 例（6.93%）、Behcet 病 13 例（5.63%）最为常见。

有研究表明，葡萄膜炎是强直性脊柱炎病情严重程度的危险因素，即合并葡萄膜炎的强直性脊柱炎患者较无眼炎强直性脊柱炎患者的影像学进展更加严重。葡萄膜炎患者通常表现为突发的眼红、眼痛、畏光、流泪等刺激症状，在有反应性视盘水肿和囊样黄斑水肿时，患者往往出现轻或重度的视力下降；查体可发现眼部睫状充血或混合性充血，大量尘状角膜后沉着物（KP）。房水闪辉及前房炎症细胞。患者可有角膜内皮皱褶，严重者前房内可出现积脓、纤维素性渗出或膜状物。虹膜可有后粘连，如范围广泛则可出现虹膜膨隆。

炎症时因睫状肌痉挛和瞳孔括约肌的持续性收缩可引起瞳孔缩小，如虹膜全部粘连，则整个瞳孔闭锁。单纯的虹膜睫状体炎患者玻璃体内一般无炎症细胞，累及中间葡萄膜或全葡萄膜时玻璃体会有炎症细胞，视网膜出现水肿、渗出等相应炎症反应。

眼后段一般不受影响，但偶尔可引起玻璃体炎症、反应性视盘炎或视盘水肿或囊样黄斑水肿。极少数患者尚可引起脉络膜视网膜炎、视网膜血管炎等。

葡萄膜炎通常累及双侧，但一般为双侧先后发病，并且双眼交替复发。虽然葡萄膜炎可以发生于强直性脊柱炎之前，但绝大多数发生于关节炎之后。需要了解的是，与其他类型葡萄膜炎相比，强直性脊柱炎伴发的葡萄膜炎通常有以下特点：①绝大多数患者为男性；②90%以上表现为严重的急性非肉芽肿性前葡萄膜炎；③绝大多数患者的葡萄膜炎为复发性炎症，80%患者复发的间隔时间为半年以上；④绝大多数患者为 HLA-B27 抗原阳性；⑤绝大多数患者的葡萄膜炎出现于强直性脊柱炎发生之后；⑥多数患者被诊断为葡萄膜炎时，并不知道患有强直性脊柱炎；⑦大多数患者在葡萄膜炎发作时视力下降不明显；⑧通常葡萄膜炎累及双眼，但多是先后发病，双眼葡萄膜炎交替发作，多数患者视力预后良好（若治疗方法正确）。前葡萄膜炎持续时间一般为 4～8 周，如治疗方法正确，可以不产生任何并发症和后遗症，但治疗不当，则可出现虹膜后粘连、并发性白内障、继发性青光眼等并发症，严重者可导致不良后果。

治疗：

（1）糖皮质激素：根据严重程度选择不同药物及使用频率。急性严重的炎症，可选用0.1%地塞米松滴眼剂，5分钟至1小时点眼1次，病情轻者给予氟甲松龙滴眼液每天2次或3次滴眼。炎症累及后节及前节炎症频繁反复严重发作者，可选择糖皮质激素全身应用。常用泼尼松，成人起始剂量 30～40mg/d，之后减量，2～3 周内停药。

（2）睫状肌麻痹剂：急性严重的前葡萄膜炎可用 1%～2%阿托品眼膏或滴眼剂点眼治疗，每天 1～2 次，待炎症减轻后即改用 2%后马托品眼膏或滴眼剂点眼治疗，每天 1～2 次，因为后马托品作用时间较短，可使瞳孔处于不断的运动变化状态，可有效地预防虹膜后粘连的发生。随着炎症消退可逐渐降低点眼频度，在恢复期可用托吡卡胺之类的短效制剂点眼，每晚点眼 1 次，或隔日点眼 1 次。

（3）非类固醇消炎药：通常使用双氯芬酸钠滴眼剂或吲哚美辛滴眼剂，每天 4 次至每2 小时 1 次，一般不用口服治疗。

（4）并发症治疗：并发性白内障应于炎症完全控制后施行手术治疗，可考虑行白内障超声乳化联合人工晶体植入术，多数患者可获得较好的治疗效果。但应注意术前及术后用药。

（5）继发性青光眼：往往见于前葡萄膜炎反复发作的患者和虹膜出现广泛粘连的患者，对于这些患者，原则上应先用消炎剂和降眼压药物控制炎症和眼压，对于药物不能控制眼压者，应根据患者的具体情况选择不同的手术方法（如激光虹膜切开术、周边虹膜切开术和小梁切开术）进行治疗。

二、虹　膜　炎

约有 25%的强直性脊柱炎患者有反复发作的虹膜炎，病程越长，发生虹膜炎的机会越多，部分病例虹膜炎先于强直性脊柱炎发病。虹膜炎发作与强直性脊柱炎病情活动有一定关系，常见于伴有周围关节症状者。临床表现为急性发作，常单侧发病。症状为疼痛、流泪、畏光等。查体可见角膜周围充血，虹膜水肿，前房有大量渗出和角膜沉积。如虹膜粘连，则可见瞳孔收缩，边缘不规则。病程一般 1 个月左右，很少出现后遗症，但常复发。本病常需局部或全身激素治疗，但如治疗不当或延误治疗，也可发生视物障碍甚至失明。

治疗：①外用激素点眼液和散瞳剂，必要时结膜下或球旁注射激素柳氮磺吡啶（SSZ）可降低眼炎发作和虹膜后粘连频率；②全身用激素，开始泼尼松 1mg/（kg·d），7 天后减量，3～4 周后终止；③对激素无效或依赖或后葡萄膜受累者，用非烷化制剂如甲氨蝶呤或来氟米特，如仍无效，可联合多种非烷化剂或改用烷化剂；④对以上无效的后葡萄膜受累者，可静脉用免疫球蛋白；⑤抗 TNF-α 制剂，可明显降低发作次数。

三、结　膜　炎

结膜炎是脊柱关节病尤其是反应性关节炎最常见的眼部并发症，而在其他类型的脊柱关节病中并不多见。患者通常主要表现为单侧或双侧受累，眼睛发痒、流泪，有异物感，结膜充血、水肿，出现黏液脓性分泌物伴有结膜表面的乳头状突起，这一点很容易与其他类型的感染性结膜炎或"红眼病"相混淆，症状多在 2～7 天消退。但很少有畏光及视力下降表现。在出现结膜炎症状时，常常合并其他黏膜结构病变，如口腔溃疡和生殖器病变等，在反应性关节炎的发生率约为 31%。

第三节　肺部纤维化

强直性脊柱炎的肺部病变主要为肺部纤维化，多发生于男性重症患者，多数于病程 15～20 年以上，发生率 1.3%～10%，但也有在强直性脊柱炎早期发病的报道。

1. 症状　起病缓慢，半数患者无明显症状，随着病情的进展，渐感胸闷、气短，劳累后加重。有时伴零星咳嗽，间有少量白黏痰，但因缺乏特异性易被认为慢性支气管炎。部分患者病变发展较快，双上肺纤维化，出现囊性变，甚至有空洞形成。此时患者咳嗽加重，痰量增多，气促明显，可有咯血，临床上有难以同肺结核鉴别的病例。晚期肌腱、韧带、骨附着点炎症加重，肋椎、肋胸关节融合固定，肋间肌萎缩，胸廓活动受限，肺功能进一步受损，此时易继发呼吸道感染。肺部感染一旦发生，治疗较一般肺炎困难。病程也长，部分患者可致呼吸衰竭而死亡，也有因咯血致死的报道。

2. 体征　开始体征不明显，胸廓扩张度减少，环状软骨至胸骨切迹距离增大，常大于患者自身三横指，肺界下移，双上肺呼吸音低，合并感染及出血时上肺可闻及中、小水泡音和痰鸣音，感染严重者有发绀、气促等表现。

3. X 线检查　透视见上肺呼吸运动减弱，吸气相上肺透亮度低于下肺，呼气相反之。多数患者横膈运动相对增强。胸片见双上肺有程度不同的纤维条索影和絮状影，密度中等，边缘多数清晰，其中可有小囊状透光区，偶可出现空洞、壁薄、规则、圆形或椭圆形，除非合并感染，周围一般无点状阴影，并无钙化影及播散灶。

第四节　肾脏病变

近年来，随着国内外研究者对强直性脊柱炎认识的不断深入，以及患者对强直性脊柱炎认知度及重视度的提高和肾活检技术的普及，强直性脊柱炎相关性肾病的报道陆续增加，从而加强了人们对强直性脊柱炎肾脏损害的关注。强直性脊柱炎肾损害主要类型为非甾体抗炎药（NSAIDs）相关肾脏损害、IgA 肾病、肾淀粉样变性、膜性肾病等。在国外报道中，以肾淀粉样变性最多；在国内，则以 IgA 肾病最为常见。强直性脊柱炎肾脏损害患者中，国外报道男性的发生率大于女性，其原因可能与男性患者就诊时临床症状较重，而女性患者的确诊率相对较低有关。其中年轻强直性脊柱炎患者比年老患者更易发生肾脏损害，且与正常人群相比，强直性脊柱炎患者更容易发生急性、慢性肾脏损伤。临床上，强直性脊柱炎肾脏损害表现不一，可表现为无症状镜下、肉眼血尿或蛋白尿，或两种表现同时存在。

一、肾淀粉样变性

淀粉样变性是一种不同病因所致的蛋白代谢紊乱产生的特殊淀粉样蛋白，以不可溶的形式在细胞外沉积，导致多器官组织结构与功能损害的全身性疾病。淀粉样物质沉积于肾脏引起的肾脏病变称肾淀粉样变性。肾淀粉样变性为强直性脊柱炎肾损害中常见的病理类型，是强直性脊柱炎最严重的并发症之一，也是导致强直性脊柱炎病死率增加的主要原因。肾淀粉样变性占强直性脊柱炎肾损害病理类型的 62%。强直性脊柱炎继发淀粉样变性最初在 1943 年由 Bayles 等报道，继发性淀粉样变性在肾脏主要表现为蛋白尿、肾病综合征和进行性肾功能不全。淀粉样变性可以根据沉积的纤维蛋白不同分为轻链蛋白型（AL）蛋白淀粉样变性、血清淀粉样蛋白 A（serum amyloid A，SAA）淀粉样变性和其他甲状腺运载蛋白淀粉样变性。强直性脊柱炎继发肾脏损害的机制主要是：①促炎因子 TNF-α 刺激肝细胞产生 SAA，SAA 是淀粉样纤维沉积物的前体；②TNF-α 可促进糖基化终产物的受体（RAGE）表达，导致淀粉样纤维产生细胞和组织毒性。肾淀粉样变性好发于活动性强直性脊柱炎的老年患者，肾脏损害出现的时间长短不等，但一般强直性脊柱炎病程至少在 3～5 年以上，长则在确诊强直性脊柱炎 44 年后才出现肾脏继发性淀粉样变性。经皮肾脏穿刺活检术有助于肾淀粉样变性的确诊，早诊断、早治疗对本病预后有着重要意义。而 SAA 淀粉样变性最适合的治疗是对其基础疾病治疗，近几年来，TNF-α 拮抗剂被广泛运用于强直性脊柱炎继发 SAA 淀粉样变性的治疗上，并且疗效尚可。

二、IgA 肾病

IgA 肾病是国内最常见的强直性脊柱炎继发肾脏损害病理类型。其临床表现主要为血尿、蛋白尿、管型尿，甚至肾功能不全。但目前国内外关于强直性脊柱炎并发 IgA 肾病相关文献尚以个案报道为主。相关发病机制目前仍不清楚，有学者认为强直性脊柱炎和 IgA 肾病之间有着相同的发病基础和关联，主要存在两种观点：①IgA 肾病和强直性脊柱炎一样，都属于继发 HLA-B27 相关性疾病；②IgA 肾病继发于强直性脊柱炎。Shu 等的前瞻性研究发现，63%的强直性脊柱炎合并 IgA 肾病患者血清 IgA 水平显著升高。已经证实所有血清阴性脊椎关节病都与黏膜炎症反应有关，由于 IgA 的分泌主要在黏膜组织，因此认为黏膜炎症反应可能导致 IgA 水平升高，随后循环中包括 IgA 在内的免疫球蛋白及补体成分形成免疫复合物，并沉积在肾小球系膜区，激活肾组织炎症反应，最终导致肾脏损伤。

病理方面，光镜检查发现，强直性脊柱炎合并 IgA 肾病主要以弥漫性系膜细胞和基质增生的系膜增生性肾小球肾炎为主，其他还有轻微病变型、局灶增生型、新月体型和局灶节段硬化型肾小球肾炎。免疫荧光检查发现以 IgA 为主呈颗粒样或团块样在系膜区或毛细血管壁沉积，常伴 C3 沉积。电镜检查电子致密物主要在系膜区沉积。

治疗上，对于强直性脊柱炎肾脏损害，抗肿瘤坏死因子-α（TNF-α）抑制剂是一种安全有效的治疗方案，ACEI 治疗也被证实有效。

第五节　胃肠道病变

大多数强直性脊柱炎患者在发病或在治疗过程中会出现不同程度的胃肠道症状。临床调查资料表明，约 60%的强直性骨柱炎患者存在无症状性肠道炎症，受累部位多见于近端结肠和回肠末端，有些患者有临床症状表现，而有一部分患者要在镜下才能发现。强直性脊柱炎和克罗恩病的肠道炎症病理极为相似，有极少部分强直性脊柱炎的患者可发展成为典型的炎性肠病。而有 15%～25%溃疡性结肠炎和克罗恩病等炎性肠病的患者中伴有外周关节炎，大部分以膝、踝关节受累为多。X 线检查受累关节可见有明显异常，如骶髂关节、脊柱受累，其 X 线表现与强直性脊柱炎相似。故临床上强直性脊柱炎患者如果出现肠道症状，应做结肠镜检查及病变肠黏膜的病理活检，以确定是否有溃疡性结肠炎或克罗恩病，从而制订治疗方案，指导临床诊治、观察病情进展。

强直性脊柱炎中发生溃疡性结肠炎或克罗恩病并不常见。北京大学第一医院报道的 478 例溃疡性结肠炎患者中，合并强直性脊柱炎的有 15 例，发生率为 3.1%，与国外文献报道的发生率十分接近。而强直性脊柱炎合并克罗恩病仅有个别文献报道。溃疡性结肠炎又称慢性非特异性溃疡性结肠炎，是一种病因不明的直肠和结肠慢性炎症性疾病，主要临床表现是腹泻、黏液脓血便、腹痛和里急后重。病情轻重不等，多反复发作。克罗恩病又称局限性回肠炎、局限性肠炎、节段性肠炎和肉芽肿性肠炎，是一种胃肠道的慢性非特异性的透壁性炎症，病变呈节段性分布，可累及从口腔到肛门整个消化道的一段或可同时侵犯若干段，最常累及回肠远端和结肠。临床表现主要有腹痛、呕吐、腹泻或便秘、腹部包块。

目前有关强直性脊柱炎消化系统表现的文献报道较少，虽大多数强直性脊柱炎患者在临床上有胃部不适、消化不良等表现，但与强直性脊柱炎病变本身无关，其病因多以药物不良反应为主，主要有非类固醇消炎药物、糖皮质激素、柳氮磺吡啶，以及其他药物如甲氨蝶呤、来氟米特、沙利度胺、雷公藤、帕夫林等。

第六节 慢性中耳炎

强直性脊柱炎的患者中有 29% 发生慢性中耳炎，为正常人的 4 倍，强直性脊柱炎合并慢性中耳炎的患者多见于并发关节外病变的患者。文献关于强直性脊柱炎患者耳鼻喉损害的报道较少，国内报道一组 34 例强直性脊柱炎伴中耳炎 10 例（29.4%），伴鼻炎 2 例（5.9%）。1984 年，Magaro 等报道 1 例强直性脊柱炎患者伴有中耳炎的关节炎，为传导性听力减退，X线摄片示鼓室硬化。1990 年，Camilleri 等研究了 42 例强直性脊柱炎患者后提出慢性化脓性中耳炎是强直性脊柱炎的一个新的关节外表现。但从已报道的文献看，强直性脊柱炎伴发慢性中耳炎和听力减退的发病比例并不低,而且多数是耳鼻喉专科医师而非风湿专科医师报道。

2000 年，国内某医院耳鼻喉科对确诊为强直性脊柱炎的 34 例（68 耳）患者的临床资料加以分析，发现 34 例中主诉听力减退 11 例，纯音测听发现听力减退 24 例（41 耳），占 60.3%（41/68），2 耳见鼓膜穿孔为混合性聋，39 耳为感音神经性聋，其中高频听力减退 26 耳（26/39，66.7%）。1 例（2 耳）为重度聋。2006 年，国内另有医院耳鼻咽喉科报道，选择 2001～2005 年门诊就诊和住院治疗的强直性脊柱炎患者 48 例进行听力检查，对照组选择同期在本院进行健康体检的正常人 55 例。结果 48 例强直性脊柱炎患者（96 耳）检出听力减退 29 例（57 耳），患病率为 59.4%；对照组检出 10 例（19 耳），患病率为 17.3%。Gamilleri 等报道 42 例强直性脊柱炎患者中有 12 例（26.8%）发生慢性中耳炎，为正常对照组的 4 倍，而且在发生慢性中耳炎的强直性脊柱炎患者中，其关节外表现明显多于无慢性中耳炎者。Eryilmaz A 等（2007）报道 59 例强直性脊柱炎患者（118 耳）中，有 21 例（35.6%）患者发生听力减退。

因此，凡是青年男性如慢性中耳炎久治不愈，建议到风湿科就诊，做进一步检查，以排除强直性脊柱炎的关节外表现。强直性脊柱炎的耳部病变治疗以治疗强直性脊柱炎原发病为主，伴有慢性中耳炎的以对症治疗为主。如检查抗膜迷路蛋白抗体为阳性的，可采用每天口服地塞米松 2.25mg，治疗 2 周，为一个疗程。有报道一组患者经激素治疗左耳听力提高 40dB、右耳听力提高 20dB。

对于明确有强直性脊柱炎的患者要定期做耳鼻喉检查，包括听力检查和其他实验室检查，以及时发现问题，及早治疗。对于在耳鼻喉科就诊的听力减退患者，如伴有腰腿骨痛，要及时检查排除强直性脊柱炎。

第七节 神经肌肉系统病变

一、腰椎间盘突出

强直性脊柱炎是致残率很高的慢性全身性炎性疾病，腰椎椎间盘突出是临床常见的腰椎退行性病变。强直性脊柱炎主要特征为不明原因的下腰腿疼痛、活动后有好转的晨僵及单/双侧骶髂部疼痛。早期强直性脊柱炎的临床症状和体征与大多数腰椎间盘突出症的临床表现较为相似，起病初期较为隐匿，在疾病早期患者出现下腰腿部疼痛或骶髂部疼痛时通过活动症状通常可减轻，常常对疾病不予重视或忽略，或者将强直性脊柱炎误诊为腰椎间盘突出症。腰椎间盘突出症和强直性脊柱炎均是引起腰腿疼痛的常见原因，腰椎间盘突出症和强直性脊柱炎同时发病者并不少见。国内某医院就曾报道了 52 例强直性脊柱炎合并腰椎椎间盘突出的病例。强直性脊柱炎的基本病理改变为肌腱、韧带骨附着点炎。脊柱附着点炎可见于滑囊和韧带的附着处，也可见于肋横突关节、椎间盘、肋椎关节等，成为强直性脊柱炎合并腰椎椎间盘突出症的病理基础。流行病学调查显示，腰椎间盘突出症多发生在强直性脊柱炎的早中期阶段，以慢性腰痛为主，有一定的致残率，需要进行早期治疗。

二、马尾综合征

由于强直性脊柱炎患者脊柱强直和骨质疏松，易使颈椎脱位和发生脊柱骨折，而引起脊髓压迫症；如发生椎间盘炎则引起剧烈疼痛，后期强直性脊柱炎可侵犯马尾，发生马尾综合征。自 1961 年首次描述了强直性脊柱炎患者长期病变后可合并马尾综合征以来，至今已有 60 余例报告。临床表现为尿道和肛门括约肌功能不全，感觉异常，大便、小便排泄障碍，骶部疼痛，感觉丧失（鞍区感觉异常），阳痿，下肢或周围疼痛、无力，跟腱反射减弱、无力等症状。原因是强直性脊柱炎可合并蛛网膜炎，继而形成憩室样囊肿并不断增大，引起椎管扩大，椎体后部和（或）椎弓、椎板骨质压迫性缺损，也可压迫脊髓圆锥和马尾神经。病变出现于腰段脊椎，表现为马尾综合征或腰骶神经受损症状。另外，也可能与蛛网膜炎引起神经脱髓鞘、缺血而发生萎缩有关。

临床诊断除仔细地查体检查之外，主要依靠 CT、磁共振和肌电图等。X 线平片和（或）CT 平扫发现骨性椎管扩大或椎体后缘、椎弓骨质有压迫性花边样缺损区与脑脊液呈等信号，并且能排除椎管内肿瘤或其他占位性病变，则可诊断。脊髓造影可见憩室和蛛网膜粘连或蛛网膜炎、多发性蛛网膜囊肿压迫脊髓而出现马尾综合征，病变常为进行性，药物治疗效果差，必要时可采取手术治疗。

三、多发性硬化

强直性脊柱炎可伴有多发性硬化，通常与 HLA-A3、HLA-B7 和 HLA-DR3 表达有关，与 HLA-B27 无关。强直性脊柱炎与多发性硬化之间是否存在密切的遗传关系，目前尚不清楚，值得进一步研究。

第八节　前 列 腺 炎

男性强直性脊柱炎患者合并前列腺炎者临床上并非少见，但国内外相关的文献报道，尤其是近年来的深入研究还较缺乏。

强直性脊柱炎和前列腺炎的关系早在 19 世纪 20 年代就有学者提出。Visher 等调查了 87 名慢性前列腺炎男性患者，其中有 36 位接受了 X 线影像学检查，证实有 20 例（55.6%）患者合并脊柱和骶髂关节炎。此后，有学者在 54 例男性强直性脊柱炎患者中，通过前列腺液的检查发现有 45 例（83%）患者存在慢性前列腺炎，与类风湿关节炎组患者前列腺炎的发病率（28%）存在显著差异（$P<0.01$）。而 Romarnus 等同样发现强直性脊柱炎患者存在"前列腺-骶髂关节"的联合炎症的比例高达 91%（109 例/120 例）。最近，德国学者调查了 134 例男性强直性脊柱炎患者，发现有 37 例患者存在泌尿生殖系统的感染，其中 18 例为前列腺炎，17 例为尿道炎，龟头炎和附睾炎各 2 例。以上相关研究说明强直性脊柱炎和泌尿道炎症，尤其是前列腺炎之间确实存在密切联系。

强直性脊柱炎和前列腺炎的确切关系及其病因学机制目前尚不清楚。不少学者认为与感染有关。早在 1926 年，Marie 等提出泌尿生殖系统的淋球菌感染与强直性脊柱炎疾病的发生和发展有关。此后不少学者提出了非淋球菌感染性泌尿道炎与强直性脊柱炎的关系更密切。常见的病原体有沙眼衣原体（Chlamydia trachomatis）、解脲支原体（Ureaplasma urealyticum）、克雷伯菌（Klebsiella）等。有学者认为，泌尿生殖系统感染是强直性脊柱炎重要的诱发因素。一方面感染通过淋巴系统从前列腺、精囊等途径扩散到骶髂关节，再经脊柱静脉丛播散到脊柱；感染还可以通过体循环而引起系统性症状；另一方面，免疫学机制也是强直性脊柱炎合并前列腺炎的可能发病原因。经由前列腺的病原体通过分子模拟机制，和 HLA-B27 分子发生免疫交叉反应而导致强直性脊柱炎的发生。此外，有学者还在男性强直性脊柱炎或 Reiter 综合征患者的血清中检测到抗前列腺自身抗体，认为自身免疫反应也可能导致强直性脊柱炎患者前列腺炎的发生。

强直性脊柱炎患者合并前列腺炎的临床表现和单纯性慢性前列腺炎者大致相同，但其中部分患者可以没有症状，或临床症状轻微，通常伴有尿道炎。临床症状明显者主要表现为尿频、尿急、尿痛、夜尿增多以及排尿困难等尿路症状，也可出现会阴部不适感；有时射精后痛和不适是突出特征；可有浑身不适、疲乏、甚至失眠等类似神经官能症症状；不少患者还可出现性功能紊乱；直肠指诊前列腺可有肿大、压痛；尿道拭子、前列腺液检查以及外周血相关病原体抗体检测等有助于进一步诊断和鉴别。

有关强直性脊柱炎和前列腺炎的关系还有待于继续深入的研究和探讨。

第九节 骨 质 疏 松

过去认为骨质疏松仅发生于晚期的强直性脊柱炎患者，但近年研究表明，强直性脊柱炎患者在早期即可有明显的骨密度降低。骨质疏松（OP）作为强直性脊柱炎的一个常见并发症，可导致脊柱骨折、后凸畸形及神经功能损害等并发症，严重影响患者生活质量。尽管很多慢性炎性骨关节病都可能出现骨质疏松，但强直性脊柱炎有其自身的特点，在发生广泛性骨质疏松的同时还伴有脊柱周围软组织骨化及新骨生成。伴随骨质疏松的一个严重并发症是脊柱骨折，并有一定的致死率和神经病学发生率。

　　近年来，强直性脊柱炎继发骨质疏松症越来越受到大家的关注。有研究显示骨质疏松或骨量减少在强直性脊柱炎患者中普遍存在，发生率为 50%～92%，并且在疾病早期即可出现，增加了强直性脊柱炎患者脊柱或呈僵硬如柱，或呈驼背畸形，甚至多发脊柱骨折的发生，严重影响了本病的预后。本病好发于青壮年男性，并与 HLA-B27 呈强相关关系。其发病与如下几点相关：①强直性脊柱炎对骨密度的影响：曾有文献报道，早期强直性脊柱炎患者中椎体骨密度下降，髋部是晚期强直性脊柱炎患者发生骨质疏松的易感部位。强直性脊柱炎患者早期腰椎、股骨颈骨密度均降低，可出现骨质疏松，晚期椎体周围韧带骨化，致密新生骨形成的外壳，提高了局部矿化软组织的骨密度值，使腰椎骨密度正常或增高，而股骨颈骨密度仍降低，表明骨质丢失仍在继续。骨质疏松的发生与病程、疾病活动指标、病情严重程度有相关关系。强直性脊柱炎患者骨质疏松组股骨颈骨密度值与病程、ESR、CRP 及 X 线分期呈负相关。强直性脊柱炎引起骨质疏松的原因是多方面的，起初大多数认为是因脊柱强直所致，近来大多认为在早期强直性脊柱炎患者中，骨密度下降与疾病的持续活动性有关，是疾病本身炎症所引起的。晚期强直性脊柱炎患者由于长期大量应用激素控制炎症，激素在骨质疏松的发病中占重要因素。另外，与遗传等因素也有关系，其机制还有待进一步深入探讨。②强直性脊柱炎与骨代谢：骨代谢或骨转换的过程是成骨细胞形成新骨和破骨细胞吸收旧骨的过程，骨量的多少取决于同一骨重建单位中骨形成与骨吸收的平衡。目前大多数学者认为强直性脊柱炎并发的 OP 主要是由于骨吸收增加所致，而且结合骨量丢失和炎症活动的关系，炎性因子（白细胞介素-1、肿瘤坏死因子）对骨代谢的影响，吸收增强的解释更具有逻辑性。

参 考 文 献

李天旺，2018. 透视强直性脊柱炎与脊柱关节炎[M]. 广州：广东科技出版社.

路海平，2017. 强直性脊柱炎患者心脏受累的患病率及危险因素研究[J]. 河北医学，23（8）：1358-1362.

汪年松，薛勤，2015. 强直性脊柱炎[M]. 上海：上海交通大学出版社.

云苏日娜，孟根杜希，包玉龙，等，2015. 内皮祖细胞在动脉粥样硬化临床中的应用[J]. 中国医药导报，12（4）：165-169.

曾沛英，王庆文，2019.73 例强直性脊柱炎合并心电图异常患者临床分析[J]. 汕头大学医学院学报，32（1）：24-27.

（李　振　赵彩虹）

第十三章 强直性脊柱炎的西医治疗

第一节 强直性脊柱炎的内科治疗

一、药 物 治 疗

1. 非甾体抗炎药（NSAID） 是指具有大致相同的作用机制非糖皮质激素类而具有抗炎、解热、镇痛作用的药物。非甾体抗炎药一直是治疗强直性脊柱炎的基本药物，起效快，可缓解症状。非甾体抗炎药止痛作用主要是由于可抑制环氧化酶（COX），进一步抑制了具有致痛作用的前列腺素的合成，同时还抑制了中性粒细胞的功能，使氧自由基的生成减少，白细胞向内皮细胞的黏附减少、趋化作用下降。该类药物虽然不能影响强直性脊柱炎的自然发展病程，但是可以迅速改善患者的脊柱关节疼痛、僵硬等症状，起效快、效果明显，无论对于早期或中晚期患者，都是被首先考虑的治疗药物，是治疗本病的一线药物。

2. 作用机制 COX 有两种主要的异构体：COX-1 和 COX-2，两者均可利用花生四烯酸产生的前列腺素 H_2，进而生成具有生物活性的前列腺素类产物（前列环素、血栓素 A_2 以及前列腺素 D_2、E_2 和 F_2 等），这类产物对胃肠道、心血管、肾血管、肺、免疫系统、中枢神经系统和生殖系统等均会产生一定影响。COX-1 在绝大多数组织中持续表达，介导基本的生理功能（如保护胃肠黏膜内层、限制胃酸分泌、血小板聚集等）；COX-2 则由炎症诱导，负责病理状态下（如急、慢性炎症时）前列腺素的合成。COX-2 依赖性的前列腺素会增加外周疼痛感受器敏感性并使中枢痛觉过敏，COX-2 大量生成是导致痛感增加的重要原因，同时，COX-2 参与了血压调节、肾功能、溃疡及伤口愈合等过程。非甾体抗炎药的抗炎作用主要是由于抑制了 COX-2，而胃黏膜刺激和肾毒性等不良反应是因为抑制了 COX-1。近年来应用于临床的选择性 COX-2 抑制剂，如尼美舒利（nimesulide）、美洛昔康（meloxicam）、塞来昔布（celecoxib）、罗非昔布（rofecoxib）等则由于其对正常表达在胃黏膜、血小板及肾脏的 COX-1 抑制较轻而不良反应较少，且抗炎、镇痛作用与其他非甾体抗炎药无明显差别，提高了强直性脊柱炎患者长期服药的安全性。虽然不同的非甾体抗炎药对参与炎症的细胞和酶学途径的影响程度各不相同，但临床相关试验表明其在强直性脊柱炎中的疗效差异并不显著。

3. 临床应用 非甾体抗炎药根据其化学结构可分为以下几类。

水杨酸类：乙酰水杨酸（阿司匹林）。

吡唑酮类：保泰松、安乃近。

芳基烷酸类：包括乙酸类和丙酸类。

乙酸类：①苯乙酸类，如双氯芬酸；②吲哚美辛类，如吲哚美辛。

丙酸类：布洛芬、洛索洛芬钠等。

甲酸类：甲芬那酸。

昔康类：美洛昔康。

乙酰苯胺类：非那西丁、对乙酰氨基酚。

非酸性类：尼美舒利。

昔布类：塞来昔布、依托考昔。

多个临床随机对照试验均显示非甾体抗炎药可有效缓解强直性脊柱炎的疼痛和僵硬，改善脊柱关节的功能和活动度。其中阿司匹林和水杨酸类制剂对强直性脊柱炎疗效较弱，与其对 COX-2 的抑制能力较低有关。COX-2 选择性抑制剂塞来昔布和依托考昔可能较非选择性非甾体抗炎药疗效更佳。相关临床研究均显示，最大药效将出现在用药 2 周后。所以只有在足量使用某种非甾体抗炎药 2~4 周效果不佳时，才考虑换用另一种非甾体抗炎药；强直性脊柱炎患者使用至少 2~3 种非甾体抗炎药效果不佳才被认为是对非甾体抗炎药无明显治疗反应。

4. 临床常用药物

（1）吲哚美辛（indometacin）：本品又名消炎痛，为吲哚衍生物，在强直性脊柱炎的治疗中是镇痛作用较强的非甾体抗炎药之一。本品除可减少前列腺素的合成外，还可以抑制炎症刺激物引起的细胞免疫反应及减少激肽的形成。用法为 50~200mg/d，分 3 次口服。该药的特点是其药物动力学可受机体昼夜节律的影响，早 7 时服药比晚 7 时服有以下好处：血药峰值高，吸收快，疗效好，作用维持时间长。但该药不良反应发生率高达 35%~50%，与其他非甾体抗炎药，如布洛芬、萘普生、双氯芬酸等相比，胃肠道反应相对较多，为减少胃肠道反应，可选用栓剂直肠给药。此外，还可出现神经系统损害，如头痛、头晕、幻觉等。其他不良反应还有肝损害、皮疹、哮喘、血压下降、粒细胞减少等均比较少见。

（2）布洛芬（ibuprofen）：又名异丁苯丙酸。该药物口服吸收良好，口服生物利用度为 80%，服药后 1~2 小时血浆药物浓度达高峰，半衰期为 2 小时。该药的特点是可缓慢进入滑膜腔，并在此保持高浓度。用法为 1.2~2.4g/d，分 3~4 次口服。布洛芬缓释剂商品名为芬必得，用法为 0.6~1.2g/d，分 2 次口服。布洛芬的不良反应主要有胃肠道反应、皮疹、头晕头痛、耳鸣等。其中常见的为胃肠道不良反应，发生率为 20%~30%，严重者甚至可出现上消化道出血。该药还可延长妊娠期、导致难产和产程延长，延长出血时间。长期用药应定期检测血常规、肝功能、肾功能，如发现异常或发生过敏反应及视力障碍应立即停药。

（3）萘普生（naproxen）：又名甲氧萘丙酸，消痛灵。口服吸收完全而迅速，2 小时后血药达峰值，血浆半衰期为 12~15 小时。用法为 0.5~1.0g/d，分 2 次口服。该药的特点是其消炎、镇痛作用与吲哚美辛相仿，但消化道及神经系统的不良反应发生率及严重性均较后者为低。本品毒性较低，不良反应少而轻，耐受性较好，不良反应主要有胃肠不适、消化不良、恶心呕吐、失眠、头晕头痛、汗多、疲劳及耳毒性等。本品可影响尿 5-羟吲哚乙酸、17-酮的测定值，使血尿素氮及肌酐测定值升高，出血时间延长。此外，该药药物蛋白结合率较高，与其他药物并用时可使并用的药物游离成分增加，还可增加抗凝剂的抗凝作用，对于严重肝、肾功能不全及凝血机制障碍者应禁用。

（4）吡罗昔康（炎痛喜康）（piroxicam）：为苯丙噻嗪类衍生物，商品名有喜来通等。本品口服吸收良好，半衰期为 45 小时，一次服药后可多次出现血药峰值，提示本品存在肠肝循环，作用迅速而持久，且不会在血中聚积。其用法为 20mg/d，分 1～2 次口服。如每天剂量超过 20mg 时，发生消化性溃疡的危险增加。饮酒也可加重消化道不良反应。不良反应主要为胃肠道刺激、胸闷、白细胞减少、神经精神症状、视力模糊、皮疹及肝损害等，停药后一般可自行消失。

（5）双氯芬酸（diclofenac）：目前国内常见的双氯芬酸钠商品名很多，如戴芬、扶他林、迪克乐克、迪弗纳、奥尔芬、诺福丁等，双氯芬酸钾商品名为凯扶兰。本品在胃肠道吸收迅速，口服 1～4 小时达血药高峰，半衰期为 1～2 小时。该药的特点是有较好的消炎镇痛作用，其抗炎作用比氟灭酸、甲灭酸强，镇痛作用比阿司匹林及消炎痛强。用法为 75～150mg/d，分 1～2 次饭后服用。不良反应相对较轻，主要有纳差、缺乏、恶心、呕吐、胃痛等，此外还偶见头痛头晕、皮疹、哮喘等。本品可增加地高辛、苯妥英钠、锂剂、甲氨蝶呤的血药浓度，也可增加保钾利尿剂的血钾水平，因此与以上药物同用时应引起注意。

（6）尼美舒利（nimesulide）：是一种选择性的 COX-2 抑制剂，商品名为美舒宁、普威等。口服后 1～3.8 小时血药浓度达峰值，半衰期为 2～3 小时，6～8 小时后仍能持续作用。该药的用法为 200mg/d，分 2 次饭后口服，可加大剂量至 400mg/d，或使用栓剂 200mg，每天 2 次。该药特点是能较好地选择性抑制 COX-2，起到解热、抗炎、镇痛的作用，而对正常表达在胃黏膜、血小板及肾脏的 COX-1 抑制较轻且不良反应较少。虽然如此，对于消化性溃疡活动期及严重肝、肾功能不全者仍禁止使用。

（7）塞来昔布（celecoxib）：商品名为西乐葆，是一个选择性环氧化酶抑制剂。研究表明，在一个重组的人氧化酶系统中，塞来昔布对 COX-2 的抑制是其对 COX-1 抑制的 375 倍。因此，该药也被称为特异性 COX-2 抑制剂。与对等剂量的其他非甾体抗炎药相比，上消化道并发症的发生率明显降低。关节炎和疼痛的动物模型以及骨关节炎和类风湿关节炎的一些临床研究表明，塞来昔布与对等剂量的非甾体抗炎药（萘普生、缓释双氯芬酸）的抗炎、止痛作用相似。该药用法为 100～200mg，每天 1～2 次。对于妊娠后 3 个月，磺胺或其他非甾体抗炎药过敏史的患者应禁用塞来昔布，高血压或心力衰竭的患者应慎用此药。

5. 药物不良反应

（1）胃肠道反应：10%～60%的患者在使用非甾体抗炎药后出现轻微胃肠道反应，如恶心、消化不良、上腹痛、腹泻等，甚至有 2%～4%使用非甾体抗炎药治疗长达 12 个月以上的患者出现更严重的不良反应（如溃疡、上消化道出血、穿孔）。同时如果年龄增加、使用复合非甾体抗炎药和合并其他疾病等危险因素均可增加上述不良反应的发生概率。传统非甾体抗炎药的胃肠道不良反应主要是由于 COX-1 源的前列腺素生成受抑制，从而破坏了 COX-1 对胃黏膜的保护作用。但选择性 COX-2 抑制剂，不仅具有很好的抗炎、止痛疗效，同时严重胃肠道并发症的发生率也大大降低。但是临床研究显示，选择性 COX-2

抑制剂虽能显著减少严重胃肠道不良反应的发生率，但更常见、严重程度较低的不良反应（如消化不良、腹痛、恶心、腹胀和腹泻等）却并未明显减少。

（2）心血管系统反应：昔布类药物广泛应用临床后发现，选择性 COX-2 抑制剂的使用明显增加了心血管事件，如心肌梗死、脑卒中和充血性心力衰竭的发生概率。合并高血压、肾功能不全的强直性脊柱炎患者并不少见，故 COX-2 抑制剂在有相关合并症的使用人群中需谨慎，并监测相关指标。目前，各种非选择性非甾体抗炎药（包括非处方药）的标签已进行了相应修改。并且为了使用药风险降至最低，建议使用非甾体抗炎药时应采用最低有效剂量及最短治疗时间。

（3）肝损害：非甾体抗炎药的使用可引起不同程度的肝损害，导致转氨酶升高，除吲哚美辛外，均会发生严重的肝损害和黄疸。

（4）肾损害：临床上可见的肾损害主要有肾炎、水肿和肾乳头坏死等，严重危害患者健康。

（5）血液系统损害：多数非甾体抗炎药可抑制血小板聚集，导致出血时间延长。临床上也可见阿司匹林等导致的粒细胞减少，保泰松、吲哚美辛等均有引起再生障碍性贫血的风险。

（6）中枢神经系统损害：多数非甾体抗炎药可引起头晕、耳鸣、视神经炎等中枢神经系统疾病，布洛芬偶可致无菌性脑膜炎。

6. 在有合并症的情况下使用非甾体抗炎药　强直性脊柱炎患者在病程中出现合并症并不少见。常见合并高血压或炎性肠病。

强直性脊柱炎合并高血压的患者，在治疗过程中除了将非甾体抗炎药剂量减至控制症状所需的最小量外，同时使用钙通道拮抗剂也是控制与非甾体抗炎药治疗相关高血压的有效方法。

研究显示，非甾体抗炎药与炎性肠病的发病和加重有关，《美国胃肠病学会克罗恩病临床指南》将非甾体抗炎药用药列为克罗恩病的加重因素之一。对于炎性肠病活动性症状的患者，避免使用各种非甾体抗炎药。溃疡性结肠炎患者使用非甾体抗炎药的风险与克罗恩病患者相似。对于轻症、非活动性炎性肠病患者，可以谨慎、小剂量使用非甾体抗炎药，一个月后如炎性肠病症状无加重，可适当增加非甾体抗炎药剂量。

7. 临床实践中非甾体抗炎药使用的问题　非甾体抗炎药是强直性脊柱炎治疗的主要药物。临床医生使用各种非甾体抗炎药的具体经验，以及不同患者发生严重不良反应的风险，影响了实际工作中非甾体抗炎药的选择。对于大多数青年的强直性脊柱炎患者，由于没有伴随疾病，可以使用非选择性非甾体抗炎药。选择性 COX-2 抑制剂主要用于 65 岁以下的老年人，尤其是有上消化道出血或其他胃肠道事件的患者。对于有心血管和肾脏疾病史的患者，应很谨慎地使用这类药物。部分患者担心非甾体抗炎药的相关副作用，在症状未得到充分控制情况下也不愿意持续服用非甾体抗炎药类药物，对于这些患者应鼓励其服用足量的非甾体抗炎药，以确保症状的缓解，尤其是有证据表明非甾体抗炎药能减缓强直性脊柱炎结构破坏的发生。部分患者没有规律用药的条件，使用每天 1 次的长效制剂也可增加患者的依从性。

使用非甾体抗炎药后迅速起效、症状得到有效缓解也是诊断强直性脊柱炎的诊断依据之一。换言之，背痛患者在使用非甾体抗炎药治疗后症状改善不明显，强直性脊柱炎诊断并不十分肯定。2009 年 ASAS 推荐的中轴型脊柱关节炎的分类标准也将对非甾体抗炎药反应良好列为脊柱关节炎的诊断特点之一。多个临床药物观察均显示，某种非甾体抗炎药缓解症状的最大疗效需在连续服药 2 周以上才可充分体现出来。而一旦经过上述处理后症状仍然控制不佳，则应考虑换用另一种非甾体抗炎药，最好是以结构不同的另一类非甾体抗炎药进行替代治疗。同时注意依据患者病情需要，使用时剂量应个体化，即使按体重给药，也应对不同患者选择不同剂量。如老年人宜使用半衰期较短的药物。中小剂量的非甾体抗炎药有退热止痛作用，大剂量才具有抗炎作用，且不推荐同时使用两种非甾体抗炎药。非甾体抗炎药临床合用时疗效未见明显增加，但相关数据统计不良风险发生率显著增加。另外在临床用药时应注意与其他药物的相互作用，避免相关配伍禁忌的发生。

二、单纯镇痛药和阿片类药物治疗

相当多强直性脊柱炎患者在服用各种非处方镇痛药物中非甾体抗炎药为其中一类，其可短期内改善脊柱及外周关节的疼痛和功能，如对乙酰氨基酚、小剂量布洛芬、萘普生及其他药物。目前相关报告称，疲劳是强直性脊柱炎患者一个非常重要的临床症状，而引起此症状的最主要的原因就是疼痛，解决疲劳的方式应主要集中在治疗强直性脊柱炎患者的疼痛，而不是心情焦虑、生活的动机或不良的睡眠。曾有调查显示，34%的强直性脊柱炎患者曾服用单纯镇痛药，15%的患者曾购买非处方药，一半以上的患者将缓解疼痛作为药物治疗的首要目标。因此很多患者和医生也单用阿片类药物或与对乙酰氨基酚联用。阿片类药物可显著减少风湿病患者的疼痛积分。其副作用多较轻微，如恶心、消化不良、便秘和困倦，长期使用稳定剂量的阿片类药物，一旦出现阿片类药物剂量增加多表明疼痛症状加重或出现并发症，而出现药物耐受的并不多见，但因反复使用阿片类药物将引起机体耐受成瘾，引起相关精神及躯体症状，其并不能作为治疗强直性脊柱炎的常规用药。

三、糖皮质激素治疗

一般强直性脊柱炎的治疗不推荐长期全身使用糖皮质激素治疗，对于难治性虹膜炎、肌腱端病、骶髂关节炎中活动经一般治疗和非甾体抗炎药治疗效果不佳时，可以考虑局部或者全身短期使用，也可用激素局部治疗受累的关节。对于有明显膝关节肿痛的强直性脊柱炎患者，关节腔穿刺抽取关节液后腔内注射激素对缓解关节肿痛十分有效，但注射间隔时间应大于 3 个月。对于存在顽固性肌腱端病变的患者，进行激素局部注射，部分患者反应良好。同样对于顽固性骶髂关节痛的患者，CT 引导下的骶髂关节内激素注射也可较为有效地缓解症状，又可以减少非甾体抗炎药的使用。对于症状严重而又难以控制的病例，可给予小剂量泼尼松 10～20mg/d 短期应用，症状缓解后应尽快减量并逐渐停用。为了观察糖皮质激素对强直性脊柱炎的疗效及不良反应，以了解糖皮质激素在强直性脊柱炎治疗中的利弊，回顾分析某医院门诊连续规律治疗及随访的确诊为强直性脊柱炎患者，其中连续随访≥3年的102例，最长随访时间8年零3个月，用过糖皮质激素的86例（剂量5～30mg，包括治疗开始及治疗中间效果不理想加用的），未用过糖皮质激素的16例，对照两组的症状缓解情况、血沉、CRP、骶髂关节及脊柱影像学情况，用糖皮质激素组症状缓解迅速、明显，血沉及CRP下降理想，两组比较差异有统计学意义（$P<0.05$）；糖皮质激素累计用药时间6～24个月，无一例出现严重不良反应，糖皮质激素组与非糖皮质激素组，两组不良反应差异无统计学意义，在强直性脊柱炎患者的治疗中，短期加用糖皮质激素可以迅速缓解疼痛，控制炎症，改善生活质量，不良反应不明显，性价比较高。糖皮质激素对于强直性脊柱炎的治疗仍有较大争议，目前并未被普遍使用。

四、传统改善病情的药物治疗

迄今为止尚无一种能够根治强直性脊柱炎的特效药，这决定了强直性脊柱炎的治疗必然是一个长期的过程，因此选用合适有效的控制病情进展的药物是保证强直性脊柱炎患者获得长期治疗的关键。病情改善药物抗风湿药物主要用于缓解疼痛、改善晨僵、改善功能和脊柱活动度。该类药物可以阻止疾病进展，从而达到控制疾病、改善患者预后的目的。总体上，患者对该类药物耐受性良好。对于使用足量非甾体抗炎药和（或）炎症关节局部注入激素仍然不能控制症状的患者，应该考虑使用慢作用抗风湿药物。治疗强直性脊柱炎常见的抗风湿药物包括柳氮磺吡啶、甲氨蝶呤、沙利度胺和来氟米特等。

1. 柳氮磺吡啶（sulfasalazine，SSZ）　在治疗强直性脊柱炎的二线药物中，柳氮磺吡啶是目前使用最为广泛的药物之一，柳氮磺吡啶是由5-氨基水杨酸和磺胺吡啶通过偶氮键合成的，其抗肠道感染和治疗溃疡性结肠炎的作用早已被公认。由于强直性脊柱炎与炎性肠病之间有很强的相关性，有报道认为超过60%的强直性脊柱炎患者存在肠道炎症的状况，因此柳氮磺吡啶的抗炎作用机制可能是通过磺胺吡啶抑制肠道中的某些抗原物质来达到的。相关临床实验对照示柳氮磺吡啶对缓解外周关节炎的症状和滑膜炎有一定的疗效，但对中轴受累无效。虽然柳氮磺吡啶为控制强直性脊柱炎改善病情药物中的首选，但由于强直性脊柱炎患者病程长，导致该药的疗效有限。此外在接受柳氮磺吡啶治疗的强直性脊柱炎患者中发生的药物副作用主要有腹泻、上腹痛，偶有贫血和白细胞下降，因此通常建议在开始治疗的过程中要定期监测全血细胞计数，包括白细胞和血小板计数，治疗3个月后可以每月监测一次，另外在治疗的开始，也要同时监测肝功能，若有药物性肝损害应据病情及时调整用药。该药物所致肾损伤较小，一般无须监测肾功能。绝大多数患者可以耐受柳氮磺吡啶。

常见的不良反应有恶心、头痛、呕吐、乏力、溶血性贫血、正铁血红蛋白尿、皮疹、胃肠道不适、白细胞减少和血小板减少、过敏反应、肝功能异常、结晶尿、血尿和管型尿；罕见不良反应有胰腺炎、男性精子减少或不育症。虽然至今尚无柳氮磺吡啶致畸的报道，但柳氮磺吡啶能够影响男性精子的活动度，所以应告诫育龄期的患者避孕。对于未生育的患者，停药3～6个月可考虑生育。另外葡萄糖-6-磷酸脱氢酶缺乏、肝功能异常、肾功能损害、血卟啉症、血小板减少、粒细胞减少、肠道或尿路阻塞者应慎用，磺胺类药物过敏者、孕妇和哺乳期妇女、2 岁以下小儿禁用，应用本药期间，建议保持高尿流量，以防结晶尿的发生。

用法及用量：柳氮磺吡啶的常规使用剂量是 2g/d，分 2～3 次服用，开始可以从小剂量开始，以减少药物的胃肠道刺激。服用 4 个月无效则应考虑停用并换用其他药物。

2. 甲氨蝶呤（methotrexate，MTX）　是一种叶酸抑制剂，目前已成为治疗类风湿关节炎的首选药物。同时也批准用于治疗克罗恩病、恶性肿瘤和银屑病，临床上也被广泛用于治疗强直性脊柱炎，但少有循证学证据表明疗效确切。国外近年来研究认为，MTX 对应用柳氮磺吡啶无效的强直性脊柱炎患者可能有效，尤其是对改善外周关节症状，对中轴关节效果不明显者。其对夜间痛等症状改善明显，联合用药时可减少非甾体抗炎药的用量。国内的开放性研究也表明小剂量的 MTX 对早期强直性脊柱炎患者的腰背部晨僵及关节压痛有较好的疗效，且安全性较高。MTX 对血液系统和肝脏的毒性，在应用 MTX 前要检测血常规和肝功能，应用 MTX 后也要每周检测直到治疗稳定，以后每 2～3 个月定期监测血常规和肝功能。由于 MTX 的免疫抑制作用，患者在使用 MTX 时，应该及时向医生汇报所有提示感染的症状和体征，特别是有咽痛症状时。应用 MTX 过程中，患者如有口腔溃疡或胃肠道不适，可口服叶酸 5mg/周，以减少 MTX 的不良反应。

常见的不良反应：①血液系统：MTX 对血液系统有抑制作用，这种抑制可能是突然发生的，其诱因包括高龄、肾功能受损或同时服用其他的抗叶酸药物。任何严重的白细胞和血小板的下降都应停止 MTX 的治疗，同时给予支持治疗。②肝毒性：MTX 治疗过程中出现的任何肝功能异常或肝活检异常，均应停止用药。如果判断正确和给予合适及时的处理，肝功能在 2 周之内可恢复正常。③肺毒性：MTX 的肺毒性是发生在类风湿关节炎的一种特殊情况，在患者接受 MTX 治疗时应注意，如果疑似有肺炎症状，应该停止治疗。④联合阿司匹林和其他非甾体抗炎药治疗：如患者同时接受 MTX 和阿司匹林或其他非甾体抗炎药治疗，要注意仔细监测相关指标。⑤其他不良反应：厌食、腹部不适、肠道溃疡和出血、腹泻、毒性巨结肠、肝毒性、肺水肿、胸痛、肺纤维化、间质性肺炎、过敏反应、荨麻疹、头晕、乏力、畏寒、发热、嗜睡、不适、头痛、性格改变、神经毒性、糖尿病恶化、月经不调、阴道炎、膀胱炎、氮血症、出血、尿异常、肾功能不全、骨质疏松、关节痛、肌痛、血管炎、结膜炎、视力模糊、皮疹、瘙痒、Stevens Johnson 综合征、毒性表皮坏死松解、光敏感、皮肤色素改变、毛细血管扩张、痤疮、瘀斑。

禁忌证：肝功能异常、妊娠期（对于男性和女性都建议在停用 MTX 后至少 3 个月才可受孕）、哺乳期、肺出血、急性感染和免疫缺陷。

用法和用量：活动期强直性脊柱炎，7.5mg/次，口服，1 次/周，根据反应可调整到最大剂量为 10mg/周。

3. 沙利度胺（thalidomide）　早期发现沙利度胺具有一定的镇静安眠的作用，而且对孕妇怀孕早期的妊娠呕吐疗效极佳。曾在世界各地被医生大量处方给孕妇以治疗妊娠呕吐。后因其严重的致畸作用而彻底地退出了市场。1965 年，一位以色列医生尝试把沙利度胺当作安眠药治疗 6 名麻风性皮肤结节性红斑患者的长期失眠，意外发现其可以有效地减轻患者的皮肤症状。后科学家们还发现沙利度胺对结核、红斑狼疮、艾滋病、恶性黑色素瘤、多发性骨髓瘤、卡波西肉瘤及骨髓移植时发生的移植物抗宿主病等多种疾病有一定疗效。基础研究表明，沙利度胺具有特异性免疫调节作用，能抑制单核细胞产生 TNF-α 从而显著改善患者中轴疾病和外周临床表现，持续降低急时相反应物（如 C 反应蛋白）等。临床研究证实，长期使用沙利度胺对于难治性强直性脊柱炎安全有效，其疗效随着用药时间的延长有增加趋势。某医院临床试验选择收治的 76 例强直性脊柱炎患者作为研究对象，随机将这 76 例患者分为对照组（$n=38$）与观察组（$n=38$），对照组患者采用柳氮磺吡啶进行治疗，观察组患者采用沙利度胺进行治疗，对比两组患者血清 C 反应蛋白的水平、血沉、外周关节肿胀数、扩胸距离（进行扩胸试验所得）、枕臂距离（进行枕臂试验所得）和 BASDAI 评分，治疗后，观察组患者血清 C 反应蛋白的水平、血沉、BASDAI 评分均低于对照组患者，外周关节肿胀数少于对照组患者，扩胸距离大于对照组患者，枕臂距离小于对照组患者，证实沙利度胺对强直性脊柱炎患者治疗的效果较为理想，可显著缓解其临床症状。

常见不良反应：口鼻黏膜干燥、头晕、倦怠、嗜睡、恶心、腹痛、便秘、面部水肿、面部红斑、过敏反应及多发性神经炎。停药后上述不良反应多于停药后缓解。

注意事项：①鉴于本药对生殖系统的不良反应，用药期间应该严格采用有效避孕措施；②本品所致的多发性神经炎尽管发生率低，但一旦出现手足末端麻木和（或）感觉异常，应立即停药。

禁忌证：孕妇及哺乳期妇女禁用；儿童禁用；对沙利度胺过敏者禁用；驾驶员和机器操纵者禁用。

用法和用量：沙利度胺 50mg，口服，1 次/睡前，每周递增至总剂量达到 150mg/晚。

4. 来氟米特（leflunomide，LEF）　是合成的口服免疫抑制剂，其作用机制是特异性抑制嘧啶的从头合成，从而抑制了 T 细胞的激活和增殖。来氟米特目前已广泛用于治疗类风湿关节炎，基于其共同的发病机制：T 细胞过度活化和增殖，激活 T 细胞需要大量的嘧啶，因此来氟米特对强直性脊柱炎、前列腺特异性抗原均有一定疗效。来氟米特对强直性脊柱炎的外周关节炎有效，但对只有中轴受累的强直性脊柱炎疗效不佳。仅有中轴受累的患者不建议给药，治疗的适应证还有待观察。

常见的不良反应：过敏反应、白细胞计数下降、肝功能异常、脱发、腹泻、体重下降等。

注意事项：①来氟米特可引起一过性的 ALT 升高和白细胞下降，服药初始阶段应定期检测 ALT 和白细胞，严重肝脏损害和明确的乙肝或丙肝血清学指标阳性的患者慎用。定期监测 ALT，时间间隔视患者具体情况而定。若用药期间出现 ALT 升高，调整剂量或中断治疗的原则：ALT 升高在正常值的 2 倍（<80U/L）以内，继续观察；ALT 升高在正常值的 2～3 倍（80～120U/L），减半量服用，继续观察，若 ALT 继续升高或仍然维持 80～120U/L，应中断治疗；如果 ALT 升高超过正常值的 3 倍（>120U/L），应停药观察；停药后若 ALT 恢复正常可继续用药，同时加强护肝治疗及随访，多数患者 ALT 不会再次升高。②免疫缺陷、未控制的感染、活动性胃肠道疾病、肾功能不全、骨髓发育不良的患者慎用。③如果服药期间出现白细胞计数下降，调整剂量或中断治疗的原则如下：若白细胞计数不低于 3.0×10^9/L，继续服药观察；白细胞计数在（2.0～3.0）× 10^9/L，减半量服药观察，继续用药期间，多数患者可以恢复正常；若复查白细胞计数仍低于 3.0×10^9/L，则中断服药；若

白细胞计数低于 2.0×10^9/L，中断服药，建议粒细胞计数不低于 1.5×10^9/L。④准备生育的男性应考虑中断服药，同时服用考来烯胺（消胆胺）。⑤在本品治疗期间避免接种使用免疫活疫苗。

禁忌证：对本品及其代谢产物过敏者及严重肝脏损害患者禁用。

用法和用量：来氟米特目前在国内治疗类风湿关节炎的剂量是 10～20mg/d，可单独应用或与其他改善病情药合用。在治疗强直性脊柱炎方面，国内外方面尚无适应证，但经验治疗推荐的剂量是 10～20mg/d，可与柳氮磺吡啶、沙利度胺、MTX 等联合应用。

5. 硫酸羟氯喹　目前尚无临床研究验证硫酸羟氯喹对强直性脊柱炎的治疗有益。但有基础研究发现，它可降低包括在风湿性疾病中起重要作用的磷酸酯酶 A 在内的多种酶的活性，降低前列腺素的合成，减少白三烯的释放，可阻断 IL-1、IL-6、TNF-α 和 IFN-γ 的产生，具有一定的抗炎和免疫抑制作用。临床上广泛用于类风湿关节炎、系统性红斑狼疮等疾病，临床疗效肯定且长期应用安全可靠。目前尚缺乏确定的证据证明硫酸羟氯喹对强直性脊柱炎治疗有效。

五、帕米磷酸盐治疗

帕米磷酸盐是一种二磷酸盐类药物，可抑制骨再吸收，研究发现其可抑制 IL-1、TNF-α、IL-6 等细胞因子产生而抑制炎症。

在非甾体抗炎药治疗无效时，选用氨基生物磷酸盐：帕米磷酸盐或许可有效治疗顽固性强直性脊柱炎。加拿大艾伯特大学的 W.P.Maksymowych 及其同事分析了帕米磷酸盐对 9 名强直性脊柱炎患者的作用。临床和实验室评估包括了磁共振成像（MRI）及滑膜和骨质中的钆增加量。数据显示帕米磷酸盐能有效地治疗非甾体抗炎药难治性强直性脊柱炎，但仍需在对照实验中进一步证实。研究人员分别在第 1、2、14、28、56 天对 7 名男患者和 2 名女患者静脉注射 60mg 的帕米磷酸盐。评估指标包括疾病的活动性、关节的功能、肿胀关节和压痛关节记数，以及全身的健康情况，并记录血沉和 C 反应蛋白。Maksymowych 等发现所有检查指标皆有改善。5 名滑膜炎患者的临床症状完全消失。疾病的活动性下降 44%，有显著的统计学意义（P=0.028）。关节功能和全身健康情况皆有明显的提高（P 分别为 P=0.015 和 P=0.011）。治疗后肿胀关节数减少 94%，压痛关节数也减少了 98%（P 分别为 P=0.017 和 P=0.012）。血沉和 C 反应蛋白值均出现了显著的下降（P 分别为 P=0.012 和 P=0.008），8 名患者在接受帕米磷酸盐注射治疗的前两天出现急性淋巴细胞减少和 C 反应蛋白水平升高。以上数据均可证实帕米磷酸盐类药物对强直性脊柱炎具有治疗作用。

用法和用量：每月注射 1 次，前 3 个月每次 30mg，后 3 个月每次 60mg。

六、生物制剂治疗

（一）概述

近数十年来，风湿免疫领域最大的进展之一是生物制剂的应用，第一个肿瘤坏死因子抑制剂的上市,推动了生物制剂治疗类风湿关节炎(rheumatoid arthritis,RA)等自身免疫性疾病的开发和应用。目前,肿瘤坏死因子(tumor necrosis factor,TNF)抑制剂如依那西普(etanercept)、英夫利昔单抗(infliximab)、阿达木单抗(adalimumab)、戈利木单抗(golimumab,商品名 Simponi)等均已经被美国食品和药品管理局(the food and drug Administration,FDA)批准用于治疗强直性脊柱炎、类风湿关节炎及其他风湿性疾病。

生物制剂是一种新型控制病情的药物,具有良好的抗炎和阻止病情进展的作用。通常包括针对促炎细胞因子开发的生物制剂:①目前已经被广泛应用于临床的肿瘤坏死因子-α(tumor necrosis factor,TNF-α)抑制剂如依那西普(etanercept,商品名 Enbrel)、英利昔单抗(infliximab,商品名 Remicade)、阿达木单抗(adalimumab,商品名 Humira)、IL-1 阻断剂(anakinra)和 IL-6 受体单克隆抗体托珠单抗(tocilizumab);②针对抗 B 细胞的特异性抑制剂:如正在被尝试用于治疗风湿性疾病的抗 CD20 单克隆抗体利妥昔单抗(rituximab,商品名美罗华)、抗 CD40 配体的单克隆抗体、B 淋巴细胞刺激因子(BLys)家族的单克隆抗体(贝利单抗 BAFFbelimumab);③抗 T 细胞特异性抑制剂如细胞毒性淋巴细胞抗原 4-免疫球蛋白(cytotoxic T lymphocyte antigen 4-immunoglobulin,CTLA41g);④新进研究中的抗白细胞介素-17α 单克隆抗体(苏金 secukinumab)。

目前临床较多用于治疗强直性脊柱炎的生物制剂主要为 TNF-α 抑制剂,包括四种:依那西普、英夫利昔单抗、阿达木单抗和戈利木单抗。

(二)常见的几种生物制剂在治疗强直性脊柱炎中的应用

1. 依那西普 重组人Ⅱ型 TNF 受体-抗体融合蛋白,是可溶性的人二聚体融合蛋白,其配体结合部分的 TNF 受体连接到人 IgG 的 Fc 部分,通过与可溶性、膜型 TNF 及淋巴毒素-α(lymphotoxin-α)相结合,抑制 TNF 与细胞表面的 TNF 受体相互作用。

适应证:国内批准的适应证包括中度及重度活动性类风湿关节炎;18 岁及 18 岁以上成人中度及重度斑块状银屑病;活动性强直性脊柱炎。国外已批准的适应证包括中度、重度银屑病关节炎,中、重度银屑病,成人和幼年类风湿关节炎(年龄最小可到 4 岁),强直性脊柱炎。

禁忌证:活动性感染、败血症、对本品或制剂中其他成分过敏者、孕妇和哺乳期妇女禁用。

注意事项:在确定应用依那西普治疗前,应该满足下列条件。①诊断明确的强直性脊柱炎(通常基于纽约标准):疾病活动至少持续 4 周;②难治性疾病:3 个月内至少两种非甾体抗炎药无效,关节腔内注射激素无效和伴有外周关节炎时对柳氮磺吡啶治疗无效;③无生物制剂治疗的禁忌证。

为了监测依那西普治疗,应该在开始治疗后观察临床疗效及 BASDAI 评分,应用依那西普治疗 6~12 周无效的患者应该停止继续治疗。治疗有效的标准是强直性脊柱炎 BASDAI 评分至少改善 50%或两个单位以上(基于 0~10 分)。

(1)易感体质:暴露于疱疹和水痘病毒感染、心力衰竭(加重的风险)、神经脱髓鞘(加重的风险)、血液系统异常。

（2）结核感染：治疗前要进行结核筛查；伴有活动性结核应用标准：抗结核治疗2个月后才有可能开始接受依那西普治疗；患者既往接受过足够的抗结核治疗可以接受依那西普治疗，但每3个月应复查相关指标及影像学变化，以避免复发；非活动性结核但亦未接受足够抗结核治疗的患者在接受依那西普等生物制剂治疗前均应先进行足疗程的抗结核治疗；在治疗过程中患者如果出现提示结核感染的症状如持续性咳嗽、体重下降和发热，要着重注意结核感染，必要时停用生物制剂，并进行抗结核治疗。

（3）血液系统异常：接受依那西普治疗的患者若出现发热、咽痛、瘀斑或出血等提示血液系统异常的症状，需行血液系统相关检查进行疾病筛查。

不良反应：皮疹、皮肤血管炎、罕见的神经脱髓鞘病变、惊厥、脑缺血、化脓性脑膜炎、精神错乱、眩晕；呕吐、阑尾炎、胆囊炎、胃肠道出血、肠梗阻、肝脏损害、食管炎、胰腺炎、溃疡性结肠炎；高血压、低血压、心肌梗死、血栓、哮喘、气短、淋巴结肿大、糖尿病、恶性肿瘤；血尿、肾结石、肾功能不全；骨折、滑囊炎、多肌炎、巩膜炎和皮肤溃疡也有报道。

用法和用量：成人或18岁以上的强直性脊柱炎患者，皮下注射，25mg，1次/周；或50mg，1次/周。使用灭菌注射用水稀释。

2. 英夫利昔单抗　是人鼠嵌合的单克隆抗体，包括人的恒定区（C区）和鼠的可变区（V区），与可溶性和膜型TNF结合，但不能与淋巴毒素-α相结合。英夫利昔单抗通过与可溶性和转膜TNF相结合，阻止TNF与细胞表面的TNF受体相结合而发挥其抗TNF的生物学作用。体外生物试验结果显示，英夫利昔单抗可通过固定补体或激发效应细胞从而裂解表达转膜TNF相关细胞，这种效应可能会导致细胞的潜在损伤。类风湿关节炎患者药代动力学显示，静脉给予英夫利昔单抗（3mg/kg或10mg/kg），测定其终末半衰期是89.5天。尽管英夫利昔单抗的半衰期长，但是每间隔4周或8周重复给予英夫利昔单抗（3～10mg/kg）治疗，并未观察到药物的聚集效应。

适应证：英夫利昔单抗已被批准单独或联合甲氨蝶呤治疗活动性类风湿关节炎、强直性脊柱炎、银屑病关节炎。类风湿关节炎：对其他的改善病情药物疗效不佳，英夫利昔单抗可单独或与甲氨蝶呤联合治疗类风湿关节炎；中轴受累的强直性脊柱炎对常规和传统治疗疗效欠佳时，应用英夫利昔单抗治疗强直性脊柱炎；对足量的抗风湿药物疗效不佳的活动性银屑病关节炎，英利昔单抗可与免疫抑制剂（如甲氨蝶呤）联合或单独使用治疗银屑病关节炎。

国外已批准的适应证包括中度、重度银屑病关节炎，中度、重度银屑病，成人类风湿关节炎、强直性脊柱炎，成人和儿童的克罗恩病。

注意事项：治疗前、治疗期间和治疗后6个月都要监测感染；心力衰竭：避免中度、重度心力衰竭患者应用，如果应用过程中心力衰竭加重或恶化应停止治疗；神经脱髓鞘病变恶化或恶性肿瘤恶化，应停止治疗。

（1）结核：患者接受英夫利昔单抗治疗前应评估结核，活动性结核应该应用标准治疗至少2个月以上，才能接受英夫利昔单抗治疗；既往接受过足够的抗结核治疗的患者可以开始应用英利昔单抗治疗，但应每3个月监测结核是否复发；非活动性结核但亦未接受足够抗结核治疗的患者在接受英夫利昔治疗前应该先进行完整的抗结核治疗；治疗过程中如果患者出现提示结核感染的症状如持续性咳嗽、体重下降和发热，要建议注意结核感染。

（2）超敏反应：包括发热、胸痛、低血压、高血压、气短、瘙痒、荨麻疹、血管性水肿。临床报道超敏反应多发生在静脉输注过程中或在输完后 12 小时发生，最为危险的是在第一和第二次静脉输注期间或是停止应用其他的免疫抑制剂时。所有患者在输注英夫利昔单抗后都应该被密切监测 12 小时，并且应该有心肺复苏等抢救措施。此外还要注意迟发性过敏反应的发生。

禁忌证：严重感染、孕妇和哺乳期妇女禁用。

不良反应：腹泻、消化不良、潮红、胸痛、气短、眩晕、乏力、皮疹、鼻窦炎、出汗、口干；少见的不良反应包括便秘、食管胃反流、憩室炎、心悸、胆囊炎、心律不齐、高血压、低血压、血管痉挛、发绀、心动过缓、昏厥、水肿、血栓性静脉炎、鼻出血、支气管痉挛、胸膜炎、精神错乱、焦虑、紧张、遗忘症、困倦、失眠、阴道炎、脱髓鞘病变、抗体形成、肌痛、关节痛、眼内炎、皮肤色素沉着、瘀斑、唇炎、脱发；罕见的不良反应包括肝炎、肠狭窄、肠穿孔、胃肠出血、胰腺炎、循环不良、脑膜炎、惊厥、神经病变、淋巴结肿大和横贯性脊髓炎；极其罕见的不良反应为心包积液。

用法和用量：静脉输注，成人或 18 岁以上的强直性脊柱炎患者，分别在 0、2、6 周按 5mg/kg 体重静脉输注 3 次，以后每 6～8 周按相同剂量静脉输注，如治疗第 6 周无效，应终止治疗。

有研究曾对依那西普和英夫利昔单抗治疗青少年强直性脊柱炎的临床疗效和安全性进行评价，选取收治的青少年强直性脊柱炎男性患者 60 例作为研究对象，随机分为依那西普组和英夫利昔单抗组，每组 30 例，所有患者在接受治疗前半年内及治疗期间均未曾服用改善病情的抗风湿药物，治疗 12 周和 24 周后对两组患者进行随访，收集患者的枕墙距、指地距、Schober 试验、BASDIA、BASFI、C 反应蛋白水平、血沉和 MRI 表现等指标，并进行统计学分析，评估两种药物的临床疗效，同时记录患者不良反应发生情况，经 24 周治疗后，依那西普和英夫利昔单抗均对强直性脊柱炎有较好的疗效，两组患者腰背部及腰骶部疼痛均明显减轻或消失，临床总有效率分别为 96% 和 93%，组间比较差异无统计学意义（$P>0.05$），治疗 12 和 24 周后，两组患者晨僵时间、指地距、枕墙距、Schober 试验、BASDAI 评分、BASFI 评分、血沉和 C 反应蛋白水平等较治疗前均有明显改善（$P<0.05$）。治疗期间，依那西普组 1 例患者出现皮肤红斑，英夫利昔单抗组出现 2 例中度感染、2 例消化系统反应和 1 例皮肤瘙痒，两组患者不良反应发生率比较差异有统计学意义（$P<0.05$）。结论：依那西普和英夫利昔单抗对青少年强直性脊柱炎均有较好的治疗作用，可有效改善其受累髋关节的症状，两组患者短期疗效相近，但依那西普不良反应发生率略低于英夫利昔单抗。

3. 阿达木单抗　是完全人化的单克隆 TNF 抗体。体内和体外实验均观察到，阿达木单抗与可溶性的 TNF 结合进而抑制 TNF 与细胞表面的 TNF 受体结合以达到其抗 TNF 作用。阿达木单抗的终末半衰期是 11.6～13.7 天。采用 Meta 分析方法系统评价阿达木单克隆抗体治疗强直性脊柱炎的有效性和安全性，以采用阿达木单克隆抗体治疗者为观察组，以采用安慰剂治疗者为对照组进行 Meta 分析。结果显示，观察组与对照组治疗后强直性脊柱炎疾病活动性指数评分、夜间疼痛评分、腰背疼痛评分、C 反应蛋白及不良反应情况比较差异均有统计学意义（P 均<0.05），提示阿达木单克隆抗体能够很好地改善强直性脊柱炎患者临床症状，提高生活质量，尽管治疗期间存在一定不良反应，但多数较轻微，可以被接受。

适应证：中度及重度活动性类风湿关节炎，18 岁及 18 岁以上成人中度及重度斑块状银屑病，活动性强直性脊柱炎。

注意事项、禁忌证、不良反应基本同依那西普。

用法和用量：成人或 18 岁以上的强直性脊柱炎患者，皮下注射，40mg，1 次/2 周。

4. 戈利木单抗（golimumab，商品名 Simponi） 是一种完全人源化的 TNF-α 单克隆抗体，首次于 2009 年 4 月在加拿大获批上市，我国于 2017 年 12 月批准其上市，其为类风湿关节炎和强直性脊柱炎患者提供相对静脉注射给药更灵活的给药方式和简便的给药方案，可以更好地满足临床需求。在一项全球多中心、随机、双盲、安慰剂对照研究（GO-RAISE 研究）中，共纳入 356 例活动性强直性脊柱炎成年患者，受试者接受或曾接受过非甾体抗炎药或抗风湿药物治疗，并且未接受过抗 TNF 治疗。患者被随机分至安慰剂组、本品 50mg 组或本品 100mg 组，每四周一次，皮下给药，并允许其继续接受抗风湿药物伴随治疗[甲氨蝶呤（MTX）、柳氮磺吡啶（SSZ）和（或）羟氯喹（HCQ）]。主要终点是第 14 周时达到强直性脊柱炎疗效评价标准 20%改善（ASAS 20）应答患者的百分比，在戈利木单抗 50mg 治疗组中受试者人数比例（59%）显著高于安慰剂治疗组（22%；$P\leq$ 0.001）。在第 14 周和第 24 周观察到的 BASDAI 50、BASDAI 70 和 BASDAI 90 评分应答也具有统计学意义（除第 14 周 BASDAI 90 的 P=0.017 外，余 $P\leq$0.001）。在开始本品 50mg 治疗后的首次评价（第 4 周）时，观察到主要的疾病活动性指标有所改善，并且一直维持到第 24 周。无论患者是否合并使用抗风湿药物[MTX、SSZ 和（或）HCQ]，以及 HLA-B27 抗原检测结果或基线 CRP 水平，患者第 14 周时的 ASAS 20 应答均能获得持续疗效。在第 14 周和第 24 周时 BASFI 相对于基线水平的改变及 SF-36 量表结果表明，本品治疗显著改善了身体机能，且改善了健康相关生活质量。

适应证：国内获批的适应证，联合甲氨蝶呤用于治疗对甲氨蝶呤在内的，改善病情抗风湿药物疗效不佳的，中到重度的活动性类风湿关节炎成年患者，本品联合甲氨蝶呤已被证实能够降低关节损害进展的发生率，并改善身体机能；用于活动性强直性脊柱炎成年患者的治疗。

为评价戈利木单抗治疗活动性强直性脊柱炎患者的疗效与安全性，将 25 例确诊为强直性脊柱炎的患者，随机分为戈利木单抗组和安慰剂组。受试者每 4 周一次分别接受戈利木单抗 50mg 或安慰剂皮下注射。从第 24 周开始所有受试者均接受戈利木单抗皮下注射直至第 48 周。监测主要疗效指标为，第 14 周达到强直性脊柱炎疗效评价标准 20%改善（ASAS 20）的受试者比例。次要疗效指标为达到强直性脊柱炎疗效评价标准 40%改善（ASAS 40）及 ASAS 部分缓解标准的受试者比例。记录受试者的 BASFI、BASDAI、BASMI、旧金山加利福尼亚大学（UCSF）附着点炎指数、患者对病情总体评价、总体背痛评分、Jenkins 睡眠评估问卷调查（JSEQ）评分，并记录不良反应和不良事件的发生。纳入的 25 例强直性脊柱炎患者，戈利木单抗组 13 例，安慰剂组 12 例。第 14 周时，戈利木单抗组和安慰剂组达到 ASAS 20 的受试者分别为 6 例和 2 例，达到 ASAS 40 分别为 5 例和 1 例，达到 ASAS

部分缓解分别为 1 例和 0 例，戈利木单抗组 14 周 BASFI 和 BASMI 分别为 4.51±2.09 和 2.48±2.05，低于安慰剂组（6.66±2.30，2.75±2.36）。戈利木单抗组 BASDAI 改善 20%（BASDAI 20）为 6 例，而安慰剂组仅有 2 例达到 BASDAI 20，戈利木单抗组 14 周 UCSF 附着点炎指数低于安慰剂组，JSEQ 评分高于安慰剂组。戈利木单抗组出现 3 例轻度转氨酶升高，给予保肝药物治疗后均缓解，无须停用戈利木单抗，该临床试验证明戈利木单抗治疗活动性强直性脊柱炎能有效控制病情，减轻症状，改善患者睡眠障碍，且安全性良好。

　　不良反应：最常见的不良反应为上呼吸道感染（12.6%本品治疗组患者和 11.0%对照组患者）。严重的不良反应包括严重感染（脓毒血症、感染性肺炎、结核病、侵袭性真菌感染和机会感染）、脱髓鞘类疾病、乙型肝炎再激活、充血性心力衰竭、自身免疫性疾病如类狼疮综合征、血液学反应、严重全身性超敏反应如速发过敏反应、血管炎、淋巴肿瘤和白血病等。

　　注意事项、禁忌证基本同依那西普。

　　用法用量：50mg，皮下注射，每月 1 次。

　　5. 抗细胞白细胞介素-17α 单克隆抗体（司库奇尤单抗 secukinumab）　强直性脊柱炎是由脊髓慢性免疫介导的疾病性炎症，脊髓炎的特征是渐进性脊髓强直和外周关节炎，白细胞介素 17（IL-17）被认为是一个关键所在，炎症细胞因子在强直性脊柱炎的发展是脊柱关节炎的典型形式。司库奇尤单抗是首个靶向 IL-17α 的重要生物制剂，IL-17α 通路已被研究证实是涉及银屑病和 SpA 发病机制的一条新通路，IL-17α 是该通路的关键病理性细胞因子，司库奇尤单抗是一种可特异性结合并中和 IL-17α 生物活性的全人源化 IgG1k 单克隆抗体，血清清除率低，在人体内半衰期大约为 27 天，与干预炎症级联中更上游免疫通路的治疗策略相比，靶向抑制 IL-17α 可能降低对正常免疫反应的影响。为了评估抗 IL-17α 单克隆抗体苏金单抗（secukinumab）对强直性脊柱炎患者的疗效和安全性，在欧洲进行的由 8 个中心组成的一项随机双盲概念验证研究中，18～65 岁的患者被随机分配（以 4∶1 的比率），予以静脉苏金单抗（2×10mg/kg）或安慰剂给药，时间为 3 周。随机化与计算机生成的大量的随机列表没有分层过程。ASAS 20 在 6 周（贝叶斯分析）时的患者百分比作为研究的主要疗效终点。安全评估了 28 周。对 37 例中度至重度强直性脊柱炎进行筛选，30 例随机分配接受静脉苏金单抗（n=24）或安慰剂（n=6）治疗。可行性分析包括了 23 例接收苏金单抗和 6 例接受安慰剂治疗者，安全分析共包括 30 例。第 6 周，ASAS 20 苏金单抗组为 59%，安慰剂组为 24%（99.8%的可能性，苏金单抗优于安慰剂）。说明苏金单抗能迅速地降低活动性强直性脊柱炎的临床生物标志。这是第一次有针对性的治疗，研究得知这是一种替代肿瘤坏死因子的抑制作用，在 2 期临床试验时能达到其主要目的。

　　非甾体抗炎药和物理治疗是治疗强直性脊柱炎的基石。若传统抗风湿疾病药物对本病症状不是足够有效，建议患者予非甾体抗炎药或肿瘤坏死因子（TNF）阻断剂治疗。目前控制白细胞介素 17α（IL-17α）已成为一种新的强直性脊柱炎患者的治疗目标。

　　（三）应用生物制剂治疗强直性脊柱炎的注意事项

　　到目前为止，已经有成千上万的风湿疾病如类风湿关节炎（RA）、炎性肠病

（inflammatory bowel disease，IBD）、银屑病关节炎（PSA）、强直性脊柱炎等患者使用 TNF-α 抑制剂治疗。由于该类药物目前广泛的临床应用，其安全性也日益受到重视。①诱发的危险之一是生物制剂可以激活肉芽肿疾病尤其是结核，所以在确定生物制剂治疗前需进行有关结核方面的筛查。②初步数据显示 TNF-α 抑制剂的治疗对慢性丙肝是安全的。然而，如果不给予抗病毒干预治疗，TNF-α 抑制剂治疗可致乙肝病毒激活。③TNF-α 抑制剂治疗似乎并不增加实体肿瘤的发生。与普通人群比较，TNF-α 抑制剂的治疗可能不同程度地增加淋巴瘤的发生率，但与类风湿关节炎患者相比，其危险性并未显著增加。④大型的 I 期和 II 期 TNF-α 抑制剂的试验显示其对进展性心力衰竭的预后更差，因此应避免在该类人群中应用。⑤临床数据显示依那西普和英夫利昔单抗均与自身抗体的形成有关，但是这些自身抗体与特定的临床综合征未见直接关联。⑥均有 TNF-α 抑制剂治疗后出现罕见的再生障碍性贫血、白细胞减少、血管炎和脱髓鞘疾病的相关报道。

我们主要介绍目前临床中应用最广泛的 3 个常用的 TNF-α 抑制剂包括依那西普、英夫利昔单抗和阿达木单抗可能出现的不良事件。

1. 一般普通感染 应用 TNF-α 抑制剂后可能会出现细菌及病毒感染，目前已有各种在应用 TNF-α 抑制剂过程中出现感染病例的报道。但总体结论是使用该类药物并未明显增加相关的感染风险。但同时有些证据显示当患者使用 TNF-α 抑制剂时，非严重感染的发生率轻度增加，但总体上与使用其他抗风湿药物的类风湿关节炎患者相比，感染发生的危险性并未增加。

2. 结核感染 动物模型显示 TNF-α 在防御宿主感染结核（tuberculosis，TB）中起着重要的作用，包括肉芽肿的形成和阻止疾病进展。结核的重新激活与 TNF-α 的抑制有关。所以在进行生物制剂治疗之前需常规进行结核筛查以免用药时加重感染病情。对患者有如下建议：①在考虑使用 TNF-α 抑制剂治疗前，须告知所有患者要考虑可能发生结核病的风险性。②所有的患者必须筛查是否存在潜在的结核病，包括病史、体检、筛查结核抗体、胸片，可疑阳性时应行结核菌素试验、胸部 CT 等进一步检查。③在开始 TNF-α 抑制剂治疗前，就应该开始治疗潜在的结核病[结核菌素试验阳性和（或）阳性胸部影像学检查]。是否只使用单一抗结核药物治疗就足够？治疗要持续多长时间后才能开始 TNF-α 抑制剂的治疗仍无明确定论。大多数观点认为单独使用异烟肼（INH）即可，在开始接受 TNF-α 抑制剂治疗前的 1～2 周到 6 个月内进行抗结核治疗均可。通常 INH 治疗持续 6～9 个月就足够了，在进行 TNF-α 抑制剂治疗过程中还要监测病情。④临床医生应该警惕使用 TNF-α 抑制剂治疗的患者容易发生非常规结核病（肺外结核病和播散性结核病多见），患者有相应症状时需及时排查。⑤考虑有活动性结核病感染时，应该立即停止 TNF-α 抑制剂的治疗。在结核病治疗已经结束后是否再使用 TNF-α 治疗仍无绝对标准。

3. 丙型肝炎病毒感染 丙型肝炎病毒（hepatitis C virus，HCV）感染在世界的大部分地区流行。有证据表明 HCV 患者的 TNF-α 水平较正常对照组高，并且 TNF-α 升高的水平与血清 ALT 水平之间具有相关性。这些结果提示 TNF-α 可能涉及慢性 HCV 损害肝脏的病因。病例报道、随机双盲安慰剂对照研究都显示慢性 HCV 患者接受 TNF-α 抑制剂治疗是安全的，甚至是有益的。但是当慢性 HCV 感染的患者考虑要使用 TNF-α 抑制剂治疗时，必须要非常地谨慎，在使用 TNF-α 抑制剂的全过程中定期监测转氨酶和 HCV 病毒负荷量。

4. 乙肝病毒感染　　乙型肝炎病毒 B（HBV）感染是慢性病毒感染中最常见的形式，慢性 HBV 患者肝细胞和血清中的 TNF-α 水平升高，它是由 HBV 特异性的细胞毒 T 淋巴细胞（CTL）介导产生。动物模型研究显示：敲除 TNF-α 的小鼠丧失增殖 HBV 特异性 CTL 的能力，提示 TNF-α 在清除或控制 HBV 方面起着重要的作用。已经发表研究显示：英夫利昔单抗联合甲氨蝶呤治疗能够再激活慢性 HBV 感染，但在应用英夫利昔单抗联合甲氨蝶呤治疗的同时加上抗 HBV 病毒的药物拉米夫定则能够稳定 HBV 疾病活动性。建议在使用 TNF-α 抑制剂治疗前对所有的患者进行乙肝表面抗原（HBsAg）、乙肝表面抗体（HBsAb）、HBcAb 的筛查。慢性 HBV（6 个月以上的 HBsAg 阳性±转氨酶升高±HBV-DNA 阳性）的患者在考虑接受 TNF-α 抑制剂治疗前，必须应用抗病毒治疗如拉米夫定，而且这些患者要定期随访血清转氨酶和血清 HBV-DNA 的水平。还有待进一步研究 TNF-α 抑制剂在 HBV 感染中的安全性，以及明确同时使用 TNF-α 抑制剂与抗病毒治疗是否有长期的毒副作用。

5. HIV 感染　　很多风湿性疾病如炎性关节炎、反应性关节炎、银屑病关节炎和血管炎等与 HIV 感染合并出现。当患者合并 HIV 感染时治疗炎性风湿性疾病变得非常困难，因为 HIV 感染者处于免疫抑制状态。而目前，随着高活性的抗病毒治疗（highly active antiretroviral therapy，HAART）的应用，可以控制病毒的复制和诱导免疫重建。因此，HIV 患者基于 HAART 的基础上有可能承受某种程度的免疫抑制。但临床中应用 TNF-α 抑制剂治疗 HIV 感染个体的数据有限，应用 TNF-α 抑制剂时应当非常小心，以免诱导免疫减弱人群发生感染。此外，在应用 TNF-α 抑制剂治疗前应告知患者讨论相应的风险和效益。

6. 真菌感染　　相关研究发现 TNF-α 抑制剂在宿主防御细胞内感染方面起重要作用，包括防御组织胞浆菌属、隐球菌属、球孢子菌属、念珠菌属、曲霉属和肺囊虫等感染。尽管相关临床证据显示 TNF-α 抑制剂治疗后真菌感染的发生率非常低，并且目前尚不清楚哪种制剂更易诱导患者引起真菌感染，但是仍不能除外诱发真菌感染的可能。以下情况需进行真菌感染的筛选和预防：①患者接受 TNF-α 抑制剂治疗前应该知道真菌感染的危险性；②在使用 TNF-α 抑制剂治疗后的起始 3 个月要密切随访患者；③如果接受 TNF-α 抑制剂治疗的患者出现了发热，要考虑到可能存在真菌感染；④考虑到组织胞浆菌和隐球菌的感染，建议 TNF-α 抑制剂治疗的患者避免高危险性的暴露。

7. 淋巴瘤　　尽管多个流行病学研究显示类风湿关节炎患者罹患淋巴瘤风险增加，但是目前临床大量的类风湿关节炎患者接受 TNF-α 抑制剂的治疗，TNF-α 抑制剂的治疗是否会增加淋巴瘤的发生率，尚未得出肯定结论。临床试验显示：与普通人群比较，TNF-α 抑制剂治疗似乎不同程度地增加了淋巴瘤的发生率，但与类风湿关节炎患者相比，其危险性并未显著增加。因此，需要长期随访和监测接受生物制剂治疗的患者淋巴瘤的可能发生概率。

8. 实体瘤　　有关实体瘤方面，研究发现接受 TNF-α 抑制剂治疗的患者同普通人群比较并未增加实体瘤的发生率。此外，来自瑞士的两项研究还发现：接受 TNF-α 抑制剂治疗的类风湿关节炎患者比没有接受生物制剂治疗的患者实体瘤的发生率有所增加，但结论仍需进一步研究证实。

9. 充血性心力衰竭（congestive heart failure，CHF） 早在 1990 年，Levine 等就报道了 CHF 患者 TNF-α 的水平高于非 CHF 患者，后来又有临床和实验研究提示 TNF-α 的水平增高与心脏损伤有关，这可能提示接受 TNF-α 抑制剂的治疗有益于 CHF 的治疗，但两项随机对照临床研究并未证实 TNF-α 抑制剂的治疗可以减少 CHF 患者的死亡率和住院次数，而是倾向于剂量依赖性的预后不良。对于 CHF 与 TNF-α 抑制剂的治疗有以下建议：①既往无 CHF 发生史的患者在接受 TNF-α 抑制剂治疗的基线期无须以心电图作为排除标准。②既往有 CHF（纽约心脏协会心功能分级为Ⅰ和Ⅱ级）并且代偿良好的患者在接受 TNF-α 抑制剂治疗的基线期要进行心电图检查。如果患者的射血分数正常，在与患者充分讨论和密切监测是否有加重心力衰竭的症状和体征出现的前提下可以接受 TNF-α 抑制剂治疗。如果患者的射血分数减低，应避免接受 TNF-α 抑制剂的治疗。建议对既往有 CHF 的患者在接受 TNF-α 抑制剂治疗前做心电图。③对于纽约心脏协会心功能分级为Ⅲ级和Ⅳ级的患者要避免应用 TNF-α 抑制剂治疗，避免增加死亡率和增加住院次数。④已接受 TNF-α 抑制剂治疗的患者新发生了 CHF，要终止 TNF-α 抑制剂的治疗，并且目前不建议该类患者再次接受同类治疗。

10. 血液系统 尽管在接受 TNF-α 抑制剂治疗过程中发生血液系统的疾病非常罕见，但仍有再生障碍性贫血和全血细胞减少的报道，但所有这些报道均是个案病例。目前尚不建议对接受 TNF-α 抑制剂治疗的患者进行全血细胞计数的监测，但是临床医生要提醒患者一旦发现了某些症状和体征如面色苍白、牙龈出血、易出现瘀斑、全身出血、持续发热或感染，应停止 TNF-α 抑制剂的治疗，并且应对患者进行是否合并其他疾病的评估。

11. 血管炎 TNF-α 抑制剂已经被成功地用于治疗难治性贝赫切特综合征、后葡萄膜炎、类风湿血管炎、Churg-Strauss 综合征、大动脉炎、Wegener 肉芽肿、巨细胞动脉炎、结节性多动脉炎和冷球蛋白血症性血管炎等多种血管炎病变。到目前为止尚无报道 TNF-α 抑制剂的治疗增加血管炎的发生。尽管血管炎的发生在 TNF-α 抑制剂的治疗过程中发生罕见，但是一旦发生即类似于Ⅰ型超敏反应。如果患者出现该反应，应立即停止治疗，同时应用激素和抗过敏治疗。

12. 神经系统 惊厥在 TNF-α 抑制剂治疗中非常罕见。到目前为止尚未发现惊厥与 TNF-α 抑制剂治疗相关性的报道。目前认为是否有惊厥史并不是 TNF-α 抑制剂治疗的禁忌证。

脱髓鞘多发性硬化（multiple sclerosis，MS）患者血液和脑脊液中的 TNF-α 水平升高，27%～63%的患者出现急性炎症性脱髓鞘多神经根病（吉兰-巴雷综合征），25%的患者出现慢性炎症性脱髓鞘多神经根病。尽管有回顾性非对照研究提示，依那西普对难治性慢性炎症性脱髓鞘多神经根病有一定疗效，但尚无应用 TNF-α 抑制剂治疗 MS 的临床药物试验。尽管被 FDA 批准上市的 TNF-α 抑制剂中尚未发现新发生或加重脱髓鞘病变的报道，但仍建议避免在既往已存在脱髓鞘病变（如 MS）的患者中接受 TNF-α 抑制剂的治疗。临床医生应该提醒接受 TNF-α 抑制剂治疗的患者一旦出现脱髓鞘的某些症状和体征如无力、麻木、视力障碍、意识错乱、步态障碍等，提示可能出现了新发作的脱髓鞘病变，应立即停止抗 TNF-α 抑制剂的治疗。

13. 注射/输注点反应 注射点反应（injection site reactions，ISRs）在依那西普和阿达

木单抗试验中均可出现。注射点反应可表现为注射部位出现红斑、感觉迟钝、瘀斑、荨麻疹或瘙痒。注射点反应通常发生在治疗的第 1 个月，随着时间延长而减少。注射点反应被认为是 T 淋巴细胞介导的迟发型超敏反应，时间延长可产生耐受而导致注射点反应逐渐减少。据统计，有 20%～40% 的接受依那西普和阿达木单抗治疗的患者会出现注射点反应，常常在开始接受治疗的第 1 个月出现，随着时间延长而减少。大约有 10% 的接受英夫利昔单抗治疗的患者会发生轻度输注点反应，可通过应用抗组胺受体抑制剂或同时应用小剂量肠外糖皮质激素来减少发生。如果患者对英夫利昔单抗发生了严重的输注点反应或过敏反应，应立即终止英夫利昔单抗的治疗，并且要立即给予相应处理措施，并密切监测患者症状，据患者反应情况酌情考虑是否继续接受英夫利昔单抗的治疗。

14. 免疫遗传学　自身抗体通常出现在自身免疫性疾病中，TNF-α 抑制剂的治疗增加了自身抗体的发生率。到目前为止有报道：一是接受依那西普和英夫利昔单抗治疗的患者可出现自身抗体，而尚未见报道接受阿达木单抗治疗的患者出现自身抗体；二是很少有研究来检测所出现的这些自身抗体的消失发生率。接受依那西普和英夫利昔单抗治疗的患者均可出现自身抗体的阳性，且似乎在英夫利昔单抗中更常出现，关于阿达木单抗在该方面的报道较少，并且相关抗体的出现与任何特异性的临床表现之间并无关联。

15. 其他　此外，临床症状性系统性红斑狼疮（SLE）的发生非常罕见（大约不足 0.2%），依那西普和英夫利昔单抗均有可能导致临床症状性 SLE 出现。

七、其他非药物治疗

1. 健康教育及指导　对强直性脊柱炎患者进行健康教育以提高对疾病的认识，减轻生活压力，增加患者在疾病治疗过程的依从性等。对疾病知识的缺乏会导致患者面对各种强直性脊柱炎症状出现紧张、抱怨、情绪难以控制等，健康教育有利于改变患者的认知、态度和理解能力，调动患者的主观能动性，培养患者的自护能力和坚持长期、终身积极配合治疗的健康信念。让患者能够很好地认识疾病的性质及预后等情况，促使患者对疾病本身足够重视。

2. 改变生活方式

（1）戒烟：会加快强直性脊柱炎患者疾病的发展进程，增加实质器官的功能损害，增加脊柱关节轴向结构的损伤，降低患者的生活质量。有报道称，吸烟能导致一些炎性标志物增高，尤其以 C 反应蛋白（CRP）明显，这种炎症反应在强直性脊柱炎中与疾病本身相关炎症因子相互作用，加大了疾病进展的风险。吸烟也是一个增加心血管与脑血管疾病的风险，而循环系统疾病是死亡的最常见原因。因此，戒烟可能有利于减缓强直性脊柱炎病程的进展，又可能减少额外的心血管疾病发生的可能，可鼓励强直性脊柱炎中吸烟患者积极的戒烟，养成良好的生活习惯，积极地治疗疾病。

（2）家庭锻炼：一项针对强直性脊柱炎理疗的系统回顾研究分析的随机对照试验中指出：与对照组相比，适当的家庭锻炼在短期内能有一定程度的改善功能，而监护下的锻炼在这一方面并不优于家庭锻炼。劝导患者要谨慎而不断地进行体育锻炼，以取得和维持脊柱关节的最好位置，增强椎旁肌的力量，并增加肺活量，在活动或站立等的过程中，应尽量保持身体的正常姿势，睡硬板床，多取仰卧位，避免诱发及加重屈曲畸形的体位。

3. 心理辅助治疗　强直性脊柱炎是一种慢性进行性疾病，病程长，症状逐渐加重，治疗方案复杂，治疗时间长，成本高，药物副作用重等，容易使患者产生消极、焦虑甚至抑郁的心理。治疗过程中医师应该掌握患者的心理动态，使患者树立正确的信念，预防和消除患者消极、抑郁的心理，与家属共同给予患者足够的关心，根据其不同的心理状态因人施护。

4. 物理治疗　水浴疗法可改善患者生理功能，增加局部血液循环，使肌肉得到放松，缓解疼痛，虽然远期效果尚无得到肯定，但其强调对于强直性脊柱炎患者治疗的最佳方式为"非药物治疗和药物治疗"的结合，以取得更好的治疗效果。此外，还可通过磁疗、放疗、激光疗法超声波疗法等各种不同的理疗对强直性脊柱炎进行治疗，主要功效是缓解症状，改善功能等。

第二节　强直性脊柱炎的外科治疗

一、关节腔局部注射治疗

1. 概述　髋关节受累常表现为局部疼痛、活动受限、屈曲挛缩及关节强直，其中大多数为双侧，这是强直性脊柱炎的常见临床表现，髋部症状大多起于发病后头 5 年内，发病年龄较小，外周关节起病者易发生髋关节病变。髋关节病变给许多青少年和青春期患者的生活、学习和工作带来了困难，目前临床上早期快速改善患者髋关节受限的症状，并能延缓髋关节变形、关节间隙变窄的办法并不多。局部注射皮质激素可改善髋关节受限症状，提高患者的生活质量。局部注射治疗可以减轻髋关节疼痛，以及放射痛、负重痛和静息痛，尤其可以明显地改善夜间疼痛。髋关节受累是一种早期表现，内收和外展活动受限。髋关节注射可改善髋关节的内收角度，也可以明显改善局部疼痛，并且增加髋关节的活动度。对于髋关节间隙变窄明显的患者，局部注射药物也可取得一定的疗效。

2. 适应证
（1）全身用药无效或无法耐受的患者。
（2）减轻关节外软组织病变的症状。
（3）对全身治疗疗效差的且只有少数关节受累的患者进行辅助治疗。
（4）增强理疗、康复治疗的效果。
（5）减轻关节及骨科矫形后出现粘连的作用。

3. CT 引导下骶髂关节局部药物注射　在 CT 引导下往骶髂关节腔内注射依那西普是一种治疗强直性脊柱炎的有效方式。除了注射依那西普外，还有 4 种 TNF-α 抑制剂（英夫利昔单抗、阿达木单抗、赛妥珠单抗和人戈利木单抗）可用于关节腔注射治疗强直性脊柱炎。具体操作如下：嘱患者俯卧位，行骶髂关节下 1/2 段 3mm×3mm 层扫描。选择骶髂关节中下 1/3 之上段为进针面。局部皮肤常规消毒、铺巾。2%利多卡因局部麻醉，将皮肤切开，在 CT 引导下用活检针穿刺，进入骶髂关节滑膜部。取出针芯，接上 60ml 注射器造成负压，双向旋转，将穿刺针推进 5mm 左右，CT 扫描确认达到靶点。退出活检针，所得标本留待病理检查。改用斜口股动脉穿刺针，在 CT 导引下沿原路进入骶髂关节靶点，或用 9 号腰穿针垂直插入骶髂关节，注入加有 2%利多卡因的丙酮缩去炎舒松 15～20mg，或注入保泰松 1ml 或醋酸泼尼松龙 50mg+2%利多卡因 2ml。注射部位皮肤消毒，无毒纱布覆盖，胶布固定，操作完毕。

4. 并发症

（1）医源性感染：是关节注射和关节灌洗最严重、但并不常见的并发症，常发生于应用免疫抑制剂治疗和全身衰弱的患者。

（2）关节炎突然加重：部分患者在关节腔注射后关节炎突然加重，多发生于注射后数小时左右，也可能持续长达 48 个小时，有时类似医源性感染，可能与注射制剂有关。

（3）局部软组织发生萎缩或色素改变：可能会出现在注射 1～6 个月后，这种并发症是局部注射类固醇最常见的并发症。

（4）局部神经损害（如腕管综合征）：注射时若注入邻近的重要神经结构，可导致局部神经损害。

（5）肌腱断裂：注射导致跟腱、肱二头肌肌腱和跖筋膜断裂的风险最高，在注射时应当避免类固醇直接注射入肌腱。

二、滑膜切除术

强直性脊柱炎主要侵犯关节滑膜，对病变的髋、膝关节进行滑膜切除，可有效缓解滑膜炎引起的关节疼痛、肿胀，延缓关节病变的进展。

1. 手术适应证

（1）药物治疗后髋（膝）关节疼痛及活动受限（膝关节可伴有肿胀）的症状并无缓解。

（2）X 线检查显示髋（膝）关节间隙正常或轻度狭窄，磁共振显示有关节积液，滑膜增生的病理表现。

（3）体温不高于 38℃，切口周围局部皮肤无破溃、无感染。

（4）全身状况良好。

（5）髋、膝关节活动度情况为可主动或被动活动＞50°。

2. 手术禁忌证

（1）全身状况较差，如有严重的心肺功能不全，严重贫血及空腹血糖＞9mmol/L。

（2）高热，切口周围局部皮肤有破溃或感染。

（3）大剂量应用激素的患者。

（4）X 线片示髋关节或膝关节间隙明显狭窄或消失。

（5）髋、膝关节主动或被动活动＜50°。

3. 术前准备 滑膜切除术的术前准备十分重要，术前须排除髋关节屈曲挛缩的情况，可通过影像学检查（X线、CT或MRI）评估髋关节的活动范围。通过X线可检查关节有无骨赘及髋关节是否发育不良，若骨赘较大，可导致关节镜置入困难。麻醉选择与肌肉松弛状态也至关重要。随着强直性脊柱炎患者病程发展，髋关节周围软组织会发生纤维化和挛缩、髋关节僵硬且活动受限、关节囊也可与股骨头粘连，这些病变都会为髋关节镜的实施带来困难。有效的牵引是手术的关键，牵开髋关节腔隙为手术提供位置是进行手术的前提，在全身麻醉后，肌肉完全放松，先轻轻地用手活动髋关节，解除髋关节周围粘连，再牵引髋关节使股骨头与髋臼的距离为8～10mm，从而使关节镜正常进入。

髋关节镜在腰麻或全麻下，患者肌肉松弛时进行，患者一般仰卧在牵引床上。仰卧位的优点包括体位摆放比较容易，手术部位定位方便，使手术操作简单化，侧卧的体位更适合肥胖患者，可使过多的脂肪组织下坠，为手术操作提供通道并且侧卧时更方便处理关节后方及下方。但侧卧位也存在一定的缺点，比如，术中需调节牵引装置，延长了手术的时间。就手术结果来说，采用仰卧位或侧卧位无明显差异，可依术者喜好或患者要求而定。

4. 手术方法　传统的滑膜切除术常经髋关节或膝关节前后开放手术入路，在手术过程中切除关节囊内增生和肥厚的滑膜，并清理关节腔，将滑膜自关节囊内面剥离，术后患者的疼痛症状可以明显减轻。由于滑膜为环形包裹关节，很难从关节前后入路同时将关节内的滑膜组织完全切除；并且滑膜切除术创伤较大，在将滑膜剥离后，关节内会发生缺乏关节液润滑的情况，导致关节粘连及关节软骨退变，对术后功能恢复不利。由于滑膜切除术具有这些缺点，故目前已逐渐被微创的关节镜下滑膜切除术所取代。

关节镜检查可进行精确的诊断，确认MRI和超声所见是否正确，同时还可以进行治疗。关节镜下进行清创和滑膜切除术可以有效控制类风湿关节炎、强直性脊柱炎的髋关节病变，使炎性病变得到控制，患者的症状得到缓解。关节镜操作是微创手术，需多入路联合操作，可显著减少传统开放手术对关节及关节周围组织的破坏，大大缩短了患者的康复期。操作时可通过关节镜用旋转刨削刀将滑膜组织切除并吸出。关节镜下滑膜切除时可以按照一定的顺序进行操作，从而避免遗漏。同时应避免损伤关节内正常结构，在手术完成前，可采用射频止血的方法减少术后血肿形成。对于出血较多的患者，术后常有关节腔积液，应放置引流条，若没有这种情况的发生则无须放置引流条，以免增加术后感染的风险。由于滑膜切除术并不能将炎性滑膜组织全部切除，在切口愈合后（约术后1周左右）可于关节腔内注射皮质激素，可以达到控制关节腔内炎症、促进积血吸收、防止关节粘连的目的，从而确保患者可以积极进行关节活动，使关节功能更快更好地恢复，降低术后感染与伤口愈合不良的情况发生。

5. 术后康复　髋关节镜手术是一个综合治疗的过程，术后康复对治疗效果同样重要，康复方法包括以下几点。

（1）尽早开始肌肉活动，防止肌肉萎缩。

（2）在患者可以承受的范围内逐步活动髋关节，可以减少关节僵硬的发生。

（3）术后约1周可下床适度行走，可以预防深静脉血栓的形成。

（4）患者需自觉加强本体感觉及心血管系统的训练。

患者术后可在镇痛药缓解疼痛的情况下进行髋关节功能练习，采用俯卧位，缓慢地将大腿中段和胸腹部垫起，让患者的股四头肌和髂腰肌保持放松，臀部逐渐增加重量，骨盆贴近床面，使髋关节达到完全伸直的状态，这样训练可以纠正患者的形体与行走步态。术后需用无菌敷料覆盖伤口，然后更换为粘贴式敷料。麻醉恢复后可恢复自由体位，嘱咐患者积极练习髋关节内收、外展、屈曲和旋转功能，并逐渐增加关节活动度。3 天内应尽量避免完全负重，6 周内尽量避免剧烈运动。

6. 手术并发症及处理　由于关节的结构复杂、位置深且重要的神经血管多，若术者不熟悉髋关节周围的解剖结构与正确的手术入路与技巧，容易发生手术并发症。常见的主要并发症包括坐骨神经、股神经与血管牵拉伤，器械折断，关节软骨和盂唇损伤。术前需正确认识髋关节的解剖结构，标出血管神经的走向，避免开始手术后，局部肿胀严重导致无法正确选择关节镜入路。在手术入路的选择中，应尽量避免前方入路，因为此位置离股动脉和股神经比较近，操作中容易损伤神经与血管。使用前外侧入路时应避开股外侧皮神经，术者操作时保持轻柔、能够正确使用牵引床和 C 型臂，则可最大限度地降低并发症的发生率。

7. 注意事项　在牵引时需缓慢柔和牵引，牵引力过大，易导致血管神经拉伤；而牵引力过小，关节间隙狭窄，则无法在镜下进行手术操作。并且在牵引时应避免短时间快速、过度牵拉脊柱，否则容易出现术后腰痛。术中牵拉尺度的主要依据：C 臂X线透视观察，股骨头上缘与髋臼缘垂直距离应大于 10mm，出现"半月征"时，则表示髋关节间隙已拉开。术中应保持患肢中立位，避免外旋，并维持髋关节在伸张位。联合应用前方入路、前外侧入路和后外侧入路可以减少术中盲点，取得更为理想的效果。另外，若患者髋关节周围出现明显骨赘，会加大建立入路的困难及对关节软骨的破坏，对于一些内科治疗无效的强直性脊柱炎关节病变患者，早期进行关节镜微创清理，去除髋关节内的病变组织和致痛物质，改善关节内环境，术后配合内科和康复训练，可有效地控制病程发展，减轻强直性脊柱炎的致残率，改善患者的髋关节功能，取得满意的治疗效果。

8. 关节镜下滑膜切除术的优点
（1）创伤小，对关节结构几乎没有影响。
（2）术后患者恢复较快，不影响患者的关节功能。
（3）可进行多次手术。
（4）在手术时可同时检查、清理和修复关节软骨、半月板和交叉韧带。
（5）在手术期间可以结合生物制剂等进行综合治疗。

9. 关节镜下滑膜切除术的缺点
（1）滑膜切除范围有限，对于严重的滑膜炎患者，在进行多次关节镜下切除滑膜后，患者的症状可能仍无缓解，此时应考虑行开放手术。
（2）髋关节镜下滑膜切除术开展较少，关节镜下滑膜切除术目前主要应用于膝关节，并取得了良好的效果。髋关节镜与膝关节镜治疗强直性脊柱炎关节的机制和疗效相同。在治疗的过程中，除了坚持规范化内科治疗以外，可以将关节镜滑膜切除术与生物制剂注射相结合，达到延缓疾病发展的目的。

三、常规手术治疗

（一）概述

风湿类疾病有许多是致残性疾病，强直性脊柱炎也是一种致残性疾病，尽管随着现代医学的发展，在强直性脊柱炎的治疗上已经积累了很丰富的经验，但迄今为止，尚未发现某一种特效药可以终止疾病的进一步发展；同时由于仍有很多医生对本病的认识不清，常常造成误诊、漏诊，使患者得不到及时治疗，最终导致脊柱强直，对已经强直的关节目前尚不能用任何疗法使其恢复，只能通过手术治疗改善患者的功能，使患者能够生活自理，提高患者的生活质量。现代外科治疗不仅是矫正畸形，还包括控制疾病发展，预防关节或脊柱畸形的发生和发展，矫正畸形重建功能，缓解疼痛等多项内容。强直性脊柱炎中晚期常造成髋关节骨性强直、严重屈曲畸形、多关节受累、骨质疏松等，施行全髋关节置换术是目前公认有效的改善关节功能的方法，对于符合手术标准的患者应尽早进行髋关节置换术，尽早改善患者的生活质量，但在年龄的选择上，又不宜把范围降得过低，否则此种治疗方法的远期并发症将导致患者在一生中需要多次接受翻新手术，术前应该对患者进行综合评估，充分了解患者对手术治疗的期望值，最终确定手术方案。

1. 手术适应证

（1）年龄应在 50 岁以内，部分身体健康、体质较好者也可放宽至 60 岁。

（2）患者一般状态良好，心、肺、肝、肾功能正常，能耐受手术。

（3）患者因失治误治和缺乏功能锻炼导致关节破坏和功能障碍。

（4）严重脊柱畸形的患者。

（5）髋关节已严重破坏，关节疼痛严重的患者。

2. 手术禁忌证　全身情况较差，贫血严重，高血压，高龄无法耐受手术者。

3. 治疗方法

（1）早期：经规范化内科治疗无效者，可采用膝关节滑膜切除术等切断关节病变的恶性循环。

（2）中期：进一步切除影响膝关节活动的增生骨质，修整因骨破坏而变得凹凸不平的关节面。

（3）晚期：针对强直性脊柱炎脊柱严重屈曲畸形的患者，则需要进行脊柱矫形手术。

4. 术前准备　由于长期使用抗风湿药物治疗及强直性脊柱炎疾病病程较长，疾病导致的严重畸形压迫内脏等情况增加了手术的难度，所以在术前应做好充分的准备，从而提高手术成功率。

（1）中度以上贫血、高血压患者应积极控制，待疾病好转后再手术。

（2）骨质疏松的患者可补充维生素 D 和钙剂，应用激素的患者尽早减少药量直至停药，并可以在肾上腺皮质功能恢复后再进行手术。

（3）椎间孔钙化无法穿刺时，须选择合适的麻醉途径。

（4）患者脊柱屈曲畸形，俯卧困难，但在术中需保持俯卧位，因此如不能坚持俯卧姿势 4 小时以上则无法进行持续的手术，甚至出现生命危险。

（5）术前应进行俯卧的练习，增加患者对俯卧位的耐受力。防止由于长时间保持俯卧位导致的脑充血、水肿与心肺功能衰竭的状况发生。

（二）全髋关节置换术

1. 概述　在髋关节病变晚期，关节严重破坏，股骨头坏死，失去了正常功能，此时需要行髋关节置换术。在手术中，可先把病变的关节切除，然后换上模拟髋关节假体，组成新的髋关节，并建立髋关节的正常功能。随着人民生活水平的提高及经济条件的改善，人工置换关节不断普及。人工关节的材料可以分为金属对金属、塑料对金属和金属对塑料 3 种类型。若患者长期卧床，生活无法自理，脊柱、双髋和双膝关节功能丧失，只有施行双髋双膝关节置换才能纠正畸形，重建双下肢功能。由于进行全膝关节置换时需要将髋关节保持在中立位并有良好的活动度，所以应先解决髋关节的问题。但也有髋膝关节同时置换成功案例，同时置换可减少麻醉和手术次数、避免了多次手术的痛苦和创伤、减轻了患者的负担，4 个关节也可以同时康复，减少了卧床时间和并发症的风险，可使患者尽早离床活动，达到功能恢复的最大化。

2. 适应证

（1）年龄应在 50 岁以内，若患者身体健康、体质较好也可放宽至 60 岁；患者一般状态较好，无明显骨质疏松，无贫血、发热并且心、肺、肝、肾功能正常，能耐受手术。

（2）患者经系统内科保守治疗，全身症状较为稳定，脊柱疼痛减轻或已无疼痛。

（3）经 X 线检查显示病变关节已严重破坏，患者髋关节疼痛严重。

（4）髋关节的纤维强直或骨性强直已经严重影响正常工作及生活。

（5）关节软组织尚未挛缩，否则容易导致假体安装失败。

3. 禁忌证

（1）全身情况较差，严重贫血，高血压，高龄患者无法耐受手术时应禁止手术。

（2）局部感染。

（3）骨髓炎。

（4）败血症。

（5）肌无力和肌麻痹。

4. 术前准备

（1）加强营养，停用强直性脊柱炎治疗药物，使用保护肝、肾功能的药物。强直性脊柱炎患者，常有营养不良导致的贫血，以及长期服用抗风湿药物导致的肝、肾功能损害。因此，在术前需要纠正贫血，停用强直性脊柱炎治疗药物，并使用保护肝、肾功能的药物。若患者对激素依赖且术前无法停用，在术前服用泼尼松应逐渐减量至 1 片/天以下，否则无法进行手术，并且对于这类带激素手术患者，术后更应预防感染。

（2）适当的心理疏导，可以增强患者对手术成功的信心，使患者在术后积极进行功能锻炼，术前要鼓励患者多活动，锻炼髋、膝关节周围的肌肉，多锻炼非置换侧关节的活动，促进术后康复。

（3）关节置换术前，患者无发热，一般状况良好可以进行人工关节置换。

5. 手术操作   选用全麻钻孔硬膜外麻醉或连续药麻。采用仰卧位，术髋垫高30°，切口起自髂骨峰中部，经髂前上棘向大转子远端5cm。切开皮肤、皮下组织，骨膜下剥离髂骨内外板，在臀中肌和阔筋膜张肌之间进入，横断部分臀中肌纤维及部分阔筋膜起点，以钝性关节囊外剥离显露关节囊前外侧，切除关节囊即进入关节内。关节如尚未强直，则使股骨头突出；如已强直，则需将融合部凿开，使股骨头突出。在股骨颈的基底部将股骨头颈凿除，必须注意保留股骨颈的基部，以便支撑假头的肩部。用髓腔锉扩大股骨上端的骨髓腔，以便将假头的柄部顺利插入。假头放置位置以10°～15°为好。满意后将头取出备用，然后用髋臼锉将髋臼挖深、挖好，放置髋臼在20°前倾，并和骨盆横轴成45°～50°的位置，用骨水泥固定，再将金属股骨头的柄插入股骨上端的髓腔内。先试行复位，位置及关节活动均满意后用骨水泥固定。冲洗创口，将假头纳入塑料髋臼内，活动髋关节，若无骨性阻挡及不稳定现象，即可将创口逐层缝合，安放负压引流。术后可用木板鞋将患腿固定在20°外展及15°内旋的位置。有学者采用直接前入路全髋关节置换术治疗强直性脊柱炎髋关节屈曲畸形，经治疗后患者切口在术后Ⅰ期均愈合，无神经损伤、血肿及下肢深静脉血栓形成。X线片未发现假体松动、下沉、异位骨化等情况发生。18名患者术后髋关节疼痛完全缓解，3名患者存在髋关节行走时疼痛，所有患者均能满足患者的日常生活要求，患者均可自理。

6. 术后并发症及处理   除伤口感染、神经和血管损伤、术中骨折及异位骨化等并发症外，人工全髋关节置换术还有其特有的并发症，如假体松动、断裂及人工关节脱位等。此外，还有更严重的并发症，如下肢深静脉血栓、肺栓塞等，可能给患者带来生命危险。

（1）异位骨化：是一种病理性骨形成，其发病机制尚不明确。异位骨化曾经是强直性脊柱炎患者人工全髋关节置换术后较为常见的并发症。但随着手术技术的提高及术后处理的规范化，目前异位骨化的发生率明显下降。强直性脊柱炎患者全髋关节置换术后异位骨化发生的原因可能为：①强直性脊柱炎仍然处于活动期，疾病本身可以造成术后异位骨化；②术中清除骨碎片不够彻底；③术后发生感染；④髋关节出现局部创伤或患者术后活动过量等。

（2）假体无菌松动：是全髋关节置换术后中晚期主要并发症。导致假体松动的因素有很多，其中包括术者的外科技术因素、骨水泥技术因素、生物性因素及生物力学因素等。并且部分强直性脊柱炎患者因脊柱与骶髂关节部分完全融合，同时大多数患者存在骨质疏松及髋关节畸形的情况，不仅加大了假体安放的操作难度，而且加大了对髋关节假体的磨损，减少了假体使用寿命，也是假体松动不可忽略的因素。

（3）深静脉血栓形成及肺栓塞：深静脉血栓形成是人工全髋关节置换术后的最常见并发症，而肺栓塞是全髋关节置换术围手术期的主要死亡原因，与肢体近端深静脉血栓形成密切相关，导致肺栓塞发生的因素主要有血液的高凝状态、血流缓慢及血管壁损伤。术后可使用常规抗凝药物，进行严格的术后监测，也可使用物理方法促进下肢血液循环，能有效降低深静脉血栓的形成及发生肺栓塞的风险。

（4）除上述并发症外，还包括感染、疼痛、神经损伤、术中骨折、假体骨折及双下肢不等长等。强直性脊柱炎患者骨质破坏、骨畸形、骨质疏松严重，术中发生骨折的可能性远高于普通患者。部分患者关节强直及畸形较严重，导致神经位置发生改变，由于矫正畸形后会牵拉神经，加大了神经血管损伤的可能性。双下肢不等长也会影响患者的生活质量，应尽可能避免这种情况发生。

7. 术后康复 1 周后可练习坐起，3 周后在床上手拉滑轮帮助做屈髋练习，4 周后可下地扶双拐部分负重，2～3 个月以后患腿可完全负重，自由行走。人工髋关节的优点是绝大多数患者不痛，而且活动度较好。

8. 总结 目前强直性脊柱炎的发病机制尚不明确，多数学者认为强直性脊柱炎是在遗传因素的影响下，由免疫学微生物学等多因素共同作用的结果。早期的诊断与治疗能够有效缓解大多数强直性脊柱炎患者的病情，但仍有小部分患者的病情进展迅速，无法控制，最后需要接受手术治疗。目前全髋关节置换术治疗强直性脊柱炎髋关节病变取得良好的治疗效果，但对于髋关节骨性强直患者的治疗及研究相对较少，仍需更加深入的研究与探索。

（三）人工膝关节置换术

1. 手术目的
（1）缓解关节疼痛的临床症状。
（2）矫正关节畸形病变。
（3）提高患者生活质量。

2. 禁忌证
（1）关节周围存在感染性病灶。
（2）全身感染性疾病患者。
（3）膝关节周围肌肉瘫痪、神经性关节病变。
（4）全身状况较差或重要脏器病变患者。

3. 术前准备
（1）全身检查：强直性脊柱炎患者往往长期服用激素类或免疫抑制药物，加大了手术感染的风险，故术前 3 天可以服用广谱抗生素，术前 30 分钟需要加强一次，术前检查要注意检查全身重要脏器病变，包括糖尿病、高血压、心脏病、膝关节皮肤、下肢深静脉情况及全身有无感染问题，并加强营养，纠正贫血，停用强直性脊柱炎治疗药物。
（2）膝关节检查
1）一般检查：检查膝关节形态、肿胀度、皮肤、皮下组织、血管及关节内的积液，触压痛、肌力及关节活动度等情况。
2）X 线检查：常规 X 线对关节置换术前评估具有重要的意义。X 线片应包站立位下肢全长的前后位片，以及膝关节的侧位及屈 30°～45°的骨轴位片。可对膝关节肢体对线、关节周围骨质疏松、缺损情况、关节缘骨赘和后关节囊游离体生长情况进行评估。
3）其他检查：血沉、C 反应蛋白检查、关节穿刺、关节液的常规和细菌学检查、CT、MRI、核素扫描检查等对术前评估都具有重要的意义。

4. 手术过程 先进行硬膜外麻醉，取仰卧位，并严格消毒铺巾，将止血带缚于大腿最近端，采用前正中切口，切口位于髌骨上方 7cm 处，并向下延长至髌骨下方 5cm 处，依次切开皮肤、皮下组织，并从髌骨旁内侧切开关节囊，将增生的滑膜组织彻底切除，再依次切除髌下脂肪垫及半月板，以及股骨和胫骨表面的增生骨赘，再将前十字韧带切除，后十字韧带可视具体情况保留或切除。强直性脊柱炎患者的膝关节大多表现为僵直畸形，可采用二次切骨及软组织松解的方法置换融合的膝关节。具体操作方法为先用电锯将融合的髌骨关节分离，松解骨周围软组织，然后将髌骨外翻，外翻时应该避免髌腱止点撕脱性骨折，将融合的关节充分暴露，用骨撬将内、外侧副韧带小心地从骨面上分离。第一次切骨需将后方关节囊及侧方软组织进行松解，第二次切骨可行股骨胫骨骨面假体床成形术并用抗生素冲洗髓腔，从而减少脂肪栓塞产生的风险。在手术时应选择较厚的聚乙烯衬垫。在假体的选择方面，应尽量选择 10mm 厚的胫骨平台假体，并保持后倾 5°～7°。在髓内导向器引导下进行股骨远端切骨，切骨的厚度一般应在 8～12mm，与假体的厚度相等。并且，切骨面应呈 "8" 字形，适应假体的大小，股骨内后切骨位置要比外侧髁低。屈曲度数无法纠正时可行术后牵引及肌肉康复训练进行矫正。假体选择要适应股骨髁大小，然后固定截骨模具，完成股骨截骨。在安装假体之后，需检查膝关节活动度是否良好，膝关节是否平稳，关节伸屈间隙是否左右对称。然后去除模具并冲洗干净，再置入骨水泥，安装膝关节假体。在手术中要注意将骨碎屑及杂质清除干净，将创口密闭，并负压引流，术后 48 小时可以将负压引流拔除，然后锻炼膝关节，每天 2 次，30 分/次，进行股四头肌主动功能锻炼，在锻炼时可逐渐增加被动活动的范围。

5. 术后并发症

（1）关节松动：关节松动的原因有：①人工假体与患者自身的宿主骨没有很好地整合在一起；②关节磨损颗粒引起骨溶解。关节松动的临床表现为关节疼痛和活动受限，X 线片表现为假体位置改变及假体周围出现骨吸收的透亮带。

（2）感染：人工关节置换后局部若出现红肿热痛并伴有高热，并伴有血沉及 C 反应蛋白升高，可考虑为感染。可在无菌条件下抽取关节腔液体进行培养和药敏实验，判断感染的细菌种类，并根据药敏结果选取敏感抗生素进行治疗，若不能控制感染，需尽早在关节镜下对关节进行灌注冲洗，若仍不能控制感染，则需取出感染源关节假体。

（3）脱位：常见原因如下。

1）假体位置不良。

2）术后早期不正确的活动。

3）外伤等导致关节脱位时可出现关节疼痛、活动障碍甚至关节畸形，可通过 X 线片进行确诊。

（4）深静脉血栓：血栓较大时会出现下肢的严重水肿，若血栓脱落则会造成重要器官的衰竭，甚至造成患者的死亡。如肺梗死、脑梗死、心肌梗死等。

（四）严重脊柱后凸畸形手术治疗

1. 治疗概况　大多数强直性脊柱炎患者不需要手术治疗，对于中晚期的强直性脊柱炎患者，出现顽固性脊柱疼痛，且服用抗风湿药物无效，难以抵抗内科药物的副作用时，可以考虑手术止痛。对于强直性脊柱炎晚期，病情已进入缓解期时，若脊柱存在严重的侧弯及后凸畸形时，可考虑采用外科手术进行解骨矫正。随着矫形外科的发展和手术器械的进步，手术损伤逐渐减少，治愈率逐渐提高。

2. 适应证

（1）青壮年患者因驼背畸形严重且内科治疗无效者。

（2）驼背畸形严重，但四肢无广泛关节炎者。

（3）病情稳定，血沉在 40mm/h 以内。

3. 禁忌证

（1）多器官功能障碍者，如心、肺、肝、肾功能障碍等。

（2）仍处于疾病活动期，血沉＞40mm/h。

（3）腰腹部由于既往治疗导致大血管粘连者。

（4）年龄较大，不能耐受手术者。

4. 截骨矫形手术分类

（1）根据截骨部位可以分为：顶椎部位截骨与非顶椎部位截骨矫正。

（2）根据截骨节段多少可以分为：单节段截骨或多节段截骨。

（3）根据病理特点可以分为：单纯椎板截骨、椎弓椎体次全截骨及全脊柱截骨等。

5. 术前准备 术前除对患者全身情况进行评估外，应拍摄胸椎、腰椎及骨盆 X 线片，胸椎、腰椎 MRI 检查，进行肺通气功能测定。尽早进行俯卧训练，测定患者对俯卧的耐受力，以使手术可以顺利进行。

6. 麻醉

（1）局部麻醉：术中患者清醒，可以了解患者脊髓马尾神经有无受损，减少手术时间以及手术出血量。但容易发生麻醉不全，患者疼痛难以忍受。

（2）全身麻醉：术中患者无痛感，肌肉松弛，便于操作，适用于截骨手术时间长的患者，但术中无法及时掌握患者的神经功能状况，术中需进行清醒试验。

7. 手术方法

（1）椎弓楔形截骨术：以腰 2～3 棘突为中心做后正中切口，上下可到腰 1 棘突上缘与腰 4 棘突下缘，沿正中将棘上韧带切开、剥离，将骶棘肌向两侧牵拉，将上下关节突的关节外缘暴露，用骨刀自棘突后缘上 1/5 与下 4/5 交界处开始，斜后下方凿至其椎板。另外，自下一棘突后上缘向前方凿至其椎板，将楔形骨角的顶角准确射击在椎体后缘。

（2）脊柱多节段截骨术：患者俯卧于 n 形垫上，胸腹部用软枕垫好，按术前确定的矫正度数确定截除范围（截除 1cm 可以矫正 10°），凿断横突，用椎板咬骨钳去除剩余椎板及黄韧带，将硬膜外腔显露出来，用神经剥离器剥开硬膜外组织，注意不要损伤椎管内静脉丛，再将楔形范围内的椎体后 3/4 截除。将胸腹部垫枕逐步抽掉，使截骨面慢慢合拢。如果矫正度数过大，再做第 2、3 处截骨，用钢丝将双侧两根鲁格棒棘突根部固定。在切口处放负压引流，手术后 24～48 小时即可拔除引流。

8. 手术操作难点

（1）止血问题：手术全过程中都要重视止血工作，具体如下。

1）术前应用提高凝血机制的止血药。

2）患者仰卧位时，应尽量将腹部悬空，降低腹压从而减少伤口出血。

3）麻醉时，可以采用控制性低血压减少伤口出血。

4）用 1∶500 肾上腺素液收缩小血管，从而减少皮肤肌肉出血。

5）可以采用多节段分段切口的方法，减少创面面积以及创面大面积长时间暴露而产生的失血。

6）对广泛的骨面出血，可以用骨蜡止血。闭合截骨面后，采用凝胶海绵止血较好。

7）截骨程序上，可以先保留硬脊膜周围的骨皮质，以防止过早破坏硬膜外静脉丛而出现弥漫性出血。

（2）脊髓损伤问题：脊髓损伤是后凸畸形矫正过程中较严重的并发症之一，主要与截骨的方式、方法关系密切。在手术时应确定安全的截骨范围；从后正中线两侧不易粘连处分离硬脊膜不易损伤脊髓；应在器械保护下直视进行截骨，避免碰及和过度牵拉造成脊髓损伤；在多节段截骨时，可预防性固定已截骨节段，防止因进行其他节段截骨时损伤脊髓；应由外向内逐层截骨，保留内层骨质，减少脊髓损伤。

9. 并发症

（1）神经系统并发症：此为脊柱后凸截骨最严重的并发症，轻者神经根损伤，重者可完全截瘫。防止此并发症的措施为：①术前仔细估计脊髓情况，必要时行 MRI 检查，以排除脊髓内病变，明确脊髓受压原因；②术中作脊髓诱发电位监视；③术中仔细操作，防止过度矫形；④防止器械损伤脊髓。

（2）消化系统并发症：对严重后凸畸形矫形后，脊柱伸直牵拉到附着于脊柱上的腹腔内脏上，可导致肠系膜上动脉压迫综合征。术后患者会出现频繁呕吐、腹痛、腹胀的症状。可嘱咐患者采用俯卧位，使胃肠减压，同时可纠正患者的水、电解质平衡。若此种治疗方法无效，可考虑作胃镜减压。

（3）假关节形成：出现此种并发症的主要原因为截骨处上下均为强直节段，导致截骨处应力较大，若截骨过宽使截骨处骨质接触不良，或内、外固定不牢固等，均会在截骨处形成假关节。可以通过术前仔细设计合适的截骨的宽度、术中在截骨周围植骨、术后使用石膏或支具制动 3～6 个月来避免这种并发症的产生。一旦假关节形成，则内固定会折断，会丢失矫正的角度，出现比截骨前还要严重的畸形。故一旦发现假关节形成，应手术切除假关节，再矫正畸形并更换内固定。

参 考 文 献

高洋，2019. 沙利度胺与柳氮磺吡啶联合用药方案对强直性脊柱炎的临床评估[J]. 中国伤残医学，27（4）：54-55.

贾波，2019. 注射用英夫利西单抗治疗强直性脊柱炎的临床效果[J]. 中国民康医学，31（3）：1-2.

李秋菊，李亚龙，刘国民，等，2018. 依那西普和英夫利昔单抗治疗青少年强直性脊柱炎的临床疗效和安全性评价[J]. 吉林大学学报（医学版），44（1）：151-156.

马红爽，赵岩，沈建雄，等，2018. 脊柱截骨联合内固定植融合术成功矫形强直性脊柱炎一例[J]. 中华临床免疫和变态反应杂志，12（4）：434-436.

杨俊萍，2019. 注射用重组人Ⅱ型肿瘤坏死因子受体-抗体融合蛋白联合甲氨蝶呤治疗强直性脊柱炎的临床应用[J]. 中国药物与临床，19（2）：255-257.

杨少祥，郑福增，孟庆良，等，2017. 强直性脊柱炎的中西医治疗研究进展[J]. 风湿病与关节炎，6（7）：77-80.

曾沛英，庄成乐，何家莉，等，2019. 糖皮质激素在强直性脊柱炎治疗中的临床观察[J]. 山西医药杂志，48（3）：288-291.

张霞，叶华，2016. 戈利木单抗联合甲氨蝶呤治疗中国成人活动性类风湿关节炎的有效性与安全性[J]. 中华内科杂志，55（3）：

229-230.

朱勋兵，袁伶俐，韩冠生，等，2019. 直接前入路全髋关节置换术治疗强直性脊柱炎髋关节屈曲畸形的短期疗效观察[J]. 中国骨伤，32（2）：141-145.

Ma Z，Liu X，Xu X，et al，2017. Safety of tumor necrosis factor-alpha inhibitors for treatment of ankylosing spondylitis：a meta-analysis[J]. Medicine，96（25）：e7145.

Sabou S，Mehdian H，Pasku D，et al，2018. Health-related quality of life in patients undergoing cervico-thoracic osteotomies for fixed cervico-thoracic kyphosis in patients with ankylosing spondylitis[J]. European Spine Journal，27（7）：1586-1592.

Wang T，Zheng G，Wang Y，et al，2019. Comparison of 2 surgeries in correction of severe kyphotic deformity caused by ankylosing spondylitis：vertebral column decancellation and pedicle subtraction osteotomy[J]. World Neurosurgery，127：e972-e978.

（张改连　张哲楠　杨和霖）

第十四章　强直性脊柱炎的中医病因病机及辨证

第一节　强直性脊柱炎的中医病因病机

一、病名探源

中医古籍中虽没有"强直性脊柱炎"这一病名，也没有相关论述，但从主要临床症状及表现分析，强直性脊柱炎属于中医"风湿病"及"痹证"范畴，尤其与"骨痹""肾痹""督脉病""龟背风""竹节风""脊强"等相类似。国医大师焦树德教授提出用中医病名"大偻"来对应强直性脊柱炎，已经得到了中医学界的普遍认可。在我国传统医学的发展长河中，对痹病的认识及治疗积累了丰富经验。

在中医古籍中，首次对痹证进行论述的著作为我国最早的医学经典《黄帝内经》，在其《素问·痹论》中对痹证病因、病机和分类进行了论述；《素问·长刺节论》有"病在骨，骨重不可举，骨髓酸痛，寒气至，名曰骨痹"的论述；《灵枢·寒热》又提到"骨痹，举节不用而痛"。

《素问·痹论》的相关论述为"风寒湿三气杂至，合而为痹也，其风气胜者为行痹，寒气胜者为痛痹，湿气胜者为着痹也"，这一观点从病因上强调了风寒湿三邪夹至而为痹，认为多种外邪的共同作用是痹证发生的条件，从而导致了气血凝滞、经络闭阻不通，不通则痛，诱发了痹证。"五脏皆有合，病久而不去者，内舍于其合也，故骨痹不已，复感于邪，内舍于肾……肾痹者，善胀，尻以代踵，脊以代头"，此处"尻"指腰下，系骶髂关节部位；"踵"指足跟；"脊"特指上部胸椎，这句话集中描述了本病晚期脊柱弯曲畸形，揭示该病的病位在骨、在肾，故当属"骨痹""肾痹"范畴，而且其病性顽固缠绵，又称"顽痹""尪痹"，此外，在中晚期发生驼背畸形，故又称"龟背"。

《素问·骨空论》曰"督脉为病，脊强及折"，由此可见，脊强多由督脉受病，或风寒外袭，湿凝瘀滞所致，是脊椎骨部筋脉、肌肉强急，身体不能前俯之证。《素问·生气通天论》曰："阳气者，精则养神，柔则养筋。开阖不得，寒气从之，乃生大偻。"养神则精，养筋则柔，精即精神爽慧，柔即筋脉柔和，活动自如。腠理汗孔开合失时，寒邪则趁机而入，留滞于筋脉，使得腰背和下肢弯曲而不能直起。该病的病机为督脉为一身阳气之海，腰为肾府，又与足太阳膀胱经相表里，所以肾督两虚，寒邪入侵肾督，阳气开阖不利，寒气从之，乃生大偻，大偻俗称为驼背。

《素问·至真要大论》曰："诸暴强直，皆属于风。"《内经知要·病能》曰："强者，筋强。直者，体直而不能屈伸也。"关节强直多是由于风寒湿邪或湿热阻滞经脉，痹痛日久，筋失养而不能屈伸，督脉虚而精髓不充，则易受外邪侵袭，阻滞经脉气血，致痰饮流注脊柱、关节，久积不去，则出现脊柱四肢关节僵直，变形而成大偻。

《灵枢·经脉》提出"踝厥"一说"是动则病冲头痛，目似脱，项如拔，脊痛，腰似折，髀不可以曲，腘如结，踹如裂，是为踝厥"，其中"病冲头痛""项如拔""脊痛""腰似折"是强直性脊柱炎的典型临床表现。而"髀不可曲""腘如结"也是强直性脊柱炎最常见累及周围关节的症状。"踝厥"是病名，但文献上未见后世沿用。以上诸种论述，说明中医学早在几千年前已对强直性脊柱炎有了较为深入的认识。

"风湿病"之名，自古有之。长沙出土的《五十二病方》中就有关于"风湿"的记载，《神农本草经》中记载"风湿"有 26 处之多。《黄帝内经》中除痹论篇外，以"风湿"单独出现者有 17 处；汉代张仲景《伤寒论》一书，更有特点，其 398 条中均未言"痹"，而论及"风湿"者多处，《金匮要略》中更是极为明确地提出以"风湿"为病名。如："病者一身尽疼，发热，日晡所剧者，名风湿。""风湿，脉浮身重，汗出恶风者，防己黄芪汤主之。"隋代巢元方《诸病源候论》一书，将"痹"隶属于"风候"项下，或散布其他诸候论中。如在"风候"项下列有"风痹候""历痛候""风湿腰痛候""脚气痹候""脚气痹挛候"等。在每候下，论及其病因，皆由风寒湿毒所致。及至清代喻昌《医门法律》则更以"风湿"作为专论，详尽论述风湿为患引起肌肉、关节病证的机制及处方，可谓独具匠心。在文献中，凡提到"风湿"的，其含义有二：一是指病因，二是指疾病的名称。

"风湿"一名，已有几千年历史。但后世未能沿用仲景之说的"风湿"命名，可能与历代医家多为儒家有关，他们喜欢使用简、奥词语，避用民间用语，故渐以"痹"取代了"风湿"。但在民间，自古至今，仍广泛使用"风湿"二字，并且对之有约定俗成的概念，即肢体疼痛、酸困等，多遇风寒湿或阴雨天及劳累加重。

东汉医学家张仲景通过分析症状和辨证论治原则，提出"病者一身尽疼，发热，日晡所剧者，名风湿"，进一步明确痹证的风湿性概念，并总结汉代以前的诸多治疗方药如麻黄杏仁薏仁甘草汤、防己黄芪汤、桂枝附子汤及乌头汤。隋代巢元方在《诸病源候论》中，对痹证的证候作了较详细的描述，并主张采取多种治疗方法，如汤、熨、针、补养和宣导等治疗。公元 681 年，唐代孙思邈在《备急千金要方》中，先后提出"风痹"等 10 多种痹证的命名，大部分都属于风湿性疾病。在治疗上主张"良医之道，必先诊脉处方，次之针灸，内外相挟，病必当愈"。唐代《唐六典》提出按摩疗法可除"风、寒、暑、湿、饥、饱、劳、逸"等八疾，应用按摩法治疗痹证。公元 1752 年，唐代王焘的《外台秘要》中将白虎历节与行痹作了区别。宋代陈无择在《三因极一病证方论》中从病因病机说明风寒湿邪侵犯人体的偏重主次之所以出现不同症状的道理，并指出痹证初在表浅经肌肤久病不愈者可传入五脏。宋代《圣济总录》中，将痹证归纳成 20 种病因病机和症名，在其中 2 万个处方中，治疗各类痹证的处方就有 148 方。清代张璐在《张氏医通》中，对痹证的治疗提出新的主张，如对行痹应"治风先治血，血行风自灭"，对痛痹"参以补火之剂"，对着痹"须参以理脾补益剂"等。

综上所述，中医学无强直性脊柱炎这一病名，对于发生关节严重变形、肿大、僵化强直、不能屈伸、骨质受损、骨质疏松的痹证，古代医家缺乏统一的名称。根据其脊柱强直、驼背畸形，以及关节肿大、变形僵硬强直、骨质受损等临床症状将其归为"驼背""佝偻""大偻""僵人""骨痹""肾痹""龟背""历节风""竹节风""骨槌风""尪痹""顽痹""痰痹""痿痹""痹证"等范畴。如《灵枢·寒热》曰："骨痹，举节不用而痛。"《素问·痹论》曰："肾痹者，善胀，尻以代踵，脊以代头。"《素问·逆调论》中说："肾者水也，而生于骨，肾不生则髓不能满，故寒甚至骨也……病名曰骨痹，是人当挛节也。"《素问·痹论》说："骨痹不已，复感于邪，内舍于肾。"《金匮要略》描述说："诸肢节疼痛，身体尪羸……"

近几十年来，随着我国医学界对痹证研究的逐渐深入，特别是应用现代科学方法进行中西医结合的理论研究和临床实践，对强直性脊柱炎的认识和发展起了积极作用。焦树德教授提出了"尪痹"的名称，"尪"字与"尩""魁"通。其意指足跛不能行、胫曲不能伸、骨质受损、身体羸弱的废疾而言。例如，《辞源》中注解说骨髓弯曲症，胫、背、胸弯曲都叫"尪"。《金匮要略》中所说"诸肢节疼痛，身体尪羸……"就是指关节、肢体弯曲变形，身体羸弱，不能自由行动而渐成的废疾。"痹"即《黄帝内经》痹论所谈的痹病。尪痹即指具有关节变形、骨质受损、股体僵曲的痹病。《素问·痹论》曰："肾痹者，善胀，尻以代踵，脊以代头。"焦树德教授认为本病以"大偻"论治较好，《素问·生气通天论》中说："阳气者……开阖不得，寒气从之，乃生大偻。"《黄帝内经素问校释》注曰："大偻，身体俯曲，不能直立。偻，脊背弯曲。"以上论述，将"大偻"并归于"痹病"范畴。

《中医病证治法术语》，1997年版将其归属于"脊痹"范畴，统一了病名，明确了本病的病名内涵，这有利于中医对本病的认识，对诊治规范化具有重要意义。

二、病 因 病 机

（一）外因

1. 寒邪侵袭

（1）首先，寒为阴邪，易伤阳气。《素问·阴阳应象大论》说："阴胜则阳病。"寒性凝滞，故寒邪侵犯人体往往会使经脉气血凝滞，出现各种疼痛症状；寒性收引，寒邪侵袭人体表现为气机收敛，腠理闭塞，经络筋脉收缩而挛急。

（2）其次，寒为阴邪，最易伤肾入骨。肾主骨，肾虚督空，寒邪乘虚而入，内舍于骨发为"骨痹"。久居、作业阴寒之地，邪气过盛，易于痹阻经络，使气血不通而发"痹证"。肾阳不足，阳虚生内寒，外寒也会乘虚侵袭，留着督脉，内寒外寒相因为患，深伏于督脉，致气血凝滞，久之产生痰浊瘀血，积聚不散，脊骨失养，关节筋骨不得津泽濡润，则屈伸不利，僵直弯曲而成尪痹。

（3）最后，肾虚邪侵。肾阳虚，寒邪入侵，内外合邪，阳气不化，开阖不得，寒邪内盛，深侵肾督，肾受邪，则骨失淖泽，并且不能养肝，肝失养则血海不足，冲任失调，筋脉失养；寒则凝滞，精血不荣，督阳失布，气血不化。

2. 风寒湿邪侵袭　风为百病之长，风邪常为外邪致病的先导。《素问·骨空论》说："风者，百病之始也。"《素问·风论》说："风者，百病之长也。"

湿为阴邪，易阻滞气机，损伤阳气。叶天士《外感温热篇》有"湿胜则阳微"之说。湿性重浊，湿邪留滞经络关节，可见关节疼痛重着。湿性黏滞，胶着难解，故湿邪致病多反复发作，缠绵难愈。风寒湿三邪最易合而致病。

外邪致病正如《素问·痹论》所云："风、寒、湿三气杂至，合而为痹。"至虚之处，即容邪之所，风寒湿邪乘虚而入。由于冒雨涉水，劳汗当风，久居湿冷等气候变化，冷热交错，风寒湿邪注入人体，留于经络，关节气血痹阻。

3. 湿热之邪侵淫　岁气湿热行令，或长夏之际，温热交蒸或寒温蕴积日久，郁而化热，湿热之邪侵淫经脉。强直性脊柱炎中期亦可由于风寒湿邪郁久化热，耗气伤阴，损伤脾胃肝肾，正虚邪恋，虚实相兼，寒热错杂。风寒湿邪久郁不解，生湿化热成毒，痹着腰部，阻滞气血运行，形成湿热毒瘀互结。隋孝忠认为风寒湿邪痹阻经络，伤及督脉，久之耗伤气血，邪气化热，热致肾气虚、精血亏、关节筋脉失于荣养。

4. 痰浊之邪　痰浊为有形的病理产物，一旦形成，既可阻滞气机，影响脏腑气机的升降；又可以流注经络，阻碍气血的运行。痰浊之邪若流注经络，易使经络阻滞，气血运行不畅，出现肢体麻木、屈伸不利等症状。痰浊致病广泛，故有"百病多由痰作祟"之说。痰浊之邪致病缠绵难愈。

许多学者认识到了痰浊之邪在强直性脊柱炎发病上的重要地位，认为患者体内气血津液运行失常，痰浊内生，流于经络伏于督脉，则发龟背；流于骨节筋脉，阻滞气血流通而不通则痛。风寒湿热之邪日久聚而为痰，痰留百节，阻于经络，湿毒痰瘀互结，导致筋骨经络痹阻，气血运行不畅；外邪久滞不散，痰浊之邪未能及时温散，附注筋骨关节，流注于膜原、经络，伏于督脉，如与外邪互结，外搏肌筋，内侵骨髓，则使人肢体发麻，不得屈伸，气血津液凝滞，痰浊内阻，削伐正气，使肾督更加亏虚。

5. 瘀血阻络　《景岳全书·风痹》提到感受风邪可致血气闭郁，感受寒邪可致血气凝滞，感受热邪可致血气干涸，感受湿邪可使血气壅滞，均是指外邪入侵致瘀。外伤，诸如跌打损伤、闪挫扭伤、坠落等，损及腰背，瘀血内停，不能及时消散或排出体外，阻滞经脉，气血运行不畅，经络痹阻，骨节壅滞则屈伸不利、僵直弯曲而成本病。

（二）内因

1. 先天不足，肾虚为本　肾虚是强直性脊柱炎之根本。《素问·痹论》云"骨痹不已，复感于邪，内舍于肾"；又"肾痹者，善胀，尻以代踵，脊以代头"。阐明了强直性脊柱炎是由于肝肾亏损，督脉失养，气血不足，筋骨瘀阻，经络痹阻所致。故后人有"凡腰痛悠悠戚戚，屡发不已者，肾之虚也"之说。由虚致损，虚中夹实，即本虚标实。盖肾精亏损，不能濡养督脉，不荣则痛，督脉空虚，风寒湿邪乘虚而入，壅阻经络久而变生痰瘀，深入精髓骨骱时而不通则痛，因痰瘀阻滞，故出现肿痛、晨僵、活动功能受限等症。

大多数学者认为本病是由于先天禀赋不足、后天失养导致肾虚督空、筋脉失养，加之感受外邪而发病。《素问·长刺节论》云："病在骨，骨重不可举，骨髓酸痛，寒气至，名曰骨痹。"《素问·逆调论》中说："肾者水也，而生于骨，肾不生则髓不能满，故寒甚至骨也……病名曰骨痹，是人当挛节也。"指出了本病的病位在骨、在肾。病因乃由先天禀赋不足，或病后体弱，肾气亏虚所致。"腰者肾之府，转摇不能，肾将惫矣。"肾主骨生髓，督脉行于背正中，总督一身之阳气，肾气不足，骨髓不充，督脉失养。因此，肾气先虚是致病之本。

肾主骨生髓，腰为肾之府。肾虚而生精不足，则髓不能满，故腰膝酸软，而不耐久劳。《素问·骨空论》指出：督脉"贯脊属肾""别绕臀"，其"循肩髆内，侠脊抵腰中，入循膂络肾"。可见脊柱、腰、髋均为督脉循行部位，而足跟后踵筋间又为肾经循行部位。肾虚精少而肾阳不足，不能充养督脉，阳虚生内寒，外寒也乘虚侵袭，留着督脉，内寒外寒相因为患，深伏于肾督，致气血凝滞，故腰脊、髋、骶疼痛，久之产生痰浊瘀血积聚不散，脊骨失养，关节筋骨不得淖泽濡润，则屈伸不利、僵直弯曲而成尪痹。

朱良春、王为兰等中医学者认为本病的本质是肾督亏虚。腰为肾之府，腰以下为尻，尻亦属肾；又脊柱乃一身之骨主，骨的生长发育又全赖骨髓的滋养，而骨髓乃肾中精气所化生，故肾中精气充足，骨髓充盈则骨髓发育正常、坚固有力；肾中精气不足，骨髓空虚则骨质疏松，酸软无力。督脉"循背而行于身后，为阳脉之总督""督之为病，脊强而厥"，故本病与肾督密切相关。由于先天禀赋不足或后天调摄失调，致肾督亏虚，则卫阳空疏；肝肾精亏，肾督阳虚，使筋挛骨弱而邪留不去，痰浊瘀血逐渐形成，壅滞督脉，邪正混淆，如油入面，胶着难解，终致脊柱疼痛、脊柱骨质疏松、脊柱强直、不能直立弯腰、无力支撑躯干，出现龟背畸形的虚实夹杂证候。

肾主藏精髓，脑为髓之海。《灵枢·海论》说：督脉"其输上在于其盖，下在风府。"张志聪言："盖，谓督脉之百会穴。"《素问·骨空论》又说：督脉"与太阳起于目内眦，上额交巅，上入络脑……入循膂络肾。"肾精亏虚，髓海不足，脑失濡养则出现眩晕、记忆力差、失眠多梦。

肾藏精化生肾气而司二便，肾精虚肾气不足，不能助膀胱气化津液则小便失常，命火虚不能助脾土运化腐熟水谷，则大便失常。《素问·骨空论》亦说：督脉"此生病……不得前后。"前后即指二便。督脉绕行于前后二阴间，此处经脉为邪所侵，气血不通则二便失常。

《灵枢·大惑论》指出："精之窠为眼，骨之精为瞳子……上属于脑，后出于项中。"可见眼与肾精、脑、督脉有密切关系，肾精虚而肾水不足以濡养瞳神晶莹之体，故也易生目疾。

肾为气之根，肾气衰弱，失其摄纳功能，既可影响津液输化，也能影响肺气之升降，气化失常则水气浸溢为患，上凌心肺则出现咳嗽、胸闷、气短、心悸症状。

《灵枢·脉度》指出："肾气通于耳，肾和则耳能闻五音矣。"耳为肾之由窍，肾精不足，肾气不能上承于耳则耳鸣失聪，经脉不利则疼痛。

焦树德教授以"大偻"命名本病。《素问·生气通天论》说："阳气者，精则养神，柔则养筋。开阖不得，寒气从之，乃生大偻……"《素问·脉要精微论》说："背者胸中之府，背曲肩随，府将坏矣。腰者肾之府，转摇不能，肾将惫矣；膝者筋之府，屈伸不能，行则偻附，筋将惫矣。"《素问·至真要大论》曰："太阳在泉，寒复内舍，则腰尻痛，屈伸不利，股胫足膝中痛。"《诸病源候论·背偻候》说："肝主筋而藏血，血为阴，气为阳，阳气精则养神，柔则养筋，阴阳和同则气血调适，共相荣养也，邪不能伤。苦虚则受风，风寒搏于脊膂之筋，冷则挛急，故令背偻。"《中国医学大辞典》释云："'大偻'背俯也。"《医学衷中参西录·论腰疼治法》说："凡人之腰痛，皆脊梁处作痛，此实督脉主之……肾虚者，其督脉必虚，是以腰疼。"

2. 肾虚督空，筋骨失养　人体的腰、骶、脊、胯、尻处与肝脉、肾脉、任脉、冲脉相互联系。《灵枢·经脉》云："肾，足少阴之脉……上股内后廉，贯脊属肾……""肝，足厥阴之脉……循股阴入毛中，过阴器抵小腹……"又如《类经·九卷》说："故启玄子引古经云：'任脉循背谓之督，自少腹直上者谓之任脉。'由此言之，则是以背腹分阴阳而言任督，若三脉者，则名虽异而体则一耳，故曰任脉、冲脉、督脉一源而三歧也。"

肾主骨，主腰膝和二阴，为肝之母；肝主血海，脉络阴器，主筋，为肾之子；冲脉为五脏六腑之海，注少阴（肾）之大络；任脉与冲脉同起胞中，上循背里，为经络之海。李时珍曾说，任督乃人身子午。所以，此病与任脉也有关系，但主要是肾督二经之病。

中医学理论中除经络理论外，还有"经筋""经别"的理论，十二经筋、经别分别各有自己的循行部位及所主疾病。《灵枢·经筋》说："足少阴之筋，起于小指（趾）之下，并足太阴之筋，邪（斜）走内踝之下，结于踵，与太阳之筋合而上结于内辅之下，并太阴之筋而上循阴股，结于阴器，循脊内挟膂，上至项，结于枕骨，与足太阳之筋合。"又云："足太阳之筋起于足小趾上，结于踝，邪（斜）上结于膝，其下循足外侧，结于踵，上循跟，结于腘。其别者，结于腨外，上腘中内廉，与腘中并上结于臀，上挟脊上项。其支者，别入结于舌本。其直者，结于枕骨，上头下颜，结于鼻。其支者，为目上纲，下结于頄。其支者，从腋后外廉，结于肩髃。其支者，入腋下，上出缺盆，上结于完骨。其支者，出缺盆，邪（斜）上出于頄。"

十二经筋对疾病各有所主。《灵枢·经筋》说：足少阴经筋"其病足下转筋，及所过而结者皆痛及转筋。病在此者主痫瘛及痉，在外者不能俯，在内者不能仰。故阳病者腰反折不能俯，阴病者不能仰。"足太阳经筋："其病小趾支，跟肿痛，腘挛，脊反折，项筋急，肩不举，腋支，缺盆中纽痛，不可左右摇。"《灵枢·经脉》中说："督脉之别，名曰长强，挟膂上项，散头上，下当肩胛左右，别走太阳，入贯膂。实则脊强，虚则头重，高摇之，挟脊之有过者，取之所别也。"

综上所述，强直性脊柱炎的病因，中医学认为多由于先天禀赋不足、后天失养导致肾虚督空，筋骨失养。正虚复感风、寒、湿等外邪，内外合邪，阳气不化，邪气内盛，影响筋骨的荣养淖泽而致脊柱伛偻。病久则化生痰、瘀、热、毒，致使虚实错杂，寒热相兼，缠绵难愈。

第二节　强直性脊柱炎的中医辨证

一、脏　腑　辨　证

脏腑辨证是在认识脏腑生理功能、病理特点的基础上，将四诊所收集的症状、体征及有关病情资料，进行综合分析，从而判断疾病所在的脏腑部位及病性的一种辨证方法。脏腑和人体组织有着对应关系，脏腑病变可影响到周围组织，周围组织的病变亦可影响到脏腑。如《素问·宣明五气》指出"五脏所主，心主脉，肺主皮，肝主筋，脾主肉，肾主骨"，说明了脏腑和人体各组织的关系；《素问·刺要论》指出"皮伤则内动肺""肉伤则内动脾气""筋伤则内动肝""骨伤则内动肾"，则说明了各组织损伤与脊柱、筋骨损伤的相互影响。以下讨论与强直性脊柱炎关系密切的脏腑辨证。

1. 心病辨证

（1）心气虚、心阳虚：以心悸、气短、舌淡苔白、脉弱或脉结代为基本症状。心气虚则兼自汗、倦怠乏力、面色㿠白、喜出长气。心阳虚则兼见形寒肢冷。心气虚通常是心阳虚的先导。心阳根于肾阳，故心阳虚亦根于肾阳虚。肾阳虚是本病的内因，心阳根于肾阳，命门火衰则心肾不交，其表现见于兼证。本病除了脊柱的病变外还可见到心脏炎症病变，其与心气虚、心阳虚的表现是相符的。由于心气虚或心阳虚，气血推动无力，脊柱及相关组织得不到气血应有的濡润，出现腰背不适、疼痛、腰腿酸软等表现。

（2）痰火内扰和痰迷心窍：以心悸、癫狂、不寐、昏迷，伴心烦、口渴、面赤、气粗、脉滑数等痰火症状，或伴喉中痰鸣、苔厚白腻等痰湿症状为基本症状。强直性脊柱炎可引起脊髓和周围神经受压而产生相应症状，易引发痰迷心窍的症状，而出现癫痫、肝豆状核变性、帕金森病等。治疗上都应治痰为先，再治疗局部。治痰宜清心、豁痰、泻火。

（3）心血瘀阻：以心悸不宁，胸前刺痛或闷痛，有时牵引脊背，舌质紫暗，脉细涩或结代为基本症状。在本病累及胸椎时，会出现心血瘀阻的表现，此时应注意分清是心脏本身病变还是脊柱的病变引起的。临床约有 10%的强直性脊柱炎患者因病变累及心脏而出现临床症状，表现为主动脉炎、主动脉瓣纤维化、主动脉瓣关闭不全、二尖瓣脱垂、二尖瓣关闭不全、心脏扩大、房室传导阻滞、束支传导阻滞、心肌病和心包炎等，而出现上述症状。

2. 肝病辨证

（1）肝虚不足：以眩晕，眼目干涩，视物模糊，肢体麻木，筋脉拘急，唇色淡白，面色萎黄，失眠多梦，舌质淡白，脉沉细为基本症状。《诸病源候论·背偻候》曰："肝主筋而藏血，血为阴，气为阳，阳气精则养神，柔则养筋，阴阳和同则气血调适，共相荣养也，邪不能伤。若虚则受风，风寒搏于脊膂之筋，冷则挛急，故令背偻。"说明了肝阴血不足是导致本病的机制。

（2）寒滞肝脉：以少腹胀痛，睾丸胀坠或阴囊收缩，舌润滑，苔白，脉象沉弦或沉为主要症状。此外，或见形态虚怯、挛缩。本病因肾督阳虚，寒邪深侵，肾受邪则肾失泽，肝失所养则筋骨失养。脊背腰胯之阳气失于布化，阴精失于荣养。寒则凝滞而致腰胯疼痛。有人认为盆腔感染与本病有一定的关系，故有临床表现时可辨为寒滞肝脉。

3. 脾病辨证

（1）寒湿困脾：以脘腹胀满、恶心欲吐、头身困重、大便不实或泄泻、舌苔白腻、脉濡数为主要症状。本病常有腰胯疼痛，若出现腰脊肢体困重、乏力伴上述证候者，应辨为寒湿困脾。

（2）湿热内蕴：以脘腹痞胀、不思饮食、身重体困、面目身黄、皮肤发痒、小便色赤不利、脉濡数、苔黄而腻等为主要症状。颈肩、腰腿，或腰髋部疼痛的患者，只要以腰脊酸痛、肢体重着就诊，伴上述症状即可辨为湿热内蕴。

4. 肺病辨证　肺部受累的主要表现：①胸廓病变：主要为胸痛，多累及上胸，以胸锁关节、肋胸关节、柄胸联合及胸骨上移多见；②肺上部囊性纤维化，肺泡间隔水肿、细胞浸润、间质增生，肺泡内水肿和细胞浸润。主要为胸憋、胸闷、气短，或有咳痰等。

（1）肺气虚：以咳而短气、痰液清稀、倦怠懒言、声音低怯、畏风自汗、舌淡、苔薄白、脉虚弱，或常以感冒为主要症状。本病关节外表现中亦常见肺部症状，如以腰脊隐痛、强直酸痛不适，伴上述症状，可辨为肺气虚弱。

（2）痰湿阻肺：咳嗽气喘、喉中痰鸣、痰黏稠、胸胁支满、倚息不得卧、苔腻色黄、脉滑。患者腰背酸困强痛、全身困重伴有上述症状时，应辨为痰湿阻肺。

5. 肾病辨证　《诸病源候论·腰痛不得俯仰候》说："肾主腰脚，而在三阴三阳、十二经、八脉有贯肾络于腰脊者，劳损于肾，动伤经络，有为风冷所侵，血气搏击，故腰痛也。阳病者，不能俯，阴病者，不能仰，阴阳俱受邪气者，故令腰痛，不能俯仰。"《医学入门》曰"腰痛新久总肾虚"；《医学衷中参西录》曰："凡人之腰痛，皆脊梁处作痛，此实督脉主之……肾虚者，其督脉必虚，是以腰疼。"说明肾虚与本病的发生密切相关。

（1）肾阳虚：面色淡白，形寒肢冷，腰膝酸软，头昏耳鸣，尿频，舌淡苔白，脉沉细无力。当患者出现腰脊僵板，腰胯疼痛，俯仰受限，喜暖畏寒伴上述症状时，应辨为肾阳虚证。若出现高位截瘫合并尿路感染时，特别是肾功能不全时，患者常有尿少肢冷、身肿、舌淡胖有齿痕、苔白滑、脉沉等阳虚水泛表现。

（2）肾阴虚：以眩晕耳鸣、腰膝酸软、少寐健忘、五心烦热、午后潮热、视力减退、遗精、舌红苔少、脉细数为主要症状。肾阴虚与肾阳虚是矛盾的两个方面，在脊柱病的发生发展过程中，有单纯的肾阴虚和肾阳虚，也有阴阳错杂的现象。"阳虚生内寒，阴虚生内热"，患者或表现上热下寒，或表现为下热上寒的现象。临床上，上热下寒者多，下热上寒者少。当本病合并脊髓或胸髓交感神经症状时，辨证时注意辨别。

（3）阴阳两虚：强直性脊柱炎晚期，阴阳俱损，阴虚则热，阳虚则寒，故临床可见寒热交错之证。寒则四肢不温，口润不渴，或见下肢浮肿，阳痿早泄，舌苔薄白，脉沉细弱；热则手足心热，口干舌燥，耳鸣耳聋，心烦失眠，低热盗汗，梦多遗精，尿赤便秘，舌红，少苔或无苔，脉象沉细数等。上述二证交错出现，但强直性脊柱炎的基本见证不变，如腰骶痛，或脊背、颈背疼痛，或伴有膝关节、足跟隐隐作痛，胀痛或空痛，或灼痛、刺痛，或游走痛、晨僵、活动受限，可伴有膝软无力、喜卧怠动、四肢不温、手足心热、尿频便溏、自汗、盗汗、遗精阳痿，舌淡，苔薄白，脉沉细。

二、疼 痛 辨 证

疼痛的临床表现错综复杂，为了便于临床辨证，审知病因，勘清病位、昭明病性，对疼痛辨证应注意分清各种疼痛的原因、部位和表现特点。疼痛的原因多端，结合强直性脊柱炎的临床实际，从病因角度将本病疼痛分为外感六淫疼痛、内伤七情饮食劳逸疼痛、痰饮疼痛、瘀血疼痛等。从中医临床角度对本病进行疼痛辨证时，应主要从以下三方面进行。

1. 根据疼痛部位辨证

（1）颈项痛：若项痛连头，伴见恶寒发热，多为外感风寒，太阳经气郁滞。若项痛引肩背及腰部，为邪伤肾脏。若项背沉、头空痛，多为气血精髓亏虚，不能上荣头颈而引起。在头颈部运动中出现疼痛，一般为单侧疼痛，向背部放射，颈部活动加剧，咳嗽则加剧；若颈痛伴有上肢症状，多与手三阴、三阳经有关，在西医学则认为与颈椎病变引起颈髓、神经根受压损伤有关。

（2）腰背痛：腰背部疼痛，可上连颈项。若背部疼痛部位固定，睡后加重，活动减轻，则为瘀血阻络；背痛前引心胸为素来胸背阳气不振、寒邪乘虚客于足太阳之脉，气血闭阻所致；若背部疼痛、胸闷胀满、嗳气叹息，多为肝气郁滞；若腰脊空痛，不可俯仰，多由精气亏虚，督脉受损；背痛主要与督脉、足太阳膀胱经有关；若伴胸痛、呼吸动度减弱，则与本病变牵涉胸部或心肺等脏器有关。

（3）腰骶痛：腰为肾之府，腰痛与肾的关系最为密切。如肾经不足，或肾阴肾阳虚损，不能滋养温煦腰之骨筋而有腰痛伴眩晕耳鸣、腰膝酸软无力。此外，外感风寒湿邪侵袭督脉或足太阳膀胱经，或痰瘀阻络，皆可引起腰痛。临床进行辨证时应根据其伴发症状、体征及详细追问病史而辨为不同的证型，以确定其腰痛的病因、病性及病位。若腰部热痛，或突发绞痛者，属湿热腰痛。腰部胀痛，连及腹胁，走窜不定，属气滞腰痛。腰部刺痛，部位固定，属瘀血腰痛。腰部酸痛，连及背部，日久不愈，属肾虚腰痛。但临床辨证时，还应注意与腹部内脏引起的腰痛相鉴别。

（4）四肢痛：本病除主要累及脊柱和脊髓关节外，尚可侵犯四肢周围关节，如肩、膝、踝等关节肌腱附着点处疼痛，多见于风寒湿邪或风湿热邪三气合袭而成，患者处于急骤发病状态。若四肢关节肌肉疼痛、重着，多为风寒湿痹；若四肢关节红肿热痛，可涉及一个或多个关节，乃热邪挟湿之热痹；肢体关节刺痛，部位不移，夜间加剧，关节肿大变形，屈伸不利，此为瘀血、痰湿阻滞之故；若四肢冷痛，则为脾肾阳虚，临床应注意分型论治。

2. 根据疼痛性质辨证   疼痛的性质往往反映疾病的性质，不同的疼痛有着不同的病因病机。

（1）冷痛：即痛处有寒冷感，多为寒邪凝滞、阳气虚衰所致。本病以肾阳虚为本，若寒湿下注则见腰腹部冷痛；若冷痛见于四肢，多为痛痹，或为脾肾阳衰、阴寒内盛。

（2）灼痛：即痛处有灼热感，喜凉恶热。灼痛多为郁热内蕴、痰热内阻、火邪窜络或阴虚阳亢等所致，多见于胸胁、背部疼痛。

（3）刺痛：乃瘀血阻滞，湿热蕴积等所致。项背胸腰部刺痛，痛处固定不移是本病瘀血疼痛的特点之一。

（4）胀痛：多为肝郁气滞，肝阳上亢，感受风热及痰湿内停所致。本病病程较久，迁延难愈，患者往往情志不畅，肝气郁滞，可见胸胁胀满疼痛；气机郁滞或湿热下注时可见腰部胀痛；肝郁日久化火，肝阳上亢，可见眼珠胀痛。

（5）酸痛：即疼痛时有酸楚不适感。酸痛多由湿着肌表、气血不足或瘀滞，以及精气亏损所致，多见于脊柱躯干及四肢疼痛，酸痛发于全身，为湿着肌表；见于四肢，乃风湿留著，或气血虚弱；见于背部，为气血瘀滞；见于腰部，为寒湿下注，或为肾经亏损。

（6）重痛：即疼痛有沉重或重著感，多由湿邪困阻，滞于经脉，损伤阳气，阻遏气机所致。本病重痛多见于腰背部，痛如系重物，多为肾阳不足、寒湿困阻。也可见于四肢，乃少阴虚衰、水气不化、浸淫肢体所致。

（7）绵痛：即疼痛不甚，却绵绵不休。绵痛多见于阳气虚衰。绵绵作痛说明是虚证。若头痛绵绵，为中气虚弱；腰痛绵绵乃肾气虚衰，其府失充。

（8）隐痛：即疼痛隐隐而作，或时隐时现。隐痛多主虚，常因阴血亏损，或阳气不足，使经脉失养所致。它与绵痛不同，两者虽都是疼痛不甚，但绵痛多是持续不断，绵绵不休；而隐痛多是时断时续，时隐时现。从发病机制上讲，绵痛多见于阳气虚衰，而隐痛多见于阴血亏损。

颈腰背部隐痛乃阴血不足、风寒湿邪闭阻之轻证。头部隐痛，为阴血亏虚；胸部隐痛，为心气虚弱；胁肋部隐痛，为肝阴不足。

（9）牵引痛：即一处疼痛向他处牵引。牵引痛多与经脉相连，或与邻近部位有关。若头痛牵连项背，为风寒中于足太阳经；胸痛连及两胁者，多为结胸证；胁痛下引少腹、阴器者，为寒凝肝脉；腰痛牵连背部，为寒湿侵犯太阳经，或肾精亏损。连脊疼痛，则为寒湿侵犯少阴经。

（10）放射痛：即一处疼痛放射到另一处，它不同于牵引痛，牵引痛往往是由一处直接引连到另一处，有时可牵引到较远的部位。而放射痛是由一处疼痛向外扩散，多放射到邻近组织。两者相比较，放射痛程度较重。本病以脊柱椎体及周围组织病变为主要特点，椎体的病变常易影响到脊髓、周围神经、椎间盘或骶髂关节。疼痛放射到坐骨神经时，常常引起单侧或双侧的放射痛。胸椎和肋椎关节病变可刺激肋间神经引起肋间神经痛，若发生在左侧易误诊为心绞痛，当注意鉴别。

3. 辨疼痛时间　包括辨疼痛发生或加重的时间和疼痛持续的时间。临床中有些疼痛的发生有特定的时间规律，这些特定的时间和规律性有助于明确疾病的病位、病性及程度。

（1）疼痛发生或加重时间：①特定日痛：某些疼痛总是发于某些特殊日子的前后，形成一种规律性的疼痛。如寒湿腰痛，每逢阴雨天发作或加重；湿热腰痛，则每遇闷热雨天发作或加重。本病在初发时常有下腰、臀、骶部疼痛，腰僵，遇阴雨天或劳累加重。②特定时痛：有些疼痛固定于每天的某个时辰发作或加重，本病多见于午后及夜间疼痛加重，每天午后（未时，13～15点）疼痛，乃阴虚所致；每天夜晚（酉时以后）疼痛加重，多为瘀血阻络、寒邪凝滞；若胁痛、腰痛入夜加重，乃瘀血阻滞，经络不畅所致；若四肢关节红肿痛剧，入夜尤甚者，此为化火伤津之热痹。

（2）疼痛持续时间：疼痛持续时间长，甚至经久不愈者，有实证，也有虚证。本病内伤多于外感。多因瘀血阻络，气血阴阳亏虚所致。若因于外邪而发病者，则疼痛持续时间较短，其痛多剧烈，属实证，多见于发病早期阶段。本病以正虚为本，邪实为标，虚实夹杂，故其疼痛持续时间较长者属虚证，持续时间短者属实证。

此外，还可辨疼痛的诱因、疼痛的兼证，这些皆有利于临床做出进一步明确诊断，以助于分型论治。

三、分　期　辨　证

根据其病因病机，一般分三期。

1. 早期　本病早期以邪实为主，症状表现类似于痹证的早期，患者为先天禀赋不足或后天失于调养，正气不足，易感受风、寒、湿邪致病。

（1）风寒湿痹：人体先天禀赋不足，正气不能内守，风寒湿邪合而为病，邪有轻重不同。风性善行而数变，所致腰背痛见发病迅速，疼痛游走不定，活动僵硬，腰背板滞；寒为阴邪，易伤阳气，收引作痛，临床见腰脊冷痛，痛剧，畏寒喜暖，遇阴湿加重；湿性重浊腻滞，易阻滞气机，见腰背疼痛如裹，肌肤麻木不仁，病程徐长，缠绵难愈，头困重，口腻不渴，腹胀便溏。舌淡红或淡，苔白腻或薄白，脉沉紧或濡细。

（2）热痹：风寒湿邪郁而化火，或阴虚之体，热毒直袭其身，火性上炎，易耗伤阴精，生风动血，其病来势急、发病快，腰背部疼痛灼热或局部有红肿，喜凉恶热，目赤口苦，牙龈肿痛，咽干口渴，喜冷饮，舌红苔黄，或舌红少苔，脉数洪大。或身体素健，突然出现腰骶疼痛，或上窜胸颈，或下趋大腿足跟，活动受限，甚则生活不能自理，可见郁怒烦躁，口干舌燥，便干溲赤，或有恶寒发热，或有低热，舌苔薄白或薄黄，脉象弦数。

2. 中期　此期肾虚邪侵，多虚实夹杂。

（1）阳虚寒湿：风寒湿邪伤人总以肾阳虚弱为根本，或先天肾精不足，或后天脾虚失养，或劳损重伤，阳气偏虚，卫阳不能固守腠理，致风寒湿邪侵入，客于经脉。脊柱瘀血胶着难去而发病。故可见腰背、膝冷痛，活动受限关节不利，喜热，口不渴，舌薄白，脉紧。

（2）阳虚血瘀：机体阳气虚弱，寒湿之邪客于肾经督脉，正气不足无力鼓邪外出，日久成瘀，瘀血阻滞经络使气机不利，气血不荣筋脉而发病，反复发作，呈恶性循环。故可见腰部隐隐作痛，喜按喜揉，腰腿无力，遇寒加重，反复发作。

（3）阴虚湿热：阳虚日久，阴阳俱虚；或湿邪郁久化热，煎熬肾中阴液，损伤肾水，肾水一亏，则相火失制，虚火内生。可见五心烦热，失眠盗汗，腰背部灼热疼痛，咽干而不欲饮水，舌红少苔，或苔白腻，脉濡数。

（4）余热伤阴：强直性脊柱炎经治疗后，或因失治，邪气已去七八，余热内伏，久病伤阴，成督脉、筋骨、肌肉失养所致之证。故可见项背腰微有拘急隐痛，腰酸腿软，或下肢隐痛，口干，烦躁，夜热低烧（体温37.5℃左右），舌质红，苔薄白或无苔，脉细数。

3. 晚期　此期病痛日久不愈，关节僵硬变形，筋脉拘急，肝肾亏虚，气血不足，正虚邪恋，缠绵难愈。此期骨质增生和骨质疏松症状突出。

（1）骨质增生：指骨关节边缘或骨突出部出现的骨组织增多现象。"肾主骨生髓""肝主筋、束骨、利关节"。肝肾不足则直接影响骨的生长和代谢，或外邪直接侵袭，导致韧带附着点炎性反应，使脊柱内外稳定结构失衡，椎体受周围肌肉、韧带和肌腱的牵拉，受到刺激的骨组织出现增生现象，形成骨赘，在相邻的椎体连接成骨桥，使脊柱外观呈竹节状。

（2）骨质疏松痿软：指骨组织萎缩变软，不能适应人体运动需要的现象。骨质疏松痿软与骨质增生是病理变化的两个方面，类同筋弛与筋脉拘急。骨质痿软归咎于肝肾的病变。"痹久亦能成痿"；《灵枢·本神》曰："恐惧而不解则伤精，精伤则骨酸痿厥。"《金匮要略·中风历节病脉证治》指出："咸则伤骨，骨伤则痿。"临床辨证，应明确造成骨质痿软的原因和病变脏腑，以利治疗。

1）气血亏虚：气血虚少，正虚邪恋，易致外邪入侵，患病日久难愈，筋骨失养，腰背部强痛不已，时轻时重，筋惕肉瞤，面黄少华，心悸，乏力，自汗，纳差，舌淡无苔，脉濡弱、细微。

2）肾阳亏虚：病久阳气不足，表卫不固外邪易侵，邪气外羁，气血失荣，而关节屈伸不利，僵硬变形，腰膝酸软无力，甚则弯腰驼背。病多损及肝肾，见肝肾亏虚之象，则形寒肢冷，关节疼痛，自汗恶寒，为肾阳虚寒、外感寒气之象，舌淡苔白，脉沉弱。

3）肾阴亏虚，督脉瘀滞：精血不足，筋骨失养，则关节变形，腰背部疼痛日久不愈，骶髂隐痛，下肢及足跟痛，活动受限，晨僵，筋脉拘急牵引，多运动时疼痛加重；若肾阴不足，虚热内生，则低热、多梦、乏力，腰膝酸软无力，日轻夜重，口干心烦，为肝肾经血不足之象，阴亏阳亢而头晕耳鸣，盗汗面赤，舌红少苔，脉沉细数，或弦数。

4）阴阳两虚，督脉瘀滞：强直性脊柱炎晚期，阴阳俱损，阴虚则热，阳虚则寒，故临床可见寒热交错之证，寒则四肢不温，口润不渴，或见下肢浮肿，阳痿早泄，舌苔薄白，脉沉细弱；热则手足心热，口干舌燥，耳鸣耳聋，心烦失眠，低热盗汗，梦多遗精，尿赤便秘，舌红，少苔或无苔，脉象沉细数等。上述两证交错出现，但强直性脊柱炎的基本见证不变，如腰骶痛，或脊背、颈背疼痛或伴有膝关节、足跟隐隐作痛、胀痛或空痛，或灼痛、刺痛，或游走痛，晨僵，活动受限，可伴有膝软无力，喜卧怠动，四肢不温，手足心热，尿频便溏，自汗、盗汗，遗精阳痿，舌淡，苔薄白，脉沉细。

参 考 文 献

邓渊，朱向东，何兰娟，2015. 关于强直性脊柱炎中医病名的认识[J]. 陕西中医学院学报，38（5）：19-20.

罗详飞，2015. 中医分期治疗强直性脊柱炎的临床疗效观察[D]. 成都：成都中医药大学.

（高玉亭）

第十五章　强直性脊柱炎的中医治疗

第一节　强直性脊柱炎的中医药内治法

一、分期辨证论治

强直性脊柱炎是原因不明的全身自身免疫性疾病，是一种侵犯轴关节的慢性炎症。中医学认为，本病主要病位在腰骶部，属肾，属于中医"骨痹""肾痹""龟背""历节风""大偻"等范畴，《黄帝内经》云："骨痹不已，复感于邪，内舍于肾……肾痹者，善胀，尻以代踵，脊以代头。"较为明确地提出了强直性脊柱炎的发病机制，并且形象地描绘出了强直性脊柱炎晚期的表现。本病根据辨证可分早、中、晚三期治疗。

1. 早期　本病早期以邪实为主，症状表现类似于痹证的早期，患者为先天禀赋不足或后天失于调养，正气不足，易感受风、寒、湿邪致病。

（1）风寒湿痹：人体先天禀赋不足，正气不能内守，风寒湿邪合而为病，邪有轻重不同。风性善行而数变，所致腰背痛发病迅速，疼痛游走不定，活动僵硬，腰背板滞；寒为阴邪，易伤阳气，收引作痛，临床见腰脊冷痛，痛剧，畏寒喜暖，遇阴湿加重；湿性重浊腻滞，易阻滞气机，见腰背疼痛如裹，肌肤麻木不仁，病程徐长，缠绵难愈，头困重，口腻不渴，腹胀便溏。舌淡红或淡，苔白腻或薄白，脉沉紧或濡细。

治则：祛风除湿，散寒温经，活血通络。

方药：蠲痹汤（《医学心悟》）。

羌活、独活、桂枝、秦艽、当归、川芎各15g，甘草9g，海风藤、桑枝各12g，乳香、木香、黄芪各15g。

功效和适应证：祛风除温散寒。主治寒湿痹证，见脊柱、关节疼痛游走不定，活动僵硬，腰背板滞；腰脊冷痛，痛剧，畏寒喜暖，遇阴加重；或腰背疼痛如裹，肌肤麻木不仁，病程徐长缠绵难愈，头困重，口腻不渴，腹胀便溏。舌淡红或淡，苔白腻或薄白，脉沉紧或濡细。

方解：羌活、独活、桂枝、海风藤、桑枝、秦艽祛风通络；当归、川芎活血止痛；乳香、木香行气止痛；黄芪补气健脾；甘草调和诸药。全方共奏祛风除湿、散寒温经、活血通络之功。

加减：偏于风者，加防风；偏于寒者加麻黄、细辛、川乌、草乌；偏于湿者加防己、薏苡仁、蚕沙；痛在腰背者加白芷、续断；痛在上肢者加威灵仙、姜黄；痛在下肢者加牛膝、木瓜。

制法与用法：水煎服。

（2）热痹：风寒湿邪郁而化火，或阴虚之体，热毒直袭其身，火性上炎，易耗伤阴精，生风动血，其病来势急，发病快，腰背部疼痛灼热或局部有红肿，喜凉恶热，目赤口苦，牙龈肿痛，咽干口渴喜冷饮，或有发热恶寒，或有低热，舌红苔黄，或舌红少苔，脉数洪大。

治则：清热解毒，活血通络。

方药 1

方药：麻杏石甘汤（《伤寒论》）加味。麻黄 9g，杏仁 9g，石膏 18g，甘草 6g，荆芥、牛蒡子、薄荷、射干、桔梗、金银花、连翘、黄芩、僵蚕、桑枝、秦艽、赤芍各 9g。

功效和适应证：清热解毒，通络止痛。主治热痹，见腰背部疼痛灼热或脊柱及关节红肿，喜凉恶热，目赤口苦，牙龈肿痛，咽干口渴喜冷饮，舌红苔黄，或舌红少苔，脉数洪大。

方解：麻黄、杏仁、石膏、甘草、荆芥、牛蒡子、赤芍、薄荷、桔梗、金银花、连翘、黄芩清热解毒，僵蚕、桑枝、射干、秦艽通络，全方共奏清热解毒、活血通络之功。

加减：痛在腰背者，加白芷、续断强督活血以止痛；痛在上肢者，加威灵仙、姜黄祛风止痛；痛在下肢者加牛膝、木瓜活血祛湿，以通络止痛。湿热毒重者，可加白花蛇舌草、半枝莲、蚤休、薏苡仁等清热解毒祛湿。

制法与用法：水煎服。

方药 2

方药：清热解毒除湿汤（《中医治疗强直性脊柱炎》）。白花蛇舌草 30g，半枝莲 15g，虎杖 15g，金银花 15g，连翘 15g，土茯苓 20g，白鲜皮 10g，丹皮 10g，金银藤 10g，桂枝 10g，川乌 10g，生甘草 10g。

功效和适应证：清热解毒除湿。治疗身体素健，突然出现腰骶疼痛，或上窜胸颈，或下趋大腿足跟，活动受限，甚则生活不能自理，可见郁怒烦躁，口干舌燥，便干溲赤，或有恶寒发热，或有低热，舌苔薄白或薄黄，脉象弦数。

方解：本方以白花蛇舌草、半枝莲、虎杖为君药。白花蛇舌草甘淡而凉，入胃、大肠、小肠经，功能清热解毒，消肿止痛。其甘淡而不苦寒，不伤脾碍胃，强直性脊柱炎常可大剂量使用；半枝莲苦寒，长于清热解毒，利湿退黄，凉血止血，疗蛊毒，治蛇咬。俗云"家有半枝莲，可以伴蛇眠"，可知其解毒之力较强。虎杖酸凉入肝，功能清热解毒，利湿通络，活血凉血。三药合用，共奏清热解毒、利湿通络、活血凉血之功，直折嚣张热毒之邪。金银花、连翘辛凉之品，入心、肺经，清热解毒，且可透邪外出，为十二经疮家圣药，有消肿止痛之功。二药与君药配伍，加强清热解毒、消肿止痛之功。土茯苓、白鲜皮、丹皮、金银藤、桂枝、川乌为佐药，土茯苓甘淡而平，入胃、大肠经，功专解毒，利小便，除湿、利关节，用于热毒疮痛，热淋血淋，湿疹湿疮，瘰疬梅毒；白鲜皮气寒善行，味苦性燥，入脾胃、膀胱经，除湿热，利小便，亦入肺经，功能祛风胜湿，利水道，通关节，又为治疗皮肤病湿热痒疮之要药；土茯苓与白鲜皮合用，治疗湿热痹证所致血沉加快有效，加强了君臣两类药物清热解毒、除温消肿之功。桂枝、川乌温通经脉，温补命门，对腰骶、膝关节止痛效果最佳，湿、痰、浊气非此不能化，佐助君臣，除痰湿，化浊气，止疼痛，利关节，且可防止大队清热之剂热遏冰伏之弊，有相反相成之功。丹皮辛甘而寒，入心、肾、肝经，清热凉血，泻血中之伏火，祛血毒，退骨蒸，除烦热，佐助君药，破经脉中瘀血、热毒；金银藤，即忍冬藤，辛凉，功同金银花，且可通经活络，利关节，舒筋骨，止疼痛，是治疗湿热痹证、关节红肿疼痛之要药。甘草，性甘温，入脾胃，益中气，调和诸药，是为使药。诸药合用，共奏清热解毒，化浊除湿，通经祛瘀，舒筋蠲痹之功。

加减：汗出、大热、口燥渴，此阳明经热盛，加石膏、知母；如不应，加寒水石。大便秘结不通，腹痛拒按，阳明腑实证者，加生大黄；不应，加元明粉冲服。口渴不饮，夜热较甚，发疹发斑，营血热甚者，加赤芍、紫草；不应，加丹参、元参、水牛角粉。身热，关节红肿热痛，皮肤生疮者，加蒲公英、紫花地丁、山慈菇、野菊花、草河车、大青叶、天花粉。痛重者，加延胡索。身体壮热，去金银花、连翘，加黄连、黄芩、黄柏、栀子、龙胆草。

制法与用法：水煎服。30 剂为 1 个疗程。可以连服数疗程，直至症状基本消失，血沉正常。

2. 中期 此期肾虚邪侵，多虚实夹杂。

（1）阳虚寒湿型：风寒湿邪伤人总以肾阳虚弱为根本，或先天肾精不足，或后天脾虚失养，或劳损重伤，阳气偏虚，卫阳不能固守腠理，致风寒湿邪侵入，客于经脉。脊柱瘀血胶着难去而发病。

治则：温肾强督，散寒通络。

方药：乌头桂枝汤加味（《金匮要略》）。川乌 9g（先煎），草乌 9g（先煎），桂枝 12g，人参 15g，生姜 3 片，干姜 9g，肉桂 6g，杜仲、川续断、金毛狗脊、桑寄生各 15g。

功效和适应证：温肾强督，散寒通络。主治寒痹，见腰背、膝冷痛，活动受限关节不利，喜热，口不渴，舌薄白，脉紧。

方解：干姜、肉桂、生姜温肾通阳；川乌、草乌散寒止痛；人参大补元气；桂枝调和营卫；杜仲、续断、金毛狗脊、桑寄生补肾强督。全方共奏温肾强督、散寒通络之功。

加减：痛在腰及下半身关节加牛膝，痛在腰背加肉桂，痛在上半身加桑枝。

制法与用法：水煎服。

（2）阳虚血瘀型：机体阳气虚弱，寒湿之邪客于肾经督脉，正气不足无力鼓邪外出，日久成瘀，瘀血阻滞经络，使气机不利，气血不荣筋脉而发病，反复发作，呈恶性循环。

治则：补肾壮阳，活血通络。

方药：右归丸（《景岳全书》）。制附子 150g，肉桂 90g，山药 120g，山茱萸 90g，枸杞子、菟丝子、鹿角胶（烊化）、杜仲各 120g，当归 90g，熟地 240g。

功效和适应证：补肾壮阳，活血通络。主治肾虚所致腰膝酸软，喜按喜揉，腰腿无力，遇寒加重，反复发作。

方解：附子、肉桂温补命门，壮阳散寒；熟地、山药、山茱萸、枸杞子培补肾精，使阳得阴助，生化无穷；杜仲、鹿角胶强督益肾生精血，强筋骨；菟丝子补益肝肾；当归补血行血。全方共奏温肾壮阳，强脊通督，散寒通络之功。

加减：本方可加川乌、细辛，温通经脉，温补命门，对腰骶、膝关节止痛效果最佳，湿、痰、浊气非此不能化，除痰湿，化浊气，止疼痛，利关节；若兼阴虚者加龟板，腰膝酸软伴下肢无力加牛膝，气阴两虚加西洋参。

制法与用法：蜜丸，弹子大，每服 2～3 丸。或按量缩小，水煎服。

（3）阴虚湿热型：阳虚日久，阴阳俱虚；或湿邪郁久化热，煎熬肾中阴液，损伤肾水，肾水一亏，则相火失制，虚火内生。可见五心烦热，失眠盗汗，腰背部灼热疼痛，咽干而不欲饮水，舌红少苔，或苔白腻，脉濡数。

治则：滋阴益肾，通络蠲痹。

方药：六味地黄丸（《小儿药证直诀》）加味。熟地 24g，山药 12g，山萸肉 12g，茯苓、泽泻、丹皮各 9g，龟板 9g，枸杞子 9g，肉苁蓉 9g，紫河车 6g，当归 12g，赤芍 9g，地龙 9g，桂枝 9g，鸡血藤 9g，全蝎 6g，甘草 6g。

功效和适应证：滋阴益肾，通络蠲痹。治疗肾阴虚，五心烦热，失眠盗汗，腰背部灼热疼痛，咽干而不欲饮水，舌红少苔，或苔白腻，脉濡数。

方解：方中熟地、山药、山萸肉三药相配滋养肝脾肾，配伍泽泻利湿泻浊，丹皮清泻相火，茯苓淡渗脾湿。当归补血，赤芍、龟板、枸杞子、肉苁蓉、紫河车、鸡血藤益肾滋阴补血。地龙、全蝎、桂枝通络蠲痹，甘草和中。全方共奏滋阴益肾，通络蠲痹之功。

加减：本方可加鹿角胶、龟板胶，生精血，滋肾阴，补肾阳，通督脉，强筋骨；若湿热重者，去熟地、山萸肉，加黄柏、知母、苍术、半枝莲、白花蛇舌草、土茯苓等清热燥湿解毒；虽有湿热，但身痛重者，亦可加制川乌、制草乌通络以止痛。

制法与用法：水煎服。

（4）余热伤阴型：项背腰微有拘急隐痛，腰酸腿软，或下肢隐痛，口干，烦躁，夜热低烧（体温 37.5℃左右），舌质红，苔薄白或无苔，脉细数。

治则：清热养阴，荣筋强骨。

方药：养阴清热汤（《中医治疗强直性脊柱炎》）。白花蛇舌草 15g，金银花 15g，草河车 10g，生、熟地各 20g，何首乌 20g，地骨皮 10g，炙龟板 20g，女贞子 20g，金毛狗脊 10g，川续断 15g，炙甘草 10g。

功效和适应证：本方有清热解毒，养阴益督之功。强直性脊柱炎经治疗后，或因失治，邪气已去七八，余热内伏，久病伤阴，督脉、筋骨、肌肉失养。证见项背腰微有拘急隐痛，腰酸腿软，或下肢隐痛，口干，烦躁，夜热低烧（体温 37.5℃左右），舌质红，苔薄白或无苔，脉细数。

方解：本方以生熟地、首乌、炙龟板为君药。生地甘苦而寒，入心、肾二经，养阴生津，清热润燥，活血通经；熟地甘而微温，滋肾水，补真阴，生精血，填骨髓，聪耳明目，荣筋壮骨；何首乌甘苦温涩，苦坚肾，温补肝，甘益血，涩敛精，功专强筋骨，乌须发，养阴血，填精髓；龟板甘咸，水中至阴，补心益肾，滋阴潜阳，除骨蒸，壮筋骨。四药合用，有清热养阴、生精养血、益心肾、濡筋骨之功，为治疗强直性脊柱炎明显性缓解期培本育根之良药。另以白花蛇舌草、金银花为臣药，白花蛇舌草清热解毒，利水通淋，消肿止痛；金银花乃疮家之圣药，辛凉透热解毒，两药合用，清热解毒之功犹胜，以尽除体内之余热，与君药相伍，共成养阴清热之功。再以草河车、地骨皮、女贞子、狗脊、川续断为佐药。地骨皮甘淡而寒，降肺中伏火，清肝肾虚热，凉血益阴，止汗退蒸；女贞子甘苦而平，滋补肝肾之阴，强腰膝，并佐助君药，加强养阴生津之力；草河车苦而寒，入肝、胃经，清热解毒，消肿止痛，疗毒蛇咬伤最为有效，佐臣药以加强清热解毒之力；金毛狗脊苦坚肾，甘益血，温养气，善强腰脊，坚筋骨，利俯仰，解痹痛；川续断苦辛温，苦辛补肝益肾，宣通血脉而利筋骨，狗脊与续断合用，益肾强脊，利关节。甘草调和诸药为使。诸药合用，成清热养阴、通利关节、强筋壮骨之功。

加减：若舌苔腻，脉滑有湿、痰者，加杏仁、浙贝、天竺黄等化痰之品；舌边有瘀点、瘀斑者，加丹参、丹皮、三七、水蛭等活血化瘀之品；神倦乏力，汗出气短者，则加太子参（或西洋参）、沙参等养阴益气之品；若多梦、盗汗、遗精者，加山萸肉、金樱子、桑螵蛸益肾涩精之品；若余热较甚，口干燥渴，咽红肿痛者，加板蓝根、知母、栀子、虎杖等清热之品。

制法和用法：水煎服。

3. 晚期　此期病痛日久不愈，关节僵硬变形，筋脉拘急，多为肝肾亏虚，气血不足，正虚邪恋，缠绵难愈。

（1）气血亏虚型：患病日久难愈，腰背部强痛，时轻时重，面黄少华，心悸，乏力，自汗，纳差。气血虚少，正虚邪恋，筋骨失养而疼痛不已，筋惕肉松，易致外邪入侵，舌淡无苔，脉濡弱、细微。

治则：调补气血，通络止痛。

方药：黄芪桂枝五味汤（《金匮要略》）。黄芪 24g，生姜 9g，桂枝 9g，大枣 3 枚，白芍 9g，当归 9g，桑寄生、杜仲、续断、牛膝、金毛狗脊各 15g。

功效和适应证：益气活血，通络止痛。证见腰背部强痛，时轻时重，面黄少华，心悸，乏力，自汗，纳差。舌淡无苔，脉濡弱、细微。

方解：黄芪补气，当归补血活血，桂枝、白芍调和营卫，生姜温中止呕，大枣气血双补；桑寄生、杜仲、续断、牛膝、金毛狗脊补肝肾以强督；全方共奏调补气血，通络止痛，强督补肾之功。

加减：偏于阳气虚者，加党参、白术、陈皮、附子温阳益气散寒；偏于血虚者，加赤芍或白芍、生地或熟地、人参、茯苓健脾活血以生血；痹痛重者，酌加独活、秦艽、防风、威灵仙、生麻黄、独活、防风、细辛等散风祛湿以通络止痛。

制法与用法：水煎服。

（2）肾阳亏虚型：病久阳气不足，表卫不固外邪易侵，邪气外羁，气血失荣，而关节屈伸不利，僵硬变形，腰膝酸软无力，甚则弯腰驼背。病多损及肝肾，见肝肾亏虚之象，形寒肢冷，关节疼痛，自汗恶寒，为肾阳虚寒、外感寒气之象，舌淡苔白，脉沉弱。

治则：温阳益气。

方药：真武汤（《伤寒论》）加味。附子、生姜、淫羊藿、巴戟天各 10g，茯苓、白术、当归、杜仲、续断、鹿角胶各 12g，鸡血藤、桑寄生各 20g，北黄芪 30g，白芍 9g，甘草 9g。

功效和适应证：温阳益气。主治脾肾阳虚，水气内停。证见关节屈伸不利，僵硬变形，腰膝酸软无力，甚则弯腰驼背，形寒肢冷，关节疼痛，自汗恶寒，舌淡苔白，脉沉弱。

方解：附子温肾助阳，化气行水；茯苓、白术健脾运湿，淡渗利湿；生姜温阳散寒，宣散水湿；白芍利尿行水，敛阴舒筋；以上为真武汤原方，此方温阳与利水并举，温利而不伤阴，敛阴而不助湿。上方再加淫羊藿、巴戟天、杜仲、续断、鹿角胶、桑寄生等以强督补肾；当归、鸡血藤养血通络；黄芪微温，利水消肿；甘草补中益气。全方共奏温阳益气，强督补肾之功。

加减：气虚者可去生姜，加人参或党参；阳虚而阴寒盛，痛不可忍者，加桂枝、麻黄、干姜；有湿象者，加薏苡仁、羌活、独活等。

制法与用法：水煎服。

（3）肾阴亏虚，督脉瘀滞型：腰背部疼痛日久不愈，晨僵，筋脉拘急牵引，多在运动时疼痛加重，低热，多梦，乏力，腰膝酸软无力，关节变形，日轻夜重，口干心烦，为肝肾经血不足之象，阴亏阳亢而头晕耳鸣，盗汗面赤，舌红少苔，脉沉细数，或弦数。

治则：补肝肾，益精血，强筋壮骨。

方药：左归丸（《景岳全书》）加减。鹿角胶10g（烊化），龟板胶15（烊化），菟丝子10g，大熟地、大生地各24g，山药12g，山萸肉12g，枸杞子10g，川续断15g，白芍10g，骨碎补15g，净地龙10g。

功效和适应证：滋补肾阴，填精益髓，通调督脉。治疗肾阴虚、督脉瘀滞，证见腰背酸痛，活动受限，晨僵，骶髂隐痛，有时灼热胀痛，关节变形，下肢足跟痛，低热，乏力，盗汗，骨蒸潮热，日轻夜重，口干心烦，头晕耳鸣，盗汗面赤，舌红少苔，脉沉细数。

方解：龟板胶、生熟地、山萸肉、枸杞子、白芍滋肾阴，填精益髓，柔肝润筋，以利关节；鹿角胶、菟丝子、川续断温补肾阳，反佐上药，有阳中求阴之意；骨碎补补肾壮骨，活血通络；地龙咸寒，走窜经络，以祛其邪。全方共奏补肝肾，益精血，益髓通督，强筋壮骨之功。

加减：阴虚阳亢，肝风内动者，加石决明、牡蛎、钩藤；筋脉肌肉有跳动感者，加刺蒺藜、天麻以疏风；腰背部疼痛者加川芎、鸡血藤、木瓜、伸筋草、海风藤等。

制法与用法：水煎服。

（4）阴阳两虚，督脉瘀滞型：腰骶痛，或脊背、颈背疼痛，或伴有膝关节、足跟隐隐作痛，胀痛或空痛，或灼痛、刺痛，或游走痛，可伴有膝软无力，喜卧怠动，四肢不温，手足心热，尿频便溏，自汗、盗汗，遗精阳痿，舌淡，苔薄白，脉沉细。

治则：补肾填精，通调督脉，强筋健骨。

方药：益肾通督汤（《中医治疗强直性脊柱炎》）。鹿角胶10g（烊化），龟板胶10g（烊化），狗骨胶10g（烊化），淫羊藿10g，巴戟天10g，补骨脂10g，菟丝子10g，杜仲（炒）10g，大熟地20g，枸杞子10g，山萸肉10g，女贞子10g，当归10g，白芍10g，炒白芥子10g，水蛭10g，蜈蚣2条（研冲），细辛5g，降香6g，桂枝10g，川乌6g。

功效与适应证：本方有益肾通督，滋阴补阳之功。治疗强直性脊柱炎晚期，阴阳俱损，阴虚则热，阳虚则寒，故临床可见寒热交错之证，寒则四肢不温，口润不渴，或见下肢浮肿，阳痿早泄，舌苔薄白，脉沉细弱；热则手足心热，口干舌燥，耳鸣耳聋，心烦失眠，低热盗汗，梦多遗精，尿赤便秘，舌红，少苔或无苔，脉象沉细数等。上述两证交错出现，但强直性脊柱炎的基本特征，如项背腰骶疼痛，活动受限，晨僵的基本见证不变。

方解：本方以鹿角胶、龟板胶为君药，鹿角胶性温，味甘咸，入肝肾，功能温补肾阳，生精养血，填髓益督，强筋健骨；龟板胶甘平，为水中至阴之物，补肾阴，除骨蒸，养血生精，潜纳浮阳，疗痿躄尪痹，二药一阴一阳，益肾填督。熟地、山萸肉、枸杞子、女贞子、淫羊藿、巴戟天、补骨脂、杜仲、菟丝子为臣药，熟地甘温，补肾水，益精血；山萸肉、枸杞子、女贞子三药补肝肾，滋肾阴，除骨蒸，强腰膝，壮筋骨；淫羊藿、巴戟天、补骨脂、杜仲、菟丝子皆甘温之药，强阳益精，壮骨养筋，祛风，此类药物，温而不燥，温补元阳，化气育精；两队滋阴温阳之品，使阴中有阳，阳中有阴，阴阳互生，阳长阴化，强壮筋骨，共助鹿角胶、龟板胶补益肾阴肾阳。狗骨胶、当归、白芍、白芥子、水蛭、蜈蚣、细辛、降香、桂枝为佐药，其中桂枝、白芍二药，温发收敛共用，调和营卫，温经通络，秘精固津；当归配白芍、熟地可大补阴血，配伍水蛭、桂枝，活血行瘀；水蛭一药，咸平，水中血肉有情之品，不寒不热，不猛不燥，走窜经脉之中，化瘀破癥而不伤正；白芥子辛温气锐，可化寒湿凝聚之老痰，豁痰利气，善除筋骨经脉间痰核流注，通经络，消肿痛；细辛辛温，香窜猛烈，通行十二经，开利九窍，有通经活络、温肾助阳、温阳化气之功，为通督脉之要药；蜈蚣性辛微温，在各种虫类药中，其性最猛，走窜之力最强，可搜骨缝之风，剔骨骱之瘀，镇筋骨之痛，为攻通督脉之要药；狗骨胶，为代虎骨之品，辛温，入肝肾二经，祛风定痛，强筋健骨。但此药炮制较难，临床上可用制狗胫骨代之。上述八味佐药，有祛风、胜湿、豁痰、化浊、活血通络、通利筋脉关节、定痛通督之功。此外，方中以降香、川乌为使药，川乌走而不守，通行十二经，祛风散寒，除湿定痛，降香辛温，香窜行气，温通行滞，散瘀定痛，并引诸药行下焦，入肝肾，二药合用，可助诸药，走人十二经，以通督利脉。

加减：若四肢厥逆，下利清谷，脉微细，命门火衰者，加附子、肉桂、草乌，以温补命门，回阳救逆；若五心烦躁，骨蒸劳热，加鳖甲、旱莲草、牛脊髓、猪脊髓、紫河车等，养阴生精，滋阴潜阳；若神倦乏力，动则气喘，加人参、白术、炙甘草、党参、黄芪，补中益气；若面色口唇苍白不华，加阿胶、黄芪、人参以大补有形之血；若痰多较稠者，可加胆南星、猪牙皂、天竺黄，以豁痰散结；若胸脘痞闷，舌苔厚腻者，加佩兰、砂仁、薏苡仁醒脾化浊；若邪热内生，在气分者可加石膏、知母，或黄芩、黄连、龙胆草之属；在血分则加生地、元参、水牛角。

制法与用法：水煎服。

二、名老中医经验

国医大师一方面是我国德高望重的杰出医家，他们医术精湛，经验丰富；另一方面，名老中医是继承前贤智慧、垂范后世的医界楷模，其学术思想与临床思维是中医药创新发展的源泉。在一位位大师渐渐离我们远去的当今时代，发掘整理、继承和发扬名老中医的学术思想与临床经验是一项任重道远的任务，也是我们前进的方向。基于此，学者收集了国医大师对强直性脊柱炎的学术思想及经验，现试于浅析，以飨同道。

1. 朱良春

（1）朱老奇经八脉理论辨治肾痹思想：朱老对风湿免疫类疾病，特别是强直性脊柱炎等顽痹，有其基于奇经理论的特殊认识。奇经八脉理论是中医经络学说的重要组成部分，包括阴维脉、阳维脉、阴跷脉、阳跷脉、冲脉、任脉、督脉及带脉。冲任督带经行于骶髂下腰，特别是督脉沿着脊柱贯脊上行；阴跷、阳跷脉过足跟、足踝；阳维经髋；冲脉、阴跷、阴维、阳维行于胁肋；阴维、阴跷交于大腿根处。奇经八脉在人体循行及交汇的路线，恰与我们统计的强直性脊柱炎发病部位相重合，可以设想，一旦奇经八脉出现问题，相应循行部位会表现出诸如腰背、胸胁、双髋、足踝、足跟、大腿根疼痛等症状。由此也可以得出强直性脊柱炎的发病与奇经八脉的异常可能相关的结论。朱老尊前人奇经学说精华，历数十载临床实践体悟，朱老提出以"益肾壮督、蠲痹通络"法治痹。该法与奇经学说之渊源可概括为："源在内难，考鉴时珍，法于天士而皇古融新；本培肾督，标通络脉，标本同治而纲举目张。"

朱老认为，强直性脊柱炎属于《黄帝内经》"肾痹"的范畴，符合奇经病为重病、大病、久病的特点。将强直性脊柱炎命名为"肾痹"，就确定了该病的核心病机为肾虚。这是具有重大的贡献的，容易与普通的痹证区别开来，并且对治疗给予了明确的方向。"肾痹"的病因除风、寒、湿、热等外邪侵袭之外因外，更有阳气先虚、卫外功能下降之内因。邪气所凑，其气必虚。卫外失固，病邪方能乘虚而入。病位与病机方面，"肾痹"本在肾督，系肾精不足或肾督阳虚；标在络脉，络脉为顽痰、死血阻滞，筋骨失养。

朱老"益肾壮督、蠲痹通络"的治痹大法实承渊于叶天士"通因"之说。朱老借鉴叶天士通补奇经思路，针对前述痹证因机，提出"益肾壮督治其本，蠲痹通络治其标"之标本大法。指出"蠲痹通络"为直指病标之法，意在迅速减轻乃至缓解症状。蠲者，除也。顽痹多见关节肿胀僵直、难于屈伸，此为邪气久羁，深入经髓骨骱，与痰浊、瘀血混杂胶结，治疗中除常用的祛风湿药外，加用豁痰破瘀、虫蚁搜剔之品，可以蠲痹通络，使诸药入奇经，则浊去凝开，经行络畅，邪除正复。因此，朱老大量使用虫类药，如穿山甲、僵蚕、蜂房、地鳖虫、乌梢蛇、蜈蚣、水蛭、制全蝎末等，取其开痹解结，解毒活血，攻逐经络之能。其中蕲蛇、乌梢蛇善祛风通络，蜈蚣、全蝎、地鳖虫善消肿止痛、改善关节功能，水蛭可联合山甲，开痹通络，解结攻邪，临床应用注意研粉装胶囊送服；蜣螂虫、炮山甲等于关节变形严重时可加用，以增强疗效；白僵蚕、蝉蜕等清奇经之热；蜂房、海马等温奇经之阳。并将血肉有情、虫蚁搜剔的虫类药与草木药物如青风藤、羌活、独活等相配伍，收其协同增效之功，从而达到缓解僵硬、疼痛，减轻炎症，防止骨质破坏的效果。

（2）朱老奇经八脉思想治痹之创新：朱老的一生都在追求原始创新。从新中国成立之后最大的官修本草《中华本草》引用朱老主编的《虫类药的应用》18次之多就可见一斑。强直性脊柱炎，也是朱老命名，其并提出了从督脉论治的原则。朱老明确提出与肾痹相关的主要奇经在督脉，其以督脉阳虚作为痹证发生的关键内因，涉及"肾-督-络"病机系统。临床治疗上，两者均以通补奇经为要，注重扶正与攻邪的辩证关系，方药运用中皆善用血肉有情之品。不同之处在于，朱老明确将通与补、标与本统一起来，将治痹大法凝练为"益肾壮督治其本、蠲痹通络治其标"。另者，选方用药时，朱老制订了8个药物的核心处方，并把大剂量的穿山龙作为益肾壮督的第一要药。同时，朱老益肾壮督并不拘于血肉有情之品，草木类亦广而施之，如桑寄生、肉苁蓉、补骨脂、熟地等，此类药物也有入奇经之功效。血肉有情之品、腥秽之气虽可大补奇经，但虫蚁搜剔逐邪，蠲痹通络，朱老用之亦得心应手。以上皆为两者用药之不同。此外,在临床实践中,朱老发现大剂量使用穿山龙,可以起到扶正、益肾壮督的功效。朱老曾有一个强直性脊柱炎患者,是美籍华人,她专门从美国来南通找朱老治病,效果很好。当她带着处方回美国继续服药的时候,美国的中药店没有穿山龙这味药,就没有放,结果效果就差很多,关节疼痛、僵硬复发。又写信给朱老,朱老就托人带一些穿山龙到美国给患者,效果又很好。朱老认为,一般药物学专著中6~9g 的剂量太小,若是治疗自身免疫性疾病,必须用到 30~50g 方有效,穿山龙与补肝肾之山药同为薯蓣科植物,功效为益肾壮督。朱老认为就强直性脊柱炎而言,其病机为肾虚督空,即不仅仅是肾虚,而是肾虚到相当严重的程度,单纯补肾是不行的,必须从奇经入手,让填补肝肾的精气灌流到督脉。因此,临床用药时,用六味地黄丸、桂附地黄丸是无效的。必须用穿山龙、鹿角等入奇经之品。强直性脊柱炎是典型的虚实夹杂的奇经病,顽痰、瘀血、沉寒、湿热胶着在奇经,必须用入奇经的药物才能去除,如水蛭、地鳖虫、乌梢蛇、生天南星等。此类思维与叶天士医案有极大的相似性。因此,我们认为,益肾是壮督的前提,壮督单纯益肾达不到目的,必须选用能入奇经的药物。通补奇经,必须选用虫类药,效果才能更好地体现。朱老常讲,祛邪,开通道路,补益的东西才能补进来,所以,蠲痹通络也是益肾壮督的必要条件,两者相辅相成,相得益彰,共同构成朱老治疗强直性脊柱炎等肾痹、顽痹的重要学术思想。

2. 李济仁 李老认为强直性脊柱炎等一类顽痹初期多实、热,后期多虚、寒。病之新得,邪气正盛之时,正邪交争,往往表现为实证。风热、湿热、热毒之邪交互并侵,或寒湿化热,均可表现为热证。痹久不愈,耗伤阳气、津血,故后期多表现为虚、寒。同时久痛入络,疼痛亦可由初期的疼痛较剧转为疼痛隐隐,亦称顽痹。即风、寒、湿、热、痰、瘀互结为本证的主要病机,以肝肾气血不足为本。先生认为顽痹病程演变复杂,其外因有风、寒、湿、热等外邪侵袭,内因则责之于五体相合的脏腑,经络气血功能障碍,气血虚弱,阴阳失调,这是顽痹发生的先决条件,即顽痹多虚瘀,王清任在《医林改错》中有云:"元气既虚,必不能达于血管,血管无气,必停留而瘀。"治则当从补气活血着手,正如张石顽《张氏医通》中的论述,治疗时不仅重视痹病成因中的"杂气合至"特点,还应注重从人体内脏功能、气血功能入手,综合施治,以助祛除邪气。同时顽痹可从痰辨治,古人云:怪病多痰。顽痹亦由痰浊内蕴而发,故应健脾化痰通络。同时痹病诊治大法可从病因入手,首先需明其纲要,其次究其条目。先生主张应先分寒热,即痹有寒、热两大类。同时在内治法的基础上辅以外治,有助于内服药作用的发挥,常用有巴豆饭外敷法、止痛擦剂、熏洗法等。以下所举病例用方中依此治则加减,方用黄芪、鸡血藤、活血藤、桃仁、红花益气养血,活血通络,当归、金毛狗脊、补骨脂补益肝肾、强腰脊,羌活、独活、川乌、制草乌、伸筋草温经散寒、通络除湿止痛,忍冬藤、络石藤、秦艽、穿山龙、八楞麻清热除湿、舒筋活络,葛根、陈皮、制乳香、制没药解肌化痰除湿、行气止痛,全蝎、蜈蚣搜风剔络。

分享李老治疗强直性脊柱炎的验案一则:患者张某,女,30 岁,2013 年 7 月 4 日初诊。诉无明显诱因下晨起背部疼痛、僵硬、活动障碍 3 年余,近 3 个月来腰骶部疼痛加重,2012 年 11 月 7 日在外院明确诊断为强直性脊柱炎。大便 1~2 天一行,便溏,饮食可,睡眠安,月经正常,末次月经 6 月 1 日。舌淡红,苔薄黄,脉弦数。李老辨证为肝肾两虚、瘀血阻络，治以培补肝肾、益气养血通督、壮腰健骨、化瘀止痛之法。药用：黄芪 40g，当归 15g，羌活 10g，独活 10g，金毛狗脊 20g，补骨脂 12g，忍冬藤 25g，鸡血藤 15g，活血藤 15g，络石藤 15g，秦艽 15g，制川乌 10g，制草乌 10g，葛根 20g，伸筋草 15g，制乳香 10g，制没药 10g，陈皮 15g。15 剂，水煎服，每天 1 剂，每天 2 次。

二诊：2013 年 7 月 18 日。患者诉右侧腰骶部仍有疼痛感，大便稍好转，末次月经 7 月 7 日，量中，色微暗，经期腰骶部酸痛。饮食可，夜寐安，小便正常。舌脉如前。乃痹证日久成瘀，瘀而化热，治疗宗前法，并加大活血通络、祛湿清热之法。改方：在初诊方中加桃仁 9g，红花 9g，穿山龙 15g，八棱麻 10g。继服 10 剂。

三诊：2013 年 7 月 25 日。患者诉腰背部疼痛已缓解，股骨头部疼痛加重 3 天，大便好转，小便正常，饮食可，夜寐安。舌淡红，苔黄腻，左脉细数，右脉滑数。乃虚实夹杂，仍宗原法，增强舒经化痰通络之法。改方：在二诊方中加蜈蚣 1 条，全蝎 6g。继服 30 剂以巩固。后病情稳定，疼痛消失。

3. 李振华 李振华教授从医 60 余年，积累了丰富的临床经验，且有深厚的学术造诣，对于脾胃病、痹病及疑难杂病尤其擅长，并总结了脾胃的生理、病理特点和药物性味、归经相互结合的临床用药大法。李振华教授治疗强直性脊柱炎时强调标本兼治，治本在于健脾补肾，标为偏热者以通经清热为主，偏寒者以温经散寒为主，偏湿者以祛湿通络为主，并根据个体化原则辨证加减。

李振华教授依据《黄帝内经》中"脾胃为仓廪之官""脾胃为后天之本"和李东垣"善治病者惟在调理脾胃"等中医理论，并结合多年临床经验，潜心研究脾胃病防治，并提出了一系列的脾胃病学术思想和临床观点，如"脾本虚证无实证"。脾胃居中焦，脾脏主运化水湿及水谷精微，胃主受纳和腐熟水谷；脾升清，胃降浊，升清使得水谷精微得以四布，营养周身。脾的阳气充盛才能保证脾运化功能正常发挥，如果脾气、脾阳受损，该脏的功能失常，可引起脾虚证。所以李振华教授认为"脾本虚证无实证"主要是气虚和阳虚。《黄帝内经》记载："脾主为胃行其津液者也。"脾为胃行津液和运化水谷精微的功能，主要依赖脾气、脾阳。临床上所见的脾失健运，主要是脾气、脾阳虚弱。所以李振华教授运用健脾药时，无论是益气温中化湿，淡渗利湿，或者是芳香化浊燥湿，还是温化寒湿，其意都在益脾气、温脾阳。李振华教授还常从健脾利湿入手，认为脾虚生湿，进而湿浊困脾，相互作用进一步影响脾的健运，加重患者的病情。

分享验案一则：患者，男，28 岁，初诊。主诉：脊背部僵硬疼痛伴腰骶部疼痛 3 年，加重半年。患者近半年来脊背部僵痛日益加重，俯仰屈伸不利，夜间较重，晨起时症状更为明显。当地医院查骶髂关节 CT 示双侧骶髂关节面模糊毛糙，伴局部关节面虫蚀样改变，考虑骶髂关节炎。服用非甾体抗炎药，未系统治疗。刻诊：腰脊疼痛，夜间较重，晨起时症状更为明显，双侧"4"字试验（即骶髂关节分离试验）（+）；大便黏腻，小便短赤；舌质红边有齿痕，苔腻，脉弦数。查抗环瓜氨酸肽抗体、C 反应蛋白（CRP）、HLA-B27 均为阳性，血沉 61mm/h。

西医诊断：强直性脊柱炎。中医诊断：痹病，证属脾虚湿热内生。以温中健脾除湿、清热通经活络为治法。自拟方：白术 10g，茯苓 15g，泽泻 16g，薏苡仁 30g，桂枝 6g，知母 15g，石膏 20g，穿山甲 10g，木香 10g，全蝎 3g，蜈蚣 3 条，乌梢蛇 15g 等。每天 1 剂，水煎服。

二诊：脊柱僵硬疼痛及腰骶部疼痛等症状减轻 1/3，食欲可，食后胃部稍有不适，眠可；大小便正常。舌淡红、苔薄腻，脉弦数。查 CRP 18mg/L，血沉 22mm/h。守上方，加厚朴、砂仁。

三诊：患者按上方加减，服药 30 余剂，症状基本消失。随访 4 个月，病情稳定。

综上所述，脾虚致脾脏功能失常，可以引起营卫失和，卫气不能抵御外邪，邪气侵袭而致病；还能引起气血亏虚、阴阳失衡，正气虚弱、脾肾亏虚。李东垣提出："百病皆由脾胃衰而生也，内伤脾胃，百病由生。"中医理论的脾虚主要涉及消化道功能的异常。近年来，西医学认识到了胃肠道疾病和脊柱关节病有密切的关系。研究表明，超过 60%的强直性脊柱炎患者存在一定的胃肠道问题，其中一部分在未来 5 年中可发展为明确的克罗恩病。强直性脊柱炎是一种顽固性疾病，缠绵难愈。脾之运化功能的健运影响着本病的发生、发展、预后及转归。所以在治疗上，要重视脾土的顾护。对于脾气虚、脾阳虚，运化功能差，致寒湿内生的患者，在临床治疗中常用干姜、附子、桂枝及丁香、半夏等药物。在中医理论中脾病多湿、湿为阴邪，故在治疗痹病"脾虚湿困""外湿困脾"时，学者常用白术、茯苓、苍术、薏苡仁等健脾祛湿治其本。正如《金匮要略》曰："祛湿当以温药和之。"治疗强直性脊柱炎还应根据相关脏腑理论，从他脏调治，临床中李振华教授多从肾调治。由于脾运化的正常发挥依赖于肾阳的温煦作用。肾阳不足，不能温煦脾阳，则可致脾阳不足，所以在施治时常配用附子、肉桂、补骨脂等温补肾阳的药物。对于本病后期脾肾阳虚的患者，在治疗上应健脾温肾，常选用健脾温中合四神丸、真武汤或右归丸加减。总之，脾虚贯穿于强直性脊柱炎整个发生、发展过程中，脾之功能的健运还影响本病的预后和转归。因此，解决好脾土的问题，对本病防治有着重要的临床意义。

4. 周仲瑛　周仲瑛教授认为强直性脊柱炎，其基本病机为"正虚为本，邪实为标"，所以其治疗，在邪实方面：以"祛邪宣痹通络"为原则，根据风、寒、湿、热、痰、瘀邪气的偏盛，分别予以祛风、散寒、清热、除湿、化痰、行瘀，同时也兼顾"宣痹通络"之效。在正虚方面：强直性脊柱炎多为久病患者，大多数患者兼有正虚，因此周仲瑛教授用药遣方除祛邪药物外，多配伍补益气血、补肝益肾，以扶助正气之品。同时在"祛邪宣痹通络"这一阶段，是以选取"祛邪"兼可"宣痹通络"的药物为主，而非祛邪药及通络药分而多选，因此我们发现，周仲瑛教授在用药遣方方面是极其用心而独特的。尤其在熟地的运用上，显示本病"虚"为本且以肝肾亏虚为主，弃生地而多用熟地也与实际病案中用温药来扶正补虚的治疗理念一致。

周仲瑛教授治疗强直性脊柱炎的五大基本治法为：①以病理因素"风、寒、湿"为主要病机的治疗法为"祛风散寒、除湿通络法"，基础方为薏苡仁汤加减；②以病理因素"风、湿、热"为主要病机的治疗法为"清热通络、祛风除湿法"，基础方为白虎加桂枝汤、四妙丸加减；③以病理因素"寒、热"夹杂为主要病机的治疗法为"温经散寒、清热除湿法"，基础方为桂枝芍药知母汤加减；④以病理因素"痰、瘀"为主要病机的治疗法为"化痰行瘀、蠲痹通络法"，基础方为双合汤加减；⑤以病理因素"肝肾两虚"为主要病机的治疗法为"培补肝肾、强壮筋骨法"，基础方为独活寄生汤加减。上列各种治法，各有其适应证，但在病变过程中往往因证候错杂相兼，临证应联系分析，按主次处理，故诸法常需复合应用。

5. 路志正　国医大师路志正认为本病的病因病机多由禀赋不足，或由调摄不慎、房事不节、嗜欲无度及惊恐、郁怒、病后失调等因素导致营卫气血虚弱、肝肾亏损，筋骨无以充养，风寒湿邪乘虚而入，壅塞经络，久而为痹。痹痛为标，而肾虚乃痹病之本，"督脉贯脊属肾"，肾虚督亏，腰脊失养，复加外邪留滞，气血凝涩，督脉经气瘀滞，不荣不通，故表现为腰背疼痛、僵硬；病程渐进，寒湿、痰浊、瘀血胶结难解，凝聚不散，甚则形成"尻以代踵，脊以代头"的疾患。总而论之，本病多以素体气血亏虚、肝肾不足为内因，风寒湿热之邪为外因，治疗上补肾强脊治病之本，配合祛风、散寒、除湿、清热、活血、散瘀、消痰等法以蠲痹通络治病之标。

在临证时，常用到温肾强脊、活血通络法；养肝益肾、柔筋壮骨法；祛风除湿、疏经活络法；温阳益气、养血宣痹法和健脾和胃、调和营卫法。

（1）温肾强脊、活血通络法：论治肾虚督寒、经脉瘀滞证，选用阳和汤、右归丸、龟鹿二仙胶等。此证患者常先天肾气亏虚，督脉受累，经气不充，风寒湿邪乘虚而入，气血瘀滞，经脉痹阻。路老师喜用鹿角胶、炙龟甲等血肉有情之品填精生髓，以固先天之本，辅以仙茅、淫羊藿、补骨脂、菟丝子等温肾壮阳药物以驱散督寒，再以桃仁、红花、四物汤、鸡血藤等养血活血通络之品，少佐一二引经药以领诸药直达病所，如羌活、狗脊、川牛膝之属。温补之品味厚、腻滞，易伤脾胃，故常佐砂仁、橘皮、焦三仙等以顾护脾胃。

（2）养肝益肾、柔筋壮骨法：以论治肝肾亏虚或肝脉郁滞、筋骨失养证，常选用独活寄生汤、柴胡疏肝散。肝肾同源，肝藏血，肾藏精，互滋互化；肝主筋，肾主骨，肝肾充盛，筋骨荣利；肝肾亏虚，筋脉不荣，骨髓不充，外邪侵犯，筋骨受累，则发为关节肿胀、疼痛。路老师指出，因肝肾相关，临床常用熟地、山萸肉、枸杞等肝肾同补；筋骨为病，重用桑寄生、杜仲、续断等滋补肝肾、强健筋骨；伸筋草、忍冬藤、络石藤等舒筋活络。另外，现代人工作压力大，常情志不遂，肝气郁滞，切忌只顾一味补益，尚需辅以疏肝、柔肝理气之品，酌加柴胡、白芍、橘叶、佛手花、玳玳花、玫瑰花等以助肝用，此所谓"以疏为补"。

（3）祛风除湿、疏经活络法：以论治太阳经气不利、风湿痹阻证，代表方如羌活胜湿汤、李东垣通气防风汤。足太阳膀胱经"挟脊抵腰中"，太阳主一身之表，乃卫外之藩篱，风寒湿邪侵袭，脊背受邪，太阳膀胱经脉首当其冲。风寒湿杂至，客于肌表，阻滞太阳经气运行，可见脊背酸痛不适，走窜疼痛，上至头颈下至腰尻。此时治疗当以祛除外邪为首要，以羌活、独活、蔓荆子、防风之属祛风胜湿、表散寒邪。羌活入足太阳经，激发太阳经气，除头痛、项强及一身之痛，痛甚无汗者倍之。此法适于疾病初期，以表散外邪为主，因风药剽悍，须配合当归、川芎、芍药等养血润燥之剂，俾邪外出，中病即止。

（4）温阳益气、养血宣痹法：以治阳气不固、气血不足证，代表方如防己黄芪汤、玉屏风散、桂枝加附子汤、黄芪桂枝五物汤。督脉循身之背，总督诸阳，为"阳脉之海"。督之阳气不足，卫外不固，风湿客至，督脉经络之气受阻，气血痹阻不通，则出现"脊强而厥"的病证，此时当以温阳益气为先，所谓"离照当空，则阴霾自消矣"。治疗上温阳益气为法，佐以养血宣痹。用药以黄芪益气固表，以桂枝温经通络，甚以附子补火助阳，三味均可温阳益气，但程度有异，所谓阳虚为气虚之渐，临证当揣度病情之浅深，择情选用。气为血帅，气行则血行，阳气盛则血运畅达，痹痛可通。

（5）健脾和胃、调和营卫法：以此法论治脾胃虚弱、气血不足、营卫不和证，代表方如六君子汤、小建中汤、桂枝汤。脾为后天之本，气血生化之源，强直性脊柱炎患者本已为虚馁之体，不胜风冷，更易兼夹外感，而致营卫不和者多见，故常合用桂枝汤以调和营卫。再者，强直性脊柱炎病程冗长，需长期服药调治，脾主运化，胃主受纳，长期受药，易致脾胃呆滞，表现以头晕乏力、食少神疲、脘腹胀满、大便溏稀等中焦虚损之症为主时，路老师多从脾胃论治，以建立中焦为法，扶正以祛邪，安内以攘外。故路老师常以健脾和胃、调和营卫二法并用，以达到脾胃健、气血充、营卫和，则痹病以除之目的。

三、中成药治疗

1. 顽痹冲剂

组成：生熟地、附片、淫羊藿、独活、桂枝、防风、蜈蚣、知母、皂角刺、白芍、羊胫骨、红花、威灵仙、伸筋草、补骨脂等。

功效和适应证：补肝肾、强筋骨、祛风湿、通经络。临床上用于治疗辨证为肝肾两虚的强直性脊柱炎患者，表现为关节肌肉肿痛、重着、麻木，甚者关节肿大、变形、屈伸不利，进而出现关节强直，筋缩肉卷，肌肉瘦削，足跛不行，胫曲不伸，脊以代头，尻以代踵，腰膝酸软，畏寒喜暖，手足不温，舌淡苔白滑，脉滑细。

用法：冲剂，每袋 10g 装，每次 10～20g，每天服 2 次，用开水冲化口服。儿童用量酌减，或遵医嘱服用。

注意事项：孕妇慎用，感冒时停服。

2. 益肾蠲痹丸
此中成药是江苏省南通市全国名老中医、著名中医药学专家朱良春主任医师 50 年治疗痹证的临床经验方。

组成：地黄、当归、淫羊藿、骨碎补、全蝎、蜈蚣、蜂房等 20 余味药物。

功效和适应证：补益肝肾、活血化瘀。由于该方的药物配伍既侧重于攻补，又兼顾病情之寒热，故对痹证见关节疼痛、肿大、屈伸不利，或僵硬畸形，肌肉疼痛瘦削，腰膝微酸软者，不论寒热虚实均可用。并经药效学证明，该中成药具有抗炎、镇痛功能，对细胞免疫和体液免疫均有明显的促进和调节作用，并能减轻滑膜组织炎症，减少纤维沉着，修复软骨细胞的功能。

用法：每次口服水丸 8g，每天 3 次，饭后服。对一些病程长、病情重，并曾服用多种抗风湿药物治疗无效的患者，可以加量至每次 12g，待症状减轻后再改服常规剂量。

注意事项：本药中含有虫类药，故一般在饭后服用，不宜空腹服用。个别患者可出现异体蛋白质过敏现象，如皮肤瘙痒、丘疹等。孕妇禁用。妇女经期行经量过多时，也应暂停服用数日。

3. 腰痛宁胶囊
此胶囊是郭晓庄教授经多年临床实践经验总结而成。

组成：马钱子、土鳖虫、乳香、没药、全蝎、牛膝、麻黄、苍术等。

功效和适应证：除风胜湿、温经通络。能较快地消除炎症，改善组织代谢。用法：每次 3～4 粒，病情较剧者可用至 6 粒。每天 1 次，于晚临睡前 0.5～1 小时以特制药饮兑适量白开水送服，也可以用市售黄酒 30～50ml 兑适量白开水送服。30 天为 1 个疗程，可连续服用 2～3 个疗程，每个疗程间可以停服 2～3 天。

注意事项：用药初期，少数患者可出现皮疹，一般不需停药，2～3 周后可逐渐消退。孕妇及小儿忌服，严重心、肝、肾疾患者慎用。

4. 小活络丹

组成：胆南星、草乌、乳香、香附、川乌、当归、地龙、没药等。

功效和适应证：舒筋活络、散寒止痛。方中草乌、川乌辛温燥烈，专于祛风除湿，散寒止痛，为主药；胆南星燥湿化痰，以除经络中痰湿，亦有止痛之效；配乳香、没药、香附、地龙行气活血，通络止痛。诸药共用，共奏祛风除湿、活络通痹之效。

用法：黄酒或温开水送服。每次 1 丸，每天 2 次。

注意事项：本方药性温燥，力量峻猛，以日久不愈而体实气壮者为宜；阴虚有热者忌用；孕妇禁用。

5. 大活络丸

组成：蕲蛇（酒制）、制草乌、牛黄、乌梢蛇（酒制）、天麻、熟大黄、麝香、血竭、熟地、天南星（制）、水牛角浓缩粉等 52 味中药。

功效和适应证：搜风通络、活血止痛，兼补益气血、滋养肝肾。主治由风寒湿痹引起的肢体疼痛，手足麻木，筋骨不利，行动不便，口眼歪斜，言语不清等症。处方特点是寒热药并用，使苦寒药不伤脾胃，温补药不伤肝肾，且方中熟大黄活血化瘀，通行腑气，再配淡渗利湿之品使药力上下沟通。诸药协调，使祛风除湿、舒筋活络之功效更明显。

用法：温黄酒或温开水送服。每次 1～2 丸，每天 2 次。

注意事项：孕妇忌服。

6. 复方雪莲软胶囊

组成：雪莲、延胡索（醋制）、羌活、制川乌、独活、制草乌、木瓜、香加皮。

功效和适应证：温经散寒，祛风逐湿，祛瘀消肿，舒经活络。用于风寒湿邪，痹阻经络所致类风湿关节炎，风湿性关节炎，强直性脊柱炎和各类退行性骨关节炎。

用法：口服。每次 2 粒，每天 2 次。

注意事项：孕妇忌服。

7. 骨风宁胶囊

组成：重楼、昆明山海棠、云威灵、黄芪、叶下花、续断、川牛膝、伸筋草、紫丹参、红花、地龙。

组成：解毒化瘀，活络止痛。用于类风湿关节炎、强直性脊柱炎。

用法：口服。每天 3 次，每次 2～3 粒。7 天 1 个疗程，普通病症服 1 个疗程左右，重症 2～5 个疗程或遵医嘱。

注意事项：孕妇忌服。

第二节　强直性脊柱炎的中医药外治法

中医外治法是以中医的基本理论为指导，以中医的整体观念和辨证论治为前提的，它的理论也是建立在病因病机、四诊八纲、脏腑经络等原则基础上的。外治法和内治法最根本的区别在于外治法是将制成一定剂型的药物，按规定的方法施治于人体患部皮肤，使药物透过肌肤以达治疗的目的。外治的作用与内治之理基本相同，都是根据疾病在表在里、在脏在腑、虚实寒热、标本缓急的不同，而采用不同的外治方法。正如清代吴师机在其《理瀹骈文·略言》中提到的"外治之理，即内治之理；外治之药，亦即内治之药，所异者法耳"。这就是说，内治法与外治法的区别仅仅是方法不同而已。外用药物的治疗仍按照"先列辨证，次论治，次用药"的辨证施治的顺序。这不仅是经验之谈，而且也是药物外治法应用的根本原则。

中医外治法是目前所知起源最早的治疗疾病的方法，其起源于原始社会，来源于社会实践，历经千载，逐渐成熟，为人类的健康事业做出卓越的贡献。先秦时期的医学典籍以及其他古籍，已有中医外治法的论述。其中最早记述中药外治作用的史籍，当属《山海经》，书中有"熏草佩之可以已疠"的记载，《周礼·天官》记载了用外敷药物治疗疮疡。马王堆汉墓出土的《五十二病方》是我国现存最早的方书，其中所载的283首方剂中，用于外敷的方剂达110余首。战国时期问世的中医经典著作《黄帝内经》对外治方法、外治理论进行了详细的描述。东汉时期张仲景的《伤寒杂病论》中有关外治法的论述，既有较高的理法原则，又有具体的施治方法。唐代《仙授理伤续断秘方》介绍了用药物外治方法治疗骨关节损伤。宋代的《太平圣惠方》《圣济总录》已较为系统、全面地介绍了敷贴方药。明清时期，中医药发展到历史最高水平，大量知名医学家涌现，著名外治专著问世，中医外治法已经进入到一个全新的时期。外治方药由单味药到复方药，外治方法从简单的外敷到多种剂型应用，外治应用从经验到理论升华，逐步形成系统的中医外治理论体系。

中医外治法种类繁多，内容丰富，涉及面广。近代所谓的外治法，有广义和狭义之分。广义的外治法仍包括针灸，推拿甚至气功等治疗方法。狭义的则指用药物、手法或器械施于体表或从体外进行治疗的方法。在治疗方法上，分为"药物外治"与"非药物外治"两类。

一、药浴和熏蒸疗法

1. 作用机制　药浴是选用中草药加工制成浴液，洗浴人体外表，以达到治病目的的一种外置方法。《五十二病方》一书中就收载有药浴方剂。药浴时可以进行全身浴、半身浴或局部浸浴。用温热的中药煎液洗浴以治疗疾病，其温热作用可促进血液循环和新陈代谢，松弛肌肉，降低末梢神经兴奋性，又有利于中药有效成分的快速吸收。熏蒸疗法是利用药物燃烧所产生的烟雾或煎汤沸腾后产生的蒸汽来熏蒸肌肤，与现代医学理疗中的水疗有某些相似之处，可使药物蒸汽中的有效成分以离子状态渗入肌肤，其机制与药浴相似。由于热力和药物的协同作用，能促使其经络疏通，气血流畅，能改善局部和全身功能，以达到消肿、止痛、止痒、祛风的目的，两法用药多为补肝温肾、散寒强脊、祛风除湿、益气活血、通络止痛之品，如牛膝、杜仲、狗脊、木瓜、续断、独活、防己、豨莶草、黄芪、鸡血藤、桃仁、红花、乳香、没药、生草乌、青藤、白芍、附子、雷公藤、青风藤、伸筋草、透骨草、金银花藤、洋金花等。药浴及熏蒸的治疗作用主要表现在以下几个方面。

（1）通过药浴物理热作用，使皮肤毛细血管扩张，血流加快，促进血液循环和加速新陈代谢，并有降低神经末梢兴奋及松弛肌肉的作用，以达到镇痛的目的。

（2）药浴中微汗可达到祛风散寒、除湿祛邪、增强免疫功能、抗炎的作用。

（3）药浴液的静压可使血流重新分布，促进脊柱局部组织消肿；浮力可使功能障碍的脊柱松软。

（4）药浴直接作用于脊柱病变部位，避免了常规服药引起的胃肠反应及肝脏解毒效应，从而发挥直接的药物治疗效果。

（5）药浴的热合作用有利于中药有效成分的快速吸收，并能使肢体在水中进行功能锻炼，尽早恢复。

2. 药用方剂

（1）艾叶 200g，桂枝 200g，独活 50g，脱力草 50g，松节 150g，桑枝 100g。以上药物煎汁 1000ml，温水兑至 10L，置于浴缸内趁温泡浴背部、骶髂关节 15～30 分钟，每天 1 次，每剂药可反复使用 3 次。30 天为 1 个疗程。

（2）黄藤 200g，忍冬藤 100g，鸡血藤 100g，当归 100g，红花 100g，生川乌 100g，生草乌 100g，杜仲 100g，牛膝 100g，枸杞 100g。加水没过药面，煮开，保持 40℃，加醋 250ml。令患者坐入药液，露头，熏蒸 20～30 分钟，每天 1 次，15 次为 1 个疗程。

（3）当归、川芎、木瓜、制乳香、制没药各 20g，独活 25g，狗脊、杜仲、伸筋草、川椒各 30g，纱布包煎，取液置入熏洗床贮槽内，加食醋 100ml，熏蒸脊柱及骶髂部，每次约 40 分钟。每天 2 次，2 天为 1 个疗程。

（4）洋金花、黄芪、桃仁、红花、牛膝、木瓜、川续断、骨碎补、桂枝、独活、白芍、威灵仙、地龙、羌活、薏苡仁、附子、雷公藤、青风藤、伸筋草、透骨草、防己、金银花藤各 50g。上药制粗粉装布袋，用 120L 水浸 24 小时，煮沸 20 分钟，用时取药液 60L 放入浴盆中，加水 60L，待水温降至 40℃时入盆浸泡，每次 40 分钟，每天 1 次。

（5）当归、川芎、独活、狗脊、木瓜、杜仲、伸筋草、川椒、制乳香、制没药，放入砂锅中，加水 200ml 浸 30 分钟，煎沸 20 分钟后，将药液倒入熏洗床的贮槽内加食醋 100ml。令患者暴露脊柱、骶髂部周围，仰卧于床上，上盖棉被保暖熏蒸，待药物不烫手时，用棉布擦洗患处，边洗边按摩，使药力充分到达患处，每次 40 分钟，每天 1 次，1 剂 2 天，30 天为 1 个疗程。

二、敷　贴　法

敷贴法，又称"外敷法"，是最常用的外治法之一。它是将鲜药捣烂，或将干药研成细末后，以水、醋、蜜、植物油、鸡蛋清、葱汁、姜汁、蒜汁、菜汁、凡士林等调匀，直接涂敷于患处或穴位。由于经络有"内属脏腑，外络肢节，沟通表里，贯穿上下"的作用，不仅可以治疗局部病变，也能达到治疗全身性疾病的目的。其主要目的是为了减轻或缓解疼痛以及改善关节的活动功能。使用时可根据"上病下取、下病上取、中病旁取"的原则，按照经络循行走向选择穴位，然后敷药，可以收到较好的疗效。吴师机在《理瀹骈文》论其功用时曰："一是拔一是截。凡病所结聚之处，拔之则病自出，无深入内陷之患；病所经由之处，截之则邪自断，无妄行传变之虞。"

敷贴药常用剂型有药膏、膏药和药粉三种。其作用机制是：①通过温热作用，改善局部的血液循环，减少致痛致炎物质在局部的堆积；②通过某些中药对局部皮肤的刺激作用，改善局部血液循环（舒筋活血）；③通过某些中药如细辛、川乌、草乌、生半夏、高良姜、花椒等对局部皮肤神经末梢暂时的麻醉作用而起止痛作用。

（一）敷法

1. 武力拔寒散（成药）

（1）药物：白花菜籽 600g，花椒（青椒去目）500g，每袋 17g。

（2）用法：每次取散药半袋，用鸡蛋清调成糊状，摊在厚纸上，然后把摊好的药纸贴在患处，用布包严，患者会感到局部皮肤发烫而全身微汗，贴 30 分钟取下，5～7 天贴 1 次，贴药 10cm×10cm，贴前患处涂绿药膏，以防皮肤烫伤，待皮肤恢复正常后，贴第 2 遍，3 个月为 1 个疗程。

2. 药袋外敷（经验方）

（1）药物：山奈、羌活、独活、川芎、白芷、徐长卿、青木香、苏木、桂枝、当归、制乳香、制没药、细辛各等份，冰片少许。

（2）用法：上药共研细末，与淘洗干净的细砂 2 份拌匀，装入布袋内，留置腰背痛处 0.5～1 小时，每天 1 次，10 天为 1 个疗程。具有温经散寒，祛瘀止痛之功效。

3. 乌桂散（经验方）

（1）药物：制川乌、制草乌各 6g，桂枝 9g，细辛 5g，山萸肉 9g，干姜 9g，公丁香 9g，藿香 12g，白芷 12g，麝香 0.3g。

（2）用法：上述各药共研细末，用醋拌湿，敷于脐部，每次 6～10g，根据情况 2～3 天更换 1 次。适用于背部僵硬、疼痛剧烈、活动困难者，有祛风寒、通络止痛之功效。

4. 湿敷方（经验方）

（1）药物：青风藤 150g，寻骨风 200g，透骨草 80g，淫羊藿 80g，乳香 30g，没药 30g，丹参 20g，红花 20g。

（2）用法：以上各药 1 贴加武力拔寒散 1 袋，一起装入一相应大小布袋中，加水 300ml，食盐 250g，浸泡 2 小时后将药煮沸，先熏洗患处，等药降温到 40℃时，将药袋敷在患处，每天 1 次，每次 1 小时，每贴药用 5～7 天，3 个月为 1 个疗程。

5. 穴位贴敷

（1）取穴

第 1 组：督脉穴位，大椎、至阳、筋缩、命门、腰阳关。

第 2 组：膀胱经第一侧线穴位，大杼、膈俞、肾俞。

第 3 组：膀胱经第二侧线穴位，膏肓俞、志室、秩边。

第 4 组：阿是穴。

（2）药物：乳香、没药、皂角刺、白芥子、川乌、草乌、威灵仙、透骨草、穿山甲、吴茱萸。共研细末，密封保存。

（3）用法：用高纯度白酒将药粉和为糊状。先用热醋敷贴穴位 30 分钟，然后每穴贴花生米大小药糊 1 块，胶布固定，12 小时后取掉。第 1 组、第 4 组穴每次必贴，第 2 组、第 3 组穴斟酌选用。每天 1 次，10 次为 1 个疗程。疗程间休息 5 天，3 个疗程后评价疗效。

6. 吴氏八仙镇痛散（经验方）

（1）药物：伸筋草、透骨草、川乌头、草乌头、乳香、细辛、制马钱子、樟脑各 90g。

（2）用法：共研细末，加米醋适量，拌匀，装布袋，厚 1～1.5cm；置于脊柱及骶髂关节部，热水袋热敷；每次 40～60 分钟，每天 2 次，每袋用 3～5 天，3 个月为 1 个疗程。

7. 二草熨敷方（经验方）

（1）药物：伸筋草、透骨草、附子、麻黄、千年健、威灵仙、独活、羌活、桂枝、红花、秦艽、荆芥、防风、路路通各 30g。

（2）功效与用法：温经散寒，活血通络。以上药共研细末，分装 2 个长 15cm，宽 10cm 的布袋内，布用白色，用时在水中加热 20～30 分钟，稍凉后置于患部热敷，勿烫伤。每次 30 分钟，每天 2 次，20 次为 1 个疗程。每剂药可用 2 天。加热后的水可用来外洗患处。

（二）膏药疗法

膏药疗法，古称"薄贴疗法"，是将各种药物加热以及其他方式碾成细末配合香油（芝麻油）、黄丹或蜂蜡等赋形剂炼制而成，是中医外用药物中的一种特有剂型。膏药的种类很多，有白膏药、黑膏药、油膏药、松香膏药、胶膏药等。《肘后备急方》中就有关于膏药制法的记载，后世广泛应用于各科的治疗上，外伤科临床应用更为普遍。

1. 膏药的配制

（1）熬膏药肉：将药物浸于香油中，加热熬炼后，再加入铅丹，即黄丹或东丹，"下丹收膏"，制成的一种富有粘连、烊化后能固定于患处的成药，称为膏或膏药肉。膏药要求老嫩合度，达到"贴之即黏，揭之易落"的标准。膏药肉熬成后浸入水中数天，最好是常流水，再藏于地窖阴暗处以"去火毒"，可减少对皮肤的刺激，防止诱发接触性皮炎。

（2）摊膏药：将已熬成的膏药肉置于小锅中用文火加热烊化，然后将膏药摊在皮纸或布上备用，摊时应注意四面留边。

（3）掺药法：膏药内药料掺和方法有三种：一是熬膏药时将药料浸在油中，使有效成分溶于油中；二是将小部分具有挥发性又不耐高温的药物如乳香、没药、樟脑、冰片、丁香、肉桂等先研成细末，在摊膏药时将膏药肉在小锅中烊化后加入，搅拌均匀，使之融合于膏药中；三是将贵重的芳香开窍药物，或特殊需要的药物，临贴时加在膏药上。

外用膏药由祛风除湿、温经散寒、舒筋活血等中药与香油、蜂蜜等加工配制而成，应用于病变局部，具有保温、通络、活血、止痛的功效。

2. 使用膏药的注意事项

（1）烘烤膏药不宜过热，避免烫伤皮肤及药膏外溢，掺有麝香等辛香药物时更要注意，免得药物失效。

（2）敷贴膏药时周围皮肤出现过敏反应，如皮肤发红、起疱、出疹、瘙痒等，立即取下膏药，对症处置。

3. 常用膏药

（1）二乌消痹膏

药物：生川乌 15g，生草乌 15g，羌活 9g，川续断 12g，白芷 9g，生乳香 9g，生没药 9g，黄柏 12g，地鳖虫 10g，川芎 15g，木香 9g，威灵仙 12g，骨碎补 12g，海桐皮 12g。

功效、制法与用法：祛风散寒，活血温经，通络止痛。上药共研极细末，用蜂蜜调匀外用。使用时将调和好的药膏摊在敷料上，敷料面积大小视病变部位灵活裁贴。每 2～3 天敷换 1 次，直至肿胀、疼痛症状明显减轻，肢体功能恢复正常。

（2）六生膏

药物：生草乌、生大戟、生山甲、生桃仁各 75g，生地 36g，生川乌 18g，怀牛膝 75g，麻黄、当归、天麻、羌活、细辛、乌药、白芷、高良姜、独活、赤芍、海风藤、红花各 75g，蛇蜕 18g，苏木 36g，蜈蚣 12 条，威灵仙 75g，熟地 36g，续断 36g，五加皮 18g。

功效、制法与用法：舒筋活血、追风散寒。上药用香油 7500ml 炸枯去渣滤净，炼沸，再加入樟丹 2700g，搅匀成膏，每膏药油 500ml，兑肉桂面 75g，冰片 3.6g，没药面、雄黄面、檀香面各 11g，麝香 3.6g，乳香面 11g，公丁香 3.6g。每大张净油 30ml，小张 15ml，贴患处。

（3）活络止痛膏

药物：白附子 30g，羌活 30g，独活 30g，白芷 30g，干姜 30g，红花 30g，赤芍 30g，牛膝 30g，土鳖虫 24g，薏苡仁 30g，血竭 30g，乳香 24g，没药 24g，威灵仙 20g，延胡索 30g，当归 30g。

功效、制法与用法：散寒除湿，活血化瘀，通络止痛。将上药共研细末，装瓶备用。使用时取药适量，加凡士林，用沸水调匀，趁热敷于患处。

三、熨　法

熨法是以温热的物体直接或间接地熨烫穴位皮肤或患处皮肤治疗疾病的一种方法。熨法有着悠久的历史，早在《黄帝内经》中就有明确论述，如《素问·调经论》说"病在骨，焠针药熨"；《灵枢·寿夭刚柔》更指出了治疗寒痹证的药熨方剂。《史记·扁鹊仓公列传》中记述了秦越人用熨法治疗虢太子的尸厥病，尔后历代的医学著作中都有关于熨法的论述。由于熨法操作简便，且收效灵捷，故被临床医疗广泛地应用。因熨法具有温阳祛邪、疏通经脉、调和气血的作用，故其适应证相当广泛，大凡外寒内侵经络脏腑，或素体阳虚，气血不和而致的病证，均可使用。

1. 方剂一（经验方）

药物：透骨草 60g，乳香、没药、川乌、草乌、白芥子各 20g，生南星、附子各 30g，炮姜、赤芍各 60g，苍术 50g，防风 30g，白芷 30g，细辛 15g，马钱子、花椒各 10g。

功效、制法与用法：以上各药均研末，用水或食醋调湿，装入布袋中，布用白颜色，防止色素成分与药物有效成分发生化学反应，影响治疗效果。布袋放入笼中或电饭煲中蒸 30 分钟，然后取出，待温度达 40℃时热敷患处，每天 1～2 次，每次 30～60g，外用热水袋保温，每剂可用 5～7 天，适用于风寒湿痹痛及本病后期疼痛的治疗。若能于按摩推拿治疗后应用效果更好。熨后注意保温，避免受凉。

2. 热敷散（《实用颈背腰痛中医治疗学》）

药物：刘寄奴、防风、秦艽、独活、透骨草各 30g，红花、艾叶、川椒、川芎、草乌、栀子各 9g，桑枝、生姜各 30g，五加皮、赤芍各 15g，大葱 3 根，用食醋将药拌湿，用纱布包裹，蒸热后热烫患处，亦可煎汤外洗患处。

功效、制法与用法：同上方。

3. 抗痛灵托敷散（经验方）

药物：生马钱子 60g，生栀子 27g，血竭 30g，生乳香 30g，生没药 30g，红花 30g，延胡索 30g，白芷 27g，生川乌 27g，草乌 27g，当归 27g，生大黄 30g，三七 30g，朱砂 10g，透骨草 80g，七叶一枝花 30g，冰片 10g，樟脑 10g，自然铜 30g。

功效、制法与用法：温经通络，活血化瘀，消肿止痛。除冰片、樟脑、朱砂之外，上药共研细末过 180 目筛，然后再加入冰片、樟脑、朱砂和匀装入瓶中密闭保存备用。每次用 50～100g，如果病变部位较大还可增加用量，使用时用醋 30～60g 或 45°白酒，将其调成黏稠状，装入纱布袋中，放蒸笼中蒸半小时，然后取出趁热敷于患处，可以反复蒸、敷使用，每次 1～2 小时，每天 2 次，可连续用 3～4 天。

四、搽　擦　法

搽擦法始见于《素问·血气形志》："经络不通，病生于不仁，治之以按摩醪药。"醪药就是用来按摩而涂擦的药酒。搽擦法多采用局部搽擦的方法，通过肌肤的浸透，作用于内脏，可收到增强脏腑功能、祛病健身的效果。搽擦多采用柔软的长发搓成鬈团（洗净、沸水消毒后使用），蘸取药汁或药酒，搓擦患部，使局部呈红色或有分泌物渗出，再用敷料（纱布或膏药）外贴，主要用于风湿疼痛、腰脊疼痛等。搽擦药可直接搽擦于患处，或在施行理筋手法时配合外用。在搽擦的过程中用药注意：必须使用鬈团，不可用人造纤维等代用，搽擦时可能出现醉态及患处有疼痛感；治疗后皮肤上可能留有色素沉着，经过较长时间才能褪去，为了增加穿透性，可以加冰片、丁香、肉桂等；当创面发现皮疹时，可能是对酒、药过敏，应立即停止。

1. 方剂一

药物：生川乌、生草乌、生附子、生麻黄、干姜、肉桂各 30g，生乳香、生没药、生南星、细辛各 20g。

功效、制法与用法：用 60%酒精溶液或白酒 1000ml 浸泡，外擦患处。

2. 方剂二

药物：生半夏、生南星、生川乌、生草乌各 30g。

功效、制法与用法：加入白酒或 60%酒精溶液 500ml 浸泡，外擦患处，每天 2 次。

以上两方中的药物有较明显的毒性，外搽范围不宜过大，以免用量过多，若配合在按摩后使用效果更佳。

3. 方剂三

药物：桂枝 30g，桑寄生 30g，川牛膝 25g，杜仲 25g，鸡血藤 50g，伸筋草 15g，干地龙 15g，当归 30g，川芎 15g，红花 10g，千年健 25g。

　　功效、制法与用法：将上述药物浸入 1000ml 75%酒精溶液中，浸泡 10～15 天，即可应用。每次应用时，加入樟脑适量，溶于药酒中，用纱布或药棉蘸药液外搽患处，涂擦后再用双手轻轻按摩 5～15 分钟，每天 3 次。

参 考 文 献

韩曼，姜泉，路志正，2016. 路志正治疗强直性脊柱炎经验[J]. 中医杂志，57（19）：1634-1636.

黄育芳，张昭，熊江华，等，2016. 李济仁治疗强直性脊柱炎验案撷菁[J]. 辽宁中医杂志，43（1）：43-44.

李沛，潘富伟，2018. 运用李振华教授脾胃学术思想干预强直性脊柱炎发生发展[J]. 风湿病与关节炎，7（1）：44-46.

潘峰，2017. 国医大师朱良春应用奇经八脉理论治疗强直性脊柱炎学术思想研究[D]. 南京：南京中医药大学.

孙占学，李曰庆，张丰川，等，2016. 中医外治法源流[J]. 中华中医药杂志，31（11）：4416-4419.

汤小平，汪志荣，张俊，2016. 百病中药外治大全[M]. 武汉：华中科技大学出版社.

王戈然，谢英彪，2015. 家庭简便外治疗法[M]. 北京：金盾出版社.

叶敏发，2018. 国医大师周仲瑛教授辨治强直性脊柱炎经验与临床运用[D]. 南京：南京中医药大学.

张奇文，2016. 中国灸法[M]. 北京：中国中医药出版社：52.

（高玉亭）

第十六章　强直性脊柱炎的中西医结合治疗

　　中西医结合治疗是中、西医学的交叉领域，是将我国传统的中医中药理论和方法与西医西药的知识和方法相结合，在提高临床疗效的基础上，进一步阐明疾病的发病机理，进而获得新的医学认识的一种途径。中西医结合的精髓是在坚实地掌握国际先进的诊断和治疗的基础上，在必要的条件下结合使用我国传统医学治疗，以达到"源于西医，高于西医；源于中医，高于中医"的目的。中西医结合治疗是中华人民共和国建立后国家医疗卫生事业长期实行的方针。大量事实表明，中西医结合在包括强直性脊柱炎在内的多种疾病的治疗中具有明显的疗效。

第一节　强直性脊柱炎中西医结合治疗的优势和策略

　　强直性脊柱炎的致病因素很多，病势缠绵，病程冗长，其生物学发病机制以及中医的病因病机均较为复杂，所以临床上治疗的难度相对比较大。由于人体是一个统一的、动态的整体，对于系统性疾病的治疗，如仅仅单纯地抑制某一致病因子，未必能够取得好的疗效。因此，单独以西医药或中医药治疗强直性脊柱炎，难以取得满意的疗效。为了能够达到更好的治疗结果，目前很多学者都主张根据强直性脊柱炎的发病环节以及不同的病程，选用各具优势的西医西药和中医中药方法进行同时治疗，以期达到治疗强直性脊柱炎的整体优势。

一、强直性脊柱炎中西医结合治疗的优势

　　中西医结合治疗强直性脊柱炎的优势，主要表现为以下几个方面。

　　1. 相互配合、优势互补、协同增效　　强直性脊柱炎西医治疗的药物主要有肾上腺糖皮质激素类、免疫抑制剂类（如甲氨蝶呤）、磺胺类（如柳氮磺吡啶）、非甾体抗炎药（如吲哚美辛）、生物制剂（如益赛普等）等，这些药物的即刻疗效和短期疗效（如缓解疼痛、改善晨僵、改善功能和脊柱活动度）较为明显。但强直性脊柱炎患者需要长期用药，而长期服用上述西药会出现较多不良反应，以及较为严重的毒副作用。并且，当减量和停用西药以后，常会发生病情波动及反跳，再次用药后，可因为耐药性而出现疗效降低的表现。因此，西药的远期疗效还远不尽如人意。与西药相比，中医药治疗的优势在于整体调节，其治法多种多样，内治与外治相结合，辨证与辨病相结合，既能改善症状，又能取得稳定

的远期疗效。虽然中医中药的起效相对缓慢，但如能长期服药，远期疗效会越来越好。显而易见，将中西医药两者的优势结合起来运用于治疗强直性脊柱炎，是当今比较理想的治疗方法。

由于强直性脊柱炎属于自身免疫性疾病的范畴，患者不同病情不同，因此，应根据患者的临床表现、免疫学指标的变化、病理学表现以及影像学表现的特征，结合中医的辨证论治，选择不同的中西医结合治疗方案，往往可以互相弥补中药和西药的不足，不仅在满足治疗目的的前提下，减少原来的药量，达到事半功倍的效果，同时还可以互相取长补短，扩大治疗范围。可以采用中医药的理论和方法治疗主病，以西医药对症治疗（如对于疼痛症状较重的患者，可以服用西医非甾体抗炎药缓解疼痛）；也可以用西医药的方法和理论来治疗主病，而以中医药的方法对症治疗或减轻不良反应；还可以中西医并重，或利用中药、西药各自对症处理相关的临床表现。如对于某些强直性脊柱炎患者，在使用甲氨蝶呤、柳氮磺吡啶等药物治疗一段时期后，如果病情仍然处于活动期（如仍然存在疼痛、晨僵等），此时再继续使用上述药物，则往往病情也不能得到明显好转，此时，如能在西药原剂量的基础上，加用中医药后，往往可以使病情得到明显好转，为西药减停创造了条件。

2. 减轻或消除了西药的不良反应及毒副作用　长期使用强直性脊柱炎西医治疗药物，往往出现肝功能损害、肾功能损害、血细胞减少、感染，以及不同程度的消化道症状等不良反应或毒副作用。而针对上述不良反应或毒副作用，如能根据中医的辨证论治，加用不同的中医药（如散寒除湿，温经通络的蠲痹汤合桂枝汤加减；清热解毒，利湿通络的四妙散合宣痹汤加减；温肾补督，除痹通络的青娥丸合独活寄生汤加减；补益肝肾，通络止痛的归芍地黄丸合虎潜丸加减）联合治疗后，往往能减轻或消除上述不良反应或毒副作用。

3. 协助西药减停，防治病情反跳　用中医药治疗一段时间后，能协助糖皮质激素、免疫抑制剂（如甲氨蝶呤）、磺胺类药物（如柳氮磺吡啶）等西药的减撤，甚至可以逐渐停用西药而保持病情稳定。同时，对自身免疫性疾病来说，在减量或停用糖皮质激素、免疫抑制剂类药物后常会出现病情波动及反复。运用中医药协同治疗，则能有效预防和治疗上述西药引起的病情波动甚至病情反跳。

二、强直性脊柱炎中西医结合治疗的策略

强直性脊柱炎的治疗应采用综合性的治疗手段，其治疗的基本策略可以概括为：中西医结合、联合用药、综合治疗，因人而异灵活加减。

（一）迅速控制症状，持续稳定疗效

根据药物起效时间的不同，可以将强直性脊柱炎的西医治疗药物分为快、中、慢三类。小剂量糖皮质激素或非甾体抗炎药，起效快，但持续时间短，属快作用药物；为了缓解晨僵，解决夜间血药浓度低的问题，可选择半衰期较长非甾体抗炎药或缓释剂。为了加强减轻腰背僵硬的作用，加用肌肉松弛药可增强疗效，但以上药物仅有抗炎作用而无影响免疫

的作用。柳氮磺吡啶和甲氨蝶呤为本病西医治疗的首选药物，虽然它们可以改善或控制疾病的发展，但起效较慢，6～8 周才可起效，为慢作用药物。雷公藤类制剂属于一种治疗本病的中效制剂，起效时间一般为 5～7 天，它不仅具有抗炎镇痛作用，而且还具有免疫抑制作用，同时还具有抗增生以及活血化瘀作用，对本病发展的各个病理环节具有较强的针对性，是我国中西医结合治疗风湿病（包括强直性脊柱炎）研究领域的一项重大科研成果。但是由于雷公藤类制剂对性腺具有一定的抑制作用，而且强直性脊柱炎又多见于青少年和未育男性，故雷公藤类制剂的使用时间不宜过长，一般应控制在 2～3 个月；而恰好此时是柳氮磺吡啶与甲氨蝶呤开始起效的时间，前后药物的药效顺利衔接，疗效可以得以巩固延续，此时可停用雷公藤制剂（也可在后期间断用药）。对于不适宜使用雷公藤制剂的患者，可选择正清风痛宁（我国中西医结合治疗风湿病研究领域的另一项重大科研成果），该药同样具有抗炎、镇痛及免疫抑制调节作用，可与雷公藤制剂交替或联合使用。三类药物的联合使用，可以形成药效的梯队接力，从而在活动期使用快速药物使病情得以控制后，可以依次减停，仅用慢作用药物低剂量维持治疗。而在慢作用药未出现疗效之际，缓解症状除用激素和非甾体抗炎药外，辨证使用中药，则具有协同作用，并可减少西药的用量，降低不良反应发生率。

（二）攻补兼施、分期论治

在强直性脊柱炎的活动期，病变局部炎症反应发展迅速且剧烈，病情较重，应以中西药物联合施治，以攻为主。疾病活动期的中成药可选用通络开痹片，该制剂具有明显的抗炎、消肿、止痛等作用，对Ⅳ型超敏反应具有较为明显的抑制作用，并且可以明显抑制炎性肉芽肿的形成。但因该制剂内含有马钱子，故不能与含有马钱子成分的其他中成药同用，以免造成马钱子摄入过多导致中毒反应。同时，通络开痹片属慢性药物，起效较慢，故服用时应有耐心。在疾病慢性期，炎症剧烈程度有所减缓，病变局部的变质、渗出与增生等病理改变同时并存，病程表现为迁延缠绵。机体气血及肝肾精华消耗较大，正气虚弱的征象逐渐显现，故应在祛邪时顾及补虚扶正。针灸理疗有助于缓解受炎症刺激的肌肉挛缩，改善局部血液循环，减少组织粘连等。

在强直性脊柱炎的稳定期，病情处于缓解状况，为避免疾病的死灰复燃，故应加强扶正，巩固治疗，因而治疗的重点应在补肾强督，中药可选益肾蠲痹丸。该药具有益肾壮督治本、蠲痹通络治标之功效，整体药性偏温；同时该药具有抗炎止痛的效果以及对细胞和体液免疫均有明显的调节作用，并能减轻病变关节滑膜组织的炎性反应，减少胶原纤维的沉积，修复软骨细胞。

（三）合理使用糖皮质激素

糖皮质激素一般不宜滥用，但在非甾体抗炎药不能控制症状或患者不能耐受时，小剂量应用则不必顾忌。同时对于病情进展急剧、全身症状明显、外周关节受累严重以及系统损害较重的患者，则可考虑较大剂量或短期大剂量冲击治疗。

（四）定期追踪随访，及时调整治疗方案

对于有条件的强直性脊柱炎患者，应定期进行放射学复查。对于 X 线 Ⅱ 级以下骶髂关节炎病例，CT 影像学复查随访能比较准确发现病情变化，根据复查结果，随时调整治疗方案。

（五）注重个体差异，灵活调节用药剂量和药物组合

强直性脊柱炎的治疗方案应强调联合使用中西药物，应根据患者不同情况（包括病情、药物的耐受性和并发症等）灵活安排；多药物联合应用时，应从偏小剂量开始，逐步增量，严密观察，力争把不良反应降低到最低程度。

1. 活动期的药物选择

（1）西医药治疗：基础治疗可以选用柳氮磺吡啶+雷公藤类制剂，或柳氮磺吡啶+雷公藤类制剂+甲氨蝶呤，对症治疗可以选用非甾体抗炎药或+糖皮质激素，肌肉松弛药。

（2）中医辨证论治：寒胜型：乌头汤加减；热胜型：四妙散加减；寒热错杂型：桂枝芍药知母汤加减；中成药：通络开痹片。

2. 慢性期的药物选择

（1）西医药治疗：基础治疗可以选用柳氮磺吡啶+雷公藤类制剂，或柳氮磺吡啶+雷公藤类制剂+甲氨蝶呤，对症治疗可以选用非甾体抗炎药、肌肉松弛药、针灸、理疗。

（2）中医辨证论治：气血虚：独活寄生汤；肾虚：补肾强督治尪汤加减；中成药：通络开痹片，益肾蠲痹丸。

3. 稳定期的药物选择

（1）西医药治疗：基础治疗可以不用药，或选用小剂量甲氨蝶呤维持治疗，对症治疗可以选用针灸，理疗，康复训练，偶用非甾体抗炎药。

（2）中医辨证论治：肾虚督弱：补肾强督治尪汤加减；中成药：益肾蠲痹丸。

第二节　强直性脊柱炎中西医结合治疗的现代化研究

强直性脊柱炎的中西医结合治疗的现代化研究，应重点放在中西医联合治疗以减少强直性脊柱炎的炎性骨破坏，预防或延缓关节功能障碍、强直，以减少致残率和致死率方面；同时继续开发药物的有效成分，探讨药物作用机理，以及提高药物的吸收率，提高药物的治疗效果；此外，研制携带方便的中成药也可方便强直性脊柱炎患者的临床治疗，也应成为中西医结合现代化研究的方向之一。

一、中药离子导入疗法

我国理疗学界于 1958 年首创中药离子导入疗法。该疗法是利用直流电的作用促使中药离子进入人体，以达到治疗疾病目的的一种方法，是中西医结合理论在理疗学的发展和

研究实践中的新兴产物。近年来，中药离子导入疗法逐渐开始应用于强直性脊柱炎的治疗过程，结合中医的临床辨证，联合使用具有疏通经络、活血止痛作用的中药以及具有其他功效如补气血、益肝肾、祛风湿、强筋骨之类中药，从针对症状治疗和针对证候治疗两方面来进行施治，疗效较为满意，尤其是对改善强直性脊柱炎患者四肢小关节活动度、缓解疼痛、缩短晨僵时间具有显著的疗效。

（一）中药离子导入的治疗机制和特点

中药离子导入疗法的治疗作用是由直流电和中药离子两部分的作用综合而成。

1. 直流电的作用

（1）镇静和兴奋作用：通常情况下，弱量的直流电通过人体神经组织时，会使导体阳极附近组织的兴奋性降低，而使导体阴极附近组织的兴奋性增高。这种组织兴奋性变化的影响范围一般不是很大，通常不会扩散到距电极 2～3cm 以外组织。但是，如果直电流通过组织的作用时间较长或电流强度较大时，则导体阴极下的组织兴奋升高可以转化为兴奋性降低，而导体阳极附近组织的兴奋性则恢复正常或兴奋性增高。因此，如果以导体阳极作为主电极时，可使机体产生镇静催眠、镇痛和缓解痉挛的效果，因而可以应用于各种肌肉痛、神经痛（或使用较大电流的阴极抑制法）；而使用导体阴极为主电极时，可以用于治疗器官功能低下、神经麻痹、知觉障碍等疾病。但实验表明，通电停止后导体阳极则已无镇痛作用，而阴极的镇痛作用也不会持续很久。所以直流电的一次治疗难以取得持久的镇痛效果。

（2）扩张血管、促进局部血液循环：直流电治疗后可以出现局部皮肤发红，表明直流电作用可以明显促进局部血液循环。有研究表明，直流电治疗后，局部组织内的血液循环量可以增加 141% 左右，血管充血可持续 30～40 分钟以上。因此，可以利用直流电促进局部血液循环的效果治疗一些慢性炎症以及供血障碍性疾病。

（3）改变组织含水量：人体中的蛋白质分散在体液或组织中，形成胶体溶液。在直流电的作用下，胶体溶液中的蛋白质和水可以发生电泳和电渗现象。电泳的结果表现为蛋白质向阳极集中，导体阳极下的蛋白质含量升高，导体阴极下的蛋白质含量降低，使导体阴、阳极下体液或组织的胶体密度、渗透压发生变化；电渗的结果表现为水向阴极转移，结果导体阴极下组织内的水分增多，而导体阳极下组织内的水分减少，导致组织内水量的重新分布。所以在电流阴极的作用下，往往可以使干燥的组织变得湿润、柔软，甚至是可以使瘢痕软化。相反，对于存在水肿的组织或渗出物较多的病灶以及多汗的局部皮肤，则可利用阳极脱水的效应进行对症治疗。

（4）改善组织局部代谢功能：直流电可以通过改变细胞膜的通透性，从而改变组织细胞的代谢功能。在直流电的作用下，阳极附近的组织内 pH 下降，阴极附近的 pH 升高，因此，在阳极附近组织内，细胞的膜蛋白凝集，从而影响细胞膜的物质交换过程，细胞代谢功能降低；而在阴极附近组织内，细胞的膜蛋白分散，细胞膜组织相对疏松，细胞膜的物质交换过程增快，细胞的代谢功能增强。因此，可以利用阴极直流电促进细胞代谢的效用，用于治疗浅层组织的慢性炎症和皮肤缺血性或营养不良性溃疡。

除上述四大功能外，直流电疗法还具有抗菌、促进骨折愈合、消除静脉血栓以及调节自主神经功能等作用。

2. 中药离子的作用

（1）中药离子导入的具体途径及作用方式：根据电学中"同性相斥"的原理，将所需中药离子放在与其极性相同的导体电极一侧，中药离子即在电荷排斥力的作用下被导入机体内，在组织局部或全身发挥中药的治疗作用。一般情况下，汗腺口为离子导入进入机体的主要入口，原因在于人体皮肤角质层的组织结构相对比较致密，中药离子不易穿透。

（2）中药离子导入后可以发挥的主要生物学作用：中药离子进入人体后，可以发挥如下作用。①在导入局部，中药离子直接与机体组织细胞发生某些生物反应。②在导入局部的皮肤组织内形成中药离子堆，在直流电的参与下，对皮肤感受器产生刺激，引起周围神经轴突反射以及皮肤内脏反射，从而对人体产生一定的生物学作用。③被导入的中药离子可以进入血液循环或进入淋巴循环，从而引起全身反应。而且中药离子进入血液循环后，可对血管壁的感受器产生刺激作用，通过自主神经系统从而引起局部或广泛的反射作用。④被导入的中药离子可以被富集于对该离子具有亲和力的组织或器官内，从而发挥特殊的治疗作用。⑤当中药离子被导入腧穴部位时，可通过腧穴来激发经气，从而发挥调节阴阳、扶正祛邪、活血止痛等治疗作用。

然而，在临床实践中，中药离子导入的治疗机制往往是多种多样的，可能是直流电和中药离子两种机制产生协同作用的治疗效果，产生叠加作用；也可能直流电与中药离子的作用相反，从而产生与单纯直流电的作用相反的治疗效果。这不仅与直流电的电流强度，电流作用的时间、部位、方式，以及机体的神经-体液调节机制有关，还与中药离子的功效、剂量等因素有关。对中药离子导入疗法的治疗作用要具体分析，不能把每种离子导入都看成是单纯的直流电与中药离子作用的相加。

3. 中药离子导入的作用特点

（1）被导入体内的中药离子是中药中具有治疗作用的有效化学成分，而不是混合物，成分相对明确。

（2）中药离子被直接导入治疗部位，从而使导入局部具有较高的药物浓度，且位置相对表浅，因此适于比较浅表部位病变的治疗。

（3）中药离子导入，通常情况下不会损伤皮肤，也不会引起胃肠刺激等不良反应。

4. 中药离子导入临床应用的局限性　中药离子导入的药物剂量相对较少，不易准确计算药物的导入剂量；导入的中药成分不易达到深度组织，而且作用相对较慢。因此，中药离子导入治疗在临床实践中仍具有一定的局限性。因此，为了增加中药离子导入剂量以提高临床治疗效果，在具体实践过程中，可以采取热-电疗法，即把温热刺激与电刺激同时应用于患者，热作用与直流电同时作用，可使局部组织产热增加，血管扩张明显，从而显著降低局部组织对直流电的阻力作用，提高组织的导电性，以加大中药离子的导入剂量及深度，既提高中药离子治疗的作用效果，同时，还可以改善电极垫湿冷给患者带来的体表不适感。此外，还可以采用中频直流电药物导入法，以及调制正弦中频电流药物离子导入法等综合疗法，以增加中药离子的导入剂量。

（二）中药离子的极性测定及中药导入液的常见类型

1. 中药离子的极性测定　由于中药离子导入疗法的原理是依据电学"电荷同性相斥"的原理，在直流电的作用下，将中药中的有效离子成分导入机体。因此，在应用本方法之前，必须明确所要导入的中药离子的极性，从而确定导入极性。中药离子极性的确定，通常选用以下几种方法。

（1）分析中药所含成分：如有效成分是生物碱，多为带正电离子，可由正极导入；如有效成分是有机酸，则多为带负电荷离子，可由负极导入。

（2）半透膜电泳试验：可以通过肉眼观察电泳后的蒸馏水、毛细管滤纸吸附分析以及定性分析等方法，从而确定所测中药离子的极性。

（3）纸上电泳法：具体方法可以参照临床检验中血清蛋白电泳法。

（4）动物实验法：利用动物实验，给动物体内进行中药离子导入后，采用相关检验手段，以检测动物体内是否有中药成分的存在。

一般情况下，将上述几种方法综合运用以测定中药离子的极性，是最为准确的方法。

2. 中药导入液的常见类型

（1）中药酊剂：通常采用50%左右的酒精溶液浸泡切碎的中药（7～10天），常用的酊剂浓度为5%～20%。此法操作相对简单，但缺点在于所配制的中药导入液成分比较复杂，容易有寄生离子干扰。如果用多种中药混合配制酊剂，则中药导入液中所含成分就更为复杂。

（2）中药煎剂过滤后配制溶液：把中药按常规方法制成煎剂后进行过滤，再加入适量蒸馏水或无离子水，制成一定浓度的药物导入溶液。此法同样具有与"酊剂"相同的缺点。

（3）中药煎剂直接作为中药导入液使用：此法中寄生离子的干扰作用较为显著。可采用正负极同时导入或正负极轮流导入的方法（即主电极极性每天更换），但有可能会造成"中药离子导出"，或使被导入药物的"皮肤离子堆"向皮肤表层移动。

（4）中药糊剂：把数种或十数种中药研末混合，用水、醋、黄酒、米酒调制成糊状，加热后敷于皮肤表面（厚度1cm左右），以此药糊代替衬垫，在其上放置主铅板电极。副电极用衬垫，也可用糊状代替。该方法的优势在于除了直流电的作用外，还具有热疗的作用。但是因为药物在糊状中溶解量很少，所以药物的导入量相对较少。

综上所述，由于中药复方的成分较多，中药复方导入液的离子成分也会非常复杂，从而导致有效成分的导入极性难以统一，多种复杂成分所形成的寄生离子会干扰有效成分离子的导入，从而对疗效产生影响。因此，在临床实践中，应在辨证施治的基础上，尽量选择有效成分明确且能够提纯的中药纯品水溶液，或者尽量选用有效成分极性一致的中药复方组分，以期提高临床疗效。

（三）中药离子导入的操作方法和注意事项

1. 操作方法

（1）选择金属极板及衬垫：可根据不同的治疗部位选择极板和衬垫，一般情况下极板宜平坦；衬垫应微温而湿润，直径为10～15mm。

（2）洒布中药导入液：根据衬垫大小确定每次中药导入药液的用量，在滤纸或绒布上均匀地洒布药液。在滤纸或绒布上放置湿润的衬垫和金属电极，负电极衬垫下不放置滤纸或绒布。

（3）固定衬垫：将放好绒布、极板的衬垫紧密接触治疗部位的皮肤，然后盖以胶布或塑料布，根据情况用沙袋、塑料搭扣、绷带或借患者身体重力将电极固定稳妥。浸药的衬垫放置的部位可循经取穴，也可局部取穴，亦可于穴位封闭后作离子导入。每次取穴不超过 4～6 个，可并置也可对置。

（4）检查仪器：检查电疗机的各指针和输出旋钮是否均在零位，转向开关指向是否正确，导线连接的极性是否正确无误，电表倍数开关所指的量程是否适合治疗量的要求。

（5）开机：先开启电疗机的总开关，然后打开分开关，缓慢转动电位器以逐渐增加电流量，并参照患者的感觉调整至接近处方规定的电流强度，适应 1～2 分钟后再调至规定的电流强度。

（6）电流强度的计算：电流强度根据衬垫的面积进行计算：一般成人使用 0.05～0.20mA/cm²，小儿用 0.02～0.08mA/cm²；反射疗法可用 0.02～0.03mA/cm²。电流强度及通电时间长短可因人而异，以患者可耐受、适中为准。

（7）治疗时间和频次：治疗时间一般为每次 15～30 分钟。一般初次稍短，以后逐渐延长。治疗次数每天或隔天 1 次，2～18 天为 1 个疗程。

（8）治疗完毕的注意事项：治疗完毕后，应先缓慢向逆时针方向转动电位器，将电流降到零位，再关闭开关。取下胶布或塑料布、金属极板和衬垫、绒布等物，注意检查导入局部皮肤有无异常。

2. 注意事项

（1）注意被导入中药离子的极性：根据电学的"同性相斥"原理，务必要使带正电荷的中药离子从导体正极导入，而带负电荷的中药离子则需从导体负极导入，中药离子的导入极性不能出现错误。

（2）配制药液所用的溶液的选择：除有特殊需要外，中药导入液的配制一般采用蒸馏水、无离子酒精、葡萄糖溶液等，以免溶液内有寄生离子，影响中药离子的导入。

（3）治疗前应检查患者皮肤：中药离子导入前，需认真检查患者拟进行离子导入的局部皮肤是否存在感觉障碍或破损等情况，如存在严重的感觉丧失或损伤严重等，则不宜在此部位进行离子导入治疗。如有轻度的抓伤、擦伤等，宜贴以胶布或涂以凡士林油；如局部皮肤的毛发过多，宜剃去，或用温水浸湿。

（4）注意控制电流量：在调整离子导入电流量时宜缓慢调整，逐渐增加或减少，以免对局部皮肤产生刺激作用。同时应经常巡视电流表指针情况，如指针自动上升超过规定的强度，应及时调整。中药离子导入治疗前应告诉患者在通电期间可能会产生的各种皮肤感觉，如出现轻度的针刺感或蚁走感，属正常现象，但如出现有烧灼感甚至疼痛的感觉，则需调整离子导入的电流强度。

（5）应做好皮肤的保护：在电极下的酸、碱产物的刺激下，会使局部皮肤出现发痒、干燥以至于皲裂，如导入的药物刺激性较大时，则这种刺激症状更为明显，此时应中断治疗。因此，为了保护皮肤避免出现上述不良反应，可在中药离子导入前使用甘油合剂或其他止痒剂，预先保护皮肤。

（四）常见中药种类及药物处方

1. 常用中药种类　中药离子导入在风湿类疾病的临床治疗中应用非常广泛。目前离子导入极性已经明确，在临床上应用广泛且疗效确切的中药主要包括以下几类。

（1）清热解毒杀菌类：主要包括黄连、黄芩、大黄、大蒜、穿心莲、黄柏、虎杖等。

（2）祛风活血止痛类：主要包括延胡索、川乌、草乌、防己、木瓜、秦艽、威灵仙、牛膝、杜仲、丹参、川芎、马钱子、桐树皮、陈醋、苍术、豨莶草等。

（3）其他类：主要包括罗芙木、钩藤、毛冬青、远志、淫羊藿、吴茱萸、酸枣仁、五味子、辛夷、苍耳子、决明子。

2. 强直性脊柱炎的药物处方和用法

（1）处方1：①药物制备：将雷公藤总苷1g溶于45%酒精溶液内制成0.5%雷公藤总苷溶液备用。②电流极性：常规阳极导入。③电流强度：直电流强度控制在5～10mA。④治疗时间：每天1次，每次20分钟，18次为1个疗程，两个疗程间隔两周。一般治疗2～4个疗程。⑤当中药离子被导入腧穴部位时，可通过腧穴来激发经气，从而发挥调节阴阳、扶正祛邪、活血止痛等治疗作用。常规阳极导入。

（2）处方2：①药物制备：生川乌、生草乌、秦艽、威灵仙各90g，置于75%酒精溶液600ml中浸泡半月，过滤备用；②电流密度：直电流强度控制在0.05～0.1mA/cm^2；③导入方法：治疗时将中药导入液浸透绒布或滤纸，敷于疼痛明显处，其上再盖上预先浸湿的绒布垫，内夹铅板连接电疗机导线之阳板，阴极置于腹部对应部位；④治疗时间：每次20分钟，每天1次，10次为1个疗程；⑤辨证施治：根据强直性脊柱炎辨证分期原则，可以依据患者各种症状的轻重缓急使用不同的中药来对证治疗，如寒重者加桂枝、细辛、附子、干姜、肉桂等；如湿热重者加金银花、黄柏、生地、羌活、独活、威灵仙、瓜蒌、牛膝、木瓜等；如血瘀者加桃仁、红花、丹参、川芎、大黄、乳香、没药等。

二、中药制剂的硬膜外腔注入疗法

（一）概述

硬膜外腔药物注入疗法是根据不同药物的药理作用，将其注入硬膜外腔，以达到治愈某些疾病的效果。该疗法最早源于西医的硬膜外腔神经阻滞疗法和椎间盘突出症治疗。Tuohy医生于1949年制备了硬膜外腔神经阻滞的专用穿刺针，并且将其置入硬膜外腔导管，实现了连续硬膜外腔神经阻滞，从而该技术广泛地应用于外科手术麻醉、手术后镇痛及慢性疼痛性疾病等治疗过程。而Lievret等人于1953年首先对腰椎间盘突症患者采取硬膜外腔注射氢化可的松的方法进行治疗，取得了显著疗效，并且因为硬膜内和硬膜外注射类固醇药物的操作相对安全、简单方便，因此该疗法在1978年的国际腰椎讨论会上被认为是针对因腰椎间盘突出症而引起腰腿疼痛患者最为有效的治疗方法。而近年来我国的中西医结合领域的专家学者治疗硬膜外腔以中药制剂与西药并用，治疗因腰椎间盘突出症所引起的腰腿疼痛，已经取得了一定的临床疗效和经验。研究报道，硬膜外腔注射中西药联合治疗腰椎间盘突出症的效果显著高于单纯中药组或单纯西药组。随着人们对硬膜外腔用药疗法的进一步探讨，中西医药物的联合治疗已经逐渐引起专家学者们的重视。

（二）硬膜外腔药物疗法治疗机制

1. 脊椎硬膜外腔的解剖结构特征　脊髓是一个位于椎管内的圆柱状结构，其向上于枕骨大孔处与大脑相连，向下在第1腰椎下缘终止，其末端再向下形成终丝连于尾骨。脊髓被三层被膜包裹，由内向外依次为软脊膜、蛛网膜和硬脊膜（硬膜），这三层被膜与脑的三层被膜相延续。硬脊膜为一种银白色、致密的纤维组织膜，血管分布较少，厚韧但缺乏弹性，套在脊髓周围，形成硬膜囊。其上端附着于枕骨大孔边缘，其下端在第2骶椎水平变细，包裹终丝，并最终附着于尾骨。在椎间孔处，硬脊膜与脊神经外膜相延续。脊椎硬膜外腔是位于椎管内的一个潜在间隙，有效容积约为100ml，此腔下至骶骨裂孔，向上达枕骨大孔，其外周是椎管壁，内为硬膜囊，腔隙充满了疏松结缔组织，脊髓的动脉、静脉以及脊神经均从此腔隙内通过。该腔呈负压状态（临床上常根据该特点来鉴别穿刺针是否真正进入硬膜外腔），该负压状态以胸段最显著，但在腰段常不明显。硬膜外腔的间隙内存在大量脂肪组织及半流体状颗粒，从而使得注入硬膜外腔的局麻药物可以在脂肪组织中进行扩散，并使得高脂溶性的局麻药物更容易进入脂肪并在其内存留一段时间。硬膜外腔静脉丰富，可形成静脉丛。硬膜外腔静脉丛向上起自枕骨大孔，向下达骶骨尖，贯穿椎管的全长，在脊髓的各个节段都存在丰富的静脉丛交通支。由于硬膜外腔静脉丛集中于硬膜外腔的前外侧，因此经背部中线进行穿刺时，可以避免刺破静脉。硬膜外腔静脉丛的血液汇入椎间静脉，穿过椎间孔，最后注入肋间后静脉、椎静脉、腰静脉和骶外侧静脉。由于这些硬膜外腔静脉丛没有静脉瓣，因此当腹腔内压及胸腔内压增高时，均可使硬膜外腔静脉丛充血、扩张，从而减少硬膜外腔的有效容积，使得局部麻醉药的扩散范围更加广泛。

2. 强直性脊柱炎硬膜外腔药物疗法的机制　强直性脊柱炎的基本病理改变为关节滑膜部位的原发性、慢性、血管翳破坏性炎症反应，附着端病变属其继发性病变。组织学改变可见关节滑膜增厚，滑膜、韧带等结缔组织中可见大量巨噬细胞、浆细胞、淋巴细胞浸润，并随着病情的逐渐进展，病变局部可出现纤维素样坏死物质的沉积，最终导致纤维组织增生。病变受累部位可有含铁血黄素和焦磷酸盐类结晶附着，从而引起软组织的钙化和骨化。病变一般自骶髂关节开始，并逐渐沿着脊柱向上延伸，造成椎间小关节的滑膜和关节囊病变，同时脊柱的周围软组织也会受累，包括纤维软骨组织（如椎间盘、胸骨柄、耻骨联合）以及脊柱周围韧带（如棘上韧带等），至病变晚期出现软组织的钙化、骨化。上述这些病理改变可以使脊柱的功能单元结构发生明显改变，从而导致脊柱各关节原有的压力平衡被破坏。

硬膜外腔药物疗法治疗强直性脊柱炎的优势在于通过脊髓硬膜外腔给药，可以使药物直接或通过散布途径，快速地弥散到病变脊椎周围，迅速发挥治疗作用。硬膜外腔药物散布的途径主要有血管吸收、经椎间孔漏出、经神经根硬脊膜鞘扩散以及经硬脊膜扩散等四种方式。硬膜外腔药物疗法的优势在于硬膜外腔内血管丰富，不仅可以迅速达到较高的血药浓度，而且药液可以向病变脊柱局部快速弥散，快速发挥药效作用，从而避免了全身用药的不便和不良反应以及病变局部血药浓度低的缺点。

（1）硬膜外腔中药制剂疗法的药理作用：强直性脊柱炎患者因脊柱病变所引起的疼痛

与感觉、运动障碍，皆因经脉痹阻、不通则痛所致。神经根内、外微循环障碍，导致痛觉感受器受到刺激而处于激惹状态。同时，强直性脊柱炎患者体内纤溶系统多项参数降低，全血比黏度以及全血比还原黏度明显升高。针对这一病因病机，临床实践中可以采用硬膜外腔注入纯中药制剂，如当归注射液、脉络宁注射液、川芎嗪注射液、复方丹参注射液、灯盏花素注射液等，利用上述中药的活血化瘀、抗炎止痛之功效，从而发挥扩张血管以改善局部及全身的血液循环状态，抑制硬膜外腔无菌性炎症以及促进炎性渗出的吸收和组织的修复，改善受损神经的营养状态和恢复病变组织的生理状态等作用。该种治疗方法可以使具有特殊功效的中药制剂通过散布途径快速地弥散到病变组织周围，发挥独特的中药疗效，避免了全身用药所致的病变局部血药浓度低的缺点。类固醇类激素的主要作用机制也与快速消除无菌性炎症，消除组织的充血、水肿状态，以及抑制和防止纤维细胞和结缔组织的增生，减轻或消除神经根和周围组织的粘连，同时减轻局部的自身免疫反应，改善神经的营养状态以及促进受损神经纤维的功能恢复等有关，与上述中药制剂具有异曲同工之妙。但类固醇激素所引起的不良反应已引起临床医师的高度重视。因此，可以采用硬膜外腔注入中药制剂的方法逐步取代类固醇激素的应用，从而避免类固醇类激素所带来的不良反应。

（2）硬膜外腔超容量疗法：强直性脊柱炎脊柱发生病变，各种病理因素可以造成硬膜外腔的腔壁和腔内组织发生炎性充血、水肿以及组织粘连等改变。尤其椎管内的神经根通道的四壁，如果任何一处存在炎症性病变，都可能对神经根产生压迫作用或引起神经根粘连。在此种情况下，可以采用硬膜外腔超容量疗法，即以一定的速度将稍大于硬膜外腔容量 2 倍以上体积的药液量（一般大于 200ml）推入或滴入硬膜外腔中，由于所注入或滴入的药液体积远远超过硬膜外腔的容积，持续滴注可以产生一定液体压力。由于等渗液在硬膜外腔中向头部的扩散力较强，而向尾部的扩散力较弱，因此，滴入的液体可以产生一个从下而上冲击力，该冲击力可以形成对侧壁的压力，从而扩张病变部位的硬膜外腔，使神经根与周围粘连的组织产生物理性液体分离，减轻神经根周围炎性组织对其的压迫，从而迅速缓解疼痛、麻木症状。

（3）碱化药液：强直性脊柱炎病变局部由于局部无菌性炎症的存在，局部组织的无氧代谢增强，酸性代谢产物增加，且难以吸收，导致病变局部 H^+ 增多。局部 H^+ 浓度的升高对神经根和窦神经的刺激可以引起疼痛。因此，可以采用硬膜外腔注射碱化药液以中和高浓度的酸性代谢产物，从而消除由于高浓度 H^+ 所引起的刺激性疼痛，已达到缓解疼痛，以及因疼痛而引起肌肉痉挛的作用。

3. 硬膜外腔注入中药制剂治疗强直性脊柱炎的方法

（1）硬膜外腔注入中西药物治疗强直性脊柱炎：嘱患者侧卧位，呈屈曲位，常规皮肤消毒，铺无菌巾。用硬膜外腔穿刺针进行穿刺，选 $L_{4\sim5}$、$L_{3\sim4}$、$L_{2\sim3}$ 等椎间隙轮换交替进行药物的注入。穿刺时针尖通过黄韧带感到阻力消失（落空感）、注气试验通畅无任何阻力、抽吸无脑脊液即穿刺针达硬膜外腔，此时可注入中、西药物。注入药物组成包括丹参注射液或当归注射液 $2\sim4$ml、维生素 B_{12} 500μg，根据病情的不同还可以加入地塞米松 5mg 或其他药物，再加入生理盐水 $10\sim15$ml，缓慢注入。注入过程中如患者感到髋部出现酸、胀、困、沉、麻等感觉，证明针刺深度适宜。治疗频率为 1 次/$5\sim7$ 天，10 次为 1 个疗程。

（2）硬膜外腔置管灌注治疗强直性脊柱炎：在病变椎间隙进行穿刺，置入硬膜外导管，验证穿刺成功后，硬膜外腔滴注中、西药物。药物组成包括：醋酸泼尼松 5ml/地塞米松 10mg，2%利多卡因 5ml，维生素 B_2 0.2g，生理盐水 250ml，丹参注射液 20ml/灯盏花素 50mg。治疗频率每周 1 次，3～5 次为 1 个疗程。

4. 硬膜外腔药物疗法的适应证　强直性脊柱炎中使用硬膜外腔注入中药或中西药物合用治疗的适应证主要有以下几种。

（1）脊柱病变引起的疼痛：这是在硬膜外腔注入中药或中西药物疗法中最常见的一类适应证，其治疗作用主要是消除神经根及脊柱内外各种软组织的炎症反应，阻滞疼痛所引起的恶性循环，达到临床治愈的目的。

（2）脊柱软组织病变所引起的疼痛：在强直性脊柱炎病变早期，软组织病变、肌筋膜炎、棘上韧带或棘间韧带损伤以及劳损性软组织损伤都可引起疼痛。此时以止痛为主要目的，以切断疼痛所引起的恶性循环，也可以配合推拿手法的治疗，避免因剧烈的疼痛而难于实施推拿手法的情况出现；改善病变局部的血液循环和物质代谢，以有利于软组织的修复；同时，还可以缓解因软组织炎性反应而引起的痉挛。

（3）脊柱手术后的镇痛：可应用于强直性脊柱炎的术后，缓解强直性脊柱炎患者的术后疼痛和不适，术后疼痛是患者必经的过程。同时也有利于加强手术局部的血液循环和物质代谢，以有利于术后创伤性、无菌性炎症的消除。

（4）用于治疗强直性脊柱炎患者的髋关节病变：强直性脊柱炎患者在病变初期可出现髋关节疼痛及活动功能障碍等症状，硬膜外腔药物疗法具有迅速和显著的镇痛作用（可能与硬膜外腔注中、西药物可刺激相应节段的神经根而诱发中枢内释放内啡肽，或药物可由硬膜外腔渗入脑脊液内上行入脑而发挥中枢性镇痛作用相关），而疼痛的缓解可打破疼痛所致的恶性循环，缓解因疼痛所致的软组织痉挛，故可迅速改善关节功能和局部血液循环，增加病变部位的营养供应，加快清除炎症产物，促使病变愈合过程，防止髋关节骨质破坏等病变的发生。此外，硬膜外腔药物疗法在注药过程中，可在关节部位产生麻酸困胀等和针刺疗法相似的针感（即得气现象）。因此，此疗法的治疗机制中可能有针刺的治疗机制参与。

5. 硬膜外腔药物疗法的禁忌证

（1）患者不合作或不能配合穿刺。

（2）患者存在严重的凝血机制障碍。

（3）患者存在未能纠正的低血容量体征。

（4）患者并发有脊椎和其他脏器的结核。

（5）处于全身性感染疾病的急性期，或施术局部有皮肤或深部感染患者。

（6）严重的心、脑、肾疾病以及高血压Ⅲ期患者。

（7）糖尿病患者不宜大量使用类固醇类激素。有研究发现，硬膜外腔注入类固醇类激素复合药液后，具有明显的致血糖升高的现象，应引起足够重视。如确需治疗，则应采取有效控制血糖的措施后方可实施。

6. 硬膜外腔穿刺操作的基本方法

（1）硬膜外腔穿刺法：硬膜外腔穿刺的方法有正中入路穿刺法和侧路穿刺法两种。一般情况下，颈椎、胸椎上段和腰椎的穿刺多选用正中入路法穿刺，而对于胸椎下段若穿刺困难时可使用侧路穿刺法，因棘突方向或棘突间隙而发生穿刺困难者，则可采用侧路穿刺法。患者取侧卧位，双手抱膝，头尽量向胸部弯曲，背部向后弓，呈弧形，从而使棘突间隙尽量增大。患者背部与床面尽量垂直。穿刺点一般选用压痛感最为明显的椎间隙（可根据 X 线或 CT 等影像学检查手段以确定椎间盘突出节段），或者选用疼痛节段以上或以下1～2 个间隙，并进行标记。皮肤常规消毒，铺消毒洞巾，常规为正中入路或侧路穿刺。穿刺点用 1% 的利多卡因常规局部麻醉后，用 16 号或 18 号硬膜外麻醉穿刺针沿着局部麻醉的针眼进行穿刺。正中入路的穿刺点应在脊椎正中矢状线上，穿刺针的入刺角度应与棘突走行方向相平行。穿刺针依次穿过皮肤、皮下组织、棘上韧带、棘间韧带、黄韧带。当穿刺针针体通过黄韧带进入硬膜外腔时，可有一突破感或落空感。此时应注意，在胸、颈椎进行穿刺时可能没有此感，这时反复借助气阻力消失或悬滴法，以及置管试验来试探，并确定穿刺针针尖是否确实进入硬膜外腔。不要完全依赖落空感来确定，否则有可能会损伤脊髓或脊神经。抽出穿刺针的针芯后，抽吸无回血或脑脊液回流，推注空气无阻力，证实穿刺针针头已到硬膜外腔。也可采用悬滴法验证穿刺针针头是否已达硬膜外腔，即在刺破黄韧带之前，拔掉穿刺针针芯，在穿刺针针尾上滴一滴生理盐水，当穿刺针针尖刺破黄韧带时，悬滴就被吸入，可以证实穿刺针针头已达硬膜外腔。侧路穿刺法，一般在棘突间隙中点旁开 1.0～1.5cm 处进行穿刺，经棘间韧带和黄韧带刺入，可以避开棘上韧带。穿刺成功后，即可注入或滴入药物，如需多次治疗，则可置入硬膜外导管。拔出穿刺针针芯时，应注意观察是否有脑脊液或血液流出。若有脑脊液流出，应及时将穿刺针针芯插回穿刺针内，以防止过多丢失脑脊液。同时，要及时退出穿刺针，不可再注药物。出现血液流出时，说明穿刺针或置入导管已刺破硬膜外腔的静脉丛。此时应及时将穿刺针针头或置入导管退出 1cm 左右，并注入生理盐水冲洗穿刺针针头或置入导管，防止凝血阻塞导管管道或穿刺针针头。出血较多时，可联合使用少量肾上腺素。连续保留硬膜外导管进行治疗时，在置入导管前应调整穿刺针针口转向头侧或尾侧，以利导管的置入。硬膜外导管在硬膜外腔一般留置硬膜外腔内 2～3cm，不宜过长。置入过长易发生导管扭折或穿入椎间孔等情况。置入硬膜外导管时一定要缓慢送入导管，若导管穿过穿刺针头后出现阻力，则需将导管退出后重新置入，此时必须将穿刺针与导管一并拔出，切忌只拔导管，否则穿刺针针头的斜面容易将导管切断。导管留置完毕后拔穿刺针时，应一手拔穿刺针，一手固定硬膜外腔导管，以防止在拔穿刺针时将导管一并带出。硬膜外腔留置导管后，连接硬膜外导管接头，并用棉球或无菌纱布包绕穿刺口外导管部分，并用胶布固定。连续保留硬膜外导管时，应注意防止感染，穿刺点皮肤应每隔 2～3 天消毒 1 次，并要及时更换固定敷料。每次注入或滴入药物时，都应对硬膜外导管接头进行常规消毒。

（2）骶管硬膜外腔穿刺操作方法：患者取俯卧屈膝屈髋位，骨盆下垫软枕，以使得骶骨下端突出；或者患者站立于治疗床侧，上身呈趴伏位，双下肢侧伸略宽于双肩，足尖向内，腹下垫适当高度的软枕，以利骶骨下端突出，然后寻找骶管裂孔。骶管裂孔位于骶椎与尾椎交界处，在尾骨尖上方 3～4cm 处，两侧蚕豆大小的骨性突起是骶角，为骶骨下端的标志，其间的"V"形凹陷即为骶管裂孔，穿刺点即为两骶角间连线的中点。穿刺时应严格无菌操作，常规皮肤消毒，铺消毒洞巾，于穿刺点局部浸润麻醉，然后用腰椎麻醉穿刺针垂直穿刺，穿过骶部韧带后斜向上方，与皮肤呈 30°～45°角进针，进针深度约 4cm，负压抽吸无回血和脑脊液，注入空气或注药无阻力，亦无肌肉隆起，则表示穿刺成功，可直接使用或留置硬膜外导管于硬膜外腔，接输液器，滴入或推入已配好药物。应控制滴速，注意观察患者生命体征变化。若无蛛网膜下隙阻滞现象后，再按照治疗量注入或滴入药物。用药后应绝对卧床 0.5～2 小时。

7. 硬膜外腔穿刺的注意事项及并发症

（1）导管折断：常见原因主要包括①操作不当，多见于在导管置入后，尚未拔出穿刺针而错误地先将导管拔出，导管在穿刺针头外的部分被穿刺针针头斜面切断，残留在硬膜外腔中；②患者体位或患者本身间隙狭窄，造成导管拔出困难，医生强力拔出时，亦可造成导管折断；③导管质量不佳，尤其是长期留置导管时，可能会引起导管折断。

（2）误注药物：多因医护人员的粗心失误所致。常见的误注药物包括乙醇、高浓度氯化钠、氯化钾等。对于血钾升高的情况，应立即采取急救措施，尽量使血钾在最短时间内迅速下降，可使用钾离子对抗剂（乳酸钠溶液）、葡萄糖和胰岛素（促进钾转移到细胞内）以及利尿排钾剂（氢氯噻嗪等）。必要时可采取必要措施以维护患者的呼吸和循环功能。

（3）广泛的脊神经阻滞：多由穿刺针或硬膜外腔导管误入蛛网膜下隙，并注入超过数倍剂量的局麻药物所致。患者常可出现全部脊神经支配的区域无痛觉、血压降低、意识丧失及呼吸、心搏骤停等临床症状。出现上述症状时，立即采取必要的措施，以维护患者的呼吸和循环功能，适量使用维持血压药物，必要时行气管切开加压吸氧。经积极施救，一般情况下，在 30 分钟左右患者可清醒。有时，硬膜外腔使用常规剂量局麻药物后亦可出现上述异常广泛的脊神经阻滞现象，但其阻滞范围多为节段性的，症状出现也较为缓慢，程度较轻。此时仍应注意患者生命体征，必要情况下仍可采取上述急救措施。

（4）硬膜外腔血肿：多见于穿刺针穿刺或置入硬膜外导管损伤硬膜外静脉丛，且出血过多者，或有凝血功能障碍者。患者可表现为脊髓压迫症状，可以依据造影结果或 CT 显像结果等辅助诊断。

（5）硬膜外腔脓肿：多因硬膜外腔穿刺操作时，没有严格无菌操作导致感染所致。患者除局部皮肤感染症状和体征外，往往还可伴有全身感染的体征，如头痛、恶寒发热、外周血白细胞增多、腰背痛及叩击痛，并出现脊神经根刺激症状。如确诊硬膜外腔脓肿后，应及时切开引流，全身或同时在硬膜外腔应用抗生素治疗，以期迅速控制感染。

（6）刺破硬脊膜：如穿刺针刺破硬脊膜，只要未发生过多脑脊液流出，且并未注入药物，一般不会产生明显的临床症状。但一旦刺破硬脊膜，则应放弃此次注药。

（7）刺破血管：穿刺针或留置导管刺破血管导致出血的治疗措施如前所述。但对于有少数患者因穿刺针针口或导管开口被凝血块阻塞，而未能及时发现出血时，此时再注入局麻等药物，可能会产生一定的药物毒性反应。因此，在穿刺时需经反复回吸及注入少量生理盐水，以验证确实无出血，此时方能进行常规药物注入。

（8）刺破胸膜：多因胸椎硬膜外穿刺时，穿刺针过偏所致。可引起气胸，严重者甚至可造成纵隔气肿。一旦出现上述两种临床表现，可按上述两并发症的常规处置措施进行处理。

（9）神经根损伤：损伤主要发生在脊神经后根，多因穿刺操作不当所致。患者可出现根性神经痛的症状，一般 2 周内症状逐渐消失，少数患者可迁延数月。此时，除胶原酶外，其他药物在穿刺次日仍可继续使用，亦可增加局麻药物的剂量。

此外，硬膜外腔穿刺时还应注意以下几点：①部分患者治疗后有轻微头痛、头晕、耳鸣、腰背部灼热或腰腿疼痛短期加重等不适反应。其发生机制主要与由于硬膜外腔内压力升高，导致硬脊膜向蛛网膜下隙压迫，引起脑脊液向颅内流动，造成颅内压的一过性增高有关。眩晕症状多为少量麻醉药物进入血液循环后所致。②骶管的解剖变异较多，因此，某些患者的骶管裂孔定位困难。遇到此类情况时，应在两骶骨角之间进行试探性进针，如有进入骶管的感觉，而无"突破感"或"落空感"者，在注入药物时务必要严密观察，并注意手感和观察进针局部有无隆起。如进针困难，患者疑似存在骶管闭锁时，应放弃骶管治疗而应改用腰椎硬膜外穿刺。③骶管是硬膜外腔的一部分，硬膜外腔的有效容积约为100ml，骶管的容积为 20～30ml。因此，采用骶管用药治疗时，所注入药液的量不应少于20ml，否则治疗效果不佳。④注意药物的不良反应。有的患者经多次类固醇类激素注射治疗后，会继发出现库欣综合征或大面积的皮肤鳞状损害，以及神经纤维萎缩等症状。此外，有的患者经硬膜外腔注射地塞米松后引起精神障碍。因此，进行硬膜外腔药物注入治疗时应密切关注患者的药物不良反应。

三、中药制剂的熏蒸疗法

中药制剂的熏蒸疗法又称为中药蒸煮疗法、中药透疗法、中药汽浴疗法等，是以中药蒸汽作为治疗因子的一种化学、物理综合疗法。该疗法应用于临床实践的记录最早可见于先秦，至清代时，中药熏蒸疗法已趋于成熟。传统的中药熏蒸疗法是把配伍的中药复方放在容器内，加适量水煮沸。患者选择合适的姿势，把要熏蒸的部位放在器具上方，利用中药蒸汽熏蒸病患部位。传统熏蒸方法的缺点在于患者容易被烫伤，且蒸汽不易聚集，熏蒸效果有限。而新中国成立后，随着现代化科学技术的日新月异，中药熏蒸疗法无论是在理论上还是在临床实践上，均有了飞速的发展。对中药熏蒸方法进行了全自动人性化设计（中药熏蒸机或药浴机），同时还可以与其他治疗手段相结合，使得熏蒸过程更为简便、安全，疗效更为显著。该疗法目前已经应用于精神类疾病（如失眠症、抑郁症、焦虑症等）、骨关节损伤类疾病（如腰椎间盘脱出症、肩周炎、退行性骨关节病以及各种急慢性软组织损伤）、皮肤类疾病（如银屑病、脂溢性皮炎、硬皮病、皮肤瘙痒症等）、妇科类疾病（如痛经、闭经等）以及风湿性疾病（包括类风湿关节炎以及强直性脊柱炎）等多种疾病领域。

（一）中药制剂的熏蒸疗法的治疗机制

中药制剂的熏蒸疗法首先将治疗中药进行合理、有效的配伍，置于密闭且相对恒温环境中，使得中药有效治疗成分在适当温度下弥散于蒸汽之中，可对患者的病患局部或全身进行覆盖和熏蒸，以改善皮肤局部的通透性以及有助于透皮吸收，加快病患的局部血液循环以加速药物小分子吸收后的运转，以及促进局部代谢产物和毒素的排出，提高机体内外有效物质交换的效率。

1. 蒸汽热效应的物理刺激作用

（1）局部皮肤和组织在蒸汽热效应的刺激下，可疏通腠理、舒经活络、放松肌肉。

（2）蒸汽热效应可行气活血，促进局部毛细血管扩张，改善血液循环和淋巴循环以及周围组织的营养状况，同时还可以促进机体代谢产物及毒素的排出，使得机体气血畅通、代谢平衡，以改善机体状态。

（3）蒸汽热效应还可温通解凝，促进血瘀和水肿的消散。

（4）热是"风、寒、湿"的克星，对于因"风、寒、湿"所引起的疾病，中药蒸汽的热效应能有效排除体内的"风、寒、湿"，以达到治疗疾病的效果。

2. 中药蒸汽的局部性药理效应　由于人体内存在有许多肌性组织、结缔组织以及筋膜类组织，可以影响血液中药物向骨关节组织的透过率，从而导致骨关节局部的药物浓度相对较低，从而影响疾病疗效。而在患者的病患局部（尤其是关节局部）进行中药蒸汽直接熏蒸，中药蒸汽可以经过皮肤的渗透、转运和吸收，直接抵达病灶，可以使得药物的有效成分在病患局部高度聚集，从而显著提高治疗效果。通过患部皮肤吸收使得高浓度的药物直达病灶，这是中药熏蒸疗法相对内服药物疗法最为突出的优势。

3. 中药蒸汽的整体性药理效应　包括穴位经络效应和血液循环效应。

（1）穴位经络效应：中药雾化气体中所含的芳香化浊、辛香走窜的药物离子作用于皮肤、腧穴后，在穴位经络效应和穴位信息效应的影响下，通过对神经-体液-内分泌系统和经络系统的调节，从而达到迅速调整人体脏腑气血和免疫功能的功效。

（2）血液循环效应：中药蒸汽通过皮肤吸收后，除作用于病患局部外，部分药物还可以进入毛细血管，通过血液循环扩散至全身，从而调节全身功能状况。

4. 中药制剂的熏蒸疗法的优势

（1）中药有效成分可直达病灶：中药蒸汽熏蒸可以使中药的有效成分直接抵达或进入患病部位，改善效果主要通过以下两个途径实现。

1）中药蒸汽通过皮肤的渗透、转运以及吸收作用，直接抵达或进入患病部位：人体的组织器官周围都存在大量结缔组织，这些结缔组织的毛细血管网相对来说分布比较稀疏，这使得通过血液循环而进入组织器官内部的药物有效成分浓度相对来说比较低；同时由于结缔组织内的毛细血管属于"连续毛细血管"，具有选择性通透的特点，这会导致血液循环中某些药物成分的血管内皮细胞透过率很低，从而进一步降低了通过血液循环进入组织器官内部药物的有效成分浓度。上述双重降低效应，导致某些内服药物的治疗效果不理想。而中药蒸汽熏蒸疗法使中药复方转化为中药有效成分蒸汽，通过与病灶周围体表皮肤的接触和作用，经过皮肤的渗透、转运、吸收，使得药物离子直接到达病灶组织的表面和内部，不仅大大提高了病灶局部的药物浓度，而且可以迅速起效。

2）中药蒸汽通过人体的某些自然通道的开口，直接抵达或进入患病部位：人体内部有许多自然形成的管腔或管道，并且在体表有自然的开口，与外界环境相沟通，如肺通过气管、鼻腔、口腔与外界相沟通，消化道通过口腔、食管以及肛门等与外界相沟通，泌尿生殖系统通过阴道、尿道等与外界相沟通。当中药蒸汽熏蒸这些自然管道或管腔的开口及其周围组织时，中药蒸汽熏蒸就可以通过这些管道的开口处，而进入这些自然管道或管腔，并沿管腔或管道进入组织器官内部，起到直接的治疗效果。

（2）对消化道的刺激或毒副作用较小：口服中药是通过消化道的吸收而发生药效，但是中药在消化吸收的过程中，药物中的某些成分会对消化道产生或多或少的刺激或毒副作用，从而影响药物的吸收以及消化道的正常功能（尤其是脾胃功能的正常发挥）。而中药熏蒸经皮肤、孔窍直达病灶，不经过消化道，对消化道的影响较轻或没有影响。因而中药熏蒸疗法对于脾胃功能欠佳的患者，是一种行之有效的口服药物替代疗法。

（3）绿色天然：中医传统理论认为，"药食同源"，人食天地之物而得病，因而宜采用天地之物来治病。中药蒸汽熏蒸时所用中药药材，均为得天地日月精华的天然之物，可在一定程度上避免化学合成药物所带来的毒副作用。同时中药蒸汽熏蒸的过程也是人体肌肉、筋骨放松的过程，与肌注疼痛、静滴不便、中药苦口等治疗方式相比较，患者较为容易接受。

（二）中药熏蒸疗法的注意事项和禁忌证

1. 中药熏蒸疗法的注意事项

（1）施行中药熏蒸疗法应注意防止烫伤。开始熏蒸前，务必确保各种用具已固定稳妥，热源的选择应当合理，同时药物不应直接接触皮肤。

（2）小儿及智能低下、年老体弱的患者不宜熏蒸时间过长，且应在他人的看护或陪同下进行熏蒸。

（3）熏蒸浴具应注意消毒，避免多人使用引起的交叉感染。

（4）熏蒸治疗期间应清淡饮食，控制辛辣、油腻、甘甜等食物的摄入量。

（5）熏蒸治疗期间注意皮肤的护理。

（6）熏蒸治疗完成后应及时补充水分。每次熏蒸治疗后应饮水 300～500ml。

2. 中药熏蒸疗法的禁忌证

（1）孕妇及月经期妇女。

（2）严重出血的患者。

（3）患有心脏病、高血压等严重心脑血管病的患者。

（4）结核病。

（5）肾衰竭的患者。

（6）动脉瘤患者。

（7）温热感觉障碍的患者。

（三）强直性脊柱炎的中药熏蒸疗法治疗

强直性脊柱炎可归属于中医"竹节风、腰痹、骨痹"病的范畴，此类疾病的病位部位较深，病变累及范围广。因为中药蒸汽熏蒸治疗具有可以使中药有效成分直达病灶的优势，所以在与其他治疗手段（如口服药物、针灸推拿以及康复训练等）联合治疗强直性脊柱炎时，往往可以取得比单一治疗手段更为显著的疗效（如改善患者的脊柱活动功能与日常生活功能、减轻疼痛、减轻胃肠道不适等不良反应等）。中药蒸气浴治疗常用中药包括牛膝、生川乌、威灵仙、透骨草、独活、川芎、苍术、木瓜、伸筋草、当归、生草乌、秦艽、红花等，上述中药均具有活血温经健骨、化瘀通络强筋、祛风止痛、舒筋除湿的功效。临床治疗实践中可根据辨证，进行方药的合理配伍。

参 考 文 献

陈汉玉，兰培敏，2017. 扶阳强脊散结合离子导入治疗活动期肾虚瘀阻证强直性脊柱炎疗效及对各指标的影响[J]. 现代中西医结合杂志，26（31）：3428-3431.

李姝玉，程鹏，何东仪，2013. 电脑中频通痹止痛液离子导入为主治疗强直性脊柱炎34例[J]. 风湿病与关节炎，2（5）：7-10.

商凤楼，张俊莉，张膺，等，2001. 硬膜外腔注药治疗强直性脊柱炎髋关节疼痛及功能障碍的疗效观察[J]. 现代康复，5（5）：79-80.

尚荣安，刘东钱，晁建虎，2011. 柔筋舒督方配合中药离子导入治疗强直性脊柱炎的临床研究[J]. 中国中医骨伤科杂志，19（12）：41-42.

孙莉，张猛，2018. 中药熏洗治疗强直性脊柱炎疗效及安全性的Meta分析[J]. 河南中医，38（8）：1267-1270.

王凯军，赵丽，张华，2016. 温针灸联合中药熏蒸治疗活动期强直性脊柱炎疗效观察[J]. 现代中西医结合杂志，25（31）：3434-3436.

魏波，侯德才，2017. 基于GRADE系统的中药蒸气浴结合常规疗法治疗膝关节骨性关节炎疗效系统评价[J]. 辽宁中医药大学学报，（6）：76-80.

阎小萍，张烜，翁习生，2015. 常见风湿病及相关骨科疾病中西医结合诊治[M]. 北京：人民卫生出版社：825-827.

（刘　杨）

第十七章　强直性脊柱炎的其他疗法

第一节　强直性脊柱炎的针灸推拿治疗

一、针灸推拿的特点与优势

针灸即针法和灸法的合称。针法是把毫针按一定穴位刺入患者体内，用捻、提等手法来治疗疾病，灸法是把燃烧着的艾绒按一定穴位熏灼皮肤，利用热的刺激来治疗疾病，推拿作为以人疗人的方法，是运用各种手法刺激穴位，改善人体体质、提高机体免疫力的中医特色疗法。

针灸推拿是中国古代常用的治疗各种疾病的手法之一。其内容包括针灸理论、腧穴、针灸技术以及相关器具，在形成、应用和发展的过程中，具有鲜明的中华民族文化与地域特征，是一种中国特有的治疗疾病的手段。它是一种"从外治内"的治疗方法，是通过经络、腧穴的作用，以及应用一定的手法，来治疗全身疾病的。以通经脉，调气血，使阴阳归于相对平衡，使脏腑功能趋于调和，从而达到防治疾病的目的。

针灸推拿疗法治疗手段多样，技术特色鲜明。针刺、艾灸是针灸学两大治疗方法，是针灸学所独有的。针刺通过调神，调卫脉，提高自适应来进行疏通经络、调和营卫、调和阴阳、协调脏腑。灸法是通过温热及其他非机械刺激的作用，以达到扶正祛邪、平衡阴阳、防治疾病、康复保健的作用。同时以针和灸为纲，演绎出丰富多彩、各具特色的治疗手段达数十种。如以手法操作为特征的各种补泻手法；以不同取穴理论为基础的疗法：头针、耳针、腹针、眼针、腕踝针、时间针法等；以不同形质的针具为特征的各种疗法：毫针、电针、三棱针、皮肤针、皮内针、芒针、火针等；以穴位物理刺激为特征的各种疗法：穴位注射、穴位贴敷、穴位埋线等。艾灸的方法也是多种多样，如艾条灸、艾炷灸、直接灸、隔物灸、艾灸仪灸、生物陶瓷灸、砭灸等。伴随现代医疗技术的渗透，又发展了建立在经络腧穴基础上的诸多治疗方法。推拿学也以各种推拿手法见长，有着不同的学术流派和各家学说。针灸推拿疗法临床运用广泛，治疗病种几乎覆盖所有临床科室。丰富的治疗手段和繁多的治疗病症构成了洋洋大观的针灸推拿治疗学体系。

在中医药国际传播中，针灸推拿疗法由于无毒、极少副作用，深受西方社会的欢迎，更由于我国针刺麻醉成功的影响和针刺镇痛机制研究的突破，针灸成为我国传统医学走向世界的排头兵，成为中医药的代名词，针灸推拿将为人类的健康做出巨大贡献。

二、常用腧穴

本节对治疗强直性脊柱炎的针灸处方中常用穴位进行频次统计，并按照频次由高到低的顺序依次介绍。

常用经穴如下。

1. 肾俞（shènshū）

所属经络：足太阳膀胱经。

国际代码：BL23。

特定穴：肾之背俞穴。

定位：在腰部，当第 2 腰椎棘突下，旁开 1.5 寸。

操作方法：直刺 0.5～1 寸。

主治病症：①腰痛；②遗尿、遗精、阳痿、月经不调、带下等生殖泌尿系疾患；③耳聋，耳鸣。

艾灸：①艾条悬灸时间 10～15 分钟；②艾炷灸时间 5～7 壮。

《针灸资生经》云：灸以随年壮。

经验应用：现代常用于治疗肾炎、肾绞痛、性功能障碍、月经不调、腰部软组织损伤等。配气海、三阴交、志室主治滑精；配关元、三阴交、太溪、水泉主治月经不调；配中脘、天枢、足三里主治五更泄泻；配委中、太溪主治腰痛。

2. 大椎（dàzhuī）

所属经络：督脉。

国际代码：DU14。

特定穴：督脉、手足三阳经交会穴。

定位：在背部，当后正中线上，第 7 颈椎棘突下凹陷中。

操作方法：向上斜刺 0.5～1 寸。

主治病症：①热病；②感冒、咳嗽、气喘等外感病证；③头痛项强；④疟疾；⑤癫狂，小儿惊风；⑥风疹，痤疮；⑦小儿麻痹后遗症、小儿舞蹈病。

艾灸：①隔物灸时间 30～90 分钟；温度 38～52℃；②艾条悬灸时间 10～20 分钟；③艾炷灸时间 3～5 壮。

经验应用：现代常用于治疗感冒、疟疾、颈椎病、痤疮、小儿舞蹈病等。配曲池、列缺、风门主治感冒；配后溪、间使主治疟疾。

3. 腰阳关（yāoyángguān）

所属经络：督脉。

国际代码：DU3。

定位：在腰部，当后正中线上，第 4 腰椎棘突下凹陷中。

操作方法：直刺 0.5～1 寸。

主治病症：①腰骶疼痛，下肢痿痹；②月经不调、赤白带下等妇科病证；③遗精、阳痿等男科病证。

艾灸：①艾条悬灸时间 10～20 分钟；②艾炷灸时间 5～7 壮。

经验应用：现代常用于治疗腰骶部病变、坐骨神经痛、盆腔炎等。配肾俞、次髎、委中主治腰腿痛。

4. 足三里（zú sān lǐ）

所属经络：足阳明胃经。

国际代码：ST36。

特定穴：合穴。

定位：在小腿前外侧，当犊鼻穴下 3 寸，距胫骨前缘外开一横指（中指）。

操作方法：①直刺法。稍偏向胫骨方法，直刺 1～2 寸。针刺感觉：有麻电感向足背反射。②斜刺法。向下刺法：向下刺入，进针 2～3 寸。针刺感觉：酸胀感向下扩散到足背，有时向上扩散到膝。

艾灸：①艾条悬灸时间 10～20 分钟；②艾炷灸时间 5～10 壮。

经验应用：现代常用于治疗急慢性胃炎、胃或十二指肠溃疡、急慢性胰腺炎、肝炎、消化不良、急慢性肠炎、细菌性痢疾、阑尾炎、休克、神经性头痛、高血压、神经衰弱、精神分裂症、动脉硬化、支气管哮喘、白细胞减少症、下肢瘫痪、坐骨神经痛、膝关节及周围软组织疾患。配中脘、内关主治胃脘痛；配脾俞、气海、肾俞主治虚证腹泻；配三阴交、神门治疗心悸。

5. 命门（mìng mén）

所属经络：督脉。

国际代码：DU4。

定位：在腰部，当后正中线上，第 2 腰椎棘突下凹陷中。

操作方法：直刺 0.5～1 寸。

主治病症：①遗精、阳痿、早泄等男科病；②月经不调、赤白带下、痛经、闭经等妇科病证；③遗尿、尿频等泌尿系疾患；④腰骶疼痛，下肢痿痹；⑤泄泻，小腹冷痛。

艾灸：①艾条悬灸时间 10～20 分钟；②艾炷灸时间 5～7 壮。

经验应用：现代常用于治疗性功能障碍、前列腺炎、月经不调、慢性肠炎、腰部疾患等。配肾俞主治肾虚尿多、腰酸背痛；配肾俞、气海、然谷主治阳痿、早泄、滑精；配天枢、气海、关元主治肾泄、五更泻；配肾俞、关元主治精子缺乏症；灸命门、百会、关元主治遗尿。

6. 至阳（zhì yáng）

所属经络：督脉。

国际代码：DU9。

定位：在背部，当后正中线上，第 7 胸椎棘突下凹陷中。

操作方法：向上斜刺 0.5～1 寸。

主治病症：①胸胁胀痛，黄疸；②脊背强痛；③咳嗽，气喘。

艾灸：①艾条悬灸时间 10～20 分钟；②艾炷灸时间 3～5 壮。

经验应用：现代常用于治疗胃痉挛、胆绞痛、胆囊炎、膈肌痉挛、肋间神经痛等。配阳陵泉、日月主治胁肋痛、黄疸、呕吐；配心俞、内关主治心律不齐、胸闷。

7. 委中（wěizhōng）

所属经络：足太阳膀胱经。

国际代码：BL40。

特定穴：合穴，膀胱下合穴。

定位：腘横纹中点，当股二头肌肌腱与半腱肌肌腱的中间。

操作方法：直刺1～1.5寸，或用三棱针点刺腘静脉出血。针刺不宜过快、过强、过深，以免损伤血管和神经。

主治病症：①腰脊痛、下肢痿痹等腰及下肢病证；②腹痛，急性吐泻；③遗尿，小便不利；④丹毒。

艾灸：艾条悬灸时间10～15分钟。

经验应用：现代常用于治疗急性胃肠炎、中暑、腰背痛、急性腰扭伤等。配肾俞、阳陵泉、腰阳关、志室、太溪主治腰痛；配长强、次髎、上巨虚、承山主治便血。

8. 肝俞（gānshū）

所属经络：足太阳膀胱经。

国际代码：BL18。

特定穴：肝之背俞穴。

定位：在背部，当第9胸椎棘突下，旁开1.5寸。

操作方法：斜刺0.5～0.8寸。

主治病症：①胁痛胀痛、黄疸；②癫狂；③脊背痛；④淋巴结结核，月经不调。

艾灸：①艾条悬灸时间10～15分钟；②艾炷灸时间5～7壮。

经验应用：现代常用于治疗急慢性肝炎、胆囊炎、结膜炎、夜盲症、近视等。配太冲主治胁肋疼痛。

9. 大杼（dàzhù）

所属经络：足太阳膀胱经。

国际代码：BL11。

特定穴：八会穴。

定位：在背部，当第1胸椎棘突下，旁开1.5寸。

操作方法：斜刺0.5～0.8寸；不宜深刺，以免伤及内部重要脏器。

主治病症：①咳嗽；②项强，肩背痛。

艾灸：①艾条悬灸时间10～15分钟；②艾炷灸时间5～7壮。

《针灸资生经》云：非大急，不必灸。

经验应用：现代常用于治疗颈椎病、增生性脊椎炎、风湿性关节炎、支气管炎、支气管哮喘等。配列缺、尺泽主治咳喘；配委中主治腰脊项背强痛。

10. 脾俞（píshū）

所属经络：足太阳膀胱经。

国际代码：BL20。

特定穴：脾之背俞穴。

定位：在背部，当第11胸椎棘突下，旁开1.5寸。

操作方法：刺法。向内斜刺 0.5～0.8 寸，局部酸胀，针感可扩散至腰间。不可深刺，以防造成气胸。

主治病症：①腹胀、腹泻、呕吐、痢疾、便血等脾胃肠腑病证；②背痛；③肾下垂、月经不调、糖尿病、肾炎、小儿夜盲、荨麻疹。

艾灸：①艾条悬灸时间 10～15 分钟；②艾炷灸时间 5～7 壮。

经验应用：现代常用于治疗胃溃疡、胃炎、胃痉挛、神经性呕吐、肠炎等。配中脘、三阴交、足三里主治呕吐；配胃俞、中脘、章门、足三里、关元俞主治泄泻；配肾俞、三阴交主治消渴。

11. 阳陵泉（yánglíngquán）

所属经络：足少阳胆经。

国际代码：GB34。

特定穴：合穴；胆之下合穴；八会穴之筋会。

定位：在小腿外侧，当腓骨头前下方凹陷处。

操作方法：直刺或斜向下刺 1～1.5 寸，深刺可达 3.5～4.5 寸，透阴陵泉（注意从胫骨后方刺，避免骨折），局部酸胀，有麻电感向下放散。

主治病症：①黄疸、口苦、呃逆、呕吐、胁肋疼痛等肝胆病证；②下肢痿痹、膝髌肿痛等下肢、膝关节疾患；③肩痛；④高血压。

艾灸：①艾条悬灸时间 10～20 分钟；②艾炷灸时间 5～7 壮。

经验应用：现代常用于治疗胆囊炎、胆石症、肝炎、坐骨神经痛、下肢瘫痪、膝关节病变、肩关节周围炎、肋间神经痛、小儿舞蹈病等。

12. 环跳（huántiào）

所属经络：足少阳胆经。

国际代码：GB30。

特定穴：足少阳、太阳经交会穴。

定位：在股外侧部，侧卧屈股，当股骨大转子最凸点与骶管裂孔连线的外 1/3 与中 1/3 交点处。

操作方法：直刺 1.5～2.5 寸。

主治病症：腰胯疼痛、下肢痿痹等腰腿病证。

艾灸：艾条悬灸时间 10～20 分钟；艾炷灸时间 5～7 壮。

经验应用：现代常用于治疗坐骨神经痛、下肢瘫痪、腰骶髋关节及周围软组织疾患等。配殷门、阳陵泉、委中、昆仑主治下肢痹痛；配风池、曲池主治风疹。

13. 身柱（shēnzhù）

所属经络：督脉。

国际代码：DU12。

定位：在背部，当后正中线上，第 3 胸椎棘突下凹陷中。

操作方法：斜刺 0.5～1 寸。

主治病症：①咳嗽，喘息；②癫狂，小儿风痛；③脊背强痛。

艾灸：①艾条悬灸时间 10～20 分钟；②艾炷灸时间 3～5 壮。

经验应用：现代常用于治疗支气管炎、支气管哮喘、肺炎、癫痫等。配心俞主治小儿风痫；配少海主治心悸、多梦。

14. 风池（fēngchí）

所属经络：足少阳胆经。

国际代码：GB20。

特定穴：足少阳、阳维脉交会穴。

定位：在项部，当枕骨之下，与风府相平，胸锁乳突肌与斜方肌上端之间的凹陷处。

操作方法：针尖微下，向鼻尖方向斜刺 0.8～1.2 寸，或平刺透风府穴。

主治病症：①头痛、眩晕、目赤肿痛、鼻渊、耳鸣等头面五官病证；②中风、不寐、癫痫等神志病证；③颈项强痛；④视网膜出血，视神经萎缩。

艾灸：艾条悬灸时间 5～10 分钟。

经验应用：现代常用于治疗高血压、脑动脉硬化、神经衰弱、癫痫、感冒、视神经萎缩、鼻炎、颈椎病等。配大椎、后溪主治颈项强痛；配睛明、太阳、太冲主治目赤肿痛；配上天柱（天柱穴上 5 分）、足三里、三阴交对突眼症有一定疗效；艾灸风池穴对神经萎缩患者疗效较好。

15. 秩边（zhì biān）

所属经络：足太阳膀胱经。

国际代码：BL54。

定位：在臀部，平第 4 骶后孔，骶正中嵴旁开 3 寸。

操作方法：直刺 1.5～2 寸。

主治病症：①腰骶痛，下肢痿痹等腰及下肢病症；②小便不利；③便秘，痔疾。

艾灸：①艾条悬灸时间 10～20 分钟；②艾炷灸时间 7～9 壮。

经验应用：现代常用于治疗中风偏瘫、坐骨神经痛、急性腰扭伤、梨状肌综合征等。配殷门、阳陵泉、委中主治腰腿痛。

16. 膈俞（géshū）

所属经络：足太阳膀胱经。

国际代码：BL17。

特定穴：八会穴（血会）。

定位：在背部，当第 7 胸椎棘突下，旁开 1.5 寸。

操作方法：斜刺 0.5～0.8 寸。

主治病症：①呕吐、呃逆、气喘、吐血等上逆之证；②贫血；③瘾疹、皮肤瘙痒；④潮热、盗汗。

艾灸：①艾条悬灸时间 10～15 分钟；②艾炷灸时间 5～7 壮。

经验应用：现代常用于治疗贫血、慢性出血性疾患、功能性子宫出血、神经性呕吐、膈肌痉挛、心动过速等。配大椎、足三里主治血虚；配中脘、内关主治胃痛、呃逆；配肺俞、风门主治咳喘。

17. 三阴交（sānyīnjiāo）

所属经络：足太阴脾经。

国际代码：SP6。

特定穴：足太阴、少阴、厥阴经交会穴。

定位：在小腿内侧，当足内踝尖上 3 寸，胫骨内侧缘后方。

操作方法：直刺 1～1.5 寸，孕妇禁针。

主治病症：①月经不调、痛经、崩漏、赤白带下、经闭、癥瘕、阴挺、难产、产后血晕、恶露不尽、久不成孕、梦遗、遗精、阳痿、早泄、阴茎痛、疝气、睾丸缩腹；②遗尿、尿闭、水肿、小便不利；③脾胃虚弱、肠鸣、腹胀、泄泻、足痿、脚气、肌肉疼痛；④皮肤病、湿疹、荨麻疹；⑤失眠、头痛头晕、两胁下痛等。

艾灸：①艾条悬灸时间 10～20 分钟；②艾炷灸时间 5～9 壮。

经验应用：现代常用于治疗急慢性肠炎、细菌性痢疾、功能性子宫出血、遗尿、性功能减退、高血压、神经性皮炎、湿疹、神经衰弱、下肢神经痛或瘫痪等。配天枢、合谷等主治急性肠炎；配中极、行间主治月经不调、痛经；配阴陵泉、膀胱俞、中极主治癃闭。

18. 次髎（cìliáo）

所属经络：足太阳膀胱经。

国际代码：BL32。

定位：在骶部，当髂后上棘与后正中线之间，适对第 2 骶后孔。

操作方法：直刺 1～1.5 寸。

主治病症：①遗精，睾丸炎；②月经不调、痛经、带下等妇科疾患；③小便不利；④疝气；⑤腰骶痛，下肢痿痹。

艾灸：①艾条悬灸时间 10～15 分钟；②艾炷灸时间 5～7 壮。

经验应用：现代常用于治疗腰骶神经痛、腰骶关节炎、子宫内膜炎、盆腔炎、性功能障碍、泌尿系感染等。配三阴交主治月经不调、痛经；配委中主治腰骶疼痛。

19. 大肠俞（dàchángshū）

所属经络：足太阳膀胱经。

国际代码：BL25。

特定穴：大肠之背俞穴。

定位：在腰部，当第 4 腰椎棘突下，旁开 1.5 寸。

操作方法：直刺 0.8～1.2 寸。

主治病症：①腹胀，泄泻，便秘；②腰腿痛；③坐骨神经痛；④遗尿，肾炎。

艾灸：①艾条悬灸时间 10～15 分钟；②艾炷灸时间 5～7 壮。

经验应用：现代常用于治疗肠炎、痢疾、痔疮、阑尾炎、坐骨神经痛等。配肾俞、命门、腰阳关、委中主治腰脊强痛；配小肠俞，主治二便不利。

20. 筋缩（jīnsuō）

所属经络：督脉。

国际代码：DU8。

定位：在背部，当后正中线上，第 9 胸椎棘突下凹陷中。

操作方法：向上斜刺入 0.5～1 寸。

主治病症：①脊强；②胃痛；③癫痫、抽搐。

艾灸：①艾条悬灸时间 10～20 分钟；②艾炷灸时间 5～7 壮。

经验应用：现代常用于治疗胃痉挛、胃炎、癫痫等。配印堂、鸠尾、腰奇主治癫痫。

21. 腰俞（yāoshū）

所属经络：督脉。

国际代码：DU2。

定位：在骶部，当后正中线上，适对骶管裂孔。

操作方法：向上斜刺 0.5～1 寸。

主治病症：①腰脊疼痛，下肢痿痹；②脱肛，痔疾；③月经不调；④癫痫。

艾灸：①艾条悬灸时间 5～10 分钟；②艾炷灸时间 3～5 壮。

经验应用：现代常用于治疗腰骶部病变、痔疮、癫痫等。配环跳主治髋部寒痛。

22. 风府（fēngfǔ）

所属经络：督脉。

国际代码：DU16。

特定穴：督脉、阳维脉交会穴。

定位：在项部，当后发际正中直上 1 寸，枕外隆凸直下，两侧斜方肌之间凹陷中。

操作方法：伏案正坐位，使头微向前倾，项肌放松，向下颌方向缓慢刺入 0.5～1 寸。

主治病症：①头痛、项强、眩晕等头项病证；②中风、癫狂、痴呆；③咽喉肿痛、失音。

艾灸：艾条悬灸时间 5～10 分钟。

经验应用：现代常用于治疗脑血管病、延髓麻痹、癫痫、精神分裂症等。配百会、太阳、昆仑主治头痛；配风池、人中、太冲、合谷主治小儿惊风。

23. 太溪（tàixī）

所属经络：足少阴肾经。

国际代码：KI3。

特定穴：输穴、原穴。

定位：在足内侧，内踝后方，当内踝尖与跟腱之间的凹陷处。

操作方法：直刺 0.5～1 寸。

主治病症：①头痛、目眩、咽喉肿痛、齿痛、耳聋、耳鸣等肾虚性五官病证；②月经不调、遗精、阳痿、小便频数等泌尿生殖系疾患；③腰脊痛及下肢厥冷、内踝肿痛；④气喘、胸痛、咯血等肺部疾患；⑤消渴；⑥失眠、健忘等肾精不足证。

艾灸：①艾条悬灸时间 5～10 分钟；②艾炷灸时间 3～5 壮。

经验应用：现代常用于治疗肾炎、膀胱炎、月经不调、遗精、遗尿、牙龈炎、踝关节扭伤等。配大陵、神门、太冲、志室主治失眠；配尺泽、鱼际、孔最主治咯血；配气海、三阴交、志室主治滑精。

24. 悬钟（xuánzhōng）

所属经络：足少阳胆经。

国际代码：GB39。

特定穴：八会穴之髓会。

别名：绝骨（juégǔ）。

定位：在小腿外侧，当外踝尖上 3 寸，腓骨前缘。

操作方法：直刺 0.5～1 寸。

主治病症：①半身不遂，颈项强痛，胁肋疼痛；②痴呆，中风；③头痛，扁桃体炎、鼻炎，鼻出血。

艾灸：①艾条悬灸时间 10～20 分钟；②艾炷灸时间 3～5 壮。

经验应用：现代常用于治疗坐骨神经痛、脑血管病、高脂血症、高血压、颈椎病、小儿舞蹈病等。配天柱、后溪主治颈项强痛；配风池主治眩晕、耳鸣；配丰隆主治高脂血症。

25. 关元（guānyuán）

所属经络：任脉。

国际代码：RN4。

特定穴：小肠募穴，任脉、足三阴经交会穴。

定位：在下腹部，前正中线上，当脐中下 3 寸。

操作方法：直刺 1～1.5 寸，针前排尿，孕妇慎用。

主治病症：①遗精、阳痿、早泄、尿闭、尿频等泌尿生殖系病证；②月经不调、带下、痛经等妇科病证；③中风脱证、虚劳冷惫、羸瘦无力等元气虚损病证；④腹痛、泄泻、痢疾、脱肛等肠腑病证。

艾灸：①艾条悬灸时间 10～20 分钟；②艾炷灸时间 5～9 壮。

经验应用：现代常用于治疗男子性功能障碍、尿潴留、肾炎、膀胱炎、前列腺炎、功能性子宫出血、阴道炎、遗尿、低血压、神经衰弱、肠炎等。

26. 气海（qìhǎi）

所属经络：任脉。

国际代码：RN6。

定位：在下腹部，前正中线上，当脐中下 1.5 寸。

操作方法：直刺 1～1.5 寸。

主治病症：①腹痛、泄泻、便秘等肠腑病证；②遗尿、阳痿、遗精、滑精、月经不调、闭经、崩漏等妇科及前阴病证；③中风脱证、羸瘦无力等气虚病证；④脑血管病、气喘、心下痛、疝气、神经衰弱。

艾灸：①艾条悬灸时间 10～20 分钟；②艾炷灸时间 5～9 壮。

经验应用：现代常用于治疗肠炎、细菌性痢疾、男子性功能障碍、功能性子宫出血、支气管哮喘、神经衰弱等。配关元、足三里主治中气下陷；配天枢、上巨虚主治急性痢疾；配膻中、太渊主治气短。

27. 百会（bǎihuì）

所属经络：督脉。

国际代码：DU20。

特定穴：督脉、足太阳经交会穴。

定位：在头部，当前发际正中直上 5 寸，或两耳尖连线的交点处。

操作方法：平刺 0.5～0.8 寸。

主治病症：①眩晕、头痛等肝阳上亢诸证；②中风，癫狂；③健忘、不寐、痴呆等心脑病证；④脱肛、泄泻、阴挺等中气下陷诸证。

艾灸：①艾条悬灸时间 10～20 分钟；②艾炷灸时间 9～15 壮；隔姜灸时间 3～5 壮。

经验应用：现代常用于治疗高血压、梅尼埃综合征、老年性痴呆、脑血管病、癫痫、精神分裂症、血管（神经）性头痛、神经衰弱、内脏下垂等。

28. 长强（chángqiáng）

所属经络：督脉。

国际代码：DU1。

特定穴：络穴，督脉、足少阳、足少阴经交会穴。

定位：在尾骨端下，当尾骨端与肛门连线的中点处。

操作方法：斜刺 0.5～1 寸。

主治病症：痔疾、脱肛、便秘、泄泻等肠腑病证；癫痫，腰脊及尾骶部疼痛。

艾灸：艾条悬灸时间 5～10 分钟。

经验应用：现代常用于治疗痔疮、癫痫、癔病等。

29. 陶道（táodào）

所属经络：督脉。

国际代码：DU13。

特定穴：督脉、足太阳经交会穴。

定位：在背部，当后正中线上，第 1 胸椎棘突下凹陷中。

操作方法：向上斜刺 0.5～1 寸。

主治病症：①热病，疟疾；②头痛，脊强。

艾灸：①艾条悬灸时间 10～20 分钟；②艾炷灸时间 3～5 壮。

经验应用：现代常用于治疗感冒、疟疾、颈椎病等。配肺俞主治感冒、咳嗽。

30. 后溪（hòuxī）

所属经络：手太阳小肠经。

国际代码：SI3。

特定穴：输穴、八脉交会穴、通督脉。

定位：在手尺侧，微握拳，当小指本节（第 5 指掌关节）后的远侧掌横纹头赤白肉际处。

操作方法：直刺 0.5～1 寸。

主治病症：①头项强痛、腰背痛、手指及肘臂挛痛等痛证；②耳聋，目赤；③癫狂痫；④疟疾。

艾灸：①艾条悬灸时间 5～10 分钟。②艾炷灸时间 1～3 壮。

经验应用：现代常用于治疗急性腰扭伤、落枕、耳聋、精神分裂症、癔病、角膜炎等。配天柱主治颈项强直、落枕；配翳风、听宫主治耳鸣、耳聋。

三、常 用 奇 穴

1. 夹脊（jiá jǐ）

所属经络：经外奇穴。

国际代码：EX-B2。

定位：在背腰部，当第 1 胸椎至第 5 腰椎棘突下两侧，后正中线旁开 0.5 寸，一侧 17 个穴，左右共 34 穴。

操作方法：直刺 0.3～0.5 寸。或用梅花针叩刺。

主治病症：其中上胸部穴位治疗心肺部及上肢病症；下胸部的穴位治疗胃肠部病症。腰部的穴位治疗腰、腹及下肢病症。

艾灸：①艾条悬灸时间 5～10 分钟；②艾炷灸时间 3～5 壮。

经验应用：现代常用于治疗相应内脏的病变；研究认为其能调节自主神经的功能，故用于治疗与自主神经功能相关的一些病，如血管性头痛、肢端感觉异常症、自主神经功能紊乱症、脑血管病、红斑性肢痛症、高血压等。

2. 阿是穴（ā shì xué）

所属经络：经外奇穴。

定位：是穴位分类名，又名不定穴、天应穴、压痛点。这类穴位一般都随病而定，多位于病变的附近，也可在与其距离较远的部位，没有固定的位置和名称。它的取穴方法就是以痛为腧，即人们常说的"有痛便是穴"。

主治病症：治相应病症。

艾灸：艾条悬灸时间 5～15 分钟。

四、毫针治疗强直性脊柱炎

针刺作为中医传统疗法，治疗强直性脊柱炎具有其独特优势，并且有明显的镇痛和提高机体免疫功能的效果。

1. 普通针刺法

穴位选取：肾俞、腰阳关、委中、夹脊、三阴交。

施术要求：患者俯卧位，取其病变部位疼痛较敏感的夹脊穴，配腰阳关、委中、肾俞、三阴交。用 75% 酒精棉球消毒后，夹脊处用针，应在相应脊椎棘突下旁开 0.5 寸进针，针尖向小关节方向透刺，患者感到酸胀得气后，留针约 40 分钟，夹脊温灸 3 壮，其他主要穴位针行补法，每隔 5 分钟行针 1 次，留针约 30 分钟。每天 1 次，10 次为 1 个疗程。

此外，通过着眼于强直性脊柱炎表现的证候兼杂与寒热性质，结合中医临床脏腑经络辨证理论，采取相应的配穴。湿热痹阻证配曲池、合谷、大杼、外关、风池；瘀血痹阻证配地机、膈俞、三阴交、血海、秩边、三焦俞；寒湿阻滞证配大肠俞、腰俞、丰隆、阴陵泉；肾阳亏虚证配气海、关元、八髎、百会、膀胱俞、关元俞；肝肾亏虚证配环跳、太冲、肝俞、太溪、阳陵泉、照海。

按语： 三阴交为足少阴肾经、足太阴脾经、足厥阴肝经的交会穴，可调补三经的气血；肾俞为膀胱经要穴，可益肾强腰；腰阳关可使阳气得以升发；夹脊可舒筋活络，调理气血。督脉与足太阳经合理配伍对治疗强直性脊柱炎疗效显著。

2. 扬刺、齐刺法　扬刺是十二刺法的一种。用于治疗范围较大和病位较浅的寒气。刺法在患病局部中央刺一针，四周再浅刺四针。

齐刺是十二刺法的一种。用于治疗部位较小和较深的寒气。刺法是在患处中央刺一针，两旁刺入二针。

穴位选取：取命门、风市、腰阳关作齐刺，取肌肉-骨骼附着点等疼痛部位的阿是穴做扬刺。

施术要求：①取40mm长的针灸针于穴位正中先刺一针，进针约30mm，然后在该穴位旁开1cm两旁各一针，针尖与正中第一支针的针尖相合。平补平泻，每隔5分钟行针1次，每次行针1分钟，留针约30分钟。②在穴位正中先刺一针，进针深度视局部肌肉丰厚程度调整，以刺至筋膜为度，然后在穴位旁开1~3cm前后左右各刺一针，针尖向内斜刺。平补平泻，每隔10分钟行针1次，每次行针1分钟，留针约30分钟。③取阳陵泉、足三里、悬钟，进针30mm，针行补法，每隔5分钟行针1次，每次行针1分钟，留针30分钟。以上针刺每天1次，1周为1个疗程，总共4个疗程。

按语： 扬刺、齐刺法能明显缓解肌肉骨骼附着点的疼痛及关节滑膜炎的症状。所取的三组穴位可有效帮患者减轻疼痛，改善患者肢体关节的功能，从而达到恢复健康的目的。

3. 报刺法　是十二刺法的一种，用于治疗没有固定部位的疼痛。刺法是找到痛处，即直刺一针，并留针不拔，而以左手循按局部，找到另一个痛处后，先将前针拔出，再在第二个痛处刺针。

穴位选取：大杼、肾俞、阿是穴、命门、夹脊。

施术要求：牵拉活动患者的髋关节，引出明显的瘫点。以痛着点为输穴，进针方法以提插、捣刺、捻转为主，针刺深及筋骨，再牵拉活动髋关节，寻找新的痛点，再次行针，一次治疗可重复3~4次，对腰背疼痛者以针刺痛着点和夹脊为主。并常规取命门、大杼、肾俞等穴位兼补肾精，7天为1个疗程。针后给患者做适量的主动或被动的脊柱俯仰及髋关节的伸展，内外旋等功能锻炼。

按语： 以痛为输报刺法不仅止痛效果好，同时还可改善受限骶髂关节的功能活动。肾主骨，本病位于督脉，取大杼、命门、肾俞等穴配伍，可扶正祛邪，取得疗效。

五、艾灸治疗

1. 温针灸　是在毫针刺入穴位后留针过程中，在针柄上插入艾卷施灸的一种灸法，是毫针针刺和艾卷灸的结合。此法是一种简便而易行的针灸并用方法。其艾绒燃烧的热力，可通过针身传入体内，发挥针与灸的作用，达到治疗目的。

穴位选取：大椎、肾俞、风池和夹脊。

施术要求：主穴选取患者的夹脊，配穴选为肾俞、风池和大椎。患者采取俯卧位，暴露腰背部的皮肤，常规消毒，每次选取夹脊4～6对，针刺得气后，将针留在适当的深度，在针柄上穿置一段长1.5～2cm、距皮肤2～3cm的艾卷，从艾卷下端点燃灸之，待燃尽后，除去灰烬，停片刻再将针取出。若艾火灼烧皮肤温度过高，可在穴位上隔一纸片，稍减火力，也可防艾火脱落烫伤皮肤。每天治疗1次，连续治疗1个月为宜。

按语：艾炷可祛寒止痛、益气活血、温经通络加快局部血液循环，促进机体的免疫功能，进而改善患者的营养状况，还能加快炎性物质的消散与吸收，促进病情康复。

2. 雷火灸 是雷火灸传统医药的悬灸外治法。

穴位选取：双侧夹脊。

灸炷药物组成：乳香、没药、艾叶、蝉蜕、透骨草、水蛭、丹参、当归。灸具多采用长斗式灸具盒。

施术要求：患者取俯卧位，先将1/2支的雷火灸点着，然后插入双孔灸盒内，将灸盒固定后放在双侧夹脊上，盖上毛巾，热灸40分钟，10分钟吹灰1次，当观察到皮肤发红，患者感觉深部组织发热后将灸炷取出。10天为1个疗程，也可休息5天，然后继续下1个疗程。

按语：雷火灸刺激夹脊可促进背部气血的运行，调节经络从而减轻患者疼痛，雷火灸燃烧可产生热力、红外线辐射和药物因子，通过对皮肤上痛觉末梢神经的轻刺激，传达至大脑皮层，在大脑皮层产生兴奋作用，并通过大脑皮层调节机体的活动，促进血液循环，加快新陈代谢，提高机体的免疫力。

3. 隔药灸 是以片状、饼状物（主要是药物）等作为传热介质的一种方法，即在皮肤和艾炷之间隔上某种物品而施灸的一种方法，属于隔物灸。隔药灸操作简单、经济实惠、无副作用，一定程度上弥补了西药疗效欠佳、疗程较长、副作用较明显的不足，适宜在临床推广运用。

穴位选取：自督脉大椎至腰俞。

灸炷药物组成：丁香、肉桂、生川乌、斑蝥、麝香、生草乌、樟脑、吴茱萸等药物按比例制成灸督药粉装瓶密封备用，独头红皮大蒜1000g捣烂如泥备用；陈艾叶300g捣烂如绒捏成直径3cm大的艾炷备用。

施术要求：患者取俯卧位，暴露背部，常规消毒，取灸督药粉10g均匀地从大椎撒铺至腰俞，宽约6cm，再取大蒜泥均匀地铺在药粉上，宽10～12cm。厚1～1.5cm。将艾炷从大椎至腰俞督脉区域置于大蒜泥上排成一排，从上到下逐个点燃艾炷施灸，全部艾炷燃完为一壮，连灸3壮或灸至患者口中有蒜味。灸毕移去蒜泥，用湿纱布擦干，灸后皮肤潮红，让其自然出水疱瘰（在此期间严防感染），至第3天用消毒针引流水疱瘰液，擦干后，搽以甲紫药水，隔日1次，覆盖消毒纱布，以防感染，直至灸疮结痂脱落，皮肤愈合，且本法在三伏天施灸效果更佳，可借天地阳气上升之力，加强补肾壮督之功。

按语：本法自督脉大椎至腰俞施以重灸，直接作用于病变部位，力大效专，再借麝香、樟脑活血走窜之穿透力，深入病灶，起到标本同治的效果。辅助之药大蒜、斑蝥加强发疱之力，后湿邪随滋水外流，并且大蒜还有消炎、防止感染之力。

六、其他针法

1. 电针　是在针刺腧穴的基础上，加以脉冲电的治疗作用，针与电两种刺激相结合，故能扩大针刺治疗的范围，提高对某些疾病的治疗效果。电针刺激量大、安全，可用电池，以不受电源限制、耗电省、体积小、携带方便、耐震、无噪声者为最佳特点。不仅可以提高针刺疗效，而且适应广泛，疗效显著。

穴位选取：至阳、腰阳关、命门、脊中、筋缩、秩边、夹脊、腰俞、阳陵泉、足三里、气海、关元、阿是穴、三阴交、中脘。

施术要求：先常规消毒，然后从上到下针刺，进针得气后多行补法，待出现针感传导或有温热感时留针，接电针治疗仪，督脉穴与督脉穴相连，膀胱经穴与膀胱经穴相接，负极接上部穴位，正极接下部穴位，每次留针约30分钟，每天1次，8次1个疗程。

按语：电针夹脊可调和经脉，补益气血。针刺夹脊可影响交感神经，起调理脏腑气血的功用，同时有利于提高强直性脊柱炎患者的肌肉平滑肌收缩能力，减轻疼痛，从而起到调节免疫力的效果。

2. 火针　是用特制的针体经加热、烧红后，采用一定手法，刺入身体的腧穴或部位，达到祛除疾病目的的一种针刺方法。火针的高温能刺激穴位，借火通阳，增强人体的阳气，消除红肿热痛，从而提高免疫功能。

穴位选取：夹脊、肝俞、十七椎下、关元俞、膈俞、脾俞、胃俞、灵台、至阳、胆俞、筋缩、肾俞、命门、腰阳关、大肠俞、阿是穴。

施术要求：患者选取合适体位，医者找准穴位，用甲紫溶液做好标记，周围常规消毒。选中粗型号火针，针尖针体伸入外焰，把针烧通红，快速刺入穴位后迅速出针，不留针，用消毒干棉球迅速按压针孔，使针孔闭合，然后根据情况加以拔罐。通常先取阿是穴与肝俞、胆俞等膀胱经穴，然后取夹脊，最后取督脉相关穴位。术后嘱患者当天不要洗澡，2天针刺1次，10次为1个疗程，每个疗程一般间隔7天，3~5个疗程为宜。

按语：强直性脊柱炎是由下向上发展的，治疗先取病变上两个节段穴位以劫之，后取病变部位以脱之。这正是遵从杨上善"观痹从下自上，当先刺向下之前，使其不得进而下也；然后刺其痹后，使气脱也"的治法，所以疗效更好。

3. 穴位埋线　是为了延长穴位的刺激时间，而用多种方式将医用羊肠线或脐带线埋入人体穴位或组织里，通过肠线长时间刺激穴位及肠线逐渐液化被组织吸收的生物反应过程，达到防病治病的目的，也称为"长效针感疗法"，是当前理想的穴位刺激疗法之一。

选取穴位：大椎、环跳、至阳、次髎、足三里、肾俞、腰阳关、夹脊、关元俞、阿是穴。

随证加减：肾阳亏虚加三阴交、气海；寒湿痹阻加关元、阴陵泉；湿热阻络加曲池、阴陵泉；肝肾阴虚加肾俞、肝俞；瘀血阻络加血海、膈俞。施术要求如下。

（1）埋线：穴位皮肤常规消毒。左手持埋线针，右手持镊夹羊肠线，将羊肠线送入埋线针头。

（2）将针快速刺入穴位，左手扶住埋线针头，右手持毫针穿过针管把线埋入预定部位，快速拔针。

（3）出针后，用消毒干棉球按压针孔，并用医用胶布固定，如有出血者用消毒棉球压迫针眼以止血。

（4）20～30 天 1 次，3 次为 1 个疗程。埋线针眼处 24 小时内不能触水，埋线后忌食发物 1 周。

按语：肾俞、足三里能提高自身免疫系统功能，夹脊能治疗其椎体对应的疾病，腰阳关是治疗腰骶疾病的要穴，本组穴位相配，标本兼治。而夹脊选用平刺透穴埋线之法，一针贯穿多穴，疗效好。

4. 穴位注射　是一种针刺与药物相结合的疗法。选用中西药物注入有关穴位、压痛点或体表触诊阳性反应点，通过针刺及药物的双重作用治疗疾病。

穴位选取：双侧夹脊（首选）、膈俞、肝俞、大椎、脾俞、大肠俞、肾俞。

施术要求：患者选择舒适的体位，取双侧夹脊，常规消毒后，用 5ml 注射器抽取当归注射液 4ml 加 0.5mg 维生素 B_{12} 注射液 1ml，视体型胖瘦向脊柱方向斜刺 1cm 左右，回抽无血，缓慢推进或上下提插，待出现酸胀麻感时，可缓慢将药液注入，每穴注入 1ml，出针后消毒干棉球按压，每天选 5～6 穴交替注射。一般隔日治疗 1 次，5～10 次为 1 个疗程。2 个疗程之间可休息 3～5 天。

此外注射腰宁注射液、蛇毒注射液、地塞米松等同样有效。

按语：夹脊在中轴关节的两侧，是强直性脊柱炎治疗要穴，当归注射液是当归经水煮提纯后的灭菌水溶液，可有效扩张局部血管，改善神经局部营养，降低炎性介质，增强人体的免疫功能。

5. 小针刀　小针刀疗法借助现代科学知识和手段，弄清疾病的根源，明确疾病部位，熟悉人体解剖结构，准确地在病变部位施术，对某些慢性软组织损伤疾病可起到立竿见影的疗效。

针刀定点：棘上韧带、棘间韧带、关节突关节囊韧带、横突间韧带。

施术要求：针对单节段脊椎后外侧软组织针刀松解。

（1）松解棘上韧带：从棘突顶点进针刀，刀口线与脊柱纵轴平行，针刀经皮肤、皮下组织，直达棘突骨面，在骨面纵疏横剥 2～3 刀，对棘上韧带钙化或者骨化，用重力切开，将针刀刃刺入棘上韧带，达棘突顶点，然后纵疏横剥 2～3 刀，直到刀下有松动感为止。

（2）松解棘间韧带：术者手持针刀，从棘突间隙进针刀，使刀口线与脊柱纵轴平行，刺入后，调转刀口线 90°，使用提插刀法切割 2～3 刀，深度不超过 1cm。对棘间韧带钙化或者骨化，用重力切开，将针刀刃刺入棘间韧带 1cm，然后用提插法切割 2～3 刀，直到刀下有松动感为止。

（3）松解关节突关节囊韧带：颈椎病变者从棘突顶点向左右旁开 1.5cm 处进刀，胸椎病变者从棘突顶点向左右旁开 2cm 处进刀；腰椎病变者从棘突顶点向左右旁开 3cm 处进刀。术者刺手持针刀，刀口线与脊柱纵轴平行，针刀刺入，直达两侧关节突关节骨面位置，用提插刀法切割关节囊韧带 3～4 刀。

（4）松解横突间韧带：颈椎病变者从棘突顶点向左右旁开 2.5cm 处进刀，胸椎病变者从棘突顶点向左右旁开 3cm 处进刀，腰椎病变者从棘突顶点向左右旁开 4cm 处进刀。术者手持针刀，使刀口线与脊柱纵轴平行，将针刀刺入，直达两侧横突骨面，再将刀体向外移动，当有落空感时，即到达横突尖，用提插刀法切割横突尖的粘连、瘢痕 2～3 刀。然后，调转刀口线，分别在横突的上下缘，用提插刀法切割 3～4 刀，以切断部分横突间韧带。每两周一次，直至疾病痊愈。

按语： 小针刀应用于强直性脊柱炎，主要是针对脊柱的软组织损伤。小针刀可剥离粘连组织、改善脊柱活动范围、止痛。用小针刀作用于选取穴位可增强疏通经气的作用。

6. 刺络拔罐 中医拔罐疗法又称"角法"，拔罐通过物理的刺激和负压人为造成毛细血管破裂瘀血，调动人体干细胞修复功能，以及坏死血细胞吸收功能，能促进血液循环，激发精气，调理气血，达到提高和调节人体免疫力的作用。刺络拔罐法是指刺络放血与拔罐配合应用的一种拔罐方法，是指用三棱针、皮肤针（梅花针、七星针等）刺激病变局部或小血管，使其潮红、渗血或出血，然后加以拔罐的一种方法。此法在临床治疗中较常用，而且适用证广，见效快，疗效好，具有开窍泻热、活血祛瘀、清热止痛、疏经通络等功能。

穴位选取：颈、背、腰部的督脉、膀胱经、夹脊，共 7 条经脉的穴位和阿是穴。

（1）药罐走穴法：外用药物制备，将桃仁 20g，红花 20g，制马钱 5g，水蛭 10g 均研细成粉，过筛备用。制备方法：将凡士林 400g 加热至液态后加入双氯芬酸钠乳胶剂 10g，上述中药粉、地塞米松注射液 3ml 等共同煎制 15 分钟，自然放凉备用。

施术要求：患者取俯卧位，双肩自然放置，充分暴露颈、肩、背和腰部等治疗部位，操作范围自颈椎发际以下至骶尾骨结合部水平，以脊柱正中及两侧各旁开 5 寸以内为重点。选穴 10 余处，将自制药膏均匀地涂抹在以上范围，取合适型号的火罐，用闪火拔罐法拔在起始点或特定穴位上，双手紧握罐体沿各经脉自上而下或自左向右缓缓推拉，重点部位行旋转、颠罐、按罐或抖罐等走罐法，皮肤可出现充血、瘀斑，颜色以紫红色为佳，最后在标记处选择性留罐 5 分钟，每次 20 分钟左右。10 次为 1 个疗程，疗程间休息 5 天，共治疗 4 个疗程。

按语： 药罐走穴法是将外用药物、拔罐疗法、穴位有机结合起来的一种治疗方法。外用药方中凡士林具有润滑和保护皮肤的作用，双氯芬酸钠乳胶剂能抗炎镇痛。自制中药粉剂有温经散寒、活血化瘀的功效，其中桃仁、红花活血化瘀通经，制马钱子散结消肿止痛，水蛭破血逐瘀。地塞米松可以防止皮肤发生变态反应。留罐可以祛风除湿、行气活血、通络止痛；走罐可以松解僵硬、粘连的肌肉；循经取穴可以疏通经络，平衡阴阳。综合以上效果较好。

（2）刺络拔罐并温针灸。

施术要求：针灸治疗先于患者颈、胸、腰骶部夹脊处滑罐至皮肤微红，再于受累脊柱段两旁夹脊处梅花针扣刺，以皮肤见细小出血点为度，后于叩刺段拔罐，留罐 10 分钟。取罐后予温针灸。

按语： 针灸疗法属于外治法，可直接作用于病变部位，刺络放血法可泄其经络中的邪气，艾炷烧其针尾，可温补督脉之阳，从而改善疼痛的症状。

7. 腹针 是针刺腹部穴位以治疗全身疾病的一种方法。腹部与全身脏腑经络均有密切联系，手三阴经分别络于大肠、小肠、三焦，手三阳经分别络于胃、胆、膀胱，足三阴经分别络于肝、脾、肾，这些脏腑均位于腹部，此外，足阳明经别"入于腹里"，足阳明之筋"上腹而布"，足太阴经"入腹"，足厥阴经"抵小腹"，任脉"循腹里"，任脉络"下鸠尾，散于腹"。所以各脏腑病变在腹部均有一定的反应，针刺腹部穴位，可以通调脏腑气血，从而治疗多种疾病。

穴位选取：上风湿点、下风湿点、中脘、下脘、滑肉门（双）、外陵（双）、气海、关元。

施术要求：采用 40～60 分毫针，根据病情轻重、病程长短、体型胖瘦来决定针刺深浅，病情轻、病程短、体型瘦者进针浅，反之进针则深。穴位常规消毒后，进针停留 3～5 分钟以候气，再行针，从局部产生针感，每隔 10 分钟行针 1 次，留针 30 分钟后取针。

按语：中脘、下脘、气海、关元四穴同用可理中焦、调升降、引气归元、培肾固本，以后天养先天。滑肉门及外陵分别治疗躯干上段和下段的疾病，配合风湿点达到滑利关节、通调气血、疏理经气的作用。

8. 蜂针 是以蜜蜂的螫器官为针具，对人体相关穴位进行螫刺解除疾苦的治病方法，蜂针的机械性刺激作用、蜂毒的药理作用和腧穴的调整作用对治疗强直性脊柱炎具有显著疗效。

穴位选取：以病变脊柱及其附近的夹脊为主穴，配合膈俞、肾俞、大杼、阳陵泉、秩边等穴交替进行。平均每次取 10 个穴左右。

施术要求：皮试。初诊患者均首先在一侧肾俞作蜂毒试验。方法是用酒精棉球穴位消毒后，用镊子取一只中华蜜蜂螫刺在穴位上，并立即拔出，15 分钟后观察其反应情况，局部红肿半径＜5cm，无其他不适反应者可接受本法治疗。治疗：常规消毒后，医者用镊子夹活蜂的腰部，使其尾部接触穴位，蜂刺将自动刺入穴位。让蜂针仍留于穴位 10～20 分钟后拔出蜂针刺。这时穴位处可见黄豆大小的丘疹出现，有的患者会感到局部发热。一般一只蜂螫一个穴位，用蜂数目由初期的小量到量多，逐步增加。隔日治疗 1 次，15 次为 1 个疗程。连续观察 3 个疗程后复查。

按语：蜂针液的消炎止痛作用强，镇痛的时间也比较长，可有效解除强直性脊柱炎患者的痛苦，提高免疫力。

9. 挑针疗法 是在一定穴位或部位，用特制针具挑断皮下白色纤维组织，以治疗某些疾病的一种方法。它由九刺中的"络刺"发展而来。

穴位选取：大椎、命门。气血虚弱加脾俞、肾俞；痛甚加胆俞、膈俞。

施术要求：先暴露针挑部位，定针挑点，皮肤常规消毒后行局部麻醉，再用圆利针针尖与皮肤呈 30°刺入该针挑点达皮下 2mm 处，采用牵拉动作运针，一般幅度 5～8cm，频率 50～80 次/分，辅以挑摆法。每挑点刺激时间为 2～3 分钟。体质强者，手法以刺激强度较强的泻法为主；体质弱者，牵拉幅度宜小、频率宜低。每 5～7 天针挑 1 次，治疗 9 次为 1 个疗程，一般治 3 个疗程后复查。

七、推 拿 疗 法

推拿作为以人疗人的方法，是以中医辨证施治为基础，运用各种手法刺激穴位，达到调节脏腑、疏通经络、调和气血、扶正祛邪、平衡阴阳的目的来改善人体体质、提高机体免疫力的中医特色疗法。推拿属中医外治法范畴，尤其强调"因人制宜"。可以说，受试者的体格差异、精神状态、疾病类别，决定了施术者的推拿方式、力度大小、操作时间。正确的因人施治可以达到疏通经络，调和气血，滑利关节，提高运动能力，提高免疫能力，增进健康，消除疲劳，解痉镇痛等治疗养生的作用。

治病必求其本是推拿治病的根本原则。就强直性脊柱炎而言，推拿可通过理筋正骨，疏通经络，分离粘连，解除痉挛，进而促进活血散瘀，平衡人体阴阳，有助于病变部位的康复。临床中推拿多以辅助配合的方式参与强直性脊柱炎的治疗。

1. 一般手法 施术要求：患者取俯卧位，术者位于侧面。先以柔和的滚法从腰部操作至臀部，往返2~3分钟，待腰臀部肌肉放松，结合腰后伸被动运动5~8次。如下肢有症状，加下肢滚法。继上势，施一指禅推法作用于腰椎两旁2~3分钟，然后用拇指按揉腰阳关、关元俞、气海俞、肾俞、命门、大肠俞等，每穴约1分钟，掌推腰脊柱至臀部，从上至下3~5遍，最后掌跟按压腰脊柱约1分钟。之后，患者取侧卧位，术者与患者面对面施行斜扳法，左右各1次。之后，改仰卧位，滚法作用于大腿前面、外侧面，上下往返治疗5~8次，然后半屈膝，拇指点按昆仑、阳陵泉、委中等腧穴。最后，横擦腰骶部，以透热为度。

2. 中药熏蒸包敷配合推拿 施术要求：患者中药熏蒸包敷结束2小时后，取俯卧位，裸露腰背部，尽量放松上胸部及两髂前上棘，分别垫上软枕，使身体中部稍似悬空，两手臂屈肘置于头前。操作者立于患者右侧，先用一指禅、滚法和揉法等手法在胸、腰、颈、背部沿脊柱及两侧的膀胱第一侧线及夹脊和骶髂关节周围进行往返按摩，以手下有微热，局部肌肉有柔软感为度。肌肉放松后用弹拨理顺法着力于脊柱两侧僵硬的骶棘肌上用力深揉，将肌肉推动，以松解肌肉筋膜粘连，有筋膜条索的地方重点治疗。推揉按压疼痛区，点按腰背膀胱经诸穴和夹脊。椎体斜扳使腰部舒展，嘱患者双手用力抓住床的头端，拉患者双下肢行自体牵引，左右摆动，最后以拍击法结束治疗。

3. 推拿特效手法 施术要求：一般手法基础上完成以下操作。擦法要求力透脊柱深层，以擦至全身出汗为度；拿法要求两手同时分上下拿住一侧脊柱旁的深层肌，同时用力往上提，以听到"喀"的一声声响为度；振法要求两手分置脊柱两侧，边振边移动，以振后患者有明显舒适感为度；捏脊法要求每个脊柱节段都能听到"喀"的一声声响为度；侧扳法要求力点集中于病变节段；不倒翁动作为结束手法，患者坐在床上，双手抱紧膝关节，胸部向前贴紧，头部略前屈，医生一手扶住患者胸背部，另一手扶住患者膝关节，两手同用力，使患者身体以臀部为中心进行前后滚动，反复10余次，患者在操作过程中需始终抱紧膝关节。

4. 推拿整脊平衡治疗 施术要求如下。

（1）预备手法：患者取俯卧位，解除腰带，全身放松，术者位于床边，自颈肩、胸背、腰臀、腿至足根反复施滚法10次，主要是使组织放松和温通足太阳膀胱经脉。再用左右拇指分别置于脊柱两侧，顺足太阳膀胱经的大杼、肺俞、心俞直至膀胱俞进行推按，顺双下肢膀胱经和少阳经自臀部至足跟推按。一指禅推命门、腰阳关、大椎、肾俞、腰俞、环跳、肝俞、脾俞、承山、环跳、阳陵泉、承扶等穴5遍，一呼一吸为一息，以上手法10

分钟的治疗前准备，可使局部肌膜放松，利于推拿整脊平衡治疗。

（2）推拿整脊平衡手法：采取脊柱生物力学的被动运动法。①脊柱前后运动法：令患者俯卧或侧卧，术者双手拇指按压两棘突间做前后运动200次；②棘突左右侧运动法：令患者俯卧位，术者双手拇指放置于棘突左右旁侧，向对侧推动200次；③棘突左、右斜45°运动法：术者双手拇指置于棘突旁侧，用力向对侧呈45°推20次；④脊柱小关节前后运动法：术者双手拇指按压棘突旁小关节，用力向腹侧直线进行起伏按压200次。治疗顺序为自上而下，上自环椎下止骶椎，每个运动关节进行手法调整平衡，运动频率以每分钟60次为宜，手法中应肩、肘、腕关节放松空虚而起伏性按压局部，动作要柔和、轻巧、手到心会，由轻到重，逐渐用力，达到局部力学平衡的治疗作用，每20次为1个疗程。

八、针灸临证经验

1. 案例一

劳某，男，16岁，学生。初诊：2006年5月8日。

病史：患者两年前因打球引起腰骶部疼痛，开始没有引起重视，后来疼痛逐渐加重，影响学习，引起家长的重视，开始于某县医院检查治疗，症状时好时坏，最后经某院检查确诊为强直性脊柱炎。西医暂无特效的药物治疗，需要终身服药控制，而且副作用比较大，建议找中医。刻下症：孩子消瘦，精神尚可，自述不能端坐十分钟，已经休学。检查腰4、腰5及骶髂关节有明显的压痛，以右侧为甚，摄片提示：腰骶部骨质模糊，没有骨桥形成。化验检查：HLB-27（＋）。睡眠差（疼痛发作时），食欲可，大小便基本正常，舌质淡红，舌边有齿痕，舌苔白腻，脉细弦。

诊断：强直性脊柱炎。

治疗经过：取督脉、膀胱经为主，寻找病灶点，常规穴位取风池、大椎、风门、至阳、肝俞、命门、腰阳关、肾俞、秩边、承扶等穴，先用火针局部点刺出血，每隔1天针刺1次，5次为1个疗程，再用水针（穴位注射）把红花注射液、当归注射液、丹参注射液这3种药混合后注射到风池、风府、大椎、膈俞、腰阳关、血海，每穴位1～2ml；然后把黄芪注射液、鹿茸精注射液两种药混合注射到肾俞、肝俞、脾俞、关元、气海、中极、足三里、三阴交。每穴位1～2ml，每天1次，10天1个疗程，疗程结束后休息7天。共治疗4个疗程。

疗效：患者经针灸4个疗程的治疗，所有症状消失，已经停止针灸治疗。临床痊愈，拍片检查已经恢复正常。

2. 案例二

患者，女，24岁，记者，2010年7月12日就诊。主诉：下腰部反复疼痛2年，伴右下肢间断疼痛半年。曾于某医院针灸科诊断为椎间盘突出症，予以封闭、小针刀治疗2次，效不佳，每次仅能缓解症状10天左右即复如从前。详问病史，其10年前中学时即出现间断下腰痛，症状较轻，未曾诊断与治疗。观其CT腰椎间盘突出并不显，遂予以骨盆平片检查，双侧骶髂关节可见虫蚀样改变，右侧为重，继查HLA-B27为阳性。

诊断：强直性脊柱炎。

治疗经过：予以火针针刺背部督脉、夹脊，右侧秩边、阿是穴，口服中药，以扶阳通督灸法治疗，症状明显缓解，右下肢疼痛消失。后予以静脉滴注唑来膦酸4mg，因其出现全身多关节疼痛，尤以胸骨疼痛，伴有轻微咳嗽而未能继续坚持输液治疗。

疗效：新九针疗法为主综合治疗3个月，症状基本消失，仅天气变化时有下腰部不适感。

3. 案例三

患者，男，28岁，1996年5月27日初诊。半年前腰骶部及下肢疼痛，腰部运动不灵活，遇寒则重。查CT示：腰5至骶1椎间盘膨出，4月10日在某医院牵引治疗，经治疗月余，病情日趋加重，腰骶部疼痛上延，遂来我院就诊。查：腰骶部肌肉呈板状僵硬，腰2至骶1椎旁压痛明显，脊柱功能活动受限，血沉40mm/h，类风湿因子阴性，HLA-B27阳性，X线示：关节面模糊不整，关节附近骨质疏松，前后纵韧带及脊椎间的韧带钙化。舌质淡，苔白，脉沉细。

诊断：强直性脊柱炎。

治疗经过：取中枢、脊中、命门、腰阳关、十七椎下、肾俞、大肠俞、关元俞、膀胱俞。操作：进针得气后行补法，命门、十七椎下、肾俞、关元俞接电针仪，用连续波，电流强度以患者能耐受为度。当疗程行至第4天加用火针，取肾俞、关元俞、膀胱俞（均双取）。

疗效：1个疗程后，症状显著改善，2个疗程后痊愈，随访半年无复发。

4. 案例四

王某，男，20岁，学生，于1998年来我院就诊。病史：3个月前突觉脊背疼痛，疲倦乏力，继则胸背渐渐趋于前倾姿态，弯背舒服，站直则脊背疼痛加剧，不能仰卧位平躺，症状日益加重，晨僵明显，腰骶部疼痛，活动受限，影响睡眠，曾就诊于西医，X线片诊断为强直性脊柱炎，HLA-B27（+），血沉42mm/h，C反应蛋白38mg/L，各项化验检查增高，经过治疗疗效欠佳。查体：脊背疼痛，脊柱腰段僵硬板状并棘突有强烈的压痛，四肢活动良好，说明为疾病活动期。

诊断：强直性脊柱炎。

治疗经过：给予针灸取穴治疗方法配合腰椎适当的功能锻炼，取穴：脾俞、肾俞、膈俞、京门、章门、三阴交、大椎、气海、水沟，进针得气后均用补法，委中进针得气后均用平补平泻法，各穴留针15分钟。每天1次取4穴，交替选用，10次为1个疗程。疗程间隔7天，治疗期间嘱患者进行适度腰椎功能锻炼。

疗效：2个月后血沉10mm/h，C反应蛋白13mg/L，晨僵消失，腰骶部疼痛消失，可以平卧无脊背痛，腰椎活动明显改善，夜寐良好，巩固治疗1个月，基本痊愈。

5. 案例五

李某，女，24岁，2006年3月首诊。自诉患强直性脊柱炎6年，多方医治无效。现腰酸腿痛，驼背畸形，活动困难，影响生活。指地试验45cm，Schober's试验2.0cm，血沉54mm/h，C反应蛋白14.7mg/L。

诊断：强直性脊柱炎。

治疗经过：患者当天进行推拿治疗。推拿组操作部位大椎到腰俞穴的督脉脊柱段及足太阳膀胱经。操作：患者俯卧位，术者位于侧面。先以柔和的滚法从腰部操作至臀部，往返2～3分钟，待腰臀部肌肉放松，结合腰后伸被动运动5～8次。如有下肢症状，加滚下肢。继上势，施以一指禅推法作用于腰椎两旁2～3分钟，然后用拇指按揉肾俞、命门、腰阳关、气海俞、大肠俞、关元俞等，每穴约1分钟，掌推腰脊柱至臀部，从上至下3～5遍，最后掌跟按压腰柱约1分钟。之后，患者侧卧位，术者与患者面对面施行斜扳法，左右各1次。之后，改仰卧位，滚法作用于大腿前面、外侧面、上下往返治疗5～8次，然后半屈膝，拇指点按阳陵泉、委中、昆仑等腧穴。最后。横擦腰骶部，以透热为度。次日后又推拿1次，患者背部疼痛明显减轻，可停用"止痛药"，自觉背部轻松许多。

疗效：经过3个疗程推拿治疗，患者腰背、骶髂及髋关节活动情况明显改善，指地试验22cm，Schober's试验4.6cm，血沉25mm/h，C反应蛋白8.3mg/L。2个月后随访，诉仅夜间两髋稍困，不影响体力劳动。

6. 案例六

患者，男，37岁，2009年3月8日初诊。主诉：腰背、髋关节疼痛1年，加重3个月。患者1年前无明显诱因出现右髋关节疼痛及活动不利，未予重视，近3个月出现腰脊疼痛，并致双髋关节牵掣痛，腰肌僵硬，活动不利，阴雨寒冷天加重，遂来我科就诊。查体：腰椎曲度改变，双侧骶髂关节压痛，叩击痛，4字试验（＋），骨盆挤压试验（＋）。X线片检查：胸腰骶椎骨质增生，生理曲度改变，骶髂关节明显破坏。血沉8mm/h，抗O（＋）。舌质紫暗，有瘀斑，脉沉涩。

诊断：强直性脊柱炎。

治疗经过：取督脉大椎至腰俞。药物：附子、桂枝、桑枝各20g，伸筋草、透骨草、雷公藤各30g，制川乌、制草乌各20g。将以上药物等份制成极细粉，生姜捣成泥500g，陈艾绒200g。患者俯卧于治疗床上并裸露背部，在督脉所取穴位处常规消毒，在脊柱正中线上撒以上药物细粉适量，然后从大椎至腰俞处铺5cm宽、5cm厚的姜泥1条，在姜泥上铺成如乌梢蛇脊背状的长蛇形艾炷一条，点燃头、身、尾，让其自然燃烧，燃尽后再继续铺艾炷施灸，灸3壮为宜，灸毕移去姜泥，用湿热毛巾轻轻擦干，隔日治疗1次。7次为1个疗程。

疗效：治疗1个月，基本痊愈。

第二节　强直性脊柱炎的体育疗法

一、强直性脊柱炎的功能锻炼简述

强直性脊柱炎是一种以脊柱为主要病变的慢性疾病，临床上以脊柱畸形强直、弯腰活动障碍为主要特征。由于该疾病的发展最终可能导致无法逆转的驼背等畸形，使内脏尤其是胸腔脏器受压，明显影响心肺功能继而出现一系列严重的临床症状，给患者造成极大的痛苦，给家庭和社会也带来一定的负担。因此及时、合理的治疗十分重要。其中，体育疗法作为一种行之有效的治疗手段，以其方便、易行、疗效可靠的特点而被人们广泛认同并采纳。体育疗法的实施对于增强药物疗效，控制病情发展，减少脊柱畸形，有效改善预后，提高生活质量意义重大。据报道，平时经常保持正确的姿势和生理体位，多注意动静和劳逸结合，有65%左右的患者在病后20年仍能坚持原来的工作。

（一）强直性脊柱炎功能锻炼的基本原则

功能锻炼可以增进脊柱炎患者的健康水平，提高身体素质和基本活动能力，并能够防治疾病，但并不是只要参加锻炼就一定会获得良好效果。如果锻炼内容、练习强度和练习方法等选择或运用不当，反而有可能加重疼痛，甚至产生伤害。强直性脊柱炎功能锻炼必须遵循科学的锻炼原则，要遵从因人、因时、因地制宜原则，循序渐进原则，持之以恒原则和局部与全面兼顾的锻炼原则。

1. 因人、因时、因地制宜原则

（1）因人而异：患者的发病原因不同，病情程度、发病年限不同，而且每个人的兴趣爱好也不相同，因此，强直性脊柱炎功能锻炼应体现个体差异，运动方式、运动量、运动强度应因人而异。在每次锻炼前，都要评估自己当时的健康状况，运动项目的难度和强度不要超过自己身体的承受能力。病情轻者，可选择内容相对复杂、全面的中等运动强度的锻炼方法（如游泳、自行车、有氧操、医疗体操、借助器械的力量锻炼等）；病情较重者，应以中低强度锻炼为主，可选择步行、简化太极拳、健身气功等。疾病发作期，可采取轻微的局部关节锻炼、呼气练习等辅助方法。性格外向者，可选择活泼多变的动感风格，如舞蹈、有氧操等；性格内向者，可选择相对安静的练习风格，如太极拳、八段锦等。但所有的锻炼应保证安全，以不加重疼痛为底线。

（2）因地制宜：有条件者，可通过病友会、俱乐部等形式，在康复医生或健身教练的带领下集体练习，效果最理想。其次，集体锻炼与居家锻炼相结合，先向康复医生或健身教练学习动作，然后在家中个人练习，每周1次或2周1次，并向康复医生反馈，及时调整锻炼内容和强度。此外，在小区、在办公室以及家中的椅子上、床上，甚至平时散步时，均可因地制宜地进行功能锻炼。

（3）因时制宜：理想的功能锻炼是固定时间，每次45～60分钟，每天早上和下午各1次。如果做不到，可选择自己相对空余的时间进行锻炼。其次，春、夏、秋、冬等。不同季节，锻炼的方法和内容应有差异，夏季要注意防暑降温，运动量相对要小；冬季锻炼热身要充分，避免受风寒。

2. 循序渐进原则 主要是指在安排锻炼内容、难度、时间及负荷等方面要根据人体发展规律，有计划、有步骤地逐步提高要求。

（1）运动负荷的循序渐进：进行体育锻炼时，当机体对一定运动负荷产生适应之后，这种负荷对机体的刺激会变小，此时，可以适当增加练习时间和练习次数，让机体产生新的适应。但运动负荷的增加要由小到大，逐步提高。体育锻炼的开始阶段或中断锻炼后恢复锻炼时，强度宜小，时间宜短，不要急于求成。

（2）练习内容上的循序渐进：练习内容要由简到繁，在动作要求上应由易到难，逐步加大难度。应首先考虑简单易行、容易收到锻炼效果的项目和内容。在每次练习时，也应先从动作简单、强度不大的内容开始练习，然后逐渐增加动作难度和运动负荷。体育锻炼只有遵循人体生理、心理发展的基本规律，根据自己身体健康状况，科学安排适宜的运动负荷和练习内容，才能收到良好的锻炼效果。

3. 持之以恒原则　锻炼身体要有连续性和系统性，只有经常参加体育锻炼，安排适合自己兴趣、爱好的运动项目，科学制订健身计划，才能不断有效地增强体质。科学实验表明：不经常参加体育锻炼或中断体育锻炼的人，会使原有的身体机能、素质和运动技术水平明显下降。中断锻炼时间越长，下降越明显。

掌握一项运动技术也需要持之以恒。人的大脑中有大量的神经突触，必须通过固定形式的重复练习对这些突触连续进行某种刺激，才能在大脑中形成一整套固定形式的反应，即动力定型。动力定型建立后，运动者就能习惯性地、熟练地完成一整套练习。如果不能坚持练习，已形成的条件反射就不能及时得到强化而慢慢消退，动作记忆也就不牢固了。

4. 局部与全面兼顾的锻炼原则　人体是一个有机的统一体，各个器官和系统的机能都是相互联系和相互影响的，功能锻炼选择的练习内容和方法应力求使身体素质和身体各器官系统的机能得到全面发展。练习内容和练习手段的选择不能过于单一，因为每种练习内容或手段对身体的影响都存在局限性，应多样、丰富，进而避免长期只锻炼身体某部位或只针对某项身体素质的练习。在锻炼中可以以某一项为主，辅以其他锻炼内容。如游泳、自行车对提高心肺耐力非常有用，但对小关节的功能锻炼较少，游泳与医疗体操结合可相互补充。

脊柱炎患者的身体功能有显著的个体差异，颈椎、腰椎、髋关节的受累程度因人而异，因此要在全面锻炼的基础上，根据自身的实际情况，做局部的针对性锻炼，使全身锻炼与局部锻炼兼顾。

（二）运动处方的目的、意义

（1）保持未受累椎体和关节的活动功能，维持正确的生理姿势，防止脊柱、关节畸形的发生。

（2）加大脊柱及四肢关节的活动度和灵活性，预防或延缓畸形的发生。

（3）增强腰背肌、肩带肌等肌肉的力量，发挥肌肉关节的代偿功能，改善受累关节的活动，缓解病情。

（4）充分发挥膈肌和肋间肌对胸廓呼吸功能的代偿作用，同时加强训练胸式呼吸，可防止和改善肋椎关节的活动功能。

（5）培养患者科学锻炼的意识，调动患者治疗疾病的积极性，增强患者对疾病康复的信心。

二、强直性脊柱炎功能锻炼的主要方式

1. 健康教育　体疗康复时的运动强度是体疗效果的关键，予以有效控制十分重要。由

于强直性脊柱炎的发病年龄大多较轻，运动强度大小可按下列公式加以控制：（220–年龄）× （50%～70%），即 HR max（50%～70%）。初始锻炼时可取低强度（HR max 50%），适应后逐渐加大强度至安全心率范围上限（HR max 70%）；若身体素质较好、平素爱好运动，也可参照运动适宜心率=170–年龄的公式控制运动强度，或视自身情况自行掌握。以不引起疲劳、不引起新的疼痛和关节肌肉的明显酸痛、不影响日常生活为适度。运动项目患者也可根据自己的爱好和身体情况选择采用。

强直性脊柱炎早期腰背活动受限、腰部僵硬多是可逆的，此期正确姿势和体位的维持十分关键，它对于防止和延缓畸形常常有着药物、理疗等无法替代的作用，患者对此应予以重视。同时，该疾病的发生具有一定的家族遗传倾向性，且发病年龄较轻，发病隐匿，因而，养成良好的姿势习惯，尽早实施体疗，对这类人群而言，较一般人群意义更大。

患者在日常生活、工作及学习中时刻注意保持正确的姿势和体位，纠正不良习惯对于预防畸形非常重要。站立及行走时尽量抬头、挺胸、收腹，必要时可训练背靠墙站立，以保持良好的身体姿态；坐位宜使用直背硬靠椅，上身挺直收腹，尽可能向后靠紧椅背，髋、膝屈曲 90°，避免坐矮板凳或沙发，以免弯腰时间过久；卧位要求睡硬板床，定期定时仰卧位，低枕或不垫枕，忌用高枕，以使腰背处于自然伸展状态，为此，每天还应利用自身重力于晨起、睡前早晚各取一次俯卧位，时间 10～20 分钟，不宜过长，以免影响呼吸，急性发作期患者大多需要卧床休息，对此尤其需要注意；看书、读报、写字时，视线应与书报保持平行高度，避免颈椎过久后仰或前倾。以上患者不论作何选择，都不可长时间地采用同一种体位和姿势，应适当变换体位，并与散步、身体活动交替进行，以维持脊柱的正常生理曲度，防止因不良的姿势和体位加速加重畸形的形成。而脊柱生理曲度已经消失或已有强直者，除注意上述几项外，还可于平卧位时背部垫置一枕，以防或延缓脊柱后凸畸形的形成。

2. 维持胸廓活动度的锻炼 为防止病变上行到达胸部使呼吸受限，胸廓运动及深呼吸运动以最大限度扩张胸廓十分必要。两者往往同时进行。方法：①站立位，挺胸收腹、经鼻腔深吸气，两臂同时外展与肩平行，后经口腔缓慢呼气，同时两臂缓慢放下于体侧，还原。视情况重复数遍。②面对墙角站立，收腹挺胸，头尽量后仰，两臂伸直双手平肩支撑在两面墙上，做 1 分钟深呼吸；而后双手于两面墙上往上做爬墙动作。重复做 5 次。其他专项呼吸体操、上肢伸展运动、广播体操之扩胸运动等也具有相同作用。该项运动不受时间、地点、体位限制，随时随地均可进行，但至少每天应早、中、晚各 1 次，若能持之以恒，对该病大有益处。要求：练习时，深呼吸运动最好将腹式呼吸和胸式呼吸结合交替进行。腹式呼吸是膈肌引起的以腹壁运动为主的呼吸运动，做深呼吸时，腹壁交替隆起、深陷，膈肌升降幅度加大，有利于改善心肺功能、促进胃肠蠕动；胸式呼吸是肋间肌引起的以胸廓运动为主的呼吸运动，深呼吸时，胸廓交替扩张、回缩，可有效预防和改善肋椎关节畸形及功能障碍。以上若能很好结合，便是一套理想的呼吸体操，它对该疾病预防和治疗往往会产生出人意料的效果。

3. 有氧运动 游泳、步行、骑车、有氧体操等均是较为有效、方便的全身有氧运动，不仅可改善关节功能、增强强直性脊柱炎患者的肺功能，而且对改善情绪、提高机体免疫力也有积极的作用。有研究指出，游泳是强直性脊柱炎患者最佳、最全面的运动，它既包括肢体的运动,又包括扩胸运动,还有利于维持脊柱正常生理曲度,可使脊柱、四肢及心肺功能得到全面而均衡的锻炼,有条件者可每天游泳1次。Karapolat 等曾进行了一项6周的随机对照研究,探讨游泳和步行训练对强直性脊柱炎患者肺功能和运动耐力的作用。45例强直性脊柱炎患者随机分为3组:游泳(每周3次,每次30分钟)加常规锻炼组、步行锻炼组(每周3次,每次30分钟)、常规锻炼组(对照组)。6周后研究结果显示,游泳组、步行组患者肺功能和运动耐量较对照组显著改善,差异具有统计学意义。该项研究还强调,功能锻炼也需关注强直性脊柱炎患者肺脏功能的改变。俞国文等通过游泳对70例强直性脊柱炎的康复治疗前后残疾程度进行了比较,认为游泳锻炼能够防止脊柱畸形,保持胸廓活动度,维持正常的呼吸功能。由于强直性脊柱炎疾病进展可影响患者胸椎、胸肋关节以及肺脏本身的功能,进而影响患者肺活量等呼吸功能,而游泳不仅可以改善患者关节活动性和躯体灵活度,同时能够改善心肺呼吸功能,增加运动耐力,是强直性脊柱炎患者较适宜的运动干预形式之一。其他有氧运动,如步行、自行车可增强心肺功能和全身肌力,防止和减轻脊柱和髋关节的畸形。有研究表明,通过腰背肌锻炼、四肢关节常用多功能训练器、脚踏自行车、步幅训练器结合功能体操的方法对强直性脊柱炎患者进行康复锻炼,其治疗后的残疾表现有不同程度改善,关节功能、脊旁肌肉张力均有提高,Ⅰ、Ⅱ级患者疗效明显($P<0.05$),而Ⅲ、Ⅳ级患者疗效不明显($P>0.05$)。因此,建议应重视针对早期强直性脊柱炎患者有氧训练的康复治疗。

开展水中医疗体操,充分利用水的浮力放松肌肉关节,减少了对受累关节的刺激,特别是随着躯体在水中的上下沉浮,水对身体产生的冲击还起到了被动按摩的作用,其疗效颇受人们关注。患者可在水中完成各种体疗动作,如扩胸运动、深呼吸运动、脊柱的灵活性运动、髋关节屈曲、外展、内收运动等,每天在医生的指导下定时定量进行,有条件者如能在水中安装相应的体疗器械,大部分的体疗方法都可移至水中进行。患者在水中运动15分钟左右,腰背部僵硬疼痛便可缓解,痛苦少,疗效好。游泳是强直性脊柱炎患者最佳、最全面的运动,该疾病早期尤其适合于游泳,有条件者每天游1次,可使脊柱、四肢及心肺功能得到全面而均衡的锻炼。

4. 保持脊柱和肢体灵活性的锻炼 主要为颈、胸、腰3个部位的前后、伸仰、左右侧弯及大于45°的旋转,以及髋关节的屈曲、内收和外展等练习。方法如下。

(1)取站立位或坐位,双手叉腰或双臂侧平举,头颈向左侧旋转,两眼向左平视,上身带动髋部尽量缓慢向右侧转体,还原。再反方向练习。左右两侧交替进行。左右两侧各完成一次为一组,每次完成5组。

(2)取站立位,两脚开立同肩宽,或取坐位挺胸,头颈按3个活动轴、6个方向进行活动练习,即前屈、后伸、左右侧屈、左右旋转,每一动作做5次。主动运动要求达到最大活动范围。

(3)积极弯腰、伸腰、侧弯。如站立时,直腿弯腰手触地;直腿坐位时,两手向脚趾方向伸展;仰卧位时,两臂或主动上举过头,或被动向后上方牵伸,或自床的两边自然下垂(也可两手各持一哑铃);俯卧位时,两臂自然放置于体侧,将头、胸、四肢同时上抬离开床面,仅腹部着床,保持5~10分钟还原;跪趴在床上,低头弓背成弓状,然后放松塌腰抬臀头后仰,反复交替进行;站立或坐位时,两手叉腰,左右交替做腰背侧弯运动;

双手叉腰，腰背部靠墙站立，屈膝、屈髋缓慢下蹲，后缓慢站立，重复进行。要求：以上练习 2 次/天，先后顺序自行安排，每一动作每次至少做 5 遍，总的练习时间 30～60 分钟，循序渐进，量力而行。

5. 骶髂关节锻炼　功能锻炼主要适应于骶髂关节早期和中期的强直性脊柱炎患者，症状表现为骶髂关节疼痛，但尚可忍受，髋关节活动受限较小，尚能够进行一般的体育运动。这种练习以仰卧和坐位姿势练习为主，运动量较小。动作针对性较强，以增加骶髂关节的活动范围、维持骶髂关节的基本功能为主要练习目标，方法如下。

（1）仰卧展髋：髋关节由股骨头与髋臼相对构成，属于多轴性关节，能做屈伸、收展、旋转及环转运动。仰卧展髋练习通过仰卧状态下髋关节的扭转，以静力性的运动方式，逐渐放松髂股韧带和髋臼横韧带，增加股骨大转子的活动范围，维持髋关节的基本功能。仰卧在垫子上，全身放松，均匀呼吸。两腿屈膝，使脚跟靠近臀部，双手屈肘交叉，置于颈部后方。把两腿向左、同时头部向右扭转，逐渐展开髋关节，把注意力集中在髋关节，体会轻微的酸胀感，保持 10 秒钟。然后交换另外一侧，要领相同，唯方向相反。重复 3 遍。注意头部与膝关节扭转的方向相反，动作的重点是髋关节。展髋的动作一定要轻柔，根据自己的身体状况量力而行，以不增加疼痛为基本原则。

（2）蝴蝶式：通过模仿蝴蝶飞舞的动作练习，放松骶髂股间韧带、骶结节韧带、髂腰韧带、骶棘韧带，锻炼大收肌和股薄肌，增加骶髂关节的活动范围，维持髋关节的基本功能。患者坐在垫子上，屈膝、收腿，脚心相对，手轻握住两脚，收起两膝，轻轻地快速下压，如同蝴蝶振翅飞翔一样，轻快地上下振动 30 次。双手扶住左腿，轻轻下压 15 次。双手扶住右腿，轻轻下压 15 次。双手交叉，左手按住右腿、右手按住左腿，轻轻下压 15 次。休息 10 秒钟后，再进行第 2 遍练习，重复 3 遍。注意振动的频率要轻快，振动的幅度因人而异，量力而行，不可加剧髋关节的痛感。整个过程中，肩膀要保持放松状态。

（3）坐姿屈膝扭转：通过髋关节的下压和扭转，放松髂骨韧带、耻骨韧带和坐骨韧带，维持髋关节的基本活动范围，缓解髋关节周围的疼痛。患者坐在垫子上，脚心相对，脚跟尽可能靠近大腿根部，用手臂支撑身体，把膝关节下压，展开髋关节，保持 10 秒钟，自然呼吸，把注意力集中在髋关节。左侧扭转：双膝并拢，慢慢向左侧转动，使左侧大腿和小腿紧贴垫子同时把身体转向右侧，手臂支撑身体，扭转腰部和髋关节，保持 10 秒钟，自然呼吸，把注意力集中在髋关节。右侧扭转：慢慢把双膝提起，向右侧扭转，身体向左侧扭转，其他要领同左侧，保持 10 秒钟，自然呼吸，把注意力集中在髋关节。重复上述练习 3 遍。注意强直性脊柱炎的髋关节损害，可能包含着两个类型的病理改变，即滑膜炎和腱端炎。因此扭转一定要小心，动作要柔和缓慢，切忌用蛮力。整个过程中，肩膀要放松。

（4）鸭行式：维持踝关节、髋关节、膝关节和颈椎的基本功能，提高身体的协调性锻炼肌群。屈膝，手扶膝关节，身体保持正直，目视前方。左腿保持不动，右膝关节内侧轻轻着地，身体向右扭转，目视右下方。交换另外一侧，右腿保持不动，左膝关节内侧轻轻着地，身体向左扭转，目视左下方。自然呼吸，左右扭转 10 次为 1 组，重复 3 组，组间休息 15 秒。注意练习前，要充分做好热身活动，尤其是膝关节和踝关节。膝关节内扣时动作要轻柔，颈椎扭转与膝关节内扣的动作协调一致。

6. 医疗体操　是运动干预强直性脊柱炎的主要方法，包括脊柱活动度练习、呼吸体操、背肌医疗体操锻炼等。有学者在常规治疗和护理健康指导基础上，指导强直性脊柱炎患者进行自编"功能锻炼操"的训练。功能锻炼操分为8节，包括脊柱伸展、胸廓锻炼、四肢关节等内容。每天2次，每次15分钟，以2周为1个疗程。持续到第3个疗程时，在减轻疼痛和扩大关节活动范围的效果方面"功能锻炼操"显示出显著性差异。另外，针对脊柱、髋关节活动范围的医疗体操，包括屈伸侧弯和旋转运动等动作。髋关节的活动度训练，先牵伸髋关节以增大关节间隙再进行主动髋关节的六向运动（前屈、后伸、外展、内收、内旋、外旋），但注意关节活动度的训练应在疼痛可以忍受的情况下活动至最大范围，循序渐进、长期规律运动会使关节的活动范围达到或接近正常。有学者观察了运动干预对强直性脊柱炎疼痛的止痛效果，实验将64例强直性脊柱炎住院患者随机分为对照组和实验组。对照组在药物治疗的同时进行风湿科常规护理，实验组在药物治疗的基础上辅以床上伸展练习和简易体操运动，每次15分钟，每天3次，为期21天，用0~10级线性视觉模拟尺及VAS的6级法评分比较两组止痛效果。结果显示，实验组疼痛评分均低于对照组，两组比较差异有极显著性意义（$P<0.01$）。研究认为，简易体操运动干预减轻强直性脊柱炎引起的疼痛优于单纯药物治疗，且患者易于接受。

功能锻炼对类风湿关节炎、强直性脊柱炎患者都具有积极的意义，通过功能锻炼以活动关节，减少僵直挛缩，防止肌肉萎缩，恢复关节功能，"以动防残"。通过锻炼还能促进机体血液循环，改善局部营养状态，振奋精神，增强体质，促进早日康复。锻炼时应注意根据自己的身体状况选择相应的锻炼方式，切勿操之过急，超过自己的耐力，应量力而行，循序渐进，贵在坚持。锻炼可分为全身运动及局部运动，其中全身运动包括太极拳、八段锦、易筋经、五禽戏、广播体操及耐力锻炼等，患者可根据自身条件选择1~2种运动方式；同时还可根据病情针对性地选择类风湿关节炎或强直性脊柱炎相应的局部关节运动方式。

（1）太极拳：是以中国传统儒、道哲学中的太极、阴阳辨证理念为核心思想，集颐养情，强身健体、技击对抗等多种功能为一体结合易学的阴阳五行之变化、中医经络学、古代的导引术和吐纳术形成的一种内外兼修、柔和缓慢、轻灵、刚柔相济的拳术。太极拳动作柔和，拳式易学，而且架势的高或低、运动量的大小都可以根据个人的体质而有所不同，能适应不同年龄、体质的需要。

已有研究证实，太极拳可提高机体免疫力，增强躯体柔韧性，改善老年人躯体平衡能力，增强下肢肌肉力量及关节灵活性，缓解疼痛，提高睡眠质量，促进心理健康，有益于心血管功能的改善。作为运动干预手段之一，太极拳也在强直性脊柱炎临床辅助治疗中得以应用。Lee等招募了40例强直性脊柱炎患者，随机分入太极拳组（$n=20$）和对照组（$n=20$）。在维持药物治疗的情况下，太极拳组患者经专业训练师指导，集中进行每周2次、每次60分钟、持续8周的太极拳练习，随后通过电话、影像指导，在家庭自行进行训练，持续8周。研究结果显示，经过16周训练，太极拳组患者疾病活动度指标BASDA和指地距出现了显著改善，与对照组相比差异具有显著性统计学意义。Chingyi Wang等进行了8周太极拳练习研究。观察了其对强直性脊柱炎患者身体功能和并发症的影响，结果显示患者在病情控制、身体灵活性方面具有显著作用，认为太极拳练习可能通过对骨骼系统和心血管系统的改善，增加肌肉的控制力和关节的稳定性，减少了强直性脊柱炎其他相关的并发症状。

　　Sweeney S 等还进行了太极拳与其他运动对强直性脊柱炎病情活动和抑郁并发症的比较，认为太极拳组患者抑郁测评指标流行病调查中心抑郁量表（CES-D）得分的改善也大于对照组，太极拳组 BASDAI 改善的效果显著优于家庭式锻炼、传统锻炼，而且太极拳对于强直性脊柱炎患者指地距的改善也显著优于家庭式锻炼。

　　（2）八段锦：是一种优秀的中国传统保健功法，它动作简单易行，功效显著。古人把这套动作比喻为"锦"，意为动作舒展优雅，如锦缎般柔美；又因为功法共为八段，故名为"八段锦"。整套动作柔和连绵，滑利流畅；有松有紧，动静相兼；气机流畅，骨正筋柔。八段锦的体势有坐势和站势两种。坐势练法恬静，运动量偏小，适于起床前或睡觉前锻炼。站势运动量相对偏大，可根据不同年龄、不同身体状况而有所不同。

　　（3）易筋经：是我国古代创立的一种健身法，在民间久为流传。"易"是变通、改换、脱换之意，"筋"指筋骨、筋膜，"经"则带有指南、法典之意。"易筋经"就是改变筋骨，通过修炼丹田真气打通全身经络的内功方法。练习易筋经，能使肌肉、韧带变得强壮有力，粘连的筋膜恢复坚韧灵活，起到舒筋活络和增强肌力的作用，从而达到强筋健骨、除病益寿的健身目的。近代流传的易筋经多只取导引内容，且与原有功法多有不同，派生出多种样式。流传较广的是经清代潘蔚整理编辑的《卫生要术》中的易筋经十二式。

　　（4）五禽戏：是通过对虎、鹿、熊、猿和鹤的动作进行模仿，以强身健体为目的的一种养生保健操。五禽戏要求意守、调息和动形相互协调，搭配完成。意守令人心态平和，产生真气；调息有行气、通调经络之功；动形则令筋骨强、关节利，所以练习五禽戏对患者的康复大有裨益。

　　（5）瑜伽：源于古印度，主要运用一些古老而易于掌握的技巧，改善人体生理、心理、情感和精神方面的能力，是一种达到身体、心灵与精神和谐统一的运动方式。包括调身的体位法、调息的呼吸法、调心的冥想法等。已有证据表明，人们可以通过瑜伽伸展动作和呼吸方式的训练，稳定自主神经，减低压力，消除精神紧张，达到心理安定的效果。Berger 等指出，进行瑜伽练习可以使个体产生愉悦感和满足感，从而降低焦虑与压力、增进情绪，改善慢性疾病患者心理素质。瑜伽已经在类风湿关节炎、骨关节炎等风湿病患者疾病改善中取得了显著的成效。一项 47 例类风湿关节炎患者参与的研究显示，经过每周 2 次，每次 1 小时瑜伽练习的患者，其 8 周后疾病活动度指标 DAS28 和生活质量测评指标 HAQ 得分得到了显著改善，而仅进行日常锻炼的对照组患者无此改变。Bussing 等认为，瑜伽练习可对纤维肌痛综合征等疼痛相关性疾病产生明显的疗效。强直性脊柱炎患者随病情进展，脊柱出现僵硬、疼痛感，由于疼痛保护机制的作用，患者倾向于尽量少甚至完全不刺激会引起疼痛的组织，导致脊柱旁肌肉越发僵硬，自主控制困难。而瑜伽可以通过对呼吸法的训练，扩张胸廓，对脊柱产生唤醒和活化，使脊柱区域肌肉群重新恢复活力，提高背部肌肉的协调能力。另外，瑜伽可以增加身体柔韧性，缓解患者僵硬感，改善疼痛引起的焦虑、抑郁等心理疾病。因此，瑜伽应该也是强直性脊柱炎患者改善病情较好的运动方式之一，但尚需相关临床研究具体的循证医学依据，这可能是未来有意义的研究方向。

第三节　强直性脊柱炎的物理疗法

物理疗法又称理学疗法，简称理疗。广义的物理疗法主要是利用自然和人工物理因素，常见的如光、声、电、热、水、磁、蜡等来防病治病；狭义的物理疗法是应用各种人工物理因子作用于机体，引起机体一系列生物学效应，从而达到消除致病性动因，恢复破坏的生理平衡，动员与增强机体抗病的自然防御功能、机体的代偿功能与组织的再生功能，使疾病得到康复。物理疗法有消炎、镇痛、消肿、解除痉挛、松解粘连及促进瘢痕吸收、促进组织再生、调整神经系统和内脏功能等作用，是治疗痹病的重要方法。

值得注意的是，所有物理因子既可治病也可致病，因此应用理疗时应视病情、机体功能状况把握剂量和方法。

物理疗法的适应证：①疼痛：神经性疼痛（单纯性神经痛、神经炎性疼痛、神经受压所致疼痛），肌肉痉挛所致疼痛（肢体缺血性疼痛），局部炎症性疼痛，骨骼病产生疼痛（软骨病、骨质疏松、致密性骨炎、骨缺血性坏死等），软组织原因不明的疼痛；②血管功能障碍表现：如血液淋巴回流障碍，局部血循环障碍；③组织炎症（包括感染性和非特异性）；④关节运动系统中畸形、功能障碍、肌肉萎缩；⑤关节外表现：如虹膜睫状体炎、血管炎所致慢性溃疡；⑥自主神经功能紊乱：如失眠、多汗血管舒缩障碍等；⑦某些抗风湿病药物应用后的反应：如头痛、胃区不适、骨质疏松等。

一、热　疗　法

热疗的目的在于增加局部血液循环，缓解肌肉的紧张，促进局部炎症的消退，减轻患者疼痛，有利于关节活动，保持正常功能，防止畸形。

1. 热敷法　是将一发热的物体置于身体的患病部位，或身体的某一特定位置上（如穴位），使局部的毛细血管扩张、血液循环加速、局部肌肉松弛，起到消炎、消肿、祛寒湿、减轻疼痛、消除疲劳作用的一种治疗方法。热敷疗法大致可分为：药物热敷疗法、水热敷疗法、醋热敷疗法、姜热敷疗法、葱热敷疗法、盐热敷疗法、沙热敷疗法、砖热敷疗法、蒸饼热敷疗法及铁末热敷疗法等。应注意的是，患者对热敷疗法的温度、耐受力各不相同，应依个人的耐温情况来确定适当的加热温度，以防烫伤。

（1）药包热敷法：将药物在锅内煮热，用 900cm² 的白布（或纱布）2～4 块，将药包好。根据病情，让患者取坐位或卧位，以充分暴露患病部位，且又能使患者舒适。将药包放置在患病部位上。一般每次热敷 30 分钟左右。每天 1～2 次。

（2）药液热敷法：取已配好的中药放入药锅内，加入适量的水，煎煮 40 分钟左右，去渣存汁。取 2～4 块约 30cm² 大小的纱布垫，浸泡在药液内。待布垫在药液内充分浸泡后，捞出，挤去多余的水，然后置于患病处。将布垫分两部分，轮流持续热敷。一般每次30～60 分钟，每天 1～2 次。

（3）手蘸药物热敷法：把已选配好的中药放入药锅内，加入 1500ml 的清水，浸泡半小时左右。将药锅放在火上，先用武火将水烧开，再用文火煎 40 分钟左右，从火上端下。把药带汤一齐倒入事先准备好的小盆内，放置待药比体温稍高时（即 40～50℃），将患肢置于盆的上方，用手将药敷于患处，外裹一布，以防药物掉下。药冷后，或将热药汁淋于药上，或将药取下，放入锅内重新加热。本法只适用于四肢部位的疾患。

（4）砖热敷法：患者首先选择两块大小适中、干净的青砖，用火（最好是炭火或煤火）烘热，患者取合适体位，最好使需敷处与水平面平行，在需敷处放上四五层纱布或两层毛巾，然后将热度适当的砖，放置在纱布或毛巾上。两块砖轮流热敷，热敷时间一般不宜超过 1 小时。

（5）醋热敷法：取一铁锅，放入生盐 240g 左右，在火上炒爆后，即用陈醋（越陈越好）约半小碗，洒入盐内，边洒边搅动，务求搅拌均匀。醋洒完后，再略炒一下，迅速倒在事先准备好的布包内，包好后趁热放在患者患处。

（6）姜热敷法：先取生姜 500g 左右（不去皮），洗净后捣烂，挤出一些姜汁，倒在碗内备用。然后将姜渣放在锅内炒热，用 900cm² 布一块包好，在患者患处热敷。如果姜渣包凉了，便将姜渣重倒入锅里，加些姜汁，炒热后再敷，如此反复数次。

（7）葱热敷法：取新鲜葱白大约 500g，捣烂后放入铁锅内炒热（或加些生盐同炒亦可），炒热后，趁热用布包裹，扎紧，放在患处。

（8）沙热敷法：操作同盐热敷法。亦可取一些没有棱角的小石块，烤热后布包热敷。

（9）盐热敷法：用生粗盐约 250g，放在铁锅内，用急火炒爆，然后趁热用纸包裹，外面包一层布（或直接用布包），放在患部热敷。

（10）铁末热敷法：收集锯钢铁时落下的细末，洗净油泥，倒进锅里炒至发红，倒出，晾冷。缝一布袋装之，并往铁末上倒 100ml 陈醋，用两手反复搓揉布袋（注意：装入袋内的钢铁末只能占布袋总容量的 1/3），使钢铁末与醋拌匀。搓 10 分钟使钢铁末发热，再搓 10 分钟即可。把布袋拍成饼状，外裹毛巾，下垫一层塑料布，患处压住布袋。此法类似于"坎离砂疗法"。

2. 热水浴疗法　热水浴是利用一定温度的热水对机体的温热刺激来治疗疾病的一种方法，它可以扩张血管、松解肌肉痉挛、促进血液循环、增强新陈代谢，具有消炎、镇痛、止痒等作用，对类风湿关节炎、神经痛和痛风等有效。

操作方法是取热水注入浴池或浴盆内，测量好水温，根据个人体质情况，以及耐受力和病情需要，使水温保持在 40～50℃，对于老年或体质较虚弱的患者，最初几次热水浴水温宜从 36℃开始，逐渐升高到 40℃以上。除尽身上衣服，将身体浸泡在热水中，保持尽量舒适的体位。浸泡的时间可以根据患者的耐受力决定，而第一次浸泡的时间可稍短，一般可浸浴 5～10 分钟，以后可增到每次 30～45 分钟，也可每沐浴 8～10 分钟，出来休息 3～5 分钟，然后再进热水中沐浴。沐浴后应在温暖清爽的室内将身体擦干，稍事休息，待无汗时再穿衣服。浸泡热水浴的度，应掌握在使患者浴后感到欣快与舒适，以不产生疲劳、软弱的感觉为佳。

3. 蜡疗　是将石蜡液化置于患处治疗疾病的方法，通过石蜡将热量传入机体，由于石蜡有热容量大、导热系数低、保热时间长等特点，可较长时间解筋舒肌，有助于功能活动。早在《本草纲目》中即有记载"用蜡二斤，于悉罗中熔，捏作一兜鍪，势可合脑大小，搭头致额，其病立止也。于破伤风湿、暴风身冷、脚上冻疮……均有奇效"，提出了蜡疗对风湿病变的治疗作用。清代祁坤在《外科大成》一书中，详细记载了蜡疗的操作方法及适应证，对蜡疗的推广应用做出贡献。中医认为蜡疗的作用主要是通经络、活血化瘀、祛风除湿等，在治疗由外邪引起的筋骨肌肉疼痛方面作用较好。西医认为石蜡具有保温时间长，可塑性强，能紧贴于体表各部的特点，一方面能够改善微循环，使局部皮肤毛细血管扩张、加快血液和淋巴液的循环，促进致痛介质排出，使炎症浸润吸收达到消肿止痛目的，并且促进细胞代谢；另一方面蜡在冷却过程中体积逐渐缩小，对皮下组织起到局部机械压迫作用，能够消除肿胀以及松弛患者关节韧带、肌肉、肌腱，有利于关节功能的康复。此外蜡疗通过发挥温热疗效能够缓解肌肉痉挛、松解粘连，使由此而带来的不适症状得到缓解。

　　现代中医临床蜡疗方法主要有蜡饼法、刷蜡法、浸蜡法等，以蜡饼法临床应用最多。蜡疗的临床应用较为广泛，总结来说主要有：颈肩腰腿痛、椎动脉型颈椎病、功能康复等。有学者对蜡疗法治疗颈椎病的疗效进行 Meta 分析，在总有效率、缓解局部疼痛及临床症状痊愈方面疗效明显，认为蜡疗治疗颈椎病有一定优势。有学者将石蜡疗法应用于风湿寒性关节痛患者的治疗中，发现蜡疗联合常规治疗组疗效优于常规治疗组，认为蜡疗方法简单易行，值得推广。俞力行在研究中采用中药蜡疗联合一般治疗的治疗组疗效优于对照组；一项相关临床研究中治疗组蜡疗联合功能锻炼，对照组仅采用功能锻炼的方法，7 天为 1 个疗程，进行两个疗程治疗后发现治疗组关节疼痛及晨僵时间改善情况优于对照组。有学者研究中药蜡疗膏结合早期护理治疗强直性脊柱炎的临床效果，发现其疗效显著，不仅能改善症状还能降低 C 反应蛋白及血沉水平。将蜡疗应用于肢体功能受限患者康复锻炼及骨科康复锻炼的患者中，能够起到促进血液循环、减轻疼痛、软化瘢痕、减轻肿胀及促进骨折愈合的作用，发挥温热疗效能够缓解肌肉痉挛、松解粘连，使由此而带来的不适症状得到缓解。以上研究证明蜡疗法治疗强直性脊柱炎疗效显著，在改善症状、控制疾病活动度及降低炎症水平方面都有效。

　　中药蜡疗是将中药外敷与蜡疗相结合的方法，传统中药蜡疗通常是将中药打粉后与石蜡水相混合制成蜡饼敷于患处达到治疗目的，但应当注意的是将中药与石蜡混合，一方面降低了药物本身的作用，另一方面不能排除混合后发生药物反应，引发过敏，影响药效。查阅文献，有学者将中药粉调成膏状后敷于疼痛部位治疗膝骨关节炎，再覆盖蜡块，这样既能促进中药吸收，发挥其活血化瘀、通络止痛作用，又能发挥石蜡温热及机械压迫作用。临床科室经验，在具体应用改良中药蜡疗法治疗强直性脊柱炎时，外敷药物根据临床辨证选择，药物常常选用颗粒剂更为便捷，用水调糊状，以不干不稀为度，平铺于纱布上，将铺有药物的纱布（药物面朝向皮肤）置于患者脊背、腰骶疼痛部位或关节、肌腱、韧带附着点部位，外用液化好的蜡饼包裹，每次 30 分钟，隔日 1 次。

二、磁　疗　法

　　磁疗法和人体磁场学说是一门新兴的医学科学，机理仍在探讨中，是利用磁场作用于人体经络穴位或患部以治疗疾病的一种方法。有学者认为"人体各部均有一定的电磁场"，人体生命活动中，产生生物电，生物电流又会产生生物磁场，而经络磁场又是调节脏腑气血的主要通路。经络磁场作用于人体后，可产生一种微弱的生物电流，引起细胞内基质发生变化，从而调节体液的免疫功能，达到治疗目的。不仅于此，人体在生命活动过程中依靠细胞、组织、器官、组织液、血液等，随机体的血液循环、新陈代谢、氧化还原等一系列生理过程来维持生命的存在，在这一系列生理生化过程中广泛存在电子的传递和离子的迁移，这样就产生了生物电流现象。生物电流产生的同时也发生生物磁场。所以，当人体某一部位发生疾病时，不仅生物电流的电子传递发生改变，生物磁场也同样发生改变，所以在人体发生疾病时，运用磁场效应，作用机体，调节体内生物磁场平衡，达到治疗的目的。而且磁疗还具有明显的消肿、止痛作用，其机制是磁场可以扩张血管、改善微循环，加速风湿类疾病炎性渗出物的消散，分解致痛物质，从而起到消肿止痛、活血化瘀的作用。通过磁疗还可以降低末梢神经的兴奋性，以及痛觉的传递。

磁疗的方法很多，在临床上常用的有磁片法、脉冲磁疗法、旋磁疗法、远红外磁疗机、感应电磁疗机、磁性康复袋等。治疗时，脊椎关节选风池、风府、夹脊、阳关、委中、列缺，腰部选腰阳关、肾俞、秩边、阳陵泉，髋关节选穴环跳、居髎、承扶，膝关节选鹤顶、梁丘、内外膝眼、阳陵泉、阴陵泉。磁性以 800～3000 高斯为佳，磁体分大、中、小，可根据部位选用。在急性活动期关节疼痛较剧时，应根据上述部位选择一组 4～6 个穴位，进行脉冲治疗，以铈钴铜永磁片为主，表面磁场在 2000 高斯以上，每次 40 分钟，一天可行 2 次治疗。关节肿胀比较明显者，则可配合旋磁治疗机，在关节局部和所循经络部位，进行磁按摩，每天 1～2 次，每次 20 分钟。全身可以配合远红外磁疗或使用低压电磁药褥。待急性期缓解后，磁疗方法应逐步减少，每天以 1～2 种磁疗法为宜。

对慢性期患者的磁疗，一般采用扶正祛邪的治疗方法，鼓励患者多使用健身康复磁疗器材。可以进行多次磁灵康复器的手法磁疗，也可以自行用小型旋磁机每天多次在发病部位关节进行按摩，以促进局部循环，减轻疼痛，慢性期患者适宜应用磁性康复袋和磁片贴敷法。

治疗的疗程一般为小剂量贴敷磁疗，每个疗程可以在 20 天左右，中间休息 2～3 天后再行治疗。对于脉冲磁疗和大剂量磁疗一般以 7～10 天为 1 个疗程，中间停止 1～2 天后再行治疗。

三、电　疗　法

1. 局部直流电药物导入法

（1）作用机制：药物离子透入疗法具有各种药物的治疗作用。其利用电荷同性相斥和异性相吸的原理，通过直流电将药物直接导入人体内或局部，对表浅病灶特别适用。优点是病变关节局部药物浓度高、停留时间长和作用持久，并且药物用量小，副作用少。一般使用的药物有威灵仙、川椒目、鸡血藤、羌活、独活、制半夏、昆布、木瓜、桂枝、制川乌、制草乌等。

（2）治疗方法：治疗强直性脊柱炎常用衬垫法和四槽浴法。电极宜准确置放，每次导入电流强度为 5～15mA，导电时间以 15～20 分钟为宜。每天治疗 1 次，12～15 次为 1 个疗程，休息 3～5 天后再开始第 2 个疗程。以醋离子导入疗法为例，用 10ml 醋均匀洒在作用电极导极上，放置于患部，接阴极，非作用极接阳极，对置法20分钟，20次为1个疗程。

2. 高压电位疗法　高压电位应用于医学临床已有很长的历史，它是通过高压交流电场或高压电位制成类似于大地和人之间的自然电场，通过改变人体自身的电场来影响人体，改善生理功能，达到治疗目的。高压电位治疗仪输出电压可达数万伏，频率为50～100Hz，人体在高电位场中感应电流仅为数毫安或数微安，是一种安全无副作用的治疗方法。

（1）作用机制：高压电位疗法实质上就是将人体置入高电压、低电流、低频交变电磁场中的治疗方法，也是深部热疗。当身体置于电场中时，由于电流作用，促进人体内带电的正负粒子、离子、偶极子随着交变电磁场的频率在细胞内外和组织间液中不断的流动和转动，从而促进了新陈代谢和细胞的激活。因而对维持人体内的生物电平衡、保持内环境的动态平衡、调整内分泌和自主神经系统功能、增强机体免疫力、镇静止痛、消除疲劳、修复创伤等都有良好的效果，可治疗多种疾病，体现了整体治疗的优势。

（2）治疗方法：患者着袜通过绝缘踏板坐到治疗椅上，双脚放在踏板通电台上，开机后，使用数千到数万伏高压电，输出电流<0.5mA，患者头部上方有辐射伞照射，使人体处于高压电场中，时间为20分钟，10天为1个疗程。

（3）注意事项：①雷雨天禁止使用；②体内安装心脏起搏器的患者禁用；③治疗中避免与地面及外界人员、物品等接触。

3. 中波电疗法

（1）作用机制：中波或称中频电疗，主要是热作用，但与传导热疗法不同，它不仅作用于浅组织，也对深部组织产生温热作用，可加快患者患处血液流通，起到促进骨骼肌收缩，提高患处疼痛阈值，缓解患者疼痛感的作用。它可使感觉神经兴奋性降低而发挥镇静作用，并可增强白细胞吞噬功能和组织代谢，扩张血管，促进神经肌肉组织的血液和淋巴循环，兴奋迷走神经，降低肌肉紧张度，促进肌萎缩好转和松开粘连、软化瘢痕、镇痛、消炎。有学者将颈肩腰腿痛的患者分为普通热敷法和中频电疗法两组，结果显示中频电疗法对患者的疾病改善效果更好。

（2）治疗方法：中频脉冲电疗方法可采用干扰电流和正弦调制中频电流。干扰电流疗法有固定法、活动法、抽吸活动法和痛点阻断等多种方法。每次治疗20～30分钟，15～20次为1个疗程。

（3）注意事项：①治疗时以有温热感为宜，当有不能忍受的过热感觉或局部灼痛时，应及时告知医生调整或停止治疗，以避免烧伤；②身上不能带有金属物品和接触其他导体，不要移动体位。

4. 短波电疗法

（1）作用机制：短波或称短频电疗法，其作用同中波电疗法，主要是热作用，对神经肌肉有较强兴奋作用，促进失用性肌萎缩好转，并发挥消炎作用，适用于强直性脊柱炎亚急性期的治疗。

（2）治疗方法：短波电疗法采用高频电流，波长为10～100m，频率大于10kHz，每次治疗20分钟左右，每天或隔日1次，10～20次为1个疗程。

5. 超短波电疗法

（1）作用机制：超短波电疗具有消炎、改善血液和淋巴循环及脱水作用，从而发挥其消肿、止痛的效果，还可增强网状内皮系统和白细胞的吞噬功能，降低局部氢离子浓度，使病灶 pH 趋向碱性，故可减轻关节疼痛。

（2）治疗方法：超短波电疗法采用电磁波，波长为 1～10m 波段。患急性关节炎的患者和小儿每次治疗 8～15 分钟；慢性炎症和成人每次治疗 15～20 分钟。每天或隔日 1 次，10～20 次为 1 个疗程。

6. 低频脉冲电疗法

（1）作用机制：低频脉冲电流频率小于 100Hz，由于电流的颤动和摩擦等刺激而导致神经膜电位去极化，兴奋外周神经中的粗纤维和肌肉神经，使肌肉收缩，血管扩张，循环改善，以及诱导吗啡肽类物质释放而有镇痛的作用。

（2）治疗方法：间动电流疗法采用的是直流电叠加经过半波或全波整流后的正弦电流。每次治疗 30 分钟或更长，每天 1 次，急性期可每天 2 次，10 次为 1 个疗程。治疗 3～5 次无效时，可改为其他电疗法。

7. 微波电疗法

（1）作用机制：微波电疗的主要作用是在组织内产生热，从而改善局部循环和营养，以达到解痉止痛和消炎的效果。

（2）治疗方法：微波电疗法采用超高频电磁波，治疗小剂量为 20～50mA，或使患者有热感；中等剂量为 50～90mA，或患者有可以忍受的热度；强剂量为 90～120mA，或患者有勉强可以忍受的热感。每天或隔日治疗 1 次，1 个疗程 3～10 次，最多不超过 15 次。

四、超声波疗法

超声波是指频率在 20kHz 以上的声波，其在传播过程中一般会发生折射、反射、散射、绕射以及多普勒效应等现象。当超声波在密度均匀的介质中传播时，不会发生折射、反射等现象。当其通过不同的介质时，且两介质的交界面大于超声波的波长时，就会在两介质的交界面处发生折射和反射现象。反射声强的大小取决于两介质声阻的差异程度及入射角的大小，当垂直入射时反射声强最大，反射声强越强则折射声强越弱。折射进入第二介质的超声波会继续前进，若再次遇到不同声阻介质交界面时，会再次产生反射和折射。依此类推，被测物质密度越不均匀、界面越多，产生的反射和折射的次数也就会越多。若将超一束超声波发射到人体内，当它在体内遇到界面时，就会发生反射及折射现象。因为人体各种组织的形态与结构是不相同的，因此反射与折射以及吸收超声波的程度也就不同。超声波作为一种应力波，其在传播过程中，介质的各个质点会交替性的压缩与伸张，从而在相邻的两个质点之间形成压力差，这对增强组织渗透、提高代谢、促进血液循环、刺激神经系统及细胞的功能，均有重要的意义。另外由于超声波在人体各组织传播时是一种机械运动，这种机械能由于波阵面处的阻尼作用而使其逐步衰减并转换成热能，这一效应被称为超声波的热效应，它可以引起人体血管功能和代谢过程的变化，并发生一系列的复杂的神经反射，在人体组织产生各种效应。另外超声波还具有生物作用和化学作用，相关研究表明超声波能够促进血液循环、加快组织的软化、增加细胞的新陈代谢等。

由于超声波具有以上特点，人们通过超声波各种作用的结合来使局部组织受到细微的按摩，使分层处的组织温度升高、细胞功能受到刺激、血液循环加速、多种蛋白分子和酶功能受到影响、生物活性物质含量改变等，并通过神经、体液途径对人体产生作用从而产生治疗效果。

1. 作用机制　超声波治疗具有温热和机械的微细按摩作用，能改善炎症局部血液和淋巴循环，增强物质代谢，减少渗出；能刺激组织细胞活性，使炎症局部的酶活化，使 pH 趋向碱性而减轻疼痛；具有促进氧化还原作用、减少组织破坏、减低肌肉和结缔组织的张力、软化和消散硬结、降低神经兴奋性功能，发挥镇静、镇痛和消炎等作用。

2. 治疗方法　治疗类风湿关节炎等关节炎症多用水下辐射法，水温通常设定为 36～38℃，辐射总剂量不超过 15W。治疗时间 5～10 分钟，每天或隔日 1 次，12～15 次为 1 个疗程，两个疗程间需间隔 2～4 周，可治疗 2～4 个疗程。

3. 注意事项　治疗中当出现骨膜刺痛现象时，为最大剂量的临界点，应立即减少用量，以免损伤组织。

新型穴位超声疗法，又称超声针或超声针灸，是现代超声技术和传统的针刺术相结合的一种新型穴位刺激法。穴位超声疗法最主要特点是无痛、无不适反应；其次，穴位超声疗法是通过声能透入穴位来治疗的，具有对组织无损伤、无副作用、安全可靠等优点，因此易为儿童和惧针的患者所接受。

五、光 疗 法

光疗法是利用各种光线的辐射能，作用于机体，预防和治疗疾病的方法。光疗在治疗风湿类疾病方面有着广泛的用途，且疗效满意。

1. 红外线光疗法

（1）作用机制：人工热光源所产生的红外线分短波和长波两种。短波红外线波长 0.76～1.5μm，长波红外线波长 3～400μm。这种辐射线，因波长，量子能量低。红外线的穿透力由波长和物质的特性而决定。短波的穿透能力较强，可深入组织 3～8cm；长波穿透力较弱，只能透入组织 0.5cm 左右，大部分被表层皮肤所吸收。红外线疗法主要为热作用，可使组织温度升高，促进血液循环，改善组织代谢，增强酶的活性，降低感觉神经的兴奋性和肌张力，具有镇痛、消炎、解痉、松弛肌肉等作用。

（2）治疗方法：治疗时暴露治疗部位；把事先预热后的灯固定于距离患部 40cm 处，根据患者感觉，随时调节距离，以有舒适的温热感为宜。每次 20～30 分钟，每天为 1～2 次。疗程根据病情而定。

（3）注意事项：病变区如感觉迟钝，应用小剂量进行治疗；避免治疗部位过热，以免烫伤。治疗部位接近头部，应用布将头遮住；治疗面部，应将眼睛闭上或盖好。治疗后如出现头晕、乏力或失眠时，应停止治疗。

2. 可见光疗法　目前临床常用的有电光浴疗法（辐射热疗法）。电光浴疗法分局部和全身两种，现主要使用局部电光浴进行治疗。此法是利用红外线、可见光线和干热空气三者结合作用于人体的一种治疗方法。此法非常适于治疗风湿寒性关节痛（包括四肢关节及躯干的受累肌肉、关节）。电光浴治疗不仅具有红外线的作用，还有加热空气的作用，对人体的热代谢和体温调节影响较大，可增强机体的免疫功能。

（1）治疗作用：其治疗作用与红外线相同，同样具有镇痛、解痉、改善血液循环、减弱肌张力等作用。

（2）治疗方法：电光浴疗法采用装有电光源的密闭箱，治疗分局部和全身两种。一般温度为 40～45℃，最高达 60℃。全身电光浴治疗时间从 15 分钟开始，逐渐加至 20～30 分钟；局部可直接用 20～30 分钟。每天或隔日 1 次，10～20 次为 1 个疗程。治疗时暴露患部，置于光浴器内，用棉被或毯子将光浴器两端盖好，一般以 45～60℃为宜；光浴器内温度用开启灯泡多少来调节。

（3）注意事项：治疗时，不要移动体位，以免烫伤；治疗中观察患者的反应，如头晕、心慌应及时停止治疗；治疗后如有出汗要及时擦干，预防感冒。

3. 紫外线疗法　是利用人工紫外线光源照射人体，防治疾病的一种方法。广泛应用于临床，对风湿类疾病有较好的疗效，特别是急性期效果更为理想。有学者报道，中医针灸与紫外线的联合应用能有效改善患者术后关节症状，提高治愈率，且毒副作用小，适合大多数患者。

紫外线是一种不可见光线，按波长将紫外线分为以下几种。

A 段（长波）波长 400～320nm。

B 段（中波）波长 320～280nm。

C 段（短波）波长 280～180nm。

目前在临床上使用的紫外线治疗灯波长以长波为主，因具有明显的红斑反应，用于疾病。

（1）治疗作用：具有消炎、止痛、脱敏等主治疗作用。紫外线红斑能加强局部组织血液循环和淋巴循环，改善组织营养，提高网状内皮系统的吞噬功能，白细胞增多，抗体增加，改善机体的防御功能，故有明显的消炎作用，紫外线可以使感觉神经的兴奋性降低，从而达到止痛作用。小剂量的多次紫外线照射，对机体有脱敏作用，能调节机体免疫功能、消炎止痛、杀菌和促进伤口愈合。

（2）治疗方法：治疗剂量是疗效的重要因素之一，紫外线治疗时应先对每一患者测定生物剂量，目的在于了解每个机体对紫外线的敏感性，从而给予适当的剂量。有时亦可按平均生物剂量进行配量。在实际工作中，紫外线治疗除以生物剂量为单位计算外，还应根据红斑反应程度来确定。在急性期，为达到消炎、止痛、脱敏的作用，采用弱中红斑量照射时，首次可给 3～6 个生物剂量。每个关节隔 1～2 天照射 1 次。重复照射时，视前次照射后的皮肤红斑反应，增加 1～3 个生物剂量，每个关节照 4～5 次，如数个关节同时发炎，可轮流照射，每天不超过两个大关节。在慢性期，如急性期未用过紫外线照射时，可用中等红斑量对患病关节轮流照射，或采用全身紫外线照射法。全身紫外线照射，首次可用 1/4 生物剂量，以后每隔 1 次，增加 1/2～1 个生物剂量，每天或隔日 1 次，10 次为 1 个疗程。

4. 激光疗法　常用 He-Ne 激光和 CO_2 激光机进行局部或经络穴位治疗。

（1）作用机制：激光疗法具有调节免疫和改善微循环的作用，并具有针刺的生物活性和增强 ATP 酶的功能，可促进糖原和蛋白质合成，故有抗炎、脱敏、消肿、止痛的效果。

激光疗法：采用不同能量的激光，可分别起消炎镇痛、促进伤口愈合和提高机体免疫力等作用，用于关节炎、神经痛、扭挫伤等风湿病及非风湿病。

（2）治疗方法：局部照射治疗，输出功率 200～1000mV，照射距离 50～100cm。每天 1 次，每次 5～15 分钟，一般不超过 30 分钟，10～30 次为 1 个疗程，两个疗程间隔 1 周。

（3）注意事项：激光治疗不适于伴有内脏损害和关节已经强直，以及正在用激素治疗的关节炎患者。伴血液病、肿瘤与白细胞减少的患者应慎用。

参 考 文 献

蔡君，徐蓉，2018. 强直性脊柱炎患者康复护理与功能锻炼效果及功能状态分析[J]. 实用临床护理学电子杂志，3（33）：45-46.

陈婧，2018. 早期强直性脊柱炎的康复护理[J]. 实用临床护理学电子杂志，3（5）：6-12.

陈昕，陈述荣，施少云，等，2017. 电针夹脊穴治疗强直性脊柱炎的疗效分析[J]. 云南中医学院学报，40（6）：89-91.

程丽琼，唐娅琴，2014. 蜡疗联合功能锻炼治疗强直性脊柱炎疗效观察[J]. 上海针灸杂志，33（10）：931-932.

邓玉华，黄东梅，潘英华，2018. 功能锻炼在强直性脊柱炎护理中的应用[J]. 心血管外科杂志（电子版），7（1）：167-168.

杜婷婷，丁炜，2017. 雷火灸刺激华佗夹脊穴改善强直性脊柱炎患者脊柱功能临床研究[J]. 中医学报，32（11）：2263-2265.

焦金保，2018. 颈肩腰腿痛采用不同物理康复疗法的效果分析[J]. 首都食品与医药，25（16）：38.

李连泰，丁静，李海然，等，2014. 小针刀治疗强直性脊柱炎 30 例临床观察[J]. 中国临床医生杂志，（5）：77-78.

刘婉琳，蒋运兰，张亭亭，等，2016. 蜡疗法治疗颈椎病疗效的 Meta 分析[J]. 西部医学，28（6）：833-839.

刘晓亚，刘维，杨晓砚，等，2014. 中医辨证配合针灸治疗活动期强直性脊柱炎 40 例[J]. 中国中医急症，23（7）：1366-1368.

任昌菊，夏昌华，寒正清，等，2013. 隔药灸配合穴位注射治疗强直性脊柱炎疗效观察[J]. 浙江中医药大学学报，（5）：622-623.

阮汉辉，2018. 风寒湿性关节痛应用中药蜡疗技术治疗的临床分析[J]. 内蒙古中医药，37（2）：89-90.

王海军，曹玉霞，冀来喜，2015. 新九针疗法为主综合治疗强直性脊柱炎[J]. 中华中医药杂志，30（4）：1137-1138.

吴焱兵，2017. 温针灸夹脊穴治疗强直性脊柱炎临床观察[J]. 临床合理用药杂志，10（25）：136-137.

徐婧，2017. 综合护理干预对强直性脊柱炎患者康复的影响[J]. 实用临床护理学电子杂志，2（20）：84-85.

于淑静，2016. 中药蜡疗膏治疗结合早期护理对活动期强直性脊柱炎治疗效果的影响[J]. 河北中医，38（6）：942-945.

张琼琼，罗丹妮，代凯凯，等，2019. 针灸治疗强直性脊柱炎处方用穴规律研究[J]. 山东中医杂志，（5）：455-461.

张涛，张海杰，2016. 穴位埋线法治疗强直性脊柱炎 33 例[J]. 光明中医，31（16）：2390-2391.

（刘　杨　郝健亨　徐慧超　高　艳）

第十八章　强直性脊柱炎的预防、预后及生活调养

第一节　强直性脊柱炎的预防

强直性脊柱炎发病与遗传、免疫、感染、环境等多种因素有关，是在遗传基础上与多种因素共同作用的结果。强直性脊柱炎在我国的发病率为 0.26%，发病年龄多在 13～31 岁，30 岁以后及 8 岁以前发病者较少见。主动向患者及家属介绍强直性脊柱炎的概念、症状和体征及治疗护理方案，指导患者进行自我调节，培养适当的兴趣爱好，适当的体育运动，分散注意力，教会患者自我观察病情，做好疾病的预防。

1. 防止外伤　因强直性脊柱炎患者可发生骨质疏松，长期患病对骨密度有影响，轻微的挫伤即有可能会引起骨折或引起本病。

2. 注意保暖　流行病学调查发现，环境因素在本病的发病中发挥重要作用。本病在中医范畴属痹证中"肾痹""骨痹""腰痛"，早在《素问·痹证》中即提出"风寒湿三气杂至合而为痹"，代表了古人对本病外因的认识。因此平时注意风寒湿热之邪的入侵非常重要，尤其是久病导致身体虚弱的时候更应注意。首先要知冷知热，当季节变换或天气突然变化以及室内外温差太大时，应及时增减衣服；夏季不可过于贪凉，如直吹空调或风扇时间太长、席地而卧或露宿达旦都易感受风寒湿热之邪而发病或加重；冬天要保暖，尽量避免长时间在寒冷的室外工作和活动。避潮湿也很重要，如避免久居潮湿之地，尽量不要在潮湿环境中工作，外出淋雨后，需立即用干毛巾擦干身体，然后用温水洗净换上干燥的衣服。总之，截住风寒湿热之邪的来路是预防和保健的良策。

3. 功能锻炼　有助于预防畸形及减轻功能障碍，在锻炼前应先按摩，松解椎旁肌肉，可减轻疼痛，防止肌肉损伤。锻炼要循序渐进，以运动后疲劳、疼痛在 2 小时内恢复为度，随着病情的好转，逐渐加强运动量。功能锻炼主要针对 3 个目标进行：①维持胸廓的活动；②保持脊柱的灵活性；③维持肢体的运动功能，防止或减轻肢体因废用导致的肌肉萎缩，维持骨密度和强度，防止骨质疏松等，在具体的运动中要有深呼吸、扩胸运动、屈膝、屈髋、弯腰和转头、转体等运动，避免具有爆发性质及冲撞的剧烈运动，过程中必须鼓励患者克服因疼痛而产生的恐惧心理，同时，水疗、超短波等物理治疗，可起到解除肌肉痉挛、改善血液循环及消炎止痛的作用。还要对强直性脊柱炎患者进行延缓畸形的护理。患者在日常生活中应注意维持直立姿势和正常身高。睡硬床板，并睡低枕，避免颈椎前弯，还应注意减少脊椎的负重，避免长期弯腰活动。对于肥胖的患者，应减轻体重，从而减轻关节负担。

强直性脊柱炎患者的正确日常生活姿势对患者病变后期的预后具有重要意义，站立时要求患者挺胸收腹，头部保持平视前方的中立位，不要侧歪，也不要因为背部、颈部疼痛而保持低头位；双臂不要挟胸，肩部要平直，不要下垂或上耸；坐位时要坐结实的直背椅，避免坐软沙发、骑椅或斜面后仰椅，坐位与散步应交替进行，避免久坐而出现腰背坚硬；睡眠时患者应仰卧睡硬板，枕头的高度应以能保持颈椎的正常前弓度，而又不增加后凸为限，一般 10cm 左右，枕头尽量放在颈中部，颈部应尽量少枕枕头，如果患者习惯于睡高枕头，可以采取逐渐降低高度的方法过渡，仰卧太久有疲劳感时可与侧卧位交替，但侧卧时间不可太久，腰椎生理弧度消失或强直者平卧时背部垫一小枕，防止脊柱后突畸形形成。

4. 控制感染 研究表明，强直性脊柱炎最常见的易感部位是泌尿生殖道和胃肠道，临床感染率高达 59.6%，呼吸道感染率占 39.9%，胃肠道感染率占 9%。此外也有研究表明强直性脊柱炎与病毒感染有关，机体的病毒感染可以导致脊柱相关的病理学改变，从而诱导强直性脊柱炎的发生。因此预防感染，避免传染病、流行病入侵。

5. 克制麻痹 强直性脊柱炎具有家族聚集性，研究表明患者的一级亲属患强直性脊柱炎的概率达 21.6%，远远高于正常人群，由此显示遗传因素在本病发生过程中占据着关键作用，所以家族中有患病者，要注意进行早期筛查。疾病的发生发展与人的精神状态有密切的关系，七情内伤可以直接致病或加重病情，也可引起人体阴阳失调、气血精津受损而易为外邪所侵。目前，本病的治疗存在一定的难度。很多患者期望医学上的奇迹，把希望依赖于"特效疗法"和"最新疗法"，他们想尽办法寻求"偏方"，盲目地用药。这种过分图快的治疗，反而会加剧病情，而对需要时间的综合疗法却常常拒绝或不能坚持，并对于健康的心理状态在疾病康复过程中的作用重视不够。面对强直性脊柱炎的发生、发展和转归有全面的了解，树立战胜疾病的信心，保持心情愉悦，节制不良情绪，作出早发现、早诊断、早治疗，并正确择医，正确用药和正确对待病程及治疗中出现的各种问题。

第二节 强直性脊柱炎的预后

强直性脊柱炎对每个人的影响不同。其特征是自发缓解和加重交替出现，尤其在疾病早期。一般预后较好，因为病变常常相对较轻，或呈自限性，大多数患者能从事全日工作和学习，存活期和一般人群无差别；少数患者可表现为持续性疾病活动，并在早期出现严重残疾。

具有以下因素者往往提示预后不良：起病年龄≤16岁的男性；有髋关节受累；血清免疫球蛋白 IgA 明显升高；较大量的非甾体抗炎药治疗2周仍不能控制疼痛症状；合并有关节外症状如心血管系统受累、肾淀粉样变性、脊柱骨折及其他严重并发症。髋关节受累及颈椎完全强直是功能障碍的重要原因。近年来，髋关节置换术已改善了这些患者的部分或全部功能丧失。另外，该病的早期诊断和治疗可改善预后，早期治疗可延缓和推迟疾病的发展，大大减少脊柱强直的发生，因此患有强直性脊柱炎的患者应对该病予以足够重视，充满信心，积极配合医生的治疗。

第三节　强直性脊柱炎的生活调养

一、心 情 调 节

中医学认为，喜、怒、忧、伤、悲、恐、惊七情的活动是人们正常的情志活动，但人的思想感情往往受到周围环境变化和自身健康状况改变的影响，尤其是患病之后，由于自身疾病造成精神上的痛苦，产生与健康人不同的精神状态。《黄帝内经》中即有"恬淡虚无，真气从之，精神内守，病安从来""精神不进，志意不治，故病不可愈"，这说明精神因素的调节在人类防病治病、延年益寿中起到重要作用，乐观愉快的情绪是维持身体健康的必要条件之一，由于强直性脊柱炎患者病程长，病情反复，患者的精神状态就更为重要。《黄帝内经》提出"邪之所凑，其气必虚""正气存内，邪不可干"，充分说明了正气在疾病的发生、发展和演变中起着非常重要的作用。因此养护正气对强直性脊柱炎患者极具价值，包括在日常饮食起居、工作生活、休息睡眠等各方面养成的良好习惯，以达到养护正气的目的。

二、体 育 锻 炼

患者在药物治疗的基础上配合保健运动将使治疗更为有效。为了使运动发挥疗效，可合理地选择如下其中的部分运动方式。

1. 床上伸展运动　早晨醒来时采用仰卧位，双臂上伸过头，向手指、脚趾两个方面伸展，伸展后放松，伸展双腿，足跟下伸，足背向膝方向屈，至满意后放松。可反复做几次。

2. 膝胸运动　仰卧位，双足着床板，屈膝，抬起一膝慢慢向胸部方向屈曲，双手抱膝拉向胸前，到满意为止，回原双足位置，另膝做上述运动。双膝各重复 2～3 次，放松，做双手抱双膝运动 2～3 次，至僵硬消失为止。

3. 猫背运动　趴跪如猫状，低头尽量放松，同时拱背如弓形，直到拉伸满意为止，恢复原位后，塌背仰头抬臀，尽量拉伸至满意为止。

4. 腹部运动　目的在于伸张腹部肌肉，改善肌力并保持躯干平直姿势。仰卧位，屈膝，双足着地，双臂置身旁，头及双肩一起慢慢抬高，以致双手触膝，坚持 5 秒钟，恢复至原位，以上动作重复 5 次。

5. 转体运动　取坐位，屈臂平举，双手交叉，转体向右，目视右肘，坚持 5 秒钟后复原，每侧重复 5 次。

6. 转颈运动　坐位双足着地，头向左转或向右转，并注视同侧肩部，再复原，每侧重复 5 次。同样也可采取颈前屈，下颌尽量向胸靠，复原，仰头尽量向后，复原，每个方向重复 5 次。

7. 扩胸运动　目的是伸展上胸、肩部肌肉以维持或改善胸、背姿态。双足与肩等宽面对墙角而站，双手平肩支两面墙上，行深呼吸，双肩向前，并伸展头及上背，坚持 5 秒钟，恢复原位，重复 5 次。

8. 松弛训练及骨盆倾斜运动　躺在一坚实且舒适的平面上（如毛毯），且令背部平坦，双膝弯曲。宜缓慢吸气数到 2，接着呼气也数到 2，在握紧拳头而后放松时都要维持此缓慢节律之呼吸，并且要感受到松弛的感觉向上传到手臂，传入头部，接着再向下传到背和双腿。然后收缩腹部并且将下背平贴地板。在放松之前维持此姿势，缓慢数到 5 再放松，在从事此运动时确保足底平贴地板。

9. 膝靠胸运动　此时宜用双手握住一膝，并且缓慢将之拉向胸部，且稳稳地拉住并缓慢数到 5 再松开。宜缓慢放下，并对另一膝做同样运动，之后再双膝同时做。

10. 等长性仰卧起坐　将双足平贴地面并且弯曲双膝，而且将双手放在脑后，此时收缩腹肌，宛如试着要坐起来一般。维持此姿势缓慢数到 5 再放松。

11. 抬腿　令双膝弯曲并且将双足与下背平贴地面，伸直并且尽可能抬高，维持此姿势缓慢数到 5 再放下来，对另一腿做同样运动，如果双腿虚弱、无力麻木时切勿从事此运动。

三、饮 食 营 养

1. 合理饮食　在强直性脊柱炎的发病、病情发展、康复过程中起着重要作用。因此，强直性脊柱炎患者的饮食应遵循以下基本原则。

（1）饮食要营养均衡：临床观察发现，营养缺乏可使某些关节炎加重，补充营养后症状好转，应加强营养供给。有些患者因过分控制动物脂肪的摄入，出现体形瘦弱，脂肪少，钙化组织紧贴骨质，易致疼痛和僵直加重，维生素 D 缺乏可间接引起或加重骨质疏松。因此，要给予充足的蛋白质、脂肪、矿物质、维生素等。

（2）饮食要有规律：强直性脊柱炎的发病与肠道感染密切相关，暴饮暴食、食不洁食物会增加肠道疾病的机会，增加强直性脊柱炎的发病并加重病情。因此，饮食要有规律，防止肠道感染。

（3）饮食以清淡且富有营养为好：每天吃些牛奶、鸡蛋、豆类、食用菌及新鲜蔬菜水果，以补充优质蛋白质、矿物质、微量元素、维生素、优质脂肪，帮助增强机体免疫力。

（4）禁用刺激性食品：如浓茶、咖啡、烟酒、辛辣冰冷食物等会使中枢神经兴奋，致疼痛加重，故禁用。

2. 避免胃损害　强直性脊柱炎患者在用药的过程中可能会引起胃损害，此时除了在治疗上要加用胃黏膜保护药，以减少药物对胃损害以外，还应在饮食上注意以下几点。

（1）避免刺激：不吸烟，吸烟可使胃部血管收缩，影响胃壁细胞的血液供应，使胃黏膜抵抗力降低而诱发胃病，不饮烈酒、浓茶、咖啡及酸性食物，少吃辛辣刺激及粗糙的食物。

（2）规律饮食：有规律的进餐，保证每天三餐定时定量，避免过饥或者过饱。

（3）食物易消化：进食易消化的食物，不宜吃油炸、半熟及坚硬的食物，这类食物不容易消化，同时增加胃肠道的负担，引起消化不良。另外，进食宜细嚼慢咽，有利于食物的吸收。

（4）饮食宜清淡：宜进食新鲜水果蔬菜。

（5）温度适宜：不宜过食生冷及热烫食物，这类食物对食管和胃黏膜有较强的刺激作用，容易引起消化道损伤。

（6）饮水择时：不要在饭前半小时或饭后立即饮大量的水，以免冲淡胃液，影响食欲和妨碍消化功能。

3. 保护肝脏　在治疗过程中由于药物作用引起转氨酶升高，在饮食上应注意以下几点。

（1）忌酒：酒精直接经过肝代谢，对于肝脏已经受损的患者无疑雪上加霜。

（2）补充高蛋白质：转氨酶升高的患者易有食欲缺乏、味觉改变等情况，进食量减少易造成蛋白摄取量减少，容易引起蛋白质缺乏，此时要注意蛋白质的补充。

（3）调整饮食结构：提倡高蛋白、高纤维素、低糖、低脂饮食。

4. 海鲜宜忌　强直性脊柱炎患者吃海鲜并没有绝对禁忌。但强直性脊柱炎的发病与肠道感染密切相关，而海鲜类的产品容易引起消化道免疫性反应，甚至引起腹泻、慢性感染，故强直性脊柱炎患者最好不要吃海鲜。另外，海鲜属于高嘌呤食物，大量摄入富含嘌呤的食物会引起嘌呤代谢紊乱，导致尿酸生成增加，容易在关节中形成尿酸盐结晶，使关节炎症状加重，故少吃为宜。但强直性脊柱炎不宜吃海鲜并不是绝对的，有些海鲜对关节炎是有益的。

（1）螃蟹：味咸性寒，具有清热解毒、滋阴益髓、养筋活血、通经络、利肢节、续断伤的功效。对于跌仆损伤、瘀血肿痛、腰腿酸痛和风湿性关节炎等疾病有一定的食疗效果。另外，螃蟹含有丰富的蛋白质和人体必需的营养元素，对身体有很好的滋补作用。

（2）黄鳝：有丰富的营养价值。入肝、脾、肾三经，有补虚损、祛风湿、强筋骨等功能。

（3）海蜇：含有人体需要的多种营养成分，能软坚散结、行瘀化积，对风湿性关节炎有益。

（4）虾：虾的营养极为丰富，蛋白质含量是鱼、蛋、奶的几十倍，还含有丰富的钾、碘、镁、磷、钙等矿物质及维生素 A 等。虾皮含钙最丰富，可预防骨质疏松。

5. 强直性脊柱炎患者的饮食　以清淡而富有营养为好，蔬菜水果含有多种维生素、氨基酸、矿物质、纤维素、微量元素等，可以补充体内所需的营养元素，促进机体的新陈代谢，增强机体免疫力。蔬菜可选用绿叶菜、西红柿、萝卜、黄瓜、洋葱、土豆等。吃水果每次以 100g 左右为宜。

（1）胡萝卜：所含的胡萝卜素是发挥抗衰老作用的重要抗氧化物，能提高机体免疫功能。

（2）西红柿：是番茄红素含量最高的食物。有研究表明番茄红素清除自由基的作用甚至超过了胡萝卜素，具有延缓机体功能衰老的作用。

（3）卷心菜：具有很强的抗氧化效力，另外含有丰富的叶酸，能预防和治疗贫血。

（4）花椰菜：含有多种抗氧化物，能提高机体免疫力。

（5）桑椹：含有丰富的活性蛋白、维生素、氨基酸、胡萝卜素、矿物质等成分，营养价值是苹果的 5~6 倍，葡萄的 4 倍。常吃桑椹能显著提高人体免疫力，具有延缓衰老、美容养颜的功效。

（6）葡萄：含有的类黄酮是一种强力抗氧化剂，可抗衰老并可清除体内自由基。能降低血小板凝聚，预防血栓形成，并能降低人体血清胆固醇水平，对预防心脑血管病有一定作用。

葡萄是水果中含复合铁最多的，是贫血患者的营养食品，也适用于强直性脊柱炎患者。

（7）梨：水分充足，富含维生素 A、维生素 B、维生素 D、维生素 C 和微量元素碘，能维持细胞组织的健康状态，帮助器官排毒、净化，还能软化血管，促使血液将更多的钙质运送到骨骼。

（8）柚子：含有丰富的蛋白质、有机酸、维生素及钙、磷、镁、钠等人体必需的元素，它含有的果胶能降低低密度脂蛋白胆固醇，减轻动脉血管壁的损伤，维护血管功能，预防动脉硬化和心脏病，多吃柚子能促进运动中受伤的组织器官恢复健康。

6. 豆类和菌类食品 能为强直性脊柱炎患者提供丰富的营养价值。包括黑豆、黄豆、红豆、绿豆、青豆、豌豆、蚕豆、芸豆等，豆类含有丰富的植物蛋白、维生素、氨基酸、矿物质和微量元素，能促进肌肉、骨骼、关节、肌腱的代谢，帮助修复病损，具有抗炎、抗溃疡、抗过敏、提高人体免疫力的作用。对风湿病关节不利、筋脉拘挛、麻木不仁、关节肿痛效果较好。

菌类食品包括蘑菇、香菇、草菇、金针菇、猴头菇、黑木耳、银耳等。菌类食品是当今世界上最流行的一种高蛋白、低脂肪、富含多种天然维生素的独特食品，它含有多糖体，能增强人体免疫力，促进抗体的形成，被认为是世界上最好的免疫促进剂，还有抗癌作用。菌类中含有丰富的维生素 D，能促进钙、磷的消化吸收并沉积于骨骼中，可防止骨质疏松症的发生，对强直性脊柱炎是非常有益的。

但豆类和菌类嘌呤含量比较高，大量进食会引起血尿酸的升高，因此，强直性脊柱炎合并高尿酸血症或痛风的患者不宜多吃。另外，由于豆类植物蛋白质含量较高，进食后经体内消化吸收，最后大部分成为含氮废物，经肾排出体外，故强直性脊柱炎伴有肾功能减退的患者，要严格控制豆类食品的摄入量，否则可能加重肾负担，使肾功能进一步减退。

7. 坚果 又称壳果，多为植物种子的子叶或胚乳，营养价值很高。坚果一般分两类：一类为树坚果，包括杏仁、腰果、榛子、核桃、松子、板栗、银杏、开心果、夏威夷果等；另一类为种子，包括花生、葵花子、南瓜子、西瓜子等。

坚果是植物的精华部分，一般都营养丰富，蛋白质、微量元素（磷、钙、锌、铁等）、膳食纤维、维生素（维生素 B、维生素 E）含量较高。另外，还含有单或多不饱和脂肪酸，包括亚麻酸、亚油酸等人体必需的脂肪酸。对人体生长、增强体质、预防疾病有极好的功效。能清除自由基，降低心脏病猝死率、调节血脂、提高视力、补脑益智、健脾益肾、强筋健体。因此，坚果类食品对强直性脊柱炎患者是有益的，一般选用核桃、板栗较多。

（1）核桃：味甘，性温，具有补肝肾、强筋骨的作用。含有丰富的锌、锰、铬和维生素类物质，有助于缓解各种类型的感觉疾病。核桃仁还可以与杏仁、腰果等同时服用，可治疗关节炎，又可补充蛋白质。用核桃仁和猪腰等烹食，或与补骨脂、杜仲等温补中药烹食，有壮腰肾、祛病痛的效果，对强直性脊柱炎患者大有益处。

（2）板栗：味甘，性温，具有健脾补肾、强筋壮骨、活血消肿的作用，富含蛋白质、纤维素、微量元素、维生素等，对风湿痹痛、腰膝无力非常有益。强直性脊柱炎是由于先天肾精不足，风寒湿热之邪乘虚而入所致的筋骨、肌肉、关节的病变，多吃板栗则可以起到强筋、健骨、补肾的作用，对病情的恢复和保健有较好的效果。

参 考 文 献

吴超英，林涛，许葆雄.2012.中西医结合治疗强直性脊柱炎 65 例，临床观察[J]. 中国中医骨伤科杂志，20（4）：21-23.

吴珊珊，段振华.2013. 强直性脊柱炎流行病学研究进展[J]. 安徽医科大学学报，48（8）：988-991.

肖军.2016. 功能锻炼护理对强直性脊柱炎患者康复的疗效观察[J]. 临床医学研究与实践，1（13）：175-176.

（李 振 芦文静）

附录1 强直性脊柱炎的国内外诊疗指南及专家共识汇编

一、2006年欧洲抗风湿病联盟（EULAR）和国际强直性脊柱炎评估工作组（ASAS）推荐的治疗建议

2006年，Zochling等来自14个国家的22位专家（20位风湿病学家和2位矫形外科专家）每人就强直性脊柱炎的治疗提出至多15条主要建议，将所有提议汇总后，经历3轮的Delphi程序筛选，最终筛选出10条建议。针对每一条建议进行系统的文献查询，获取有关药物的疗效、不良反应和治疗费用的数据，并计算效应量、相对风险、需治疗的患者数及由此增加的费用-效益比，依据上述结果，最终确立10条推荐的强直性脊柱炎治疗建议。

最终推荐的治疗包括非甾体抗炎药、缓解病情抗风湿药、生物制剂、单纯镇痛药、局部和全身应用的激素、非药物治疗和外科手术治疗。具体治疗建议如下：①强直性脊柱炎是一种多种临床表现并具有潜在严重后果的疾病，需要在风湿科医生协调下多学科联合治疗；②强直性脊柱炎的主要治疗目标是通过控制症状和炎症来最大程度地提高生活质量，避免远期关节畸形，保持社交能力；③强直性脊柱炎的治疗目的是在医生和患者共同决策下对患者进行最好的照顾；④强直性脊柱炎患者的治疗需同时兼顾药物和非药物治疗。

1. 一般治疗 强直性脊柱炎的治疗需依照以下几点进行。

（1）现有的临床表现（包括中轴关节炎、外周关节炎、肌腱末端病变，关节外症状和体征）。

（2）现有主要症状、其他临床症状和预后的严重程度。

（3）一般的临床特征（年龄、性别、合并症、合并用药及社会心理因素）。

2. 疾病监测的内容

（1）病史（如问卷调查）。

（2）临床参数。

（3）实验室检查。

（4）影像学检查：所有检测内容都应根据临床表现及ASAS核心参数。

具体监测时间要根据：病程、严重程度、治疗个体化进行。

3. 非药物治疗

（1）基础是患者教育和规律锻炼。

（2）家庭锻炼非常有效，而在专门指导下的物理治疗、陆地或水中的个人或集体锻炼

更为有效。

（3）患者协会或自助小组可能有益。

4. 关节外表现和并发症

（1）常见的关节外表现：如银屑病、色素膜炎和炎性肠病需要与专科医生协作治疗。

（2）应警惕心血管疾病和骨质疏松的风险。

5. 非甾体抗炎药（NSAID）

（1）包括昔布类，是治疗有疼痛和晨僵症状的强直性脊柱炎患者的一线用药。

（2）病情活动、有临床症状的患者需要 NSAID 的持续治疗。

（3）处方 NSAID 时应考虑心血管、胃肠道和肾脏风险。

6. 镇痛药　如对乙酰氨基酚和阿片类药物，可以给先前治疗无效或有禁忌或疗效差的患者应用。

7. 糖皮质激素

（1）可以直接注射于肌肉骨骼的炎症处。

（2）而对于中轴病变全身应用糖皮质激素无证据支持。

8. 改善病情抗风湿类药物（DMARD）

（1）包括柳氮磺吡啶、甲氨蝶呤在内的 DMARD，对中轴病变的治疗没有确凿的证据。

（2）柳氮磺吡啶对外周关节的治疗有一定效果。

9. TNF 抑制剂治疗

（1）接受 ASAS 推荐的传统治疗，但持续高疾病活动度的患者应进行 TNF 抑制剂治疗。

（2）没有证据支持，中轴型脊柱关节炎（SpA）患者在接受 TNF 抑制剂治疗前必须应用或联合应用 DMARDs 药物。

（3）各种 TNF 抑制剂对中轴型或外周型 SpA 的疗效无明显差别，但是对于炎性肠病患者的肠道症状需要考虑各种 TNF 抑制剂的疗效差别。

（4）对于一种 TNF 抑制剂治疗无效，更换第 2 种仍可能有效。

（5）无证据支持除 TNF 抑制剂外的其他生物制剂对强直性脊柱炎的治疗有效。

10. 手术

（1）全髋关节置换术适用于影像学提示结构破坏伴难治性疼痛或功能丧失的强直性脊柱炎患者。

（2）对于脊柱严重畸形活动受限的患者可以行脊柱截骨矫正手术。

（3）有急性椎体骨折的患者需请脊柱外科医生会诊。

11. 病程中的变化　在病程中出现特殊的变化，如除炎症外的脊柱骨折，需要重视，并再次进行包括影像学的评估，应强调的是，本病在临床上表现的轻重程度差异较大，有的患者病情反复持续进展，有的则长期处于相对静止状态，可以正常工作和生活。所有的患者都应该定期随访，即使他们的疾病似乎无进展的。强直性脊柱炎的监测频率根据临床表现和所采取的治疗而定。监测包括患者的症状和体征（中轴和外周的病变及骨骼外的表现）、实验室检查和影像学研究。监测的要点包括晨僵、疼痛的严重性、腰椎和颈椎的运动、胸廓扩张度、附着点病、关节炎症及运动范围的变化。实验室检查可作为辅助的监测指标，然而血沉（ESR）和 C 反应蛋白（CRP）并不总是与疾病的活动性相关。应该定期检测血常规、尿常规和肝功能、肾功能，以及时发现由药物治疗而引起的不良反应。

二、2016 年版《ASAS-EULAR 中轴型脊柱关节炎管理指南推荐》

此次更新是在 2010 年的 AS 治疗更新及 TNF 抑制剂治疗更新基础上进行的，包括 5 条主要原则和 13 条治疗推荐（附表 1，附表 2）。

附表 1　中轴型脊柱关节炎主要原则

序号	主要原则
1	中轴型脊柱关节炎是有各种不同临床表现的潜在的严重疾病，通常需要风湿科医生综合各科的治疗方法才能更好的治疗。
2	治疗中轴型脊柱关节炎患者的首要目标是通过控制症状和炎症，最大改善患者健康相关的生活质量，阻止结构渐进性损伤，维持/正常化患者机体功能和社会参与能力。
3	中轴型脊柱关节炎患者的最佳治疗需要非药物和药物治疗方法联合。
4	治疗中轴型脊柱关节炎必须以达到最好的临床缓解为目标，而治疗决策必须由患者和风湿科医生共同决定。
5	中轴型脊柱关节炎面临高昂的个人医疗和社会成本，这些都要考虑到对他们的治疗中。

附表 2　中轴型脊柱关节炎治疗推荐

序号	推荐意见
1	中轴型脊柱关节炎患者治疗需要根据近期疾病症状和体征（中轴临床表现，周围临床表现，关节外临床表现）和患者特征（包括并发症与心理社会因素）而个体化处理。
2	对中轴型脊柱关节炎患者的疾病监测应包括患者报告结局、临床发现、实验室和影像学检查，以上都要使用适当的仪器且和临床表现是相关的。临床监测的频率由以个人为基础的症状、严重程度和治疗方法决定。
3	治疗方法应遵循一个预定义的治疗目标。
4	需要对中轴型脊柱关节炎患者进行教育并鼓励其定期锻炼身体和戒烟；需考虑物理治疗。
5	忍受疼痛和晨僵的患者使用 NSAID 作为首选药物治疗时，从正常剂量到最大剂量的使用需要考虑风险效益.对 NSAID 响应好的患者，症状消失后最好能继续使用药物一段时间。
6	当使用以上推荐的治疗方法失败、有禁忌证和（或）耐受性差，仍然有残存的疼痛时，可以考虑使用镇痛药如对乙酰氨基酚和阿片类药物。
7	可以直接使用糖皮质激素注射局部骨骼肌肉炎症部位。中轴型脊柱关节炎患者不能长期使用全身的糖皮质激素治疗。
8	单纯性中轴型脊柱关节炎患者通常不应该使用常规合成的抗风湿药物治疗；柳氮磺胺吡啶可以用于外周关节炎患者。
9	除了传统治疗方法，生物抗风湿药物应该用于持续性高疾病活动度患者；目前的做法是首选肿瘤坏死因子抑制剂治疗。
10	如果肿瘤坏死因子抑制剂治疗失败，可以考虑转换另外一种肿瘤坏死因子抑制剂或 IL-17 抑制剂治疗。
11	如果患者病情维持缓解，生物抗风湿药物可以酌情减量。
12	如果患者有顽固性疼痛或残疾和影像学上结构损伤（无关年龄），可以考虑全髋关节置换术。
13	如果在病程中出现显著变化，应考虑并适当评价（包括影像学）除了炎症以外的其他原因（如脊柱骨折）。

三、2006 年 ASAS 关于启动生物制剂治疗的建议

患者选择如下。

1. 诊断　正常情况下患者应符合修订的纽约标准（1984 年修订的纽约标准）。

（1）放射学标准：骶髂关节炎，双侧≥Ⅱ级或单侧Ⅲ～Ⅳ级。

（2）临床标准（3项中2项）：下背痛和晨僵＞3个月，运动后缓解而休息不缓解；腰椎矢状面和额状面运动受限；胸廓活动度低于相应年龄和性别的正常人。

2. 病情活动　病情活动≥4周，BASDAI≥4（尺度0～10）和专家的意见。

3. 治疗失败　所有患者至少应该经过两种NSAIDs的充分试验治疗。充分试验治疗的定义为：除非有禁忌证，至少接受3个月的最大推荐剂量或能够耐受的抗炎剂量治疗；如果因为不能耐受、毒性作用而停药，或有禁忌证，治疗时间小于 3 个月；以前未用过DMARDs治疗的单纯中轴表现患者，可启动 TNF 抑制剂治疗；有症状性外周关节炎患者，如果合适，至少有 1 次 1 个部位皮质激素注射反应不佳；有持续性外周关节炎患者必须已经经过柳氮磺吡啶试验性治疗；有附着点炎症状的患者必须经合适的局部治疗治疗失败。

4. 禁忌证　妇女妊娠或哺乳期，必须使用有效的避孕措施。

5. 活动性感染　包括以下情况的高危感染者：慢性下肢溃疡；以前患过结核病（按当地建议预防接种或治疗）；12个月内天然关节曾患脓毒性关节炎；12个月内人工关节患脓毒症，假如关节仍在原位，则时间不限；持续性或复发性肺部感染；泌尿系内置导管。

6. 红斑狼疮或多发性硬化病史　肿瘤或癌前状态，除外基底细胞癌；肿瘤已诊断并治疗 10 年以上（而且已治愈的可能性很大）。

7. 疾病评估

（1）临床应用的 ASAS 核心指标。

（2）生理功能（BASFT 或 Dougados 功能指数）。

（3）疼痛（过去 1 周 AS 所致脊柱夜间痛 VAS 和过去 1 周脊柱痛的 VAS）。

（4）脊柱活动度（胸廓活动度、改良 Schober 试验和枕墙距、腰椎侧屈）。

（5）患者整体评估（过去 1 周的 VAS）。

（6）僵硬（过去 1 周脊柱晨僵时间）。

（7）外周关节和附着点[肿胀关节数（总共 44 个）、附着点炎评分如 Maastricht、Berlin 或 San Francisco 评分标准]。

（8）急性时相反应物（血沉或 C 反应蛋白）。

（9）疲劳（VAS）。

8. BASDAI

（1）过去 1 周疲劳总体水平的 VAS。

（2）过去 1 周 AS 所致颈、背或髋疼痛总体水平的 VAS。

（3）过去 1 周除颈背、髋以外的其他关节疼痛或肿胀整体水平的 VAS。

（4）过去 1 周任何部位触痛或压痛总体水平的 VAS。

（5）过去 1 周醒后晨僵整体水平的 VAS。

（6）晨僵时间和强度（算到 120 分钟）。

9. 疗效评价

（1）疗效标准：BASDAI 相对变化≥50%或 BASDAI 绝对变化≥20mm 绝对变化（0～100 标尺）。

（2）评估时间：6～12 周。

四、2010 年强直性脊柱炎应用 TNF 抑制剂的推荐

（1）患者符合强直性脊柱炎修订的纽约诊断标准，或 ASAS 对中轴型 SpA 的诊断标准。

（2）疾病处于活动期[持续时间≥4 周；BASDAI≥4（0～10）]。

（3）以下治疗失败者

1）所有患者：至少应先后接受 2 种 NSAIDs 充分治疗后效果不佳。

2）中轴型为主患者：在开始接受 TNF 抑制剂生物制剂前，并非必须接受 DMARD 类药物治疗。

3）外周关节炎患者：至少一处局部激素治疗疗效不佳，以及一种 DMARD 充分治疗效果不佳，如柳氮磺吡啶。

4）附着点炎患者：局部疗效不佳。

五、强直性脊柱炎的纽约诊断分类标准（1973）

临床标准：①腰部 3 个方向（前、后、侧向）活动受限；②腰背痛的过去史或现在史；③胸部扩张受限：扩胸度<2.5cm（第 4 肋间水平）。

骶髂关节炎 X 线片分级：0：正常；1：轻度；2：中度；3：重度。

确诊：①骶髂关节病变双侧 3 级以上加临床标准中任何 1 项；②骶髂关节病变单侧 3 级或双侧 2 级以上加临床标准的第 1 项或同时有第 2 项和第 3 项。

可疑诊断：骶髂关节病变双侧 3 级以上，但不伴临床症状。

六、强直性脊柱炎的纽约修订诊断分类标准（1984）

1. 临床标准

（1）腰痛和发僵 3 个月以上，活动后改善，休息后无减轻。

（2）腰椎额状面和矢状面活动受限。

（3）扩胸度低于相应年龄和性别的正常人。

2. X 线片标准　双侧 2 级以上，单侧 3 级以上改变。

3. 确诊　符合 X 线片标准加至少 1 项临床标准。

4. 可疑诊断　符合 3 项临床标准或仅有 X 线片改变，而无任何临床表现且排除其他原因的骶髂关节炎。

七、强直性脊柱炎的治疗目标和原则
（中华医学会风湿病学分会，2010）

1. 治疗目标

（1）缓解症状和体征：消除或尽可能最大程度地减轻症状，如背痛、晨僵和疲劳。

（2）恢复功能：最大程度地恢复身体功能，如脊柱活动度、社会活动能力和工作能力。

（3）防止关节损伤：要防止累及髋、肩、中轴和外周关节的新骨形成，骨质破坏，骨性强直和脊柱变形。

（4）提高生活质量：包括社会经济学因素、工作、病退、退休等。

（5）防止脊柱疾病并发症：防止脊柱骨折、屈曲性挛缩，特别是颈椎。

2. 治疗原则　通过非药物、药物和手术等综合治疗，缓解疼痛和僵硬，控制或减轻炎症，保持良好的姿势，防止脊柱或关节变形，必要时矫正畸形关节，以达到改善和提高患者生活质量的目的。

八、世界卫生组织–国际风湿病学会联合会评价强直性脊柱炎的核心指标

世界卫生组织–国际风湿病学会联合会评价强直性脊柱炎的核心指标见附表 3。

附表 3　世界卫生组织–国际风湿病学会联合会评价强直性脊柱炎的核心指标

指标	方法
1. 功能	BASFI 或 Dougados 功能指数
2. 疼痛	VAS：过去 1 周，AS 所致夜间脊柱痛
	VAS：过去 1 周，AS 所致脊柱痛
3. 脊柱活动性	胸廓扩张度和改良 Schober 试验以及枕墙距（脊柱侧弯或 BASMI）
4. 患者整体评价	VAS：过去 1 周
5. 僵硬	过去 1 周脊柱晨僵时间
6. 外周关节和附着点	肿胀关节数（44 个关节），经验证的附着点指数
7. 急性时相反应物	红细胞沉降率
8. 脊柱 X 线片	腰椎和颈椎侧位像
9. 髋关节 X 线片	包括骶髂关节和髋关节的骨盆像
10. 疲劳	BASDAI 关于疲劳部分

注：控制病情抗风湿治疗所选项目：1～10；缓解症状抗风湿药所选项目：1～5 和 10；理疗所选项目：1～5 和 10；临床记录保存所选项目：1～7。

附录2　强直性脊柱炎的中药方剂汇编

一、中药复方汇编

1. 白虎加苍术汤

处方：知母180g，甘草（炙）60g，石膏500g，苍术90g，粳米90g。

制法：上锉如麻豆大。

功能主治：清热祛湿。湿温病，身热胸痞，汗多，舌红苔白腻。现用于风湿热、夏季热等。

用法用量：每服15g，用水250ml，煎至200ml，去滓，温服。

摘录《类证活人书》卷十八。

2. 防己汤

处方：防己120g，茯苓120g，白术120g，桂心120g，生姜120g，乌头7枚，人参120g，甘草90g。

功能主治：历节风，四肢疼痛如锤锻，不可忍者。

用法用量：以苦酒200ml，水2000ml，煮取700ml，每服160ml，日3夜1。当觉焦热，痹忽忽然，慎勿怪也。若不觉，复令服，以觉乃止。

注意：凡用乌头，皆去皮熬令黑，乃堪用，不然至毒人，宜慎之。

摘录《千金方》卷八。

3. 苍术胜湿汤

处方：苍术15g，羌活9g，防风9g，防己9g，木瓜9g，怀牛膝9g，肉桂3g，茯苓6g，甘草梢3g。

功能主治：寒湿脚痹，脚气之挟寒由冒雨忍湿而得之者。

用法用量：水1大碗，煎至半碗，入好酒半碗，煎数沸，热服。

注意：其人少壮，气血强盛者宜；若虚弱衰老者，则非可用也。

摘录《医林纂要》卷六。

4. 独活寄生汤

处方：独活9g，桑寄生、杜仲、牛膝、细辛、秦艽、茯苓、桂心、防风、川芎、人参、甘草、当归、白芍、干地黄各6g。

制法：上十五味，咬咀。

功能主治：祛风湿、止痹痛、补肝肾、益气血。主肝肾两亏，气血不足，风寒湿邪外侵，腰膝冷痛，酸重无力，屈伸不利，或麻木偏枯，冷痹日久不愈。现用于慢性关节炎，坐骨神经痛等属肝肾不足，气血两亏者。

用法用量：以水1000ml，煮取300ml，分两次服。

备注：方中独活、秦艽、防风、细辛祛风除湿，散寒止痛；杜仲、牛膝、寄生补肝肾，强筋骨，祛风湿；当归、熟地、白芍、川芎养血和血；人参、茯苓、甘草补气健脾；桂心温通血脉。诸药合用，共奏祛风湿、止痹痛、补肝肾、益气血之功。

摘录《备急千金要方》卷八。

5. 防风汤

处方：秦艽（去苗土）、独活（去芦）、麻黄（去节）、半夏（汤洗七次、切片）、防风（去芦）各60g，升麻、防己、白术、石膏（煅）、芍药（白）、黄芩、甘草、当归（去芦）、远志（去心）、人参（去芦）各30g。炮制上粗末，入半夏片令匀。

功能主治：治风虚发热，项背拘急，肢节不遂，恍惚狂言，来去无时，不自觉悟。亦治脚气缓弱甚效。此药温和，不虚人。

用法用量：每服12g，水600ml，生姜七、八片，煎至300ml，去滓，取清汁六分，入麝香末少许，食后，临卧带热服。

摘录《太平惠民和剂局方》。

6. 乌头汤

处方：麻黄、芍药、黄芪、甘草（炙）各9g，川乌6g（咬咀，以蜜400ml，煎取200ml，即出乌头）。

制法：上五味，咬咀四味。

功能主治：治脚气疼痛，不可屈伸。

用法用量：以水600ml，煮取200ml，去滓，纳蜜煎中，更煎之，服140ml，不知，尽服之。

摘录《金匮要略》卷上。

7. 薏苡仁汤

处方：薏苡仁30g，川芎30g，石膏（碎研）30g，羌活（去芦头）1g，柏子仁（研）30g，酸枣仁（炒）30g，附子（炮裂，去皮脐）1g。

制法：上药除研者，锉如麻豆大。

功能主治：肝脏风气，四肢筋脉挛急，身体强直。

用法用量：每服6g，水300ml，加生姜3片，煎至7分，去滓温服，不拘时候。

摘录《圣济总录》卷四十二。

8. 宣痹汤

处方：防己15g，杏仁15g，滑石15g，连翘9g，山栀9g，薏苡15g，半夏9g（醋炒），蚕沙9g，赤小豆皮9g（取五谷中之赤小豆，凉水浸，取皮用）。

功能主治：清化湿热，宣痹通络，治湿热痹证。湿聚热蒸，阻于经络，寒战发热，骨节烦疼，面色萎黄，小便短赤，舌苔黄腻或灰滞。

用法用量：上药用水1600ml，煮取600ml，分三次温服。痛甚，加片姜黄6g，海桐皮9g。

摘录《温病条辨》卷二。

9. 白虎加桂枝汤

别名：桂枝白虎汤。

处方：知母 180g，甘草（炙）60g，石膏 500g，粳米 60g，桂枝（去皮）90g。

制法：上锉为粗末。

功能主治：清热通络止痛。主治温疟，其脉如平，身无寒但热，骨节疼烦，时呕，风湿热痹，壮热汗出，气粗烦躁，关节肿痛，口渴苔白，脉弦数。

用法用量：每服 15g，用水 250ml，煎至 200ml，去滓温服。汗出愈。

摘录《金匮要略》卷上。

10. 蠲痹汤

处方：羌活 3g，独活 3g，桂心 1.5g，秦艽 3g，当归 9g，川芎 2g，甘草（炙）1.5g，海风藤 6g，桑枝 9g，乳香（透明）2g，木香 2g。

功能主治：风寒湿三气合而成痹。

用法用量：水煎服。

备注：风气胜，更加秦艽、防风；寒气胜者，加附子；湿气胜者，加防己、萆薢、薏苡仁；痛在上者，去独活，加荆芥；痛在下者加牛膝；间有湿热者，其人舌干喜冷、口渴溺赤、肿处热辣，此寒久变热也，去桂心，加黄柏 1.5g。

摘录《医学心悟》卷三。

二、抗风湿病常用中药汇编

1. 青风藤 本品为防己科植物青藤 *Sinomenium acutum*（Thunb.）Rehd.et Wils.和毛青藤 *Sinomenium acutum*（Thunb.）Rehd.et Wils.var.*cinereum* Rehd.et Wils.的干燥藤茎。秋末冬初采割，扎把或切长段，晒干。

性味归经：苦、辛，平。归肝、脾经。

功效：祛风湿，通经络，利小便。

化学成分：含青藤碱、青风藤碱（华防己碱）、乙基青藤碱、双青藤碱等生物碱，还含有十六烷酸甲酯、青藤明、青藤定等，以及具有抗肿瘤作用的生物碱成分 FK-2000 和 FK-3000。

药理研究：①镇痛作用，青藤碱对小鼠热板法和小鼠电刺激甩尾法有镇痛作用；对兔光热刺激法有镇痛作用；②抗炎作用，青藤碱对大鼠甲醛性、蛋清性关节炎有抑制作用；可使大鼠肾上腺抗坏血酸含量明显降低，表明青藤碱的抗炎作用与垂体-肾上腺系统有关。而且青藤碱体外试验可防止补体激活引起的中性粒细胞聚集作用。

毒理学研究发现大剂量青风藤可引起犬及猴的高度衰弱，血压下降，心率加速，呼吸困难等症状。

2. 威灵仙 为毛茛科攀援灌木植物威灵仙 *Clematis chinensis* Osbeck、棉团铁线莲 *Clematis.hexapetala* Pall.或东北铁线莲 *Clematis.manshurica* Rupr.的根及茎。生用。

性味归经：辛、咸，温；有毒。归膀胱经。

功效：祛风除湿，通络止痛，消痰散积。

化学成分：威灵仙的根含白头翁素（anemonin）、白头翁内酯（anemonol）、甾醇、糖类、皂苷、内酯、酚类、氨基酸。叶含内酯、酚类、三萜、氨基酸、有机酸。

药理研究：①镇痛作用，威灵仙煎剂 0.025g/10g（1/8 的最小致死量）腹腔注射能轻度提高小鼠痛阈（热板法）故可能有镇痛作用；②抗炎作用，华中威灵仙中提得的白花素（白头翁脑）有抑菌作用。另一种威灵仙的水提取物中也有原白头翁素，可能是抗菌成分。

毒理学研究：铁脚威灵仙，全株有毒。中毒症状：茎叶的水液与皮肤接触引起皮肤发泡溃疡，误食引起呕吐、腹痛、剧烈腹泻。

临床应用：本品性猛善走，通行十二经，风湿痹痛，麻木不仁，无论上下皆可用，为风湿痹痛要药。常可单用，为末，温酒调服；也可配当归、桂心为丸服。现多与羌活、防风、川芎、姜黄等同用。治疗关节炎，取威灵仙 500g 切碎，和入白酒 1.5kg，放入锅内隔水炖半小时取出，过滤后备用。每次 10～20ml，日服 3～4 次。治疗 15 例，对改善症状有一定效果。

3. 全蝎　为钳蝎科动物东亚钳蝎 *Buthus martensii Karsch* 的干燥体。如单用尾，名蝎尾。

性味归经：辛，平；有毒。归肝经。

功效：息风镇痉，通络止痛，攻毒散结。

化学成分：含蝎毒，系一种类蛇毒神经毒的蛋白质。并含三甲胺、甜菜碱、牛磺酸、软脂酸、硬脂酸、胆甾醇、卵磷脂及铵盐类等。

药理研究：①抗惊厥作用，小鼠口服止痉散（全蝎和蜈蚣干粉等量混合而成），每天1g，连服 1、3、9 天后对戊四氮、士的宁及烟碱引起的惊厥均有对抗作用，对抗士的宁惊厥的效果最为显著，烟碱次之，戊四氮更差；②镇痛作用，静脉注射全蝎浸剂及煎剂对清醒动物有明显镇痛作用，但并不使动物入眠。

毒理学研究：主要作用为使呼吸麻痹。

临床应用：本品对风寒湿痹久治不愈，筋脉拘挛，甚则关节变形之顽痹，作用颇佳。可与川乌、白花蛇、没药等同用。治疗痹痛，不仅有较好的止痛作用，而且对患处发麻亦有效。将全蝎研粉，每晨吞服 4 分，如配合其他药物或疗法使用，则效果更佳。

4. 蜈蚣　为蜈蚣科动物少棘巨蜈蚣 *Scolopendra sudspinipes mutilans* L.Koch 的干燥体。

性味归经：辛，温；有毒。归肝经。

功效：息风镇痉，通络止痛，攻毒散结。

化学成分：含两种类似蜂毒的有毒成分，即组胺样物质及溶血性蛋白质，尚含脂肪油、胆固醇、蚁酸等。又曾分离出 8-羟基赖氨酸；氨基酸有组氨酸、精氨酸、鸟氨酸、赖氨酸、甘氨酸、苯丙氨酸、缬氨酸、亮氨酸、丝氨酸、牛磺酸、谷氨酸。

药理研究：①抗肿瘤作用，蜈蚣水蛭注射液能使小白鼠的精原细胞发生坏死、消失，说明对肿瘤细胞有抑制作用；②抗惊厥作用，蜈蚣抗惊厥作用比全蝎高。

毒理学研究：过量服用可能出现皮肤过敏之红色斑块，奇痒难忍。

临床应用：本品治疗风湿顽痹，可与防风、独活、威灵仙等同用。

5. 豨莶草　为菊科一年生草本植物豨莶 *Siegesbeckia orientalis* L.、腺梗豨莶 *Siegesbeckia pubescens* Makino 或毛梗豨莶 *Siegesbeckia glabrescens* Makino 的干燥地上部分。

性味归经：辛、苦，寒。归肝、脾、肾经。

功效：祛风除湿，舒利筋骨，解毒。

化学成分：腺梗豨莶含豨莶苦味质及生物碱。

药理研究：抗炎作用，毛梗豨莶与海州常山以 1：2 混合之水煎剂 10g/kg 给予大鼠，对鸡蛋清性关节肿胀有抑制作用。

临床应用：治风、寒、湿三气着而成痹，以致血脉凝涩，肢体麻木，腰膝酸痛，二便燥结。无论痛风、痛痹、湿痰、风热，宜于久服，预防中风痿痹之病；豨莶草不拘多寡，去梗取叶，晒干，陈酒拌透，蒸过晒干，再拌再蒸，如当 9 次，晒燥，为细末，炼蜜为丸，早空腹温酒服 12～15g。

6. 络石藤　为夹竹桃科常绿攀缘木质藤本植物络石 *Trachelospermum jasminoides* (Lindl.) Lem.的带叶藤茎。切碎生用。

性味归经：苦，微寒。归心、肝、肾经。

功效：祛风通络，止痛消肿。

化学成分：茎含牛蒡苷、络石糖苷、罗汉松树脂酚苷、降络石糖苷、橡胶肌醇、β-谷甾醇葡萄糖苷、加拿大麻糖等。

药理研究：牛蒡苷可引起血管扩张，血压下降。使冷血及温血动物产生惊厥。

毒理学研究：牛蒡苷大剂量引起呼吸衰竭，并使小鼠皮肤发红、腹泻。

临床应用：用于风湿痹痛，筋脉拘，热象偏盛者，可单用浸酒服，或与忍冬藤、木瓜、桑枝等同用。如治关节炎：络石藤、五加根皮各 30g，牛膝根 15g。水煎服，白酒引。

7. 钩藤　为茜草科常绿木质藤本植物钩藤 *Uncaria rhynchophylla* (Miq.) Miq ex Havil.、大叶钩藤 U.*macrophylla* Wall.、毛钩藤 U.*Hirsuta* Havil.、华钩藤 U.*sinensis* (Oliv.) Havil.、无柄果钩藤 U.*sessilfructus* Roxb.的带钩茎枝。

性味归经：甘，凉。归肝、心包经。

功效：清热平肝，息风定惊。

化学成分：带钩茎枝叶含钩藤碱、异钩藤碱、柯诺辛因碱、异柯诺辛因碱、柯楠因碱、二氢柯楠因碱、硬毛帽柱木碱、硬毛帽柱木因碱。

药理研究：①镇痛作用，钩藤煎剂 0.1g/kg 给小鼠腹腔注射，能产生明显的镇痛作用；②降压作用，钩藤煎剂对麻醉犬、兔和实验性大鼠均有降压作用。

毒理学研究：未发现明显毒性。

临床应用：本品用于风湿痹痛常与秦艽、羌活、牛膝、桑寄生等同用。

8. 寻骨风　为马兜铃科多年生攀援草本植物绵马兜铃 *Aristolochia mollissima* Hance 的根或全草。生用。

性味归经：辛、苦，平，归肝经。

功效：祛风湿，通络止痛。

化学成分：含有生物碱、挥发油、内酯、糖类。

药理研究：对大鼠实验性"关节炎"的作用，绵毛马兜铃挥发油及提出的总生物碱对大鼠蛋清性"关节炎"有明显的预防作用，冷浸剂经乙醇沉淀 1 次所得的制剂对蛋清性及甲醛性"关节炎"均有效果，对小白鼠腹腔注射乙酸所致疼痛扭体反应有显著抑制作用。

毒理学研究：小鼠口服煎剂，实验表明无明显毒性。

临床应用：用于风湿痹痛，肢体麻木，浸酒或制成浸膏服。亦可与羌活、独活、威灵仙等配用。治风湿关节痛：寻骨风全草 15g，五加根 30g，地榆 15g，酒水各半，煎浓汁服。

9. 路路通　为金缕梅科落叶乔木枫香树 *Liquidambar formosana* Hance 的成熟果序，生用。

性味归经：苦，平。归肝、肾经。

功效：祛风活络，利水，通经。

化学成分：本品含挥发油，其中主要为倍半萜烯类化合物及桂皮酸酯、桂皮酸、桂皮醇、左旋龙脑等。

药理研究：实验证明枫香酒精溶液外用，能防止钩蚴侵入小鼠皮肤，其防护效力与溶剂浓度成正比。

毒理学研究：无毒。

临床应用：能通行十二经，擅长于祛风湿而通络，用于痹痛、肢体麻木、四肢拘挛等，多与伸筋草、络石藤、秦艽等配用。治风湿关节痛可选取路路通、秦艽、桑枝、海风藤、橘络、薏苡仁。水煎服。

10. 忍冬藤　为忍冬科植物忍冬 *Lonicera japonica* Thunb.的干燥茎枝，秋冬两季采收，切断生用。

性味归经：甘，寒。归肺、胃经。

功效：清热解毒，疏经通络。

化学成分：含忍冬苷、忍冬素、木犀草素、番木鳖苷、鞣质、绿原酸、异绿原酸及多种微量元素。

药理研究：忍冬藤具有消炎作用，所含的木犀草素能明显抑制大鼠植入羊毛球所致的炎症过程。

临床应用：忍冬藤除具有清热解毒的功效之外，还有祛风湿、通经活络，兼有清经络风热而止疼痛的作用。主要用于风湿热痹，关节红肿热痛、屈伸不利之证。常配合威灵仙、秦艽、羌活、独活、黄柏、赤芍、苍术、防己、木瓜、海桐皮、透骨草等同用。

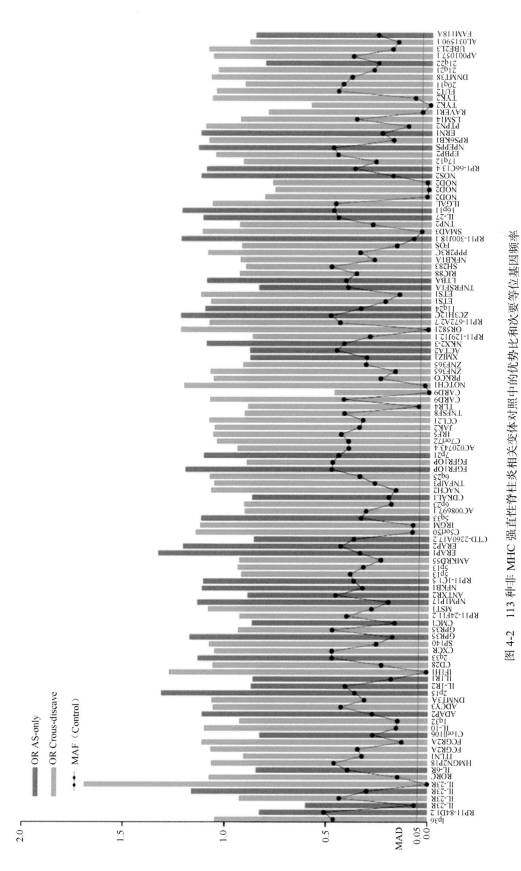

图 4-2　113 种非 MHC 强直性脊柱炎相关变体对照中的优势比和次要等位基因频率

注：变体由附近的基因标记。分别代表强直性脊柱炎病例对照分析中与强直性脊柱炎相关变体的优势比分别代表异变与强直性脊柱炎病例对照分析的比值，并利用基因多效性进行分析。黑点表示健康对照中的次要等位基因频率。水平横线表示 5% 的次要等位基因频率。

a

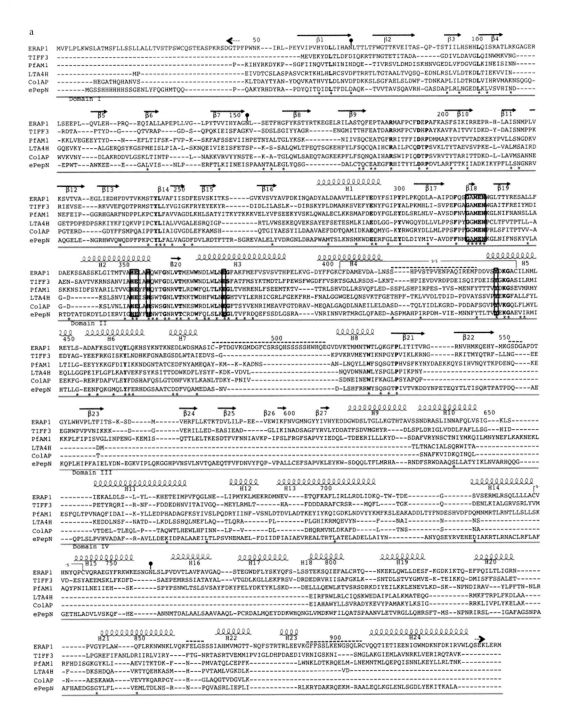

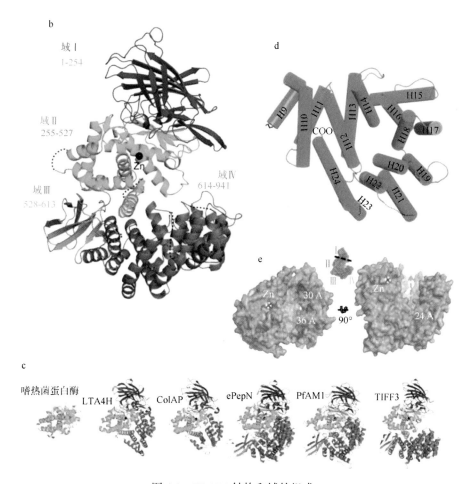

图 4-3　ERAP1 结构和域的组成

注：a，人 ERAP1 与 M1 氨肽酶家族成员白三烯 A4 水解酶（LTA4H）、嗜酸乳杆菌 tricorn 相互作用因子 F3（TIFF3）、大肠杆菌氨肽酶 N（ePepN）、恶性疟原虫氨肽酶 M1（PfAM1）和 C.psychrerythraea 冷活性氨肽酶（ColAP）基于结构的比对。编号对应人的 ERAP1，彩色线表示 ERAP1 中的结构域；线圈和股线分别代表螺旋和股线，破折号代表在晶体结构中未观察到的环。星号标记：所示的残基在氨肽酶中是同源的；方框表示高度保守的 M1 氨肽酶基序 HExxEx18E、GAMEN 和 Tyr438 残基，显示了二硫键的位置，气球图标代表观察到的糖基化位点。b，ERAP1 的整体形状表示为带状图并根据结构域着色：蓝色是结构域 Ⅰ，绿色是结构域 Ⅱ，橙色是结构域 Ⅲ，粉红色是结构域 Ⅳ，虚线表示无序循环。c，M1 氨基肽酶家族成员和嗜热菌蛋白酶的结构。d，ERAP1 的 C 端结构域示意图，其中螺旋表示为圆柱体，螺旋图案显示由偶数螺旋线排列形成的大腔 ARM/HEAT。e，催化结构域和 C 端结构域形成的大空腔。插图显示了如何在黑色虚线上方移除 N 端结构域以提供腔的清晰视图。橙色虚线表示穿过腔的估计距离。

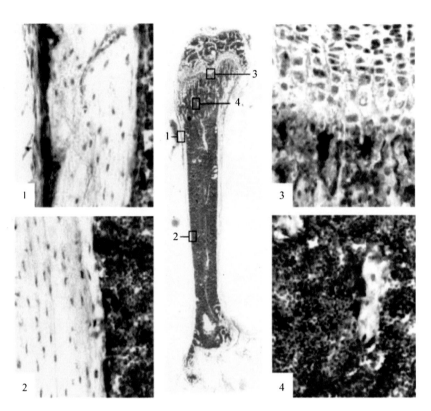

图 4-17　破骨细胞生成在骨的不同区域中起不同的作用

注：将来自 5 周龄小鼠的脱钙股骨的冷冻切片染色并用苏木精（紫色）复染，显示抗酒石酸酸性磷酸酶（TRAP）活性（红色）。中间图像显示整个骨骼部分，顶部有远端股骨。围绕中心图像的是与中心图像上的编号框对应的高分辨率（400×）图像。方框 1 中显示的区域显示远端干骺端骨膜上的破骨细胞，方框 2 显示骨干骨内膜上的破骨细胞。方框 3 显示紧邻血管初级海绵体中生长板正下方的破骨细胞，方框 4 显示次级海绵体中分离的小梁上的破骨细胞。注意，能够提供 RANKL 的细胞类型可能在不同区域变化。